Springer

胃癌原理
与临床实践

Gastric Cancer
Principles and Practice

Editor ◎ **Vivian E.Strong**

主 译◎ **陈子华　刘合利**

中南大学出版社
www.csupress.com.cn
·长沙·

First published in English under the title

Gastric Cancer: Principles and Practice

edited by Vivian E. Strong, edition: 1

Copyright © 2015 Springer International Publishing Switzerland

This edition has been translated and published under licence from

Springer International Publishing AG, part of Springer Nature.

图书在版编目(CIP)数据

胃癌原理与临床实践／（美）维维安·E. 斯特朗
（Vivian E. Strong）主编；陈子华，刘合利主译. —长
沙：中南大学出版社，2019.3(2023.2 重印)

　ISBN 978-7-5487-3568-7

Ⅰ.①胃… Ⅱ.①维… ②陈… ③刘… Ⅲ.①胃癌—
诊疗 Ⅳ.①R735.2

中国版本图书馆 CIP 数据核字(2019)第 032566 号

胃癌原理与临床实践
WEIAI YUANLI YU LINCHUANG SHIJIAN

主编　维维安·E. 斯特朗

主译　陈子华　刘合利

□责任编辑	谢新元	
□责任印制	唐　曦	
□出版发行	中南大学出版社	
	社址：长沙市麓山南路	邮编：410083
	发行科电话：0731-88876770	传真：0731-88710482
□印　　装	广东虎彩云印刷有限公司	

□开　　本	889 mm×1194 mm 1/16	□印张 17	□字数 538 千字
□版　　次	2019 年 3 月第 1 版	□印次 2023 年 2 月第 2 次印刷
□书　　号	ISBN 978-7-5487-3568-7		
□定　　价	218.00 元		

主译简介

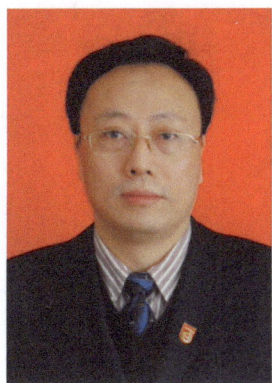

陈子华，中南大学湘雅医院副院长，医学博士，教授，一级主任医师，博士生导师，享受国务院政府特殊津贴专家，中南大学"湘雅名医"，中南大学"531"人才工程第二层次人选。兼任胃肠道肿瘤精准诊疗湖南省重点实验室主任，湖南省胃肠道肿瘤诊治中心主任，湖南省医师协会外科医师分会会长，中国抗癌协会肿瘤支持治疗专业委员会副主任委员，中国医师协会外科医师分会结直肠外科专业委员会常委兼副秘书长，湖南省医学会普通外科学专业委员会副主任委员，《中国现代医学杂志》主编。在消化道肿瘤的基础研究和临床治疗等方面有较深的造诣，擅长胃癌和结直肠癌的手术治疗，在国内较早开展胃癌和结直肠癌的规范化治疗，包括胃癌、结直肠癌多学科团队 MDT 讨论、规范化的胃癌 D2 淋巴结清扫根治、结直肠癌的全系膜切除等。负责中南大学湘雅临床大数据"胃癌及胃肠间质瘤临床大数据系统"项目，建立了较为齐全的胃癌临床数据库。多年来，一直致力于胃肠道肿瘤侵袭转移和耐药相关机制研究，先后主持国家级科研课题 2 项、省部级科研课题 8 项，获湖南省自然科学奖三等奖一项，发表论文 80 余篇，其中 SCI 论文 20 多篇，主编翻译著作 1 部，参编著作 3 部。

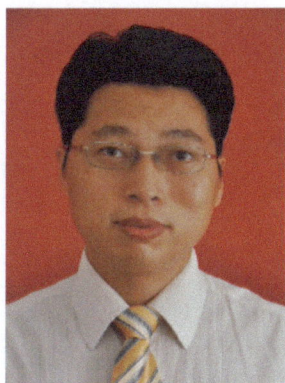

刘合利，医学博士，中南大学湘雅医院胃肠外科主任医师，硕士研究生导师。湘雅医院外科学教研室副主任。2012 年 7 月至 2013 年 7 月在美国哈佛大学附属医院普外科研修一年，2017 年 12 月至 2018 年 1 月在日本东京国立癌症中心胃外科进修 2 个月。担任湖南省医学会胃肠道间质瘤学组组长，腹腔镜及内镜外科学组副组长，中国医师协会微创外科医师委员会青年委员，湖南省抗癌协会胃癌、大肠癌专业委员会委员。《中国普通外科杂志》执行编委。主持国家级及省级重点科研课题各一项，发表专业论文 20 余篇，其中 SCI 论文 4 篇。曾获"第八届湖南省青年科技奖""湘雅十佳青年""三湘好医生"等多项荣誉。

编译委员会

主 译

陈子华　刘合利

译 者

（按姓氏拼音首字母排序）

陈晋湘	副教授	中南大学湘雅医院胃肠外科
陈　鸽	副教授	中南大学湘雅医院胃肠外科
陈　璐	博士	中南大学湘雅医院胃肠外科
陈志康	教授	中南大学湘雅医院结直肠肛门外科
葛　杰	副教授	中南大学湘雅医院胃肠外科
廖国庆	教授	中南大学湘雅医院胃肠外科
刘　盛	主治医师	中南大学湘雅医院胃肠外科
欧阳淼	副教授	中南大学湘雅医院消化内科
裴海平	教授	中南大学湘雅医院胃肠外科
裴　谦	博士	中南大学湘雅医院胃肠外科
邵明杰	博士	中南大学湘雅医院胃肠外科
宋　堃	博士	中南大学湘雅医院胃肠外科
谭风波	博士	中南大学湘雅医院胃肠外科
王祎楠	医师	中南大学湘雅医院急诊外科
伍韶斌	副教授	中南大学湘雅医院胃肠外科
袁伟杰	副教授	中南大学湘雅医院胃肠外科

Contributors

Thomas A. Aloia, MD, FACS Associate Professor, Department of Surgical Oncology, Division of Surgery, The University of Texas MD Anderson Cancer Center, Houston, TX

Zoi Anastasiadi Resident Doctor Department of Surgery at University Hospital of Ioannina, Greece

Marius A. Bünger Medical School, University of Vienna, Vienna, Austria

Brian D. Badgwell, MD Associate Professor, Department of Surgical Oncology, Division of Surgery, University of Texas MD Anderson Cancer Center, Houston, TX Clinical Director, Infusion Therapy and Mobile Procedure Team, The University of Texas MD Anderson Cancer Center, Houston, TX

Gianluca Baiocchi Medical Director and Researcher in General Surgery, Azienda Ospedalieri, Spedali Civili di Brescia, Italy

Laura Baker Department of Surgery, The Montreal General Hospital, Montreal Qc, Canada

Joseph J. Bennett, MD Surgical Oncology, Helen F. Graham Cancer Center, Newark, DE, USA

Alberto Biondi Surgeon at Catholic University of Rome, Policlinico Agostino Gemelli, Rome, Italy

Alex Boussioutas Academic, Medicine-Royal Melbourne Hospital, East Melbourne, Austalia Sir PeterMacCallum Department of Oncology, University of Melbourne, East Melbourne, Australia

Jonathan Cools-Lartigue Resident, Department of Surgery, McGill University, Montreal, QC, Canada

Domenico D'Ugo Professor of General Surgery, A gemelli Hospital, University Cattolica del Sacro Cuore, Rome, Italy

Ryan Day Department of Surgical Oncology, The University of Texas MD Anderson Cancer Center, Houston, TX, USA

James P. De Andrade Department of Surgery, University of Iowa Health Care, Iowa City, IA, USA

Giovanni de Manzoni Director U. O. General Surgery and Esophagus and Stomach, Borgo Trento Hospital, University of Verona, Verona, Italy

Johan L. Dikken Department of Surgery, Leiden University Medical Center, Leiden, RC, The Netherlands

Gianlorenzo Dionigi Assistant Professor, Department of Surgical sciences, School of Medicine, University ofInsubria, Italy

Matteo Fassan Assistant Professor of Pathology, Department of Medicine (DIMED), University of Padua, Padua, Italy

Lorenzo E. Ferri Medical Scientist, Director of the Division of Thoracic Surgery and the Upper Gastrointestinal Cancer program, McGill University Health Centre, Montreal, QC, Canada

Karyn A. Goodman Department of Radiation Oncology, Memorial Sloan Kettering Cancer Center, New York, NY, USA

David Y. Graham Department of Medicine, Michael E Debakey VA Medical Center, Houston, TX, USA

Carla Hajj Fellow, Department of Radiation Oncology, Memorial Sloan Kettering Cancer Center, New York, NY, USA

Henk H. Hartgrink Surgical Oncologist, Department of Surgery, Leiden University Medical Center, Leiden, RC, The Netherlands

Woo JinHyung Department of Surgery, Gastric Cancer Clinic and Robot and MIS Center, Severance Hospital, Yonsei University Health System, Yonsei University College of Medicine, Seoul, Republic of Korea

David H. Ilson Attending Physician, Gastrointestinal Oncology, Memorial Sloan Kettering Cancer Center, New York, NY, USA

Yelena Y. Janjigian Assistant Attending Physician, Gastrointestinal Oncology, Memorial Sloan Kettering Cancer Center, Weill Cornell Medical College, New York, NY, USA

Blair AndersonJobe Chief, Department of Surgery, West Penn Hospital, Pittsburgh, PA, USA

Yoshihiro Komatsu Esophageal & Thoracic Institute, Department of Surgery, West Penn Hospital, Pittsburgh, PA, USA

Geoffrey Y. Ku Assistant Attending Physician, Gastrointestinal Oncology, Memorial Sloan Kettering Cancer Center, New York, NY, USA

Georgios D. Lianos Department of Surgery, General Surgery and Centre for Biosystems and Genomic Network Medicine, University Hospital, Ioannina, Greece

Aikaterini Lianou Department of Surgery, University Hospital, Ioannina, Greece

Alberto Mangano Resident in General Surgery Insubria University, Varese-Como, Italy

Paul F. Mansfield Professor and Deputy Chair of Surgical Oncology, The University of Texas MD Anderson Cancer Center, Office of the Executive Vice President & Physician-in-Chief, Houston, TX, USA

Daniele Marrelli Associate Professor of Surgery, Department of Medicine, Surgery and Neuroscience, Unit of Surgical Oncology, University of Siena, Siena, Italy

James J. Mezhir Assistant Professor, Department of Surgery, University of Iowa Health Care, Iowa City, IA, USA

Paolo Morgagni Department of Surgery, Ospedale GB Morgagni, L-Pierantoni, Forli, Italy

Jeffrey A. Norton Professor of Surgery, Chief, Surgical Oncology and General Surgery, Stanford University, Stanford, CA, USA

Alexander Novotny Department of Surgery, Klinikum Rechts der Isar, Munich, Germany

DoJoong Park Department of Surgery and Cancer Research Institute, Seoul National University College of Medicine, Republic of Korea

Sharon Pattison Sir Peter MacCallum Department of Oncology, University of Melbourne, East Melbourne, Australia Department of Medicine, Royal Melbourne Hospital, East Melbourne, Australia

Roberto Persiani Associate Professor, Surgical Pathology, Department of Surgical Sciences, "A. Gemelli" University Hospital, Catholic University of Rome, Rome, Italy

George Poultsides Assistant Professor-Med Center Line, Surgery-General Surgery, Stanford University, Stanford, CA, USA

Stefano Rausei Department of Surgery, University of Insubria, Varese, Italy

Daniel Reim Coordinator, Center for Surgical Trials (CHIRNET TUM) at Technical University of Munich, Munich, Germany

Michael A. Rogy Professor of Surgery, SMZ-Ost, Donauspital-Wein Chirurgie, Austria

Dimitrios H. Roukos Professor, General Surgery and Centre for Biosystems and Genomic Network Medicine, University Hospital, Ioannina, Greece

Franco Roviello Professor of Surgical Oncology Presso, University of Siena, Siena, Italy

Massimo Rugge Professor of pathology, Department of Medicine (DIMED), University of Padua, Padua, Italy

Arvind Sabesan Department of Surgery, Christiana healthcare Systems, Helen F. Graham Cancer Center & Research Institute, Newark, DE, USA

Mitsuru Sasako Upper Gastrointestinal Surgery, Hyogo College of Medicine, Hyogo, Nishinomiya, Japan

Mark A. Schattner Associate Attending, Department of Gastroenterology and Nutrition, Memorial Sloan Kettering Cancer Center, New York, NY, USA

Christoph Schuhmacher Director of Clinical Operations, European Clinical Research Infrastructure Network (ECRIN), Paris, France

Luke V. Selby Research Fellow, Department of Surgery, Memorial Sloan-Kettering Cancer Center, New York, NY, USA

Taeil Son Department of Surgery, Eulji University School of Medicine, Deajeon, Republic of Korea

Daniel E. Stange Department of Visceral, Thoracic and Vascular Surgery, University Hospital Carl GustavCarus, Technical University Dresden, Dresden, Germany

Vivian E. Strong Associate Attending Surgeon, Department of Surgery, Gastric and Mixed Tumor Service, Memorial Sloan Kettering Cancer Center, New York, NY, USA

Laura H. Tang Associate Attending Pathologist, Department of Pathology, Memorial Sloan-Kettering Cancer Center, New York, NY, USA

Andrea Tufo Department of Surgery, "A. Gemelli" University Hospital, Catholic University of Rome, Rome, Italy

Giuseppe Verlato Public Health and Community Medicine, Unit of Epidemiology and Medical Statistics, University of Verona, Verona, Italy

Jürgen Weitz Head and Professor of Surgery, Department of Visceral, Thoracic and Vascular Surgery, University Hospital Carl Gustav Carus, Technical University Dresden, Dresden, Germany

Elizabeth Won Assistant Attending Physician, Gastrointestinal Oncology Service, Memorial Sloan Kettering Cancer Center, New York, NY, USA

John ChiTo Wong Department of Gastroenterology and Nutrition, Memorial Sloan Kettering Cancer Center, New York, NY, USA

Han-Kwang Yang Professor, Chief, Division of GI Surgery, Department of Surgery and Cancer Research Institute, Seoul National University Hospital, Seoul National University College of Medicine, Republic of Korea

序

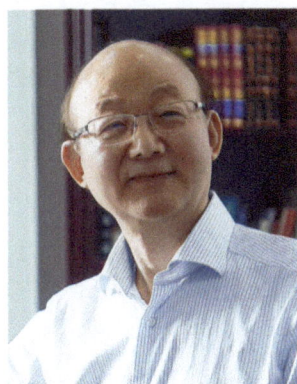

健康，是幸福的起点，也是成长的前提；是立身之本，也是立国之基；是全面建成小康社会的重要内涵，也是人类社会发展福祉的永续追求。最近，国家提出"实施健康中国战略"的伟大构想，掀开了中国卫生健康事业发展的新篇章，也给东西方国家医学前沿理论交流注入了新的活力。

作为全球常见的恶性肿瘤，胃癌严重威胁国民健康，且给国家经济和社会造成巨大负担。世界卫生组织的统计数据显示，我国胃癌发病率高居全球第二，每年检出总数占到全世界的42%，达到每年40万例，死亡人数超过三分之二，成为真正的胃癌大国。与胃癌同样高发的日本、韩国相比，中国的胃癌大部分为进展期或晚期胃癌，预后恶劣，其治疗效果严重影响中国胃癌的总体治疗水平。

进入21世纪以来，随着高清影像、腹腔镜、机器人、分子生物学、基因检测等技术的飞速发展，胃癌诊治方面取得了很大进展。但是，胃癌治疗在东西方国家之间仍然存在争议，例如内镜下切除指证、D2淋巴结清扫范围、化疗指证及方案等。为总结经验，优势互补，推动东西方国家胃癌治疗共同发展进步，来自美国纪念斯隆-凯特林癌症中心的 Vivian E. Strong 教授，组织东西方国家著名医学专家编写了《胃癌原理与临床实践》一书，现经中南大学湘雅医院胃肠外科学专家陈子华、刘合利教授牵头翻译在国内出版。

该书是近几年胃癌治疗和研究领域的集大成者，内容横贯世界东西方国家。一方面，系统全面地阐述了胃癌的基本概况，包括胃癌的治疗历史、胃癌的流行病学、胃癌发生的分子机理、精准诊断及临床分期、早期胃癌的内镜下切除、规范 D1 淋巴结清扫和 D2 淋巴结清扫、腹腔镜及机器人胃癌手术等；另一方面，针对胃癌领域的热点和争议点进行了专业解释，如 HER2 在胃癌中究竟扮演何种角色，对预后有何影响等。同时，该书部分知识相当超前，对胃癌国际多中心正在进行的 II 期和 III 期胃癌临床试验，以及胃癌靶向治疗的最新药物也作了详细归纳评述。

1

尤其值得一提的是，该书不仅适合从事胃肠肿瘤的临床医师阅读（包括普外，尤其是胃肠外科医师、肿瘤内科医师），而且也适于从事胃肠肿瘤基础研究的专业人士参考。静心研习，定有收获！相信该书翻译出版，必将进一步促进我国胃癌原理基础研究和理论发展，提高和规范临床诊治水平，提高胃癌患者的生活质量和幸福指数。

　　今日，受陈子华、刘合利教授等译者诚邀，我欣然作序。一则借此机会向广大医学同道推荐该书，以求共同学习进步；二则是真诚感谢译者不畏辛劳，为我国医学事业做出的重要贡献。

　　最后，我衷心希望年轻一代医生能多学习，勤实践，知行合一，勇于开拓，悬壶济世，努力把自己从医生成长为医学家！

　　是为序！

中 国 工 程 院 院 士
中南大学临床药理研究所所长
二〇一八年秋于长沙

前　言

世界卫生组织(WHO)宣布胃癌是全球公共卫生问题,全世界每年有近 100 万新病例。虽然世界东部、南美洲和东欧的发病率最高,但在美国等西方国家的发病率也在增加。不仅近端胃癌的发病率在增加,而且在 25 至 39 岁的年轻人中也有远端胃癌发生。

在过去的 15 年中,我们对胃癌的理解取得爆发式进展。我们理解到胃癌是一种具有许多亚型、异质性很强的疾病,同时,我们在治疗胃癌的多学科策略方面,也已经取得了革命性的进展,从微创技术到新的化疗药物。我们对胃癌有了更深入的理解后,其分子特性更加明晰,各亚型之间的差异变得更加明显,并且有希望产生出更有针对性的方法来治疗各种亚型的胃癌。

在这本书中,汇集了来自世界各地胃癌领域的顶级专家和学术带头人的知识,每位作者都是这个领域内受到尊重和认可的权威,特别是针对所阐述的主题均是精心挑选的。目前,还没有教科书完全致力于胃癌的病理生理学、管理学和治疗学。本书旨在提供胃癌领域特有的、重要问题的、全面和前沿的概述。胃癌患者的治疗和临床情况是相当复杂的,材料均是来自最新的、基于循证证据的资料,提供了胃癌几乎所有方面的概述,包括胃癌治疗的历史、流行病学、外科治疗方法和肿瘤内科治疗,等等。最具创新性的分子生物学进展,将进一步开启我们对这一复杂疾病的深入理解。

我代表所有作者和我本人,衷心希望本书能对更好地理解胃癌及其治疗策略起到宝贵和有益的指导作用,尤其是那些致力于为胃癌患者提供最佳治疗方法的同道们!

主编
维维安·E.斯特朗　医学博士
美国外科医师协会会员
胃及混合肿瘤服务中心
纪念斯隆–凯特林癌症中心主诊外科
医师(纽约市,纽约州　10021)
康奈尔大学威尔医学院外科学副教授

目　　录

第一部分

胃癌诊治的发展历史和胃的病理生理

第 1 章

胃癌的发展历史

Michael A. Rogy and Marius A. Bünger

陈志康　译

你是否正在搜寻医学领域某个问题的答案？毫无疑问，通过筛选相关领域的文献去找寻当下最新、最具创新意义的发现已经成为一种常见的做法。因此，科学家们也像社会上的其他人一样，将注意力及重点集中在某一些科学潮流上。

这种对最新文献压倒性的兴趣，盲目地利用新观念来重新评价或者取代早期的一些理论概念，有时并不是一件好事。科学家们往往会认为新的划时代的发现是值得投入时间和精力去研究的，而忽视了对过去理论的研究。

研究和探讨胃癌治疗的发展历史，有助于更好地理解目前胃癌治疗的各种策略。

当我们翻开早期的医学书籍，那些杰出的医生和科学家们的名字，迷人的相互联系和基于经验发展的判断跃然于纸上，胃癌的历史可以追溯到 19 世纪[1]。而如今，历史上各种治疗方法的发展大多只持续了几十年，而科学家们多年来仍不断成功地开发出新的治疗策略。

胃癌治疗的发展历史跨越了一个多世纪。伟大的外科医生，如奥地利维也纳的 Theodor Billroth（图 1.1）、美国的 John Jones 等在胃癌的治疗上做出了大量先驱性的研究工作，从那以后，大量的医生和科学家前赴后继，在这个领域进行了大量的工作。

在 2014 年的秋天，我们通过对胃癌治疗领域历史的研究，加深了对 130 多年来关于胃癌的各种治疗理念的理解。

在过去的几十年里，许多研究都对不同的癌症

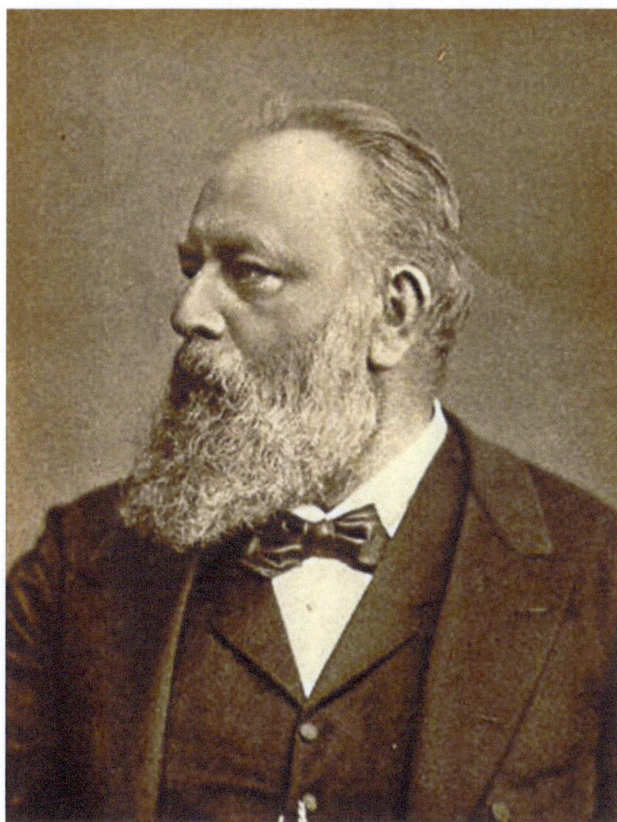

图 1.1　Theodor Billroth（西奥多·比尔罗思，1887 年）

治疗方法进行了评估。通过在如此长的一段时间内调查不同的治疗策略，一些杰出的医生/科学家可能会受到启发，开发出治疗的新思路和概念[2]。

用现代的观点对以往失败的研究进行分析，有助于为今天的工作得出重要的结论，并激发科学研

究者们的信心。而研究各种治疗方案发展历史还有一个潜在的好处：我们可能会从中发现一些以往被忽视的决定性的细节。

数十年的外科发展

对幽门癌患者进行胃切除术的想法是由 Dr. John Jones 提出的，他是国王学院的第一位外科学教授，也是纽约医院的共同创始人。Jones 教授在 1775 年撰写了美国的第一本外科学教科书。在 1800 年左右，受朋友死于幽门癌的痛苦的影响，Jones 尝试着对犬和兔子进行了幽门切除术，但没有取得成功。

18 世纪至 19 世纪早期，进行此类手术还为时尚早。想要解决胃部手术的问题，首先需要解决三个先决条件：① 浆膜–浆膜缝合技术（Lembert 1826）；② 伤口的消毒（Semmelweis 1847，Lister 1867）；③ 在这种耗时手术中疼痛的管理（Jackson 1841，Morton 1846）。

1874 年，在 Billroth 教授的指导下，他的助手 Gussenbauer 和 Winiwarter 利用犬作为试验载体，开发了一种手术技术，以期未来可以用于对人类进行的胃切除术。Gussenbauer 利用 Lembert 缝合方法开发了腔–腔的吻合技术。尽管在全部的 7 条犬中只有 2 条犬存活了下来，死亡的 5 条犬中，2 条死于吻合口瘘；1 条因为感染而死亡；另外 2 条则因为肠梗阻而死亡。

在这些动物试验过程中，一些问题得到了成功的解决：第一，助理外科医生证明了在手术后的 7 条犬中有 5 条的缝合线没有被胃液破坏；第二，胃与十二指肠间浆膜愈合整齐；第三，沿着胃小弯和胃大弯进行血管结扎不会导致胃本身的坏死。

Gussenbauer 和 Winiwater 也证明了这 2 只幸存的犬能够像健康的犬一样吃和消化食物，而且，其康复后的表现与健康的犬没有区别。手术 8 个月后，2 条幸存犬的吻合部位进行了开放和组织切片检查；然而，有 1 只犬在吻合处有消化性溃疡。

Gussenbauer 和 Winiwarter 在进行动物研究的同时，研究了 1817 年至 1873 年间死于幽门癌的患者的病理报告。回顾性分析显示，幽门癌患者中有 41.1%（223/542）并没有发生癌转移，而是死于幽门狭窄导致的肿瘤恶病质。

Gussenbauer 揭示了另一个具有相当实际意义的事实。他发现 32% 的患者（172/542）肿瘤不是固定的，而是可移动的。这些结果是为了证明一些患者可以通过切除长有肿瘤的幽门或者胃窦得以治愈。

在对动物研究和回顾性临床分析的结果进行总结之后，Gussenbauer 提出"胃癌通常位于幽门区，该位置引起的局部狭窄极易导致死亡，因此在胃癌的治疗中，应考虑部分胃切除"[1]。

Billroth 在 1879 年的一个外科医生会议上报道，重叠缝合（over-suturing）小肠方法成功治疗了一例嵌顿性股疝患者，同时对胃穿孔患者行胃壁重叠缝合也非常成功。这些结果使外科医师想到在行部分胃切除术时，不要担心胃液会妨碍一期愈合。与 Billroth 同时代的两位医生试图进行胃切除术：分别是巴黎的外科医生 Péan，1879 年 4 月 9 日；波兰切尔姆诺的 Rydygier，1880 年 11 月 16 日。他们都失败了。

Billroth 继续等了 5 年，才等到合适进行幽门切除术的患者进入维也纳总医院。找到合适的患者也有困难，因为那时候还不能用 X 线来诊断这种病变。诊断必须通过详尽的临床病史和体格检查中可以扪及腹部肿块来完成。

1881 年 1 月 25 日，43 岁的维也纳人特蕾莎·海勒（Therese Heller）被送到了维也纳总医院 Billroth 的门诊。她患典型的幽门狭窄症状已有 3.5 个月。体格检查显示，在她的脐部右侧有一个拳头大小的可移动的肿瘤。虽然患者很虚弱，但 Billroth 还是决定为她做幽门切除术，这是一个他之前精心策划的手术。

Billroth Ⅰ 式胃切除手术（图 1.2）在氯仿麻醉下进行了 1.5 个小时。第 2 天早上患者只觉得胃有点痛，心率是 110 次/分，体温在深夜达到 39℃。在接下来的 3 天里没有任何变化。手术后的第 4 天，患者开始吃一些适合她的糊状食物。

组织学报告显示手术切除的胃部分标本，胃大弯长度为 14.5 cm，小弯直径为 10 cm。胃远端还连有 2 cm 长的健康十二指肠边缘。大弯处有 2 个肿瘤浸润的淋巴结。镜下观察见肿瘤为浸润浆膜下的黏液癌。

术后第 6 天首次更换伤口敷料，伤口一期愈合，并拆除了一些缝线，其余缝线则在第 2 天被拆除完毕。海勒女士开始吃东西，在接下来的一周内恢复了体力。在术后第 22 天，当有食欲并能吃各

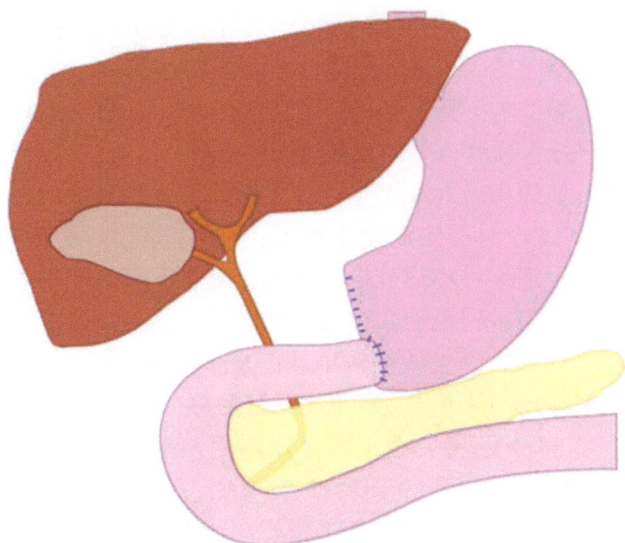

图 1.2　Billroth I 式胃切除

种不同的肉食后，她表达了出院的想法。在接下来的几周内，她的骶骨压疮愈合良好。

直到 3 月 3 日，海勒的医生都对她进行了常规治疗。她一直在进步，想吃什么就吃什么。然而，到了 4 月底，特蕾莎·海勒的症状又复发了，很明显，她的癌症复发了。她于 1881 年 5 月 23 日在维也纳总医院的 Billroth 诊所去世（图 1.3）。1881 年 2 月 25 日，在维也纳的一次外科医生会议上，Billroth 报告了他的患者特蕾莎·海勒和第一次胃切除术。在这次会议讲座中，Billroth 总结了以下事实：

（1）胃窦和胃其他部位的切除对患者的消化没有影响。

（2）在吻合术中缝合材料对消化功能的影响并不是问题，到目前为止这个患者没有因此发生问题，对于另一个 3 年前做了胃瘘闭合的患者来说也是如此。

（3）Billroth 原本预计吻合口会发生狭窄，然而，患者在小肠切除术后从未遇到过此类问题并产生临床后果。

（4）患者特蕾莎·海勒癌症复发是意料之中的事，因为他在手术中看到的粘连可能来自肿瘤细胞。

Billroth 在演讲结束时说："在这个阶段，我们应该满足于成功进行胃切除术的可能性。我可以向你保证，特蕾莎·海勒夫人从术后第一天就感觉好多了；她没有疼痛，也没有呕吐。"

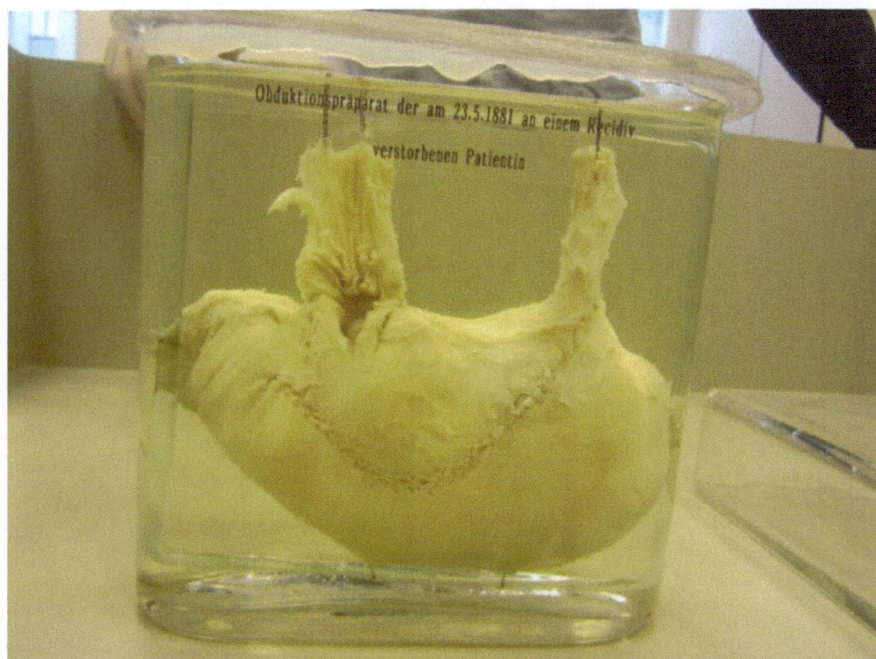

图 1.3　患者死后尸检胃标本

"1881 年 1 月 25 日 Billroth 首次成功胃切除术后患者死后胃的解剖，1881 年 5 月 23 日死于胃黏液癌复发"。维也纳医学史博物馆，Währinger Straße 25，1090 Wien

切除方法的进一步研究

继而，Billroth 在 1885 年发明了第二种手术切除方法。幽门切除术后，关闭十二指肠和胃部，将残胃与空肠建立新的连接。通过这样的方法，他进行了结肠前胃-肠吻合术，即 Billroth Ⅱ 式胃切除手术（图 1.4），可以理解为一种权宜之计的手术[3]，其原因是发生在以前胃-十二指肠吻合术时的食物流刺激（恶性循环）。

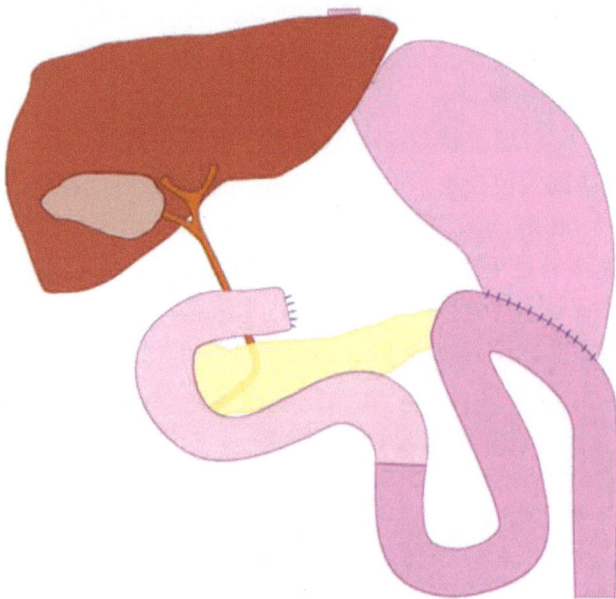

图 1.4　Billroth Ⅱ 式胃切除术

Kocher 要求在胃癌切除后，无论如何都要关闭胃，然后进行胃肠吻合术。他将胃壁关闭，然后把十二指肠植入胃后壁。因此，他认为胃肠吻合术（Billroth，method Ⅱ）中偶尔出现的并发症是可以避免的，也可以取得满意的结果。尽管如此，他的方法和 Billroth Ⅰ 式方法都有一个共同的缺点，那就是只有在十二指肠与残胃的吻合是无张力时，该手术才能成功[4]。

在第一次使用 Billroth Ⅰ 式手术方法成功地进行了部分胃切除后，Connor 于 1883 年在辛辛那提第一次尝试通过全胃切除来治疗一名 50 岁妇女的广泛胃癌。这是世界上第一次对人进行全胃切除术。不幸的是，患者在接受手术时死亡[5]。

1897 年，瑞士外科医生施韦特（Schlatter）有了一个绝妙的主意：首创胃全切除术后进行食管-肠吻合术。在胃切除术的例子之后，开始了许多连续的变革手术。Schlatter 经过结肠前将小肠袢上提至食管腔，在小肠上切开一个长约 1.5 cm 的纵形切口，行连续缝合完成环状吻合。

他的患者在 9 个月内体重增加了 8.5 kg，但在术后 14 个月因疾病复发而死亡[6]。尽管在切片过程中发现了一小部分胃体组织，但这个病例提供了证明人没有胃也能生存的证据。

1898 年，也就是 Schlatter 进行第一次第一例胃全切除术一年后，麦克唐纳（MacDonald）成功地为一名 38 岁的患者做了胃全切除术，这位患者在无并发症的情况下，于第 13 天出院。患者的存活时间尚不清楚。同年，布里格姆（Brigham）排在第三位，成功地进行了胃全切除术。他成功地为一名 66 岁的妇女做了食管和十二指肠的吻合，她在术后存活了 2 年。

原则上，胃癌手术在其发展的第一阶段不是一种治疗胃癌的标准方法，因为当时的重点仍然是研究和不断发展手术方法。更广泛地说，与胃肠吻合术相比，幽门切除术得到的重视和重视程度与其大致相同，尤其是在 1900 年以前。

胃肠吻合术的众多术式变化，不是所有的都能在这里提到——证实了 19 世纪初对这个手术的重视。这也是由于大多数患者在进入胃癌晚期之前并没有出现症状，只是咨询了医生。人们普遍意识到这样一个事实，即切除癌的方法，如幽门切除术，是治疗的唯一前景[7]。

当时胃全切除术扮演着一个相当从属的角色。虽然它是由著名外科医生成功实施的，但由于固有的技术困难，在 20 世纪初它并不受广大外科医生的欢迎。偶尔有人会说，胃全切除术很可能是没有前途的[8]。

芬尼（Finney）和里恩霍夫（Rienhoff）统计了文献中提到的在 1884 年至 1929 年间因胃癌进行胃切除术的 122 例病例。只有 67 例被认为是真正的"胃全切除术"，即那些可以完全切除包括贲门和幽门在内的胃的手术。

Finney 和 Rienhoff 的数据统计显示，无论大小，只要保留一部分胃，手术的危险就会大大降低。与胃全切除术组进行直接比较，病死率下降 28.8%[9]。

死亡的原因

在解释死亡原因时，麻醉因素必须考虑在内。当时麻醉科学还只发展了 50 年左右，没有完全成熟，因此肯定是许多外科手术事故的原因。此外，虽然"无菌"一词早在 1847 年就有了，但消毒措施并没有今天这么严格。一般的做法是在患者身上赤手空拳操作——至少在 1890 年霍尔斯特德（Halsted）引入橡胶手套之前是这样。而口罩和手术服在后来也加入进来成为外科医生工作服的一部分。

尽管在卫生和麻醉方面相对缺乏经验，然而导致死亡的首要原因仍是腹膜炎和休克。除其他方面外，这两种情况大多是技术缺陷造成的。大多数外科医生使用连续双层缝合方法进行吻合，但是对缝合不全的处理是非常棘手的[10]。

另一个常见的死亡原因是肺炎，通常伴有肺坏疽[11]。手术时间越长，患肺炎的危险就越大。

20 世纪 40 年代和 50 年代大量关于胃全切除术及其重建方式的文献证明了当时对这个话题的讨论是多么激烈。Roux 早在 1907 年就引入了输入袢的端侧吻合（图 1.5）。在关闭十二指肠残端后，他分离出一段空肠段（十二指肠空肠曲以远 20～30 cm）并切断肠管。然后将远断端经结肠后上提至食管，并与食管吻合。通过简单的节段性空肠折叠实现缝合的安全保护。在横结肠后进行端-侧吻合术以完成肠道的连续性[12]。

1952 年，亨特（Hunt）将 Roux 袢构建与储袋构建相结合，试图以此阻止食管反流。胃全切除术后，他闭合了十二指肠残端，切断位于 Treitz 韧带下 30~35 cm 的空肠，然后他将远断端空肠经结肠前上提至食管，在空肠袢末端形成一个环状，进行长约为 15 cm 的侧侧吻合。该方法产生了一个大的管腔（储袋），与食管行端-侧吻合。最后将空肠近端与空肠远端行端-侧吻合[12]。

1952 年，Longmire 提出了在食管和十二指肠残端之间置入一小段小肠的想法。他从空肠上部分离出 10~15 cm 的肠段，保存其营养血管，将原空肠两断端吻合，将间置空肠段定位于食管与十二指肠之间。三个吻合都是端端吻合[14]。

通过对不同专科医生的统计，Pack 和 McNeer 发现胃全切除术后消化道重建手术的高频出现率。从 1884 年到 1942 年，食管空肠吻合术作为一种外

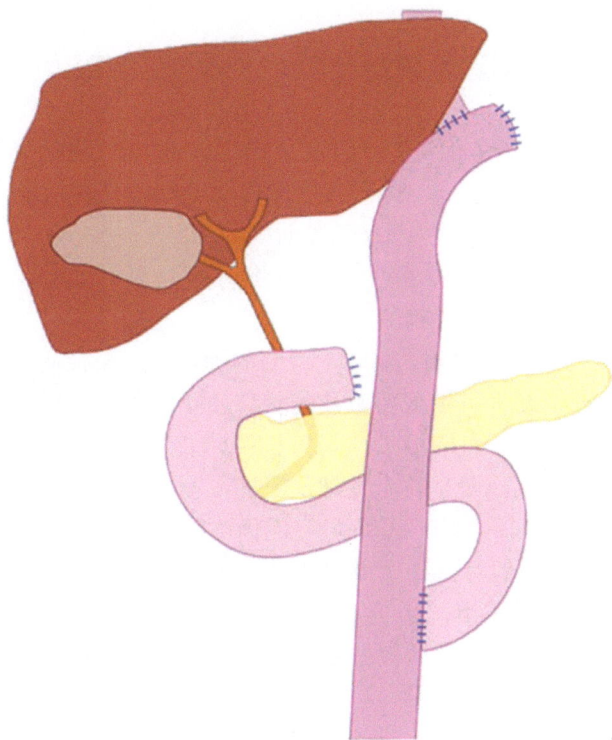

图 1.5　全胃切除术后 Y-Roux 重建，于 1907 年发明

科手术方法不断获得发展，在 1884 年到 1920 年之间，它至少相当于食管十二指肠吻合术；在 1921 年到 1930 年之间，它的采纳率为 64.9%，是食管十二指肠吻合术的 2 倍多；从 1931 年到 1942 年，食管空肠吻合术达到 95.1%，占绝对领先优势[15]。

Steingraber 从 36 位作者的报道中收集了 219 例在 1927 年至 1952 年胃全切除术后死亡的病例。在这一时期，腹膜炎是第一个死亡原因。这常常是技术上的缺陷造成的，特别是由于食管吻合缺陷[17]。

1940 年以后，胃全切除术的接受度越来越高，超过胃大部切除术（subtotal stomach resection）成为首选的治疗性切除方法。在那个时候，胃切除术更倾向于延长，伴有额外的大网膜切除以及远端胰腺和脾切除。

在纽约纪念斯隆-凯特林癌症中心接受治疗的 287 名患者中，有 263 人（91.6%）可以接受手术；其中 112 例接受治疗性全胃切除（39%）。在 1951—1954 年期间，所有手术患者的 5 年生存率均为 23.2%，40 例手术后存活患者的 5 年生存率为 26.8%。相比之下，1931 年至 1950 年期间接受治疗的患者的 5 年生存率为 21.6%，差别不大，尽管与 1951 年至 1954 年的手术相比，扩大的胃切除术的使用更为频繁[18]。

胃大部切除术或胃全切除术适应证的探索

赫勒（Holle）和海因里希（Heinrich）在 1960 年发表了一篇文章，试图为选择胃部分切除还是完全切除建立标准[19]。为了帮助外科医生选择合适的治疗方法，Holle 和 Heinrich 将病例分为不同的组（A 组，B 组，C 组）：

- A 病例组：局限于胃内的肿瘤，尚未在局部淋巴结发生可见或可触及的转移属于本组。根据作者的观点，如果根治性切除的需求能够满足的话，局部切除一般是符合这种情况的。
- B 病例组：更大的，但仍可移动的局限于胃的肿瘤，但可见一个或两个淋巴液引流区域的转移被归入这一组。Holle 和 Heinrich 建议这组患者行胃全切除术，然后根据 Longmire 的建议进行间置小肠重建。
- C 病例组：这一组包括胃癌晚期病例。肿瘤至少在一个方向上越过胃边界，发展为区域转移，甚至是远处转移。在这里，手术的唯一目的是提供缓解疼痛的姑息治疗措施。

作者认为随着全胃切除手术死亡人数的减少（当时为 10%，在一些地区低至 3%~4%），对 B 组病例患者进行胃全切除术是合理的。全胃切除手术病死率与胃部分切除没有太大差别，这是选择胃全切除术的充分的理由。毕竟，对于其他器官的癌症，根治性手术的原理早已存在。胃全切除术相关的原发病死率曾经高达 50%，这成为反对采取根治治疗的原因。

淋巴结清扫的作用

20 世纪 40 年代初，科勒（Coller）、凯（Kay）和麦金太尔（McIntyre）发表了一项对所有区域淋巴结的研究——这对许多外科医生来说是名副其实的"大开眼界"[20]。53 例胃癌中有 40 例淋巴结转移阳性。根据他们的发现，淋巴结转移最常见的淋巴结组是"胃下-幽门下"和"胃上"淋巴结组。

症状持续时间与淋巴结转移的发生没有关系，肿瘤大小与可检测到的淋巴结转移的存在也没有关系。然而，他们能够指出的是，随着胃壁肿瘤细胞浸润的深度，区域淋巴结转移的可能性逐渐增加。即使在大多数病例中，局部淋巴结无法触及，但淋巴结转移的存在仍是可以被证实的，或者如果可以

触及，外科医生更不会怀疑发生了淋巴结转移，这一点就解释了为什么作者建议将 4 个淋巴结区域纳入切除范围——不管淋巴结是否可触及，做淋巴结清扫术以获得更好的治愈机会。

在 1950 年 11 月到 1953 年 1 月之间，桑德兰（Sunderland）等人还进行了一项与 10 年前 Coller 等人的研究类似的关于胃癌的淋巴结转移的研究[20]。根据对 41 位准备做手术的患者的调查，作者得出以下结论：

- 85% 的病例发生了淋巴结转移。
- 发生于胃近端 1/3 的肿瘤优先转移于胃上、贲门旁、胰脾淋巴结组；发生于胃远端 1/3 的肿瘤明显转移于胃上、幽门下、胃下淋巴结组；胃中份 1/3 的肿瘤与涉及整个胃体的肿瘤一样，在所有区域淋巴结组中转移率相似。
- 如果胃癌位于近端或中端 1/3，则淋巴结转移率较高；当肿瘤累及整个胃时，淋巴结转移率最高。
- 肿瘤（细胞）浸润深度对淋巴结转移数量有重要影响。

Remine 和 Priestley 研究了转移淋巴结不同位置之间的关系，并于 1953 年报道了他们的结果。

让他们震惊的是，在 5 年幸存者组中，只有 6% 的人有幽门下淋巴结转移，而早期死亡组则显示幽门下淋巴结转移率达 71%。

Laurén——胃癌的分类

Laurén 对胃癌的分类是根据形态学标准区分为两种胃癌：

- 肠型胃癌，与周围组织有明显的差异。这种类型肿瘤有由圆柱形上皮（细胞）组成的腺体，类似于肠上皮并产生黏液。
- 弥漫型胃癌，去分化的恶性腺瘤，细胞分裂严重，或"印戒细胞"癌，与周围组织的界线模糊[21]。

"胃全切除术原则"

法国外科医生 Lefèvre 和 Lortat-Jacob 于 1950 年提出"胃全切除术原则"，即无论哪种类型的胃癌都应行胃全切除术。这一要求与许多外科医生的观点相矛盾，他们认为胃全切除术必须是在全胃体受累的情况下才能进行，即"必要的胃全切除术（gastrectomietotale de nécessité)"。他们有很多赞同者，但也有持不同意见者[22]。Lefèvre 和 Lortat-Jacob 认为他们的想法得到了相应文献的证实，这些文献证实胃全切除术后病死率较低[23, 24]。他们的基本思想是通过提高根治程度来减少局部复发的数量，从而达到更高的生存率[25]。

"必要的胃全切除术"

必要的胃全切除术的支持者认为，不存在像"标准程序"这样的程序，因为胃癌本身也不存在标准性。在他们看来，存在着各种不同的病理组织学分型和临床分型的胃癌，他们需要个体化、阶段性的治疗[26, 27]。

在术前分期方面，自从 Laurén 引入组织学肿瘤分型以后，医生们在选择合适的治疗方法时，对胃癌的组织形态学的了解发挥着越来越重要的作用。

肿瘤分型的知识来自于对不同的肿瘤切片的观察和肿瘤扩张方式的了解，进而来确定治疗方法。局限于黏膜和黏膜下的肠型和弥漫型胃癌侵犯宏观界线以外仅仅几毫米。弥漫型、进展期胃癌的表现则有所不同，尽管胃壁在宏观上没有病理表现，但在组织学上，肿瘤细胞群甚至可以在远离宏观肿瘤边界几个厘米的范围外被发现[28]。

因此，根据 Laurén 的分型，胃的贲门端和幽门端的安全区域被划分出来，以针对不同的组织形态学诊断。虽然原发肿瘤已切除，但仍保留必要的安全区域，不切除未见病理表现的淋巴结。对于胃上 1/3 的肿瘤以及累及全胃的弥漫型肿瘤，应选择胃全切除术以保证肿瘤周围的安全区域[29]。

"胃全切除术原则"仅在远端 1/3 胃癌和部分中 1/3 的肠型胃癌情况时才实施的论点遭到反对[30]。反对"胃全切除术原则"的主要理由是有较高的手术病死率和严重的生活质量下降。保留一部分胃体，就能获得更好的生活质量[31]。

从这些研究中得出的结论是，即使在今天，胃全切除术的并发症发生率也比胃次全切除术高出 10%~15%。

胃全切除术与胃大部切除术的适应证

根据德国癌症协会(Deutsche Krebsgesellschaft, German Cancer Association)三个工作组于 1995 年颁布的《胃癌多模式治疗指南》，外科手术治疗需要保持足够的安全区域，即距手术切缘 5~8 cm。选择胃全切除术还是胃大部切除术取决于肿瘤的位置、组织形态学类型和个体风险评估。通常，弥散型胃癌需要胃全切除术。只要能保证 5 cm 的近侧安全区域，胃远端和中间三分之一的肠型胃癌，行胃大部切除术和胃全切除术的效果似乎是相同的[32]。

胃切除手术后的生活质量

手术病死率、并发症率和 5 年生存率是评估胃癌手术治疗后预后的决定性因素。总体来说，近年来已经找到了解决办法，胃切除术的病死率和并发症率已经下降。现在的重点是寻找另一个判断治疗方法适当的标准——术后生活质量。外科医生的目标是尽可能让患者在可能很短的寿命期间，有较好的生活质量。到目前为止，还没有关于"生活质量"的标准定义，因为这个术语包含了在尝试不同的测量方法时需要考虑诸多方面。

胃大部切除术与胃全切除术

与此同时，在根治性切除的情况下，胃大部切除术和胃全切除术(以激进主义原则为依据)不再有预后差异[34]，而术后生活质量在评判一台外科手术是否成功方面占据越来越重要的地位。因此，胃大部切除术通常被认为是更符合自然生理状态的手术方式，这一点在一些术后相关的随访中得到证实，如倾倒综合征，餐后肠胃胀气或疼痛和饥饿感[35]。更近期的研究试图客观化这些症状，并根据不同评分对胃大部切除术和胃全切除术后的生活质量进行评估[36]。

系统性淋巴结清扫术

虽然淋巴结清扫的作用在 20 世纪 40 年代和 50 年代就已经被认识到，但其结果还不足以令人信服，这使得胃癌的手术治疗不得不采取更为激进的方法。此后由于日本的研究数据，人们对它的认可度逐渐上升。日本外科医生在胃癌手术中进行了 20 多年的系统性扩大淋巴结清扫手术。他们的研究结果强调了系统性淋巴结清扫术在提高 5 年生存率中的重要性[37]。

在研究淋巴结时，日本学者画出了不同淋巴结的分类，这在日本胃癌研究协会有具体描述（1981年）。因此，每个淋巴结被赋予一个数字（1~16），归属于一个解剖区域，然后，根据其与胃的距离，与其他淋巴结一起归入一个站（区），共有Ⅰ~Ⅲ站（表1.1）。

第Ⅰ站（编号1~6）由位于最靠近胃壁的淋巴结组组成。第Ⅱ站由淋巴结编号7~11的组别构成；第Ⅲ站，编号12~16，包括离胃更远的淋巴结组。

表1.1　淋巴结的分组

1. 贲门右	9. 腹腔干
2. 贲门左	10. 脾门
3. 胃小弯	11. 脾动脉
4. 胃大弯	12. 肝十二指肠韧带
5. 幽门上	13. 胰头后
6. 幽门下	14. 小肠系膜根部
7. 胃左动脉	15. 中结肠动脉
8. 肝总动脉	16. 腹主动脉旁

随着系统性扩大淋巴结清扫术的应用越来越广泛，如何标准化这个手术成为一个关键问题。到目前为止，该手术几乎都是由手术医生来决定要切除多少淋巴结。最初主要以30个淋巴结的均值为标准，这个均值是由Soga和他的同事在调查530例接受胃全切除术的患者数据的框架下建立的[38]。

根据他们的发现，胃癌的淋巴结清扫术至少要切除28个淋巴结才能达到"足够"的标准。此外，他们还指出，除了淋巴结清扫术外，只进行单纯的脾切除术而没有淋巴结清扫并不能使根治性手术的疗效得到显著改善。在所谓的单纯胃全切除术过程中，平均（26.2±1.9）枚淋巴结被清除。胃全切除术合并脾切除术也仅能将清扫的淋巴结数目增加到（29.3±2.3）枚。

扩大的淋巴结清扫术的目标是提升完全切除（R0）率，同时提高淋巴源性安全距离，即切除的淋巴结与第Ⅲ站那些未切除以及未累及淋巴结之间的距离。因此，这种预后的改善是可想而知的，仅在一个亚组中得到证实，即第Ⅰ站淋巴结广泛受累。这种预期实际上已被前瞻性研究所证实[39]。

然而，由荷兰和英国的多中心研究收集的数据并没有显示系统性扩大淋巴结清扫术后的生存优势。两项研究分别对D1及D2的淋巴结清扫术后5年生存率进行比较，两组的5年生存率几乎相同。荷兰的研究表明，D1组的5年生存率为45%，D2组为47%；英国的研究显示D1组为35%，D2组为33%[40]。

与系统性淋巴结清扫术密切相关的是"原则性"脾切除术的话题。这种手术方式在1970年代的激进主义背景下被提出[41]，但该理念自1980年代越来越强调个体化治疗的背景下，逐渐被质疑[42]。

脾很少发生肿瘤，但在胃癌病例中，脾门区淋巴结的被累及率可高达40%[43]。因此，在20世纪70年代胃癌的外科治疗中，广泛采用脾胃联合整体切除的方法。对于胃近端1/3的癌来说，该手术的实施是有淋巴结分布相关证据支持的[44]，因为淋巴液引流路径自左侧胃上部通过脾门，沿脾动脉到腹腔干血管。

最近的研究表明，胃近端1/3的癌，其脾门淋巴结转移的发生率高达26.3%；胃窦癌仅0~7%[45]。

Koga分别对脾胃联合切除术、胰脾切除术和胃切除术后保留脾的术后效果进行了统计（范围从1960年至1978年）。结果显示，胃癌Ⅰ期和Ⅱ期的5年生存率，非脾切除组为86%，高于脾切除组（65%）。尽管这些差异在统计学上并不显著，但它们表明对胃癌Ⅰ期和Ⅱ期的病例，保存脾似乎有意义[46]。

至于生存时间，Brady等人及Adachi等人的研究没有发现脾脏保存与脾切除术有统计学差异。确定脾切除术在胃癌手术治疗中的适应证需要进一步的前瞻性随机研究。到目前为止，脾切除术适用于胃中间和近侧1/3的T2~T4期肿瘤、直接浸润脾的肿瘤以及进展期T3/T4期的肿瘤[48]。

撇开仅通过局部肿瘤切除干净（R0-切除术）才能获得患者预后改善这一事实，通过扩大胃切除（包括联合切除邻近器官）改善预后在过去的20年中受到了偶然的关注。除日本外，关于这一主题的文献很少，他们的研究结果将在下文中提到。

T4期的肿瘤一般认为不是放弃手术的指征。通过多项研究结果可以看出，影响预后最显著的不是T分期，而是淋巴结被累及的程度、存在腹膜癌等不可治愈因素以及远处转移等。因此，不累及淋巴结的进展期 T4 期肿瘤患者预后优于累及淋巴结患者[50]。

事实上，完全切除肿瘤被认为是唯一潜在的可以治疗胃癌的方法，但是不容乐观的事实是，尽管肿瘤切除率上升了，但 10%～30% 的局部复发率却使患者术后 5 年生存率一直维持在 20%～30%。这一事实引起了对治疗的新补充方法的研究，其中两种方法是化疗和放疗[52]。

胃癌的系统性辅助化疗

第一次测试分别使用噻替派，5-氟脱氧尿苷

在 20 世纪 60 年代和 70 年代，美国退伍军人管理局和大学肿瘤学组的研究小组成员率先在胃切除术后试验性使用化疗药物，如噻替派，5-氟脱氧尿苷，但没有成功，没有一项研究表明其使用有任何意义。化疗组与对照组患者生存率差异无统计学意义。相反，这些物质的毒性会降低生存机会。与对照组相比，服用噻替派的化疗组的手术病死率增加了 1 倍（20%），并且这一现象没有通过减少剂量而得到相应的改善[54]。

在 20 世纪 60 年代和 70 年代，5-氟尿嘧啶（5-FU）是胃癌治疗中被试验最多的化疗药物[55]。到 1974 年，科米斯（Comis）和卡特（Carter）收集了 450 名接受 5-氟尿嘧啶治疗的患者的数据。然而，他们接受不同的治疗方案，其中 Ansfield 式和 Curreri 式最常用。他们建议剂量率为 15mg/(kg·d)，连续应用 5 天，然后每隔 1 天减半，直到出现化疗相关毒性症状[55]。

Carter 和 Comis 认为，大量出现的化疗反应可能是选择患者的不同和治疗强度的不同引起的。虽然 5-氟尿嘧啶的活性在晚期胃肠肿瘤的治疗中得到了证实，但在治疗性切除的病例中，5-氟尿嘧啶作为单药治疗的手段并没有什么用处。其次是从头状链霉菌中分离出来的丝裂霉素 C[55, 56]。

5-FU/甲基环己氯乙亚硝脲（甲基-CCNU）综合化学疗法

在 20 世纪 70 年代早期，许多胃肠道肿瘤的治疗结果使人们认为 5-FU 和氯乙基亚硝基甲酰-甲基-CCNU 联合治疗晚期胃癌也可能会成功[57]。一些研究小组将这些药物作为辅助治疗措施进行了试验，但只有"胃肠道肿瘤研究组（GITSG）"的研究结果显示化疗组患者的生存率略有提高，为 15% 左右[58]。这一结果没有得到任何其他试验组的证实[59]。由于甲基-CCNU 的长期毒性及其继发损伤，如骨髓增生异常综合征等，这种药物很快就被放弃了。

在 20 世纪 70 年代后期，一些其他药物与 5-FU 联合进行了试验。5-FU 单药的缓解率为 20%，当与丝裂霉素、卡菌素和阿霉素联合使用时，缓解率可以更高。

丝裂霉素（FAM）

1979 年，麦克唐纳（MacDonald）和他的合作者首次报道了 5-FU、阿霉素和丝裂霉素（FAM）联合使用后取得治疗效果的显著改善。胃癌 Ⅱ 期治疗有效率达 50%；所有患者的中位生存期为 5.5 个月；部分缓解期为 13.5 个月；完全缓解没有记录；缓解的平均时间为 9.5 个月[60]。

对患者的个人随访调查长达 36 个月。化疗耐药患者的回弹曲线预示着不良预后。在 20 世纪 80 年代早期，尽管其并没有成功治疗胃癌，但 FAM 仍被列为晚期胃癌的标准化疗方法。

FAM 的各种改良方案也没有得到更好的治疗结果[61]。研究人员在这方面进行了一系列试验：

- 增加 5-FU 和阿霉素剂量；
- 使用呋喃氟尿嘧啶替代 5-FU，用环磷酰胺或双氯乙亚硝脲（BCNU）取代丝裂霉素 C；
- 在原方案中加入第四种物质（如甲基-CCNU 或 BCNU）。

使用这些方案后，缓解率在 9% 到 65% 之间变化，与使用 FAM 方案 11%～60% 的缓解率相当[61]。综上所述，没有一种变型方法比原来的复合方案更有优势。

在 20 世纪 80 年代，新的化疗组合被开发出来，似乎比以前的疗法如 FAM 更好。FAMTX 方案（5-FU，阿霉素，甲氨蝶呤），EAP 方案（磷酸依托泊苷，阿霉素，顺铂）和顺铂/5-FU 组合的治疗效果良好[62]。

铂类化合物

在 20 世纪 80 年代初期，当使用顺铂作为单一药物治疗时，缓解率达到 20% 以上[61]，再加上 6% 的完全缓解率[63]，使人们希望通过在 FAM 系统中

引入顺铂代替丝裂霉素来改善疗效。80 年代的 6 项研究表明，FAP（5-FU、阿霉素、顺铂）的缓解率为 29%~55%。中位生存期为 4~12 个月[64]，结果与 FAM 研究的结果相当。

FAMTX 方案

此外，还对甲氨蝶呤作为 5-FU 调节物质在 FAMTX 方案中进行了研究。研究人员首次提出了 63% 的缓解率，后来的相关研究显示缓解率为 41%。克莱因（Klein）等报告说完全缓解率为 6%[65]。但由于甲氨蝶呤毒性大，故只能给一般情况良好的患者使用。

EAP 方案

20 世纪 80 年代早期，磷酸依托泊苷、阿霉素和顺铂（EAP 方案）联合治疗局部晚期胃癌被证实是有效的[66]。在接下来的几年里进行的许多研究都证实了这种药物组合活性[67]。其完全缓解率平均为 9%[67]。尽管如此，这种治疗方式的巨大的、威胁生命的毒性被反复提出[68]。因此，EAP 方案与 FAMTX 方案相比，FAMTX 方案治疗反应类似，因不良反应更小，更受青睐[69]。

在 1993 年，Hermans 等通过 Meta 分析收集的数据证实了普遍的观点，即辅助化疗对已行根治性胃癌切除患者无明显益处[70]。

胃癌的术前化疗

到 20 世纪 80 年代中期，出于暂时性缓解的目的，各种各样的细胞抑制药物治疗方案获得了成功。随后，为了尽量减少术前评估只有部分可行手术的或不可切除的 T3/T4N1 期胃癌患者（"降期"），提高手术根治率，改善手术治疗的远期预后，新辅助化疗方案被应用于临床[71]。此外，该方案的另外一个优点是手术前患者耐受化疗的能力更好些。

新辅助化疗的理论基础

不同的实验研究结果表明，手术创伤对剩余的肿瘤细胞产生了刺激作用，手术刺激的现象在增加增殖率中表现出来，它不可缩短肿瘤倍增时间，但能促进肿瘤在大小和数量上迅速增长，同时促进远处转移。因此，这一结果增强了人们对新辅助化疗有效性的信心[72]。

研究表明，术前化疗可以避免手术引起的肿瘤增殖刺激，延长存活时间[73]。

还有另一种支持术前化疗的观点认为，术后局部血供的变化对术后化疗不利，药物到达肿瘤部位的浓度不足[74]。

对于大多数病例，新辅助化疗可以满足这样的要求：通过减少肿瘤质量，可以完全切除同样被腹腔镜诊断为不可切除的肿瘤。60%~90% 的胃癌患者在化疗后均可达到手术指征。然而，新辅助化疗很少可达到完全的组织病理学缓解。

腹腔内辅助化疗

即使通过新辅助化疗或术前化疗后行 R0-切除，患者的治疗也可能失败，主要表现为腹膜腔复发[75]。1987 年，Markman 在此基础上对胃肠道恶性疾病腹腔化疗进行描述[76]。此外，Sugarbaker 在 1989 年讨论了即时实施术后腹腔内化疗的理论优势[77]。

临床前试验证实了这一观点。Archer 和 Gray 在大鼠模型上表明腹膜和肝转移对腹腔化疗有反应[78]。Sugarbaker 在一项研究中比较了结肠癌的腹腔化疗和静脉化疗结果。与静脉化疗相比，腹腔化疗明显降低了腹腔转移的发生。这些考虑和观察导致了胃癌患者腹腔化疗的研究。丝裂霉素 C，5-FU，氟尿苷和顺铂这些药物被列入了研究。然而，最初的结果却并不尽如人意。

高桥（Takahashi）等认为灌注液是腹腔内治疗失败的潜在原因。他们假设，水溶性化疗药物的灌注液，如目前常用的 0.9% 氯化钠溶液，在腹膜浆膜中的迁移速度过快，从而影响了细胞抑制药物的分布和药效[80]。考虑到这一点，他们开发了一种新的治疗方法，将丝裂霉素 C 与活性炭颗粒（MMC-CH）结合。MMC-CH 保证了细胞抑制药直接运输到腹膜、淋巴管结构的接收处，从而保证了药物（如丝裂霉素 C）的缓释。

以下两项研究可以对局部晚期胃癌腹膜癌的治疗提供指导。

在 1987 年至 1992 年的一项前瞻性随机研究中，为了预防胃癌术后腹腔复发和提高生存时间，使用 MMC-CH 的方法进行了试验[81]。

因胃癌而行根治术，且有明确的浆膜浸润的患者 113 例纳入研究，随机分为 MMC-CH 组和对照组。MMC-CH 组的 2～3 年存活率为 38%（42 人）；对照组为 28%（28 人）。2 年和 3 年生存率差异均有统计学意义（$P<0.05$）。

仅考虑肉眼可见的腹膜癌患者，两组患者生存时间无差异。在比较根治性切除术后患者的 2 年生存率和 3 年生存率时，可见显著的统计学差异：66 人（66%）vs. 35 人（20%），（$P<0.01$）。这些发现表明对晚期胃癌伴浆膜浸润行根治性切除术的患者而言，丝裂霉素 C 结合 MMC-CH 进行腹腔化疗似乎是对抗腹膜复发的有效手段。但是它并不能延长伴肉眼可见的腹膜转移的、行姑息性手术的患者的生存时间。

Hamazoe 等人也报道了对胃癌术后腹膜复发的成功经验。他们对 82 例胃癌并伴了明显浆膜浸润的患者中的 42 例进行了温热腹腔灌注。在切除术后立即以这种方式使用丝裂霉素 C。40 例仅行根治性切除术的患者作为对照组。接受腹腔化疗的患者生存率为 64.3%，对照组 52.5%，差异无显著统计学意义[82]。

术中放射治疗

术中放射治疗（IORT）是日本的安倍（Abe）于 20 世纪 80 年代首次引进的。在 IORT 的帮助下，他试图处理手术难以到达的区域病灶，例如沿着胃左动脉、肝总动脉分布的淋巴结转移病灶。他将治疗失败的主要原因归结于外科手术的失败，主要是没有完全清除转移的淋巴结，且一些微小的病灶没有被发现。

由于他引进的新方法，可以在一个附上圆锥的帮助下直接照射所要求的结构，而不会像极端辐射那样损害相邻器官[83]。

对于 Abe 而言，使用 IORT 的适应证如下：
- 没有肝脏或者腹膜转移；
- 彻底切除原发性肿瘤；
- 淋巴结转移局限于淋巴结第 2 站。

仅进行手术治疗的患者和那些在 1987 年接受手术结合术中放射治疗的患者的直接对照结果显示，在对胃癌 II 期、III 期和 IV 期患者增加应用 IORT 后五年生存率有改善，但无显著统计学意义[84]。后续研究证实了这些差异[85]。

在 1987 年发表的一篇论文中，Abe 将肉眼标准作为个体分期的根据，但在更新的论文中，分期的标准是基于组织病理学的标准。换句话说，使用 IORT 有利于提高有浆膜浸润的、以及第 2 站和第 3 站有淋巴结转移的患者（根据日本胃癌的分类规约）的生存机会。但不包括未见浆膜浸润以及第 1 站淋巴结未见侵犯的胃癌患者。

此外，从其他 IORT 研究收集的结果支持了 Abe 关于改善进展期胃癌（III 期）患者生存率的假设[86]。然而，Kraemling 等人和 Sindelar 等人研究结果显示，对于一组接受额外 IORT 治疗的患者来说，生存时限并没有得到延长[87]。目前还没有更全面、更有前瞻性、更随机的多中心研究结果，预计以后这些研究结果对胃癌可以提供具体的预后标准。

术中放射治疗的风险和后遗反应

正如 Abe 在 1974 年所观察到的那样，胰腺是关键器官，因为胰腺与 IORT 的辐射场的距离很近，对辐射的暴露很难避免，甚至可最终表现为肝脏和胰腺的生化指标升高，但这通常是可逆的。在个别病例中，接受 IORT 患者可伴发胰腺炎[88]。这些可以控制在可控范围内，因此"放射治疗肿瘤组"（RTOG）和国立癌症研究所（NCI）得出结论，IORT 不会对术后并发症的发生产生额外的危险因素[89]。

游离循环肿瘤细胞

腹腔内复发的高发生率限制了根治性肿瘤切除术的成功率，即使加上扩大淋巴结清扫及邻近浸润器官切除术也无济于事，这个现象提示在手术时血液中已经存在微转移灶。由于消除这些微转移是大量辅助治疗概念的目标，早期发现微转移似乎是有意义的，但到目前为止，通过常规诊断来确定微转移仍不可行。

一些创新的方法，例如免疫细胞学检验等，在个别研究中成功验证了微转移细胞群[90]。单克隆抗体直接针对表皮抗原，可识别骨髓、腹腔内的单个上皮肿瘤细胞[91]。

Juhl 等人在 52% 的患者样本中检测到抗体阳性细胞；与骨髓相比，肿瘤细胞更频繁地累及腹腔（达 43% 的比率）。如 Doerr 等在 1973 年所描述的那样，胃癌、结肠癌和胰腺癌的骨转移是相当罕见的[90]。由于骨髓质可以被看作是血流的过滤系统，因此它经常被包括在一些研究中，以期在此处识别出肿瘤细胞。这可以作为原发性肿瘤发生血行转移的指标[92]。

早期流行的观点认为，血行转移发生在肿瘤的晚期，最近的研究结果与此相反[90]。Juhl 等人在 33% 的患者中，在胃癌 IA 期和 IB 期阶段找到播散于血液中的肿瘤细胞。这证实了 Nakajima 早在 20 世纪 70 年代就观察到的胃肿瘤早期微转移的现象[93]，根据他的研究，3% 的患者在胃癌 I 期时，使用常规方法就可检测到腹腔内肿瘤细胞。

游离循环肿瘤细胞的预后意义

游离循环肿瘤细胞对预后的意义是一个不可避免的问题。一些研究将免疫细胞学结果、肿瘤分期、浆膜浸润与生存时限相联系以解释这个问题。

Juhl 等人证实了循环肿瘤细胞的发现率依赖于肿瘤的分期。因此，肿瘤晚期比早期更容易检测到腹腔内的肿瘤细胞的存在。

对于腹膜转移与肿瘤侵犯浆膜层之间的关联，Boku 和他的合作者利用试验证实了 Koga 在 20 世纪 80 年代早期利用传统细胞学方法就已取得的成果[95]。在试验中，S0 组腹膜肿瘤播散率为 0；S1 组的腹膜转移率为 3.3%；S2 组的转移率为 15.7%；而对于 S3 组，这个结果是 34.8%。S3 组与其他组的腹腔播散率相比，其差别具有统计学意义。肿瘤侵犯浆膜的分类如下：S0 组为没有浆膜侵袭，S1 组为怀疑浆膜侵袭，S2 组是确定有浆膜侵袭，S3 组则是侵犯邻近结构。

Schlimok 团队通过数据表明，与无淋巴结累及的患者相比，有区域淋巴结累及的患者骨髓中发现肿瘤细胞的概率（38.9%）明显高于无淋巴结累及的患者（21.6%）。此外，根据 Lauren 分型，他们发现弥漫型胃癌中肿瘤细胞骨髓浸润的发生率（44.0%）高于肠型胃癌（29.8%）[91]。Juhl 等人在 48% 的 R0 切除病例中发现了肿瘤细胞播散的免疫细胞学证据，其中 22% 为骨髓浸润，而另有 40% 为腹腔播散。除此之外，Jauch 等人调查了 109 例临床手术患者，其中 55 例患者有肿瘤细胞骨髓浸润，所占比例为 51%[96]。

20 世纪末，有许多具有创新性的手术方法投入了临床应用，例如腹腔镜手术/微创手术在腹部外科手术中的应用，又比如内镜黏膜切除术（EMR）在早期胃癌中的应用。外科医生和消化科医生都希望能利用这些新技术为治疗胃癌做出更多贡献[98]。

EMR 手术仅限于 T1 期、SM1 期以及小于 3 cm 的肿瘤，而腹腔镜手术则对适用的肿瘤上没有什么限制。而微创手术在技术上的优势可以减轻免疫系统的压力，使免疫抑制疗法和免疫刺激疗法在胃癌治疗中发挥更大的作用。

此时此刻，在 21 世纪的第 2 个 10 年，尽管我们在胃癌的治疗上已经取得了巨大的进步，但是 Billroth 1890 年 8 月在柏林的一个国际研讨会上的总结陈词依然听起来如此的真理：我毫不怀疑，如果继续勤奋地研究，胃癌的早期诊断将成为可能，而通过完善的方法和技术，我们将能够在很大程度上降低胃癌对人类的影响[99]。

参考文献

1. Ziegler H. Billroths first gastric resection. Der Krebsarzt, 1949, 4（2）：49-59.（Available only in German）.
2. Vogel B. Therapie des Magenkarzinoms im Wandel der Zeit. Medizinische Fakultät der Westfälischen Wilhelms-Universität Münster, 2004.
3. Hacker von V. Zur Kasuistik und Statistik der Magenresektionen und Gastroenterostomien. Zentralbl Chir, 1885, 12：60-68.
4. Kocher T. Zur Technik und zu den Erfolgen der Magenresektion. Zentralbl Chir, 1894, 10：221-223.
5. Orr TG. A modified technic for total gastrectomy. Arch Surg, 1947, 54（3）：279-286.
6. Schlatter C. Über Ernährung und Verdauung nach vollständiger Entfernung des Magens—Ösophagoenterostomie—beim Menschen. Bruns Beiträge Klin Chir, 1897, 19：757-776.
7. Ringel T. Die Resultate der operativen Behandlung des Magencarcinoms. Bruns Beiträge, 1903, 38：585-600.
8. Mikulicz von J. Chirurgische Erfahrungen über Magencarcinom. Centralbl Chir, 1901, 48：1197-1200.
9. Finney JM, Rienhoff WF. Gastrectomy. Arch Surg, 1929, 2：141-162.
10. Hinz R. Zur Technik der totalen Magenexstirpation. Arch klin Chir, 1924, 132：635-645.
11. Altschul W. Beitrag zur Chirurgie des Magenkarzinoms. Bericht über 612 in der Zeit von 1895-1911 beobachtete Fälle. Bruns Beiträge, 1913, 84：421-471.
12. Roux C. L'esophago-jejune-gastrome. Nouvelle Opération Pour Retricissement Infranchissable de L'ésophage. Semaine Med, 1907, 27：37-42.
13. Hunt CJ. Construction of food pouch from segment of jejunum as substitute for stomach in total gastrectomy. Arch Surg, 1952, 64：601-608.

14. Longmire W P. Construction of a substitute gastric reservoir following total gastrectomy. Ann Surg, 1952, 135: 637-645.

15. Pack G T, McNeer G. Total gastrectomy for cancer. Surg Gynecol Obstet, 1943, 77: 265-299.

16. Steingräber M. Operationsmortalität und Überlebensdauer nach der Gastrektomie. Zentralbl Chir, 1954, 79: 1089-1095.

17. Häring R, Eckart J, John St, et al. Die Nahtinsuffizienz der oesophagealen Anastomose nach Gastrektomie und Kardiaresektion. Langenbecks Arch Chir, 1971, 328: 295-310.

18. Lawrence W, McNeer G. An analysis of the role of radical surgery for gastric cancer. Surg Gyn Obstet, 1960, 111: 691-696.

19. Holle F. Über die Indikation zur partiellen und totalen Resektion des Magens bei Carcinom. Chirurg, 1960, 3: 103-110.

20. Coller F A, Kay E B, McIntyre R S. Regional lymphatic metastases of carcinoma of the stomach. Arch Surg, 1941, 43: 748-761.

21. Laurén P. The two histological main types of gastric carcinoma: diffuse and so-called intestinal-type carcinoma. Acta Pathol Microbiol Scand, 1965, 64: 31-49.

22. Gütgemann A, Schreiber H W, Bernhard A. Erfahrungen mit der totalen Gastrektomie. Langenbecks Arch Chir, 1963, 303: 73-93.

23. Longmire W P. Total gastrectomy for carcinoma of the stomach. Surg Gyn Obstet, 1947, 84: 21-30.

24. Lortat-Jacob J, Giuli R, Estenne B, et al. Value of total gastrectomy for treatment of cancers of the stomach. Study of 482 radical operations. Chirurgie, 1975, 101: 59-67.

25. Coller F A, Kay E B, McIntyre R S. Regional lymphatic metastases of carcinoma of the stomach. Arch Surg, 1941, 43: 748-761.

26. Bittner R. Gastrectomie de nécessité. Langenbecks Arch Chir, 1987, 372: 577-582.

27. Hermanek P. Differenziertes chirurgisches Vorgehen bei der kurativen Therapie des Magenkarzinoms. Leber Magen Darm, 1996, 26: 64-72.

28. Hermanek P. Chirurgische Pathologie-TNM-System. Langenbecks Arch Chir, 1982, 358: 57-63.

29. Peiper H J. Prinzipielle Gastrektomie beim Magenkarzinom—Pro und Kontra. Med Welt, 1982, 33: 241-245.

30. Schwemmle K. Subtotale oder totale Resektion beim Magenkarzinom: Vertreter des Contra. Therapiewoche, 1980, 30: 8557-8559.

31. Hamelmann H. Stadiengerechte Chirurgie: Magenresektion und Relation zur Lokalisation, dem Tumortyp und der Ausdehnung. In: Bünte H, Herausgeber. Aktuelle Therapie des Magenkarzinoms. Berlin: Springer, 1985: 47-59.

32. Junginger T. Konsensus der CAO, AIO und ARO: Multimodale Therapie bei Magenkarzinom. Onkologie, 1995, 18: 488-489.

33. Eypasch E, Wood-Dauphinée S, Williams JI, et al. Der Gastrointestinale Lebensqualitätsindex (GLQI). Chirurg, 1993, 64: 264-274.

34. Bozzetti F, Bonfanti G, Gennari L. Subtotal gastrectomy or en principle total gastrectomy in cancer of the lower half of the stomach. Onkologie, 1992, 15: 84-91.

35. Delbrück H, Severin M, Jansen G. Postgastrektomiebefunde in der Nachsorge von 227 Patienten mit Magenkarzinom. Z Gastroenterol, 1991, 29: 222-226.

36. Buhl K, Lehnert T, Schlag P, et al. Reconstruction after gastrectomy and quality of life. World J Surg, 1995, 19: 558-564.

37. Jinnai D. Evaluation of extended radical operation for gastric cancer, with regard to lymph node metastasis and follow-up results. Gann, 1968, 3: 225-231.

38. Soga J, Kobayashi K, saito J, et al. The role of lymphadenectomy in curative surgery for gastric cancer. World J Surg, 1979, 3: 701-708.

39. Böttcher K, Roder J D, Siewert J R. für Deutsche Magenkarzinom-Studiengruppe. Wertigkeit der radikalen Lymphknotendissektion (Compartment I und II) beim Magenkarzinom. Zentralbl Chir, 1996, 121: 131-138.

40. Bonenkamp J J, Hermans J, Sasako M, van de Velde CJH, et al. Extended lymph-node dissection for gastric cancer. N Engl J Med, 1999, 340: 908-914.

41. Bengmark S, Domellöf L, Olsson A M. The role of splenectomy in stomach cancer operations. Digestion, 1971, 4: 314-320.

42. Brady M S, Rogatko A, Dent LL, et al. Effect of splenectomy on morbidity and survival following curative gastrectomy for carcinoma. Arch Surg, 1991, 126: 359-364.

43. Aretxabala de X, Konishi K, Yonemura Y, et al. Node dissection in gastric cancer. Br J Surg, 1987, 74: 770-773.

44. Maehara Y, Moriguchi S, Yoshida M, et al. Splenectomy does not correlate with length of survival in patients undergoing curative total gastrectomy for gastric carcinoma. Cancer, 1991, 67: 3006-3009.

45. Chew-Wun W, Maw-Jye H, Su-Shun L, et al. Lymph node metastasis from carcinoma of the distal one-third of the stomach. Cancer, 1994, 73: 2059-2064.

46. Koga S, Kaibara N, Kimura O, et al. Prognostic significance of combined splenectomy of pancreaticosplenectomy in total and proximal gastrectomy for gastric cancer. Am J Surg, 1981, 142: 546-550.

47. Brady M S, Rogatko A, Dent L L, et al. Effect of splenectomy on morbidity and survival following curative gastrectomy for carcinoma. Arch Surg, 1991, 126: 359-364.

48. Meyer H-J, Jähne J, Weimann A, Pichlmayr R. Chirurgische Therapie des Magenkarzinoms—Indikationen zur Splenektomie bei der Gastrektomie. Chirurg, 1994, 65: 437-440.

49. Böttcher K, Becker K, Busch R, et al. Prognosefaktoren beim Magencarcinom. Chirurg, 1992, 63: 656-661.

50. Bozzetti F, Regalia E, Bonfanti G, et al. Early and late results of extended surgery for cancer of the stomach. Br J Surg, 1990, 77: 53-56.

51. Meyer H-J, Jähne J, Wilke H. Perspectives of surgery and multimodality treatment in gastric carcinoma. J Cancer Res Clin Oncol, 1993, 119: 384-394.

52. Hirner A, Häring R, Kania U, et al. Maßnahmen beim Lokalrezidiv des Magenkarzinoms. In: Häring R, Herausgeber. Therapie des Magenkarzinoms. Edition medizin, 1. Aufl, Germanay: Weinheim, 1984: 715-722.

53. Dixon W J, Longmire Jr W P, Holden W D. Use of triethylenethiophoramide as an adjuvant to the surgical treatment of gastric and colorectal carcinoma. Ann Surg, 1971, 173: 26-39.

54. Serlin O, Keehn R J, Higgins G A. Factors related to survival following resection for gastric carcinoma. Cancer, 1977, 40: 1318-1329.

55. Comis C R, Carter S K. A review of chemotherapy in gastric cancer. Cancer, 1974, 34: 1576-1586.

56. Alcobendas F, Milla A, Estape J, et al. Mitomycin C as an adjuvant in resected gastric cancer. Ann Surg, 1983, 198: 13-17.

57. Kovack J S, Moertel C G, Schutt A J, et al. A controlled study of combined 1, 3-bis-(2-chloroethyl)-1-nitrosourea and 5-fluorouracil for advanced gastric and pancreatic cancer. Cancer, 1974, 33: 563-567.

58. Gastrointestinal Tumor Study Group. A comparison of combination chemotherapy and combined modality therapy for locally advanced gastric carcinoma. Cancer, 1982, 49: 1771-1777.

59. Engstrom P F, Lavin P T, Douglass H O, et al. Postoperative adjuvant 5-fluorouracil plus methyl-CCNU therapy for gastric cancer patients. Cancer, 1985, 55: 1868-1873.

60. Macdonald J S Woolley P V, Smythe T, et al. 5-fluorouracil, adriamycin and mitomycin-C—(FAM) combination chemotherapy in the treatment of advanced gastric cancer. Cancer, 1979, 44: 42-47.

61. Queißer W, Flechtner H. Chemotherapy of advanced gastric carcinoma. Onkologie, 1986, 9: 319-331.

62. Klein H O, Dias Wickramanayake P, Dieterle F, et al. Chemotherapieprotokoll zur Behandlung des metastasierenden Magenkarzinoms. Dtsch Med Wschr, 1982, 107: 1708-1712.

63. Leichmann L, Macdonald B, Dindogru A, et al. Platinum: a clinically active drug in advanced adenocarcinoma of the stomach. Proc Am Ass Cancer Res, 1982, 110: 430-436.

64. Moertel C G, Mittelman J A, Bakemeier R F, et al. Sequential and combination chemotherapy of advanced gastric cancer. Cancer, 1976, 38: 678-682.

65. Inberg M V, Heinonen R, Rantakokko V, et al. Surgical treatment of gastric carcinoma. Arch Surg, 1975, 110: 703-707.

66. Preusser P. Chemotherapie des Magenkarzinoms. In: Bünte H, Meyer J, Preusser P, Herausgeber. Gastrointestinale Malignome. Interdisziplinäre Therapiekonzepte. 1. Aufl. Köln: Dtsch Ärzte-Verlag, 1990, 74-93.

67. Haim N, Tsalik M, Robinson E. Treatment of gastric Adeno carcinoma with the combination of etoposide, adriamycin and cisplatin (EAP): comparison between two schedules. Oncology, 1994, 51: 102-107.

68. Lerner A, Gonin R, Steel G D Jr, et al. Etoposide, doxorubicin and cisplatin chemotherapy for advanced gastric adenocarcinoma a phase II trial. J Clin Oncol, 1992, 10: 536-540.

69. Kelsen D A, Atiq O T, Saltz L, et al. FAMTX versus etoposide, doxorubicin and cisplatin: a random assignment trial in gastric cancer. J Clin Oncol, 1992, 10: 541-548.

70. Hermans J, Bonenkamp J J, Boon M C, et al. Adjuvant therapy after curative resection for gastric cancer: meta-analysis of randomized trials. J Clin Oncol, 1993, 11: 1441-1447.

71. Siewert J R, Fink U. Multimodale Therapiekonzepte bei Tumoren des Gastrointestinaltraktes. Chirurg, 1992, 63: 242-250.

72. Fisher B, Gunduz N, Saffer E A. Influence of the interval between primary tumor removal and chemotherapy on kinetics and growth of metastases. Cancer Res, 1983, 43: 1488-1492.

73. Fisher B, Gunduz N, Coyle J. Presence of a growth stimulating factor in serum following primary tumor removal in mice. Cancer Res, 1989, 49: 1996-2001.

74. Fink U, Schuhmacher C, Stein H J, et al. Preoperative chemotherapy for stage III-IV gastric carcinoma, response and outcome after complete resection. Br J Surg, 1995, 82: 1248-1252.

75. Villar-Grimalt A, Candel M T, Garcia J, et al. Combination of etoposide, adriamycin and cisplatin (EAP) in gastric cancer: association with severe toxicity. Ann Oncol, 1991, 2: 310-311.

76. Markman M. Intraperitoneal chemotherapy for malignant diseases of the gastrointestinal tract. Surg Gynecol Obstet, 1987, 164: 89-93.

77. Sugarbaker P H. Management of peritoneal carcinomatosis. Acta Med Austriaca, 1989, 16: 57-60.

78. Archer S G, Gray B N. Intraperitoneal 5-fluorouracil infusion for treatment of both peritoneal and liver metastases. Surgery, 1990, 108: 502-507.

79. Sautner T, Hofbauer F, Depisch D, et al. Adjuvant intraperitoneal cisplatin chemotherapy does not improve long-term survival after surgery for advanced gastric cancer. J Clin Oncol, 1994, 12: 970-974.

80. Takahashi T, Hagiwara A, Shimotsuma M. Intraperitoneal chemotherapy with mitomycin C bound to activated carbon particles with advanced gastric cancer. Eur J Surg Oncol, 1994, 20: 183-184.

81. Takahashi T, Hagiwara A, Shimotsuma M, et al. Prophylaxis and treatment of peritoneal carcinomatosis: intraperitoneal chemotherapy with mitomycin C bound to activated carbon particles. World J Surg, 1995, 19: 565-569.

82. Hamazoe R, Maeta M, Kaibara N. Intraperitoneal thermochemotherapy for prevention of peritoneal recurrence of gastric cancer. Cancer, 1994, 73: 2048-2052.

83. Fraass B A, Miller A W, Kinsella T J, et al. Intraoperative radiation therapy at the National Cancer Institute: technical innovations and dosimetry. Int J Radiat Oncol Biol Phys, 1985, 11: 1299-1311.

84. Abe M, Shibamoto Y, Takahashi M, et al. Intraoperative radiotherapy in carcinoma of the stomach and pancreas. World J Surg, 1987, 11: 459-464.

85. Abe M, Nishimura Y, Shibamoto Y. Intraoperative radiation therapy for gastric cancer. World J Surg, 1995, 19: 554-557.

86. Calvo F A, Henriquez I, Santos M, Escude L, et al. Intraoperative and external beam radiotherapy in advanced resectable gastric cancer: technical description and preliminary results. Int J Radiat Oncol Biol Phys, 1989, 17: 183-189.

87. Krämling H J, Wilkowski R, Duhmke E, et al. Adjuvante intraoperative Strahlentherapie (IORT) beim Magenkarzinom. Langenbecks Arch Chir (Suppl), 1996, 113: 211-213.

88. Abe M, Yabumoto E, Takahashi M, et al. Intraoperative radiotherapy of gastric cancer. Cancer, 1974, 34: 2034-2041.

89. Noyes R D, Weiss S M, Krall J M. Surgical complications of intraoperative radiation therapy: the Radiation Therapy Oncology Group experience. J Surg Oncol, 1992, 50: 209-215.

90. Juhl H, Kalthoff H, Krüger U, Henne-Bruns D, Kremer B. Immunzytologischer Nachweis mikrometastatischer Zellen bei Patienten mit gastrointestinalen Tumoren. Zentralbl Chir, 1995, 120: 116-122.

91. Schlimok G, Funke I, Pantel K, et al. Micrometastatic tumour cells in bone marrow of patients with gastric cancer: methodological aspects of detection and prognostic significance. Eur J Cancer, 1991, 27: 1461-1465.

92. Schlimok G, Funke I, Holzmann B, et al. Micrometastatic cancer cells in bone marrow: in vitro detection with anti-cytokeratin and in vivo labeling with anti-17-1A monoclonal antibodies. Proc Natl Acad Sci USA, 1987, 84: 8672-8676.

93. Nakajima T, Harashima S, Hirata M, et al. Prognostic and therapeutic values of peritoneal cytology in gastric cancer. Acta Cytol, 1978, 22: 225-229.

94. Schott A, Vogel I, Krüger U, et al. Isolated tumor cells are frequently detectable in the peritoneal cavity of gastric and colorectal cancer patients and serve as a new prognostic marker. Ann Surg, 1998, 227: 372-379.

95. Boku T, Nakane Y, Minoura T, et al. Prognostic significance of serosal invasion and free intraperitoneal cancer cells in gastric cancer. Br J Surg, 1990, 77: 436-439.

96. Jauch K-W, Heiss MM, Grützner U, et al. Prognostic significance of bone marrow micrometastases in patients with gastric cancer. J Clin Oncol, 1996, 14: 1810-1817.

97. Strong V. Defining the role of laparoscopic gastrectomy for gastric cancer. J Clin Oncol, 2014, 32(7): 613-614.

98. Yada T, Yokoi C, Uemura N. The current state of diagnosis and treatment for early gastric cancer. vol. 2013. Cairo: Hindawi Publishing Corporation. Article ID 241320, 2013.

99. Billroth T. About 124 performed gastric and colon resections, gastroenterostomies and freeing of adhesions due to chronic intraabdominal diseases from November 1878 to June 1890 in my Clinic at the AKH in Vienna. Lecture at the surgical Section during the international congress in Berlin, 1890. (Available only in german).

胃癌的流行病学

MassimoRugge, Matteo Fassan and David Y. Graham
邵明杰　译

前　言

尽管胃癌的发病率在下降,它依然排在全球癌症相关病死率的第三位[1~3]。2008 年,估计有 100 万新的胃癌病例登记在册[4]。这些癌症患者中多达 2/3 发生在东亚、东欧和南美,其病死率为 78%,这与发达国家 65% 的病死率形成了鲜明对比[5]。在诊断时,几乎一半的患者为进展期胃癌,其 5 年的生存率常常低于 30%[6, 7]。

胃癌是一类异质性很强的上皮恶性肿瘤,包含了多种易感因素和不同的病因学因素[8]。95% 以上的胃癌是腺癌,组织学上分为肠型和弥漫型。鳞状细胞癌、腺鳞癌、未分化的和髓样癌是较为罕见的类型。肠型胃癌是目前为止最为常见的胃癌亚种(占总数的 50%~70%),其地理分布特点与幽门螺杆菌感染的分布特点相重叠[9]。

主要历史事件

在公元前 4 世纪,希波克拉底将"癌症"一词(Karkinos)应用于胃病,这显然与现代对胃恶性肿瘤的描述一致[10]。在 19 世纪的上半段,Cruveilhier 和 Rokitansky 使用了胃恶性肿瘤的第一个解剖描述,并描述了胃溃疡与胃癌之间的联系。在 1879 年,Von den Velden 报道了胃酸缺乏和胃癌之间的生物学联系[11~13]。据 Howard K Gray 报道,1892 年美国外科医生办公室图书馆的目录列出了 955 篇有关胃癌的论文。在接下来 20 年的时间,有关胃癌科学论文的出版数已升至 1 700 篇以上。胃癌显著的发病率激起了人们对胃炎、胃酸分泌和除尸检以外的胃癌诊断方法的大量研究。

在 20 世纪初,Faber 通过使用甲醛对死者的胃内病灶早期处理,改变了组织病理学的处理过程,从而避免了显微镜观察到的自溶假象,并提出了"大部分胃癌是由慢性胃炎发展而来"的病理依据[14]。

在 20 世纪中叶,Comfort 收集了当时的信息,将胃黏膜萎缩与低酸度联系起来,从而确定慢性萎缩性胃炎是大多数胃癌的"癌变场"[15]。

随着胃肠纤维镜和活体组织学的出现,有关肿瘤和其癌前病变的知识得到深入的发展。大量流行病学的研究探索胃炎和胃癌的关系,形成了初步的观点,后面由 Correa 在他的"多段/多因子致癌级联"假设中集中体现[16]。

1983 年,Warren 和 Marshall 报道了幽门螺杆菌感染引起了慢性胃炎,且胃癌被认为是一种"传染性疾病"[17, 18]。这种"传染性特征"或许可以解释大部分胃癌的流行病学特征,同时为胃癌的一级预防和二级预防尝试提供临床生物学理论[19]。

胃癌组织学及其流行病学的影响

在组织学层面上,胃癌具有异质性,它们的分类通常基于最常见的组织学表型(小管,乳头,黏液湖，实性巢/岛，未分化的上皮细胞）。组织学上分类的主要目的是用于预测预后。国际上对胃癌常用的分类是由 Lauren 在 1965 年提出的[20]，用来区分两种主要的胃癌——肠型和弥漫型胃癌（图 2.1，混合病理型的胃癌也包含在内）。肠型胃癌是目前全球最常见的病理类型，尤其在散发性胃癌中最常见，它的主要病因是幽门螺杆菌感染，癌症形态的发生是多步骤进展的一部分，由长时间的炎症引发

萎缩性胃炎和胃腺体肠化生。然后，肠化生的腺体可进一步进展为上皮内瘤变（从肠化上皮生成），最终发展成黏膜内和进展期浸润性腺癌。在美国，最近一项时间跨度为 1973—2000 年间的研究发现肠型胃癌的发病率下降，而弥漫型胃癌发病率自 1973年来逐步升高（图 2.2）。平均而言，在图 2.2 中，虽然肠型胃癌每年下降 2.4%，但对于弥漫型胃癌，每年增长 3.6%[21]。

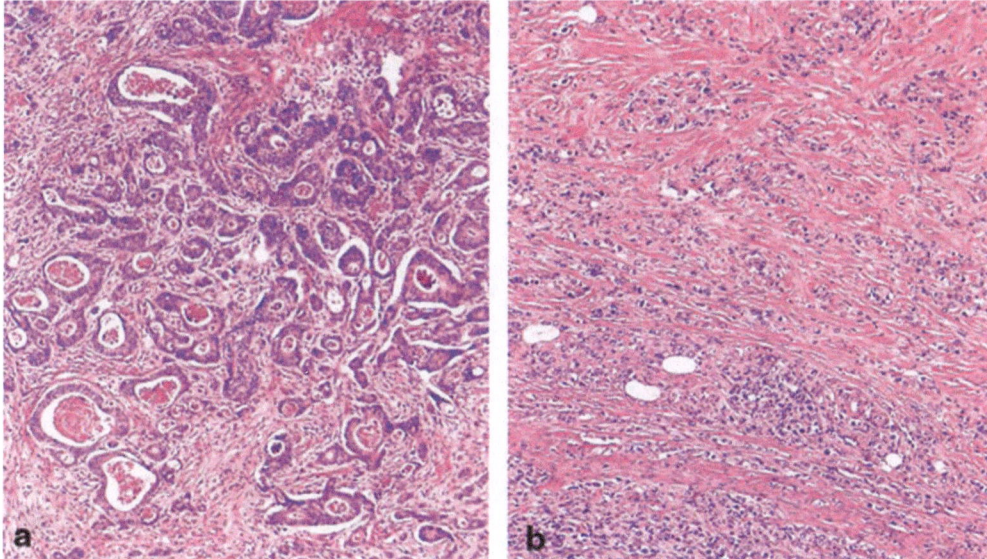

图 2.1　根据 Laurèn 分类的胃癌（GC）组织类型
图 a 肠型胃癌：不同大小浸润胃壁的腺癌结构（H&E，原始放大倍数 40×）；图 b 弥漫型胃癌：非黏附性癌细胞浸润胃壁，不形成腺结构（H&E，原始放大倍数 20×）

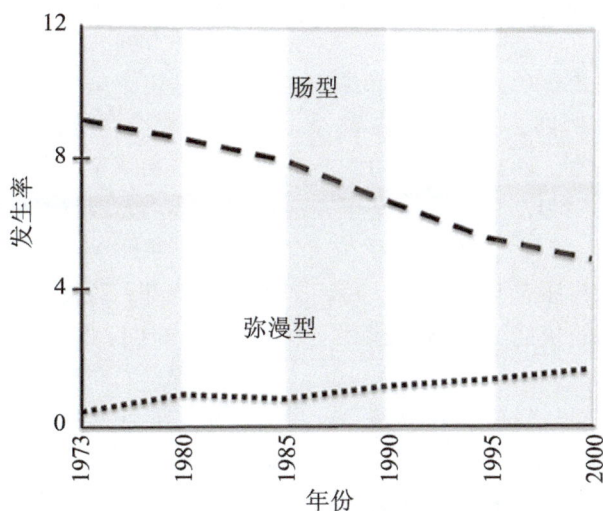

图 2.2　1973—2000 年美国胃癌发生率
在美国，肠型胃癌的发生率从 1973 至 2000 年间逐渐降低；在相同的时间段内，弥漫型胃癌的发病率增加（Arch Pathol Lab Med，2004，128：765-770；修订版）。

其他广泛使用的分类包括世界卫生组织（WHO）和由日本胃癌协会（JGCA）提出的分类[22]。

病因学

胃癌是一种多因素的疾病。它可以是综合性的因素或遗传的因素，与特定的基因突变特征相关[23~26]。然而，最常见的是散发性胃癌，源于由长期慢性胃炎诱发的基因型和表型变化的逐渐积累，这种胃炎主要是由幽门螺杆菌感染所致[27~29]。

1994年，国际癌症研究所（IARC）将幽门螺杆菌感染定为第一类致癌物[30]。据估计，幽门螺杆菌感染导致了超过75%的远端（胃窦）胃癌的发生，并且与肠型和弥漫型胃癌均相关，它与近端胃癌（贲门癌）的相关性较为可疑[31]。

幽门螺杆菌是一种革兰阴性螺旋菌，它存在多种机制能够使其定植在胃黏膜，逃逸或改变宿主的免疫应答[32]。通常在儿童时期感染，并能存在数十年，除非给予治疗根除这种细菌。虽然细菌传播的确切机制尚不明确，但可以确定的是它可以在人群中传播。

人们阐述了幽门螺杆菌致癌的多种机制，包括炎症、与生物体的直接相互作用引起宿主遗传的不稳定性，以及幽门螺杆菌相关表观遗传改变[33]。幽门螺杆菌在毒力方面是有差异的，影响幽门螺杆菌毒力的最重要的因素包括空泡毒素、空泡细胞毒素A、中性粒细胞活化蛋白（NapA）和由cag致病岛编码的蛋白[34]。

幽门螺杆菌感染被认为在胃癌的发生中是重要的因素，但不是充分的角色。例如，在日本，影响胃癌患者的寿命风险估计为11%，而在南非或印度南部，尽管幽门螺杆菌的感染率很高，但胃癌是罕见的[35]。正如上文讨论的，幽门螺杆菌相关胃癌与萎缩性胃炎关系密切，这反过来与环境因素，特别是与饮食相关，胃癌发病率的快速变化与迁移和饮食相关。

爱泼斯坦-巴尔（Epstein-Barr）病毒（EBV）是另一种参与胃癌的传染性病原体，亚洲、欧洲和美国不少的研究一致发现EB病毒感染与5%~16%的胃癌相关[36,37]。男性患者患有EBV相关肿瘤是女性患者的2倍，近端胃的EBV相关肿瘤是胃窦部的2倍多。肠型和弥漫型胃癌间EBV的感染率并无差异，但EBV感染与罕见的淋巴上皮瘤样胃癌有着很强的关联（>90%）。然而，EBV在胃癌发生中的角色尚待进一步阐明。

非感染性环境因素与生活方式变量

在饮食因素中，既往高盐的摄入与胃癌的高风险相关，主要与幽门螺杆菌感染有关[8]。许多病例对照研究均证明咸鱼/肉、咸菜和胃癌之间呈正相关，而最近这一关联在可用的流行病学资料的系统评价中得以证实[38,39]。

在欧洲，富含肉类的饮食也被认为是胃癌的危险因素。欧洲的一项大型研究发现，肉类消耗量与远端胃癌之间存在显著的相关性，而这一关联在感染幽门螺杆菌患者中更为明显[40]。

吸烟是胃癌、消化性溃疡发病的危险因素。据称烟草在多达18%的胃癌病例中是病因的角色，并且有证据支持吸烟与幽门螺杆菌感染之间的相互作用[41]。在欧洲男性和女性人群中，吸烟习惯的强度和持续时间均与胃癌，尤其是近端胃癌发生的风险相关（HR=4.10）[41]。

从目前已有的信息中，关于饮酒为胃癌的病因学仍有争议。俄罗斯的一项病例对照研究证实了这一明显的关联：在大量饮酒的男性人群中，贲门癌发生风险增加了3倍多（OR 3.4；CI 1.2~10.2）[42]。另一方面，最近的一项包含44个病例对照和15个队列研究（涵盖34 500例胃癌）的荟萃分析显示轻/中度饮酒并未增加胃癌发生的风险[43]。在血清铁蛋白水平方面，较低的总铁含量也与胃癌相关，但这可能是一个虚假的关联，因为幽门螺杆菌与缺铁有关（病菌会清除铁）[44]。

水果和蔬菜一直被认为起一种保护作用。在对70 000名受试者（139名胃癌患者）的前瞻性研究中，每天摄入2~5份水果/蔬菜时，与每天摄入不到1份水果/蔬菜的受试者相比例，其危险比为0.56（95% CI：0.34-0.93）[45]。

维生素C的保护作用更具争议性，一些研究认为，补充维生素具有保护作用，而其他研究并不认同这个观点[46~48]。

宿主因素

胃癌发生的风险与多种基因的多态性相关，主要包含炎症相关基因（如IL1b、IL1RN、IL-10和TNF）[8]。白细胞介素（IL）-1β和肿瘤坏死因子

（TNF-α）是强有力的促炎性细胞因子，同时也抑制了胃酸的产生。IL-10 是一种抗炎细胞因子，它有对抗促炎细胞因子的作用，已确定 IL-10 的变异体能影响其生成。一般而言，毒性更强的幽门螺杆菌菌株和增强的炎症反应相关基因多态性具有更大的导致胃癌的风险。

有胃癌家族史的患者，其患胃癌的风险高出了 2~10 倍[40]。大多数家族病例都是散发的，然而似乎受如幽门螺杆菌、饮食和社会经济状况等共同环境因素的影响。尽管如此，胃癌仍可发展为家族性癌症综合征的一部分，如遗传性弥漫型胃癌综合征、Lynch 综合征、家族性腺瘤性息肉病、Peutz-Jeghers 综合征和 Li-Fraumeni 综合征[49]。

从遗传角度来说，弥漫型胃癌是一种罕见的常染色体显性疾病，占家族病例的 1%~3%。这种综合征性癌症是由编码 E-cadherin 基因（CDH1）的各种突变引起的，E-cadherin 是维持上皮组织结构所必需的细胞黏附蛋白[50]，这些基因突变导致了高达 70%~80% 的人终生患胃癌风险，因此，对此类人群做预防性胃切除术是值得推荐的。其他增加胃癌风险的因素包括恶性贫血、Menetrier's 疾病、胃手术后的残胃等。

流行病学

胃癌的全球分布与大多数其他成人肿瘤的分布明显不同。与大多数环境相关的癌症一样，胃腺癌在年轻群体中的发病风险很低，其风险随年龄增加，在 55 岁至 80 岁之间达到稳定（取决于不同危险因素间的可变相互作用）[9]。一般来说，男性胃癌的发病率是女性的 2 倍。

在男性人群中，胃癌发病率最高的是亚洲东部地区（韩国、蒙古、日本和中国，波动于 40~60 人/10 万人），东欧地区（约 35 人/10 万人），以及一些拉丁美洲国家（特别是美洲中部和安第斯地区，比率为 20~30 人/10 万人）[8, 51]。非洲国家（0.6~3 人/10 万人）和北美洲（5~6 人/10 万人）的发病率最低[8]。

值得注意的是，同一地理区域的不同种族胃癌的风险也有显著差异[8, 51]。例如，在美国西班牙裔、非洲裔美国人和印第安人，比白种人更易受影响[8]。然而，这些差异不能简单地认为仅与种族相关，还重叠了社会经济地位的差异，社会经济地位

的高低与幽门螺杆菌的患病率和胃癌的风险均呈负相关。几个在不同地区进行的研究都表明，较低的社会经济地位本身就是增加（胃）恶性肿瘤发生风险的不利变量[52, 53]。

从高发病率到低发病率地区（例如从亚洲到北美洲）迁移的人群，其后代胃癌的发病风险降低，这进一步证实了"环境病因学"的影响[54, 55]。

在过去的 50 年中，世界许多地区胃癌的发病率一直在稳步下降[27]，这在一定程度上与冰箱的使用，新鲜水果和蔬菜的可得性，以及用盐量的减少（在餐桌上和食物保存中）有关。其他可能的相关因素包括许多国家幽门螺杆菌感染的减少和某些工业化国家吸烟人数的下降[4]。

胃不同部位的发病率变化趋势

虽然有一些明显的例外，胃癌的发病率在整个工业化世界中都在稳步下降[56]。然而，仔细观察这些流行病学趋势，并通过它们的局部解剖来辨别胃恶性肿瘤，人们一致观察到胃癌已经从胃远端向胃近端"爬行"（图 2.3）[57]。

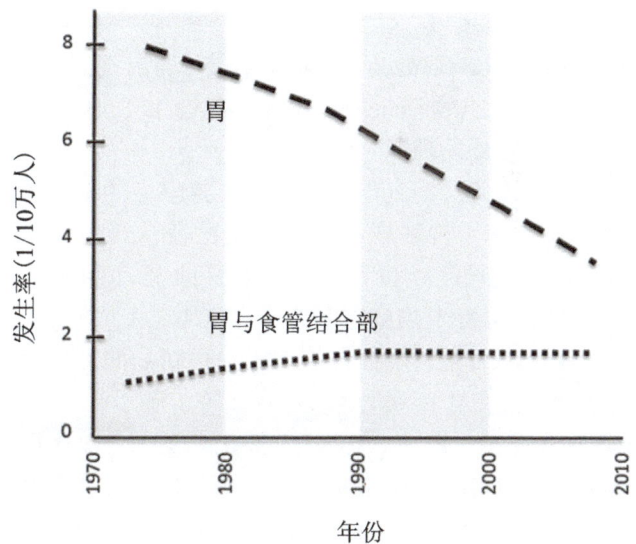

图 2.3　1973—2008 年间美国的非贲门部胃腺癌和胃食管结合部腺癌的发生率

用 Lowess 平滑法，每 10 万人根据 2000 年美国标准人口的年龄、种族和性别进行调整；数据来自美国国家癌症研究所 SEER 计划（Semin Radiat Oncol. 2013；23：3-9；修订版）

这种现象最初被归因于肿瘤局部解剖记录的不一致，但它在许多国家已得到证实，来自美国国立

癌症研究所的"监察，流行病学和结果"（surveillance，epidemiology and end results，SEER）数据库的数据显示胃食管结合部腺癌的发病率在 1973 年至 1992 年间大约增长了 2.5 倍，而在过去 20 余年则保持稳定。按种族和性别划分的亚群体中也出现了类似的比例趋势，白人男性的比例明显更高[58-60]。

最近在美国的另一发现是，在 25~39 岁之间的高加索成年人中，不论男女，远端胃癌的发病率增加[8]。在过去的 30 年里，这种上升的趋势一直在持续，其原因至今仍不清楚[56]。根据我们的经验（DYG），这些患者通常是来自中美洲和南美洲高发病率地区的年轻的新移民。

胃癌的遗传全景

胃癌的分子特征是有异质性的，部分原因是使用了不同的分类系统，也因为大多数分析仅考虑了非常有限的病例数[50, 61]。因此，尽管收集了大量的数据，但目前为止，还没有可靠的新型分子标志物被引入到二级预防策略中[50, 62, 63]。然而，在这个方向上的努力已经取得了成果，如最近很有前途的创新技术领域[第二代测序（next-generation sequencing，NGS）、高通量微阵列技术]的出现，以及新型生物标志物[microRNA（miRNA）和长非编码 RNAs]的意外发现[64, 65]。

全基因测序研究组最近揭示了胃癌中的新分子和机制[23-25]。特别是 RHOA 突变已被认为是弥漫型胃癌（而不是肠型胃癌）最重要的驱动因素之一[24, 25]。包含于癌症基因组图谱（TCGA）项目中的 295 例原发性胃癌数据指向了一项新的四型胃癌分子分类：①EB 病毒阳性的胃癌，显示出反复 PIK3CA 突变、极端 DNA 超甲基化和 JAK2、PD-L1 和 PD-L2 扩增；②微卫星不稳定的胃癌，其突变率升高；③基因组稳定的胃癌，其富含弥漫性组织学亚型、RHOA 突变或者 RHO 家族 GTP 酶活化蛋白的融合；④染色体不稳定的胃癌，其表现出受体酪氨酸激酶显著的非整倍性和局部扩增[23]。

全外显子测序研究进一步剖析了肠型胃癌的癌变过程[66, 67]。经常突变的基因包括 TP53、PIK3CA、FAT4 和 ARID1A[66, 67]，后两种基因已被认定为新型胃癌标志物。FAT4 是钙黏蛋白基因家族的成员，它在 5% 的胃癌中突变，在 4% 的胃癌中缺失[67]。ARID1A 编码的蛋白是 SWI-SNF 染色质

重塑复合物的附属亚基，参与 DNA 的修复、分化和发育，以及细胞增殖的稳态过程[68]。在 47% 的胃癌中发现染色质重塑基因的突变，如 ARID1A，MLL3 和 MLL[7]。

TP53 基因的改变与贯穿胃肿瘤发生的组织学损伤相关。在 14% 的胃黏膜肠化生和 22% 的不典型增生病变中均证实有 TP53 基因座的杂合性缺失[69]。最近，在 15 个匹配的一系列高级别上皮内瘤变（IEN）和早期胃癌中，对 50 个癌症相关的基因进行了热点区域的 NGS 分析，揭示了两种病变之间的分子相似性，并进一步支持 TP53 在侵袭表型中的相关角色[65]。

表观遗传机制在最早期改变（如萎缩性胃炎和肠化生）和癌症晚期阶段中起着中心作用[70, 71]。幽门螺杆菌和 EB 病毒感染的研究表明，这两种病原体的致癌作用是通过诱导胃黏膜甲基化而增强的[72-74]。肿瘤组织中的甲基化状态与血清样品中类似，因此甲基化状态有可能成为一种可开发的非侵入性肿瘤标记物，可用于胃癌的早期诊断，可能成为癌症预防的新靶点[75]。

与其他人类癌症一样，miRNA 异常表达是胃癌的一个特征[64]。Ueda 等最近进行了迄今为止最大的胃癌研究[76]。使用数量相当大的胃癌组织样本与非肿瘤组织样本配对，Ueda 鉴定了 22 个上调和 13 个下调的 miRNAs，利用样品中 19 个最显著失调的 miRNAs，也可以根据其组织类型来区分胃癌。特别是聚类分析表明，miR-105、miR-100、miR-125b、miR-199b、miR-99a、miR-143、miR-145 和 miR-133a 在弥漫型胃癌中表达上调，而 miR-373-3p、miR-498、miR-202-3 和 miR-494 在肠型胃癌中表达上调。值得注意的是，miRNAs 可以作为胃癌的非侵袭性生物标记物[77]，在各种身体标本（包括血液、胃液、粪便、唾液等）中易于检测，并且可重复检测。

胃癌的二级预防

非自限性慢性炎症，主要由幽门螺杆菌感染引起[13, 19, 78]，触发了胃黏膜的基因型和表型变化。这一过程导致固有腺体的丧失和/或天然腺体被不适当的（化生性）腺体（如萎缩性胃炎）所取代。萎缩的化生性变异体包括两种主要表型：假幽门上皮化生和肠化生（IM）。胃黏膜的萎缩性转变为肠型

胃癌提供了癌变环境[27, 28, 78]。

化生性/萎缩性腺体在生物学上是"不稳定"且易于进一步分化的,这种情况导致"新生上皮"具备了肿瘤细胞的大部分生物学特性。然而,这些(已经)新生的上皮缺乏侵袭能力,形态上仍局限于腺体结构的基底膜内,如腺内瘤样病变(intraglandular neoplasia, IGN);同义词:上皮内瘤病变(intraepithelial neoplasia, IEN),非侵袭性瘤变(noninvasive neoplasia, NiN);以前称为发育异常)[79]。分子紊乱进一步发展,再加上增殖优势、细胞间黏附的丧失和侵袭能力的发展,最终将导致(早期)浸润性腺癌[50]。

这个自然病程为癌症的一级预防和二级预防提供了多学科策略的理论基础[8, 28]。然而,一些操作的不一致性影响了预期胃癌的检测,包括:①用于评估胃癌前病变的临床/血清学数据的可靠性;②内镜评估癌前病变;③应用活检的取样方案;④组织学分类中的差异;⑤组织学报告中观察者间的差异。

在幽门螺杆菌感染的相关胃炎中,其萎缩性改变早期见于胃角(过渡区)黏膜,仅后期才累及远端胃(即胃窦局限性萎缩性胃炎),最后向胃底泌酸,黏膜蔓延有时称为多灶性萎缩性胃炎(multifocal atrophic gastritis, MAG)或泛萎缩性胃炎[80]。从非萎缩性炎性疾病到萎缩性需要数年的时间,这与萎缩性胃炎的发病率随着年龄增加一致。从远端至近端的萎缩性改变被认为是萎缩性疾病阶梯性进展的指标,与疾病的自然病程假说一致,日本研究人员将泌酸性萎缩视为幽门螺杆菌相关性胃炎的晚期阶段。

一些研究一直将胃萎缩的严重程度和形态与胃癌的风险联系在一起[8, 27, 28, 78, 81]。根据悉尼系统组织学分区的创新性经验[82, 83],胃炎的组织学表型提示了基于形态的对炎性和萎缩性改变的评估。因此,活检标本应该从两个部位中获取(例如 3 个从胃窦取得的标本,包括胃角切迹,2 个从胃体取得的标本)[19]。

一种新的胃炎组织学报告方法取代了悉尼系统的"描述性"理念[19]。新的诊断形式(胃炎分期)的目的是确立一种使胃炎相关的胃癌风险更明确和临床上更容易理解的分层。新的分期模式已列入处理胃癌癌前病变管理(management of gastric precancerous conditions/lesions, MAPS)的指南中。这些指南

确定了分期方法预后的可靠性,但基于他们的操作推荐仅针对萎缩/化生的形态学改变,而没有考虑(更重要的)胃炎分期预后信息[62]。

已被提出的胃炎评估操作系统和 OLGIM 是两个与胃癌相关的分期系统,并且目前在临床使用中[84~86]。OLGA 和 OLGIM 都可区分胃炎的四个阶段(阶段 0 期至Ⅳ期),并与胃癌发病风险逐步增加相关。

OLGA 分期系统是由一个国际病理学家组和胃肠学家组于 2005 年提出的[OLGA(Operative Link on Gastritis Assessment, OLGA)的首字母缩写][86]。根据 OLGA 方法,胃炎分期源于远端胃的萎缩评分与从近端胃黏膜活检评估的结合[84]。这一分期表明了个体罹患恶性肿瘤的可能性,并且绝大多数癌症病例都是由Ⅲ期和Ⅳ期胃炎患者发展而来的[87]。有趣的是,机体病变的阶段与胃黏膜的"功能性"参数有关,特别是血清胃蛋白酶原[88]。这种"机体"和"功能"胃病之间的相关性在通过血清学选择萎缩性病变的患者时可能是最重要的,在这些患者中行内镜检查与活检术可以作为任何胃癌二级预防工作的一部分。

OLGIM 是一种简化的分期系统,着重于胃窦和胃体黏膜肠化生的评分/形态[85]。

在临床实践中,OLGA 分期系统和 OLGIM 分期系统哪一种更有效仍是一个有争议的问题,但这两种分期系统的方法都是优先考虑临床的,将胃炎患者按他们的癌症风险来分层[85, 89, 90]。这两个系统认为Ⅲ期/Ⅳ期胃炎患者的癌症风险较高,并且一致地特别推荐内镜检查/活检监测与特定群体联系起来。早已被 Maastricht Ⅳ 共识会议认可的胃炎分期的预后价值[91],最近被"关于幽门螺杆菌胃炎的东京全球共识会议(东京 2014)"所证实。

结　论

尽管胃癌发病率呈下降趋势,但其仍然是一个与高病死率有关的主要医疗问题,因此,对于癌症的一级和二级预防需要更可靠的策略。

基于癌症的自然病程,胃癌一级预防主要依赖于根除主要致癌因素——幽门螺杆菌。二级预防策略要求能更广泛实施的,能可靠确定符合二级诊断程序(尤其是内镜检查)的患者人群的血清学试验。

目前,非侵入性分子生物学试验的贡献是微乎

其微的，但目前正在对几种分子标记物的临床可靠性进行研究，其中包括 miRNA 特征，以及 NGS 研究的临床应用。

参考文献

1. Parkin D M. The global health burden of infection associated cancers in the year 2002. Int J Cancer, 2006, 118: 3030-3044.

2. Siegel R, Ma J, Zou Z, et al. Cancer statistics, 2014. CA Cancer J Clin, 2014, 64: 9-29.

3. Hanada K, Graham D Y. Helicobacter pylori and the molecular pathogenesis of intestinal-type gastric carcinoma. Expert Rev Anticancer Ther, 2014, 14: 947-954.

4. Jemal A, Bray F, Center M M, et al. Global cancer statistics. CA Cancer J Clin, 2011, 61: 69-90.

5. Guggenheim D E, Shah M A. Gastric cancer epidemiology and risk factors. J Surg Oncol, 2013, 107: 230-236.

6. Bria E, De Manzoni G, Beghelli S, et al. A clinical-biological risk stratification model for resected gastric cancer: prognostic impact of Her2, Fhit, and APC expression status. Ann Oncol, 2013, 24: 693-701.

7. Yamamoto H, Watanabe Y, Maehata T, et al. An updated review of gastric cancer in the next-generation sequencing era: insights from bench to bedside and vice versa. World J Gastroenterol, 2014, 20: 3927-3937.

8. Correa P. Gastric cancer: overview. Gastroenterol Clin North Am, 2013, 42: 211-217.

9. Bosman F T, World Health Organization, International Agency for Research on Cancer. WHO classification of tumours of the digestive system. Lyon: International Agency for Research on Cancer, 2010: 417.

10. Santoro E. The history of gastric cancer: legends and chronicles. Gastric Cancer, 2005, 8: 71-74.

11. Graham D Y, Asaka M. Eradication of gastric cancer and more efficient gastric cancer surveillance in Japan: two peas in a pod. J Gastroenterol, 2010, 45: 1-8.

12. Gray H, Balfour D. Cancer of the stomach. Am J Cancer, 1934, 22: 249-286.

13. Graham D Y. History of Helicobacter pylori, duodenal ulcer, gastric ulcer and gastric cancer. World J Gastroenterol, 2014, 20: 5191-5204.

14. Faber K. Chronic gastritis: its relation to achylia and ulcer. Lancet, 1927, 2: 902-907.

15. Comfort M W. Gastric acidity before and after development of gastric cancer: its etiologic, diagnostic and prognostic significance. Ann Intern Med, 1951, 34: 1331-1348.

16. Correa P, Haenszel W, Cuello C, Tannenbaum S, Archer M. A model for gastric cancer epidemiology. Lancet, 1975, 2: 58-60.

17. Unidentified curved bacilli on gastric epithelium in active chronic gastritis. Lancet, 1983, 1: 1273-1275.

18. Marshall B J, Warren J R. Unidentified curved bacilli in the stomach of patients with gastritis and peptic ulceration. Lancet, 1984, 1: 1311-1315.

19. Rugge M, Pennelli G, Pilozzi E, et al. Gastritis: the histology report. Dig Liver Dis, 2011, 43 (Suppl 4): S373-384.

20. Lauren P. The two histological main types of gastric carcinoma: diffuse and so-called intestinal-type carcinoma. An attempt at a histo-clinical classification. Acta Pathol Microbiol Scand, 1965, 64: 31-49.

21. Henson D E, Dittus C, Younes M, et al. Differential trends in the intestinal and diffuse types of gastric carcinoma in the United States, 1973-2000: increase in the signet ring cell type. Arch Pathol Lab Med, 2004, 128: 765-770.

22. Japanese Gastric Cancer Association. Japanese classification of gastric carcinoma: 3rd English edition. Gastric Cancer, 2011, 14: 101-112.

23. The Cancer Genome Atlas Research N, Analysis Working Group: Dana-Farber Cancer I, Institute for Systems B, University of Southern C, Memorial Sloan Kettering Cancer C, et al. Comprehensive molecular characterization of gastric adenocarcinoma. Nature, 2014, 513: 202-209.

24. Wang K, Yuen S T, Xu J, et al. Whole-genome sequencing and comprehensive molecular profiling identify new driver mutations in gastric cancer. Nat Genet, 2014, 46: 573-582.

25. Kakiuchi M, Nishizawa T, Ueda H, et al. Recurrent gain-of-function mutations of RHOA in diffuse-type gastric carcinoma. Nat Genet, 2014, 46: 583-587.

26. Huntsman D G, Carneiro F, Lewis F R, et al. Early gastric cancer in young, asymptomatic carriers of germ-line E-cadherin mutations. N Engl J Med, 2001, 344: 1904-1909.

27. Pizzi M, Saraggi D, Fassan M, et al. Secondary prevention of epidemic gastric cancer in the model of Helicobacter pylori-associated gastritis. Dig Dis, 2014, 32: 265-274.

28. Rugge M, Fassan M, Graham D Y. Clinical guidelines: secondary prevention of gastric cancer. Nat Rev Gastroenterol Hepatol, 2012, 9: 128-129.

29. Pizzini S, Bisognin A, Mandruzzato S, et al. Impact of microRNAs on regulatory networks and pathways in human colorectal carcinogenesis and development of metastasis. BMC Genomics, 2013, 14: 589.

30. IARC Working Group on the Evaluation of Carcinogenic Risks to Humans, International Agency for Research on Cancer. Schistosomes, liver flukes and Helicobacter pylori. Geneva: The Agency: Secretariat of the World Health Organization Distributor, 1994: 270.

31. Helicobacter, Cancer Collaborative G. Gastric cancer and Helicobacter pylori: a combined analysis of 12 case control studies nested within prospective cohorts. Gut, 2001, 49: 347-353.

32. Cover T L, Blaser M J. Helicobacter pylori in health and disease. Gastroenterology, 2009, 136: 1863-1873.

33. Shiotani A, Cen P, Graham D Y. Eradication of gastric cancer is now both possible and practical. Semin Cancer Biol, 2013, 23: 492-501.

34. Delahay R M, Rugge M. Pathogenesis of Helicobacter pylori infection. Helicobacter, 2012, 17(Suppl 1): 9-15.

35. Holcombe C. Helicobacter pylori: the African enigma. Gut, 1992, 33: 429-431.

36. Akiba S, Koriyama C, Herrera-Goepfert R, et al. Epstein-Barr virus associated gastric carcinoma: epidemiological and clinicopathological features. Cancer Sci, 2008, 99: 195-201.

37. Murphy G, Pfeiffer R, Camargo M C, et al. Meta-analysis shows that prevalence of Epstein-Barr virus-positive gastric cancer differs based on sex and anatomic location. Gastroenterology, 2009, 137: 824-833.

38. Tsugane S. Salt, salted food intake, and risk of gastric cancer: epidemiologic evidence. Cancer Sci, 2005, 96: 1-6.

39. Jakszyn P, Gonzalez C A. Nitrosamine and related food intake and gastric and oesophageal cancer risk: a systematic review of the epidemiological evidence. World J Gastroenterol, 2006, 12: 4296-4303.

40. Gonzalez C A, Agudo A. Carcinogenesis, prevention and early detection of gastric cancer: where we are and where we should go. Int J Cancer, 2012, 130: 745-753.

41. Gonzalez C A, Pera G, Agudo A, et al. Smoking and the risk of gastric cancer in the European Prospective Investigation into Cancer and Nutrition (EPIC). Int J Cancer, 2003, 107: 629-634.

42. Zaridze D, Borisova E, Maximovitch D, et al. Alcohol consumption, smoking and risk of gastric cancer: case-control study from Moscow, Russia. Cancer Causes Control, 2000, 11: 363-371.

43. Tramacere I, Negri E, Pelucchi C, et al. A meta-analysis on alcohol drinking and gastric cancer risk. Ann Oncol, 2012, 23: 28-36.

44. Noto J M, Gaddy J A, Lee J Y, et al. Iron deficiency accelerates Helicobacter pylori-induced carcinogenesis in rodents and humans. J Clin Invest, 2013, 123: 479-492.

45. Larsson S C, Bergkvist L, Wolk A. Fruit and vegetable consumption and incidence of gastric cancer: a prospective study. Cancer Epidemiol Biomarkers Prev, 2006, 15: 1998-2001.

46. Plummer M, Vivas J, Lopez G, et al. Chemoprevention of precancerous gastric lesions with antioxidant vitamin supplementation: a randomized trial in a high-risk population. J Natl Cancer Inst, 2007, 99: 137-146.

47. You W C, Blot W J, Chang Y S, et al. Diet and high risk of stomach cancer in Shandong, China. Cancer Res, 1988, 48: 3518-3523.

48. You W C, Brown L M, Zhang L, et al. Randomized double-blind factorial trial of three treatments to reduce the prevalence of precancerous gastric lesions. J Natl Cancer Inst, 2006, 98: 974-983.

49. Oliveira C, Seruca R, Carneiro F. Genetics, pathology, and clinics of familial gastric cancer. Int J Surg Pathol, 2006, 14: 21-33.

50. Fassan M, Baffa R, Kiss A. Advanced precancerous lesions within the GI tract: the molecular background. Best Pract Res Clin Gastroenterol, 2013, 27: 159-169.

51. Tsukanov V V, Butorin N N, Maady A S, et al. Helicobacter pylori infection, intestinal metaplasia, and gastric cancer risk in Eastern Siberia. Helicobacter, 2011, 16: 107-112.

52. Naess O, Strand B H, Smith G D. Childhood and adulthood socioeconomic position across 20 causes of death: a prospective cohort study of 800,000 Norwegian men and women. J Epidemiol Community Health, 2007, 61: 1004-1009.

53. Nagel G, Linseisen J, Boshuizen H C, et al. Socioeconomic position and the risk of gastric and oesophageal cancer in the European Prospective Investigation into Cancer and Nutrition (EPIC-EURGAST). Int J Epidemiol, 2007, 36: 66-76.

54. Shimizu H, Mack T M, Ross R K, et al. Cancer of the gastrointestinal tract among Japanese and White immigrants in Los Angeles County. J Natl Cancer Inst, 1987, 78: 223-228.

55. Lee J, Demissie K, Lu S E, et al. Cancer incidence among Korean-American immigrants in the United States and native Koreans in South Korea. Cancer Control, 2007, 14: 78-85.

56. Anderson W F, Camargo M C, Fraumeni J F Jr, et al. Age-specific trends in incidence of noncardia gastric cancer in US adults. JAMA, 2010, 303: 1723-1728.

57. Brown L M, Devesa S S. Epidemiologic trends in esophageal and gastric cancer in the United States. Surg Oncol Clin N Am, 2002, 11: 235-256.

58. Buas M F, Vaughan T L. Epidemiology and risk factors for gastroesophageal junction tumors: understanding the rising incidence of this disease. Semin Radiat Oncol, 2013, 23: 3-9.

59. Rugge M, Fassan M, Cavallin F, et al. Re: risk of malignant progression in Barrett's esophagus patients: results from a large population-based study. J Natl Cancer Inst, 2012, 104: 1771-1772.

60. Rugge M, Zaninotto G, Parente P, et al. Barrett's esophagus and adenocarcinoma risk: the experience of the North-Eastern Italian Registry (EBRA). Ann Surg, 2012, 256: 788-794; discussion 794-795.

61. Bornschein J, Leja M, Kupcinskas J, et al. Molecular diagnostics in gastric cancer. Front Biosci (Landmark Ed), 2014, 19: 312-338.

62. Dinis-Ribeiro M, Areia M, de Vries A C, et al. Management of precancerous conditions and lesions in the stomach (MAPS): guideline from the European Society of Gastrointestinal Endoscopy (ESGE), European Helicobacter Study Group (EHSG), European Society of Pathology (ESP), and the Sociedade Portuguesa de Endoscopia Digestiva (SPED). Endoscopy, 2012, 44: 74-94.

63. Bornschein J, Kandulski A, Selgrad M, et al. From gastric inflammation to gastric cancer. Dig Dis, 2010, 28: 609-614.

64. Fassan M, Croce C M, Rugge M. miRNAs in precancerous lesions of the gastrointestinal tract. World J Gastroenterol, 2011, 17: 5231-5239.

65. Fassan M, Simbolo M, Bria E, et al. High-throughput mutation profiling identifies novel molecular dysregulation in high-grade intraepithelial neoplasia and early gastric cancers. Gastric Cancer, 2014, 17: 442-449.

66. Wang K, Kan J, Yuen S T, et al. Exome sequencing identifies frequent mutation of ARID1A in molecular subtypes of gastric cancer. Nat Genet, 2011, 43: 1219-1223.

67. Zang Z J, Cutcutache I, Poon S L, et al. Exome sequencing of gastric adenocarcinoma identifies recurrent somatic mutations in cell adhesion and chromatin remodeling genes. Nat Genet, 2012, 44: 570-574.

68. Weissman B, Knudsen K E. Hijacking the chromatin remodeling machinery: impact of SWI/SNF perturbations in cancer. Cancer Res, 2009, 69: 8223-8230.

69. Dong B, Xie Y Q, Chen K, et al. Differences in biological features of gastric dysplasia, indefinite dysplasia, reactive hyperplasia and discriminant analysis of these lesions. World J Gastroenterol, 2005, 11: 3595-3600.

70. Gigek C O, Chen E S, Calcagno D Q, et al. Epigenetic mechanisms in gastric cancer. Epigenomics, 2012, 4: 279-294.

71. Zou X P, Zhang B, Zhang X Q, et al. Promoter hypermethylation of multiple genes in early gastric adenocarcinoma and precancerous lesions. Hum Pathol, 2009, 40: 1534-1542.

72. Lu X X, Yu J L, Ying L S, et al. Stepwise cumulation of RUNX3 methylation mediated by Helicobacter pylori infection contributes to gastric carcinoma progression. Cancer, 2012, 118: 5507-5517.

73. Fukayama M. Epstein-Barr virus and gastric carcinoma. Pathol Int, 2010, 60: 337-350.

74. Compare D, Rocco A, Liguori E, et al. Global DNA hypomethylation is an early event in Helicobacter pylori-related gastric carcinogenesis. J Clin Pathol, 2011, 64: 677-682.

75. Zheng Z, Andersson A F, Ye W, et al. A method for metagenomics of Helicobacter pylori from archived formalin-fixed gastric biopsies permitting longitudinal studies of carcinogenic risk. PLoS one, 2011, 6: e26442.

76. Ueda T, Volinia S, Okumura H, et al. Relation between microRNA expression and progression and prognosis of gastric cancer: a microRNA expression analysis. Lancet Oncol, 2010, 11: 136-146.

77. Mitchell P S, Parkin R K, Kroh E M, et al. Circulating microRNAs as stable blood-based markers for cancer detection. Proc Natl Acad Sci U S A, 2008, 105: 10513-10518.

78. Rugge M, Capelle L G, Cappellesso R, et al. Precancerous lesions in the stomach: from biology to clinical patient management. Best Pract Res Clin Gastroenterol, 2013, 27: 205-223.

79. Rugge M, Correa P, Dixon M F, et al. Gastric dysplasia: the Padova international classification. Am J Surg Pathol, 2000, 24: 167-176.

80. Correa P, Piazuelo M B. Natural history of Helicobacter pylori infection. Dig Liver Dis, 2008, 40: 490-496.

81. Fassan M, Pizzi M, Farinati F, et al. Lesions indefinite for intraepithelial neoplasia and OLGA staging for gastric atrophy. Am J Clin Pathol, 2012, 137: 727-732.

82. Dixon M F, Genta R M, Yardley J H, et al. Classification and grading of gastritis. The updated Sydney system. International workshop on the histopathology of gastritis, Houston 1994. Am J Surg Pathol, 1996, 20: 1161-1181.

83. Price A B. The Sydney system: histological division. J Gastroenterol Hepatol, 1991, 6: 209-222.

84. Rugge M, Genta R M. Staging and grading of chronic gastritis. Hum Pathol, 2005, 36: 228-233.

85. Capelle L G, de Vries A C, Haringsma J, et al. The staging of gastritis with the OLGA system by using intestinal metaplasia as an accurate alternative for atrophic gastritis. Gastrointest Endosc, 2010, 71: 1150-1158.

86. Rugge M, Genta R M, Group O. Staging gastritis: an international proposal. Gastroenterology, 2005, 129: 1807-1808.

87. Rugge M, de Boni M, Pennelli G, et al. Gastritis OLGA-staging and gastric cancer risk: a twelve-year clinico-pathological follow-up study. Aliment Pharmacol Ther, 2010, 31: 1104-1111.

88. Daugule I, Sudraba A, Chiu H M, et al. Gastric plasma biomarkers and operative link for gastritis assessment gastritis stage. Eur J Gastroenterol Hepatol, 2011, 23: 302-307.

89. Rugge M, Fassan M, Pizzi M, et al. Operative link for gastritis assessment vs operative link on intestinal metaplasia assessment. World J Gastroenterol, 2011, 17: 4596-4601.

90. den Hoed C M, Holster I L, Capelle L G, et al. Follow-up of premalignant lesions in patients at risk for progression to gastric cancer. Endoscopy, 2013, 45: 249-256.

91. Malfertheiner P, Megraud F, O'Morain C A, et al. Management of Helicobacter pylori infection—the Maastricht IV/Florence Consensus Report. Gut, 2012, 61: 646-664.

第 3 章

胃癌发生的分子机制

Jonathan Cools-Lartigue, Laura Baker and Lorenzo E. Ferri
谭风波 译

背 景

胃癌(gastric cancer, GC)在西方国家不是常见的肿瘤。然而，在全球范围内，它是男性和女性癌症相关病死的第三大原因，在所有恶性肿瘤中排名第四。因此，胃癌的病死率仍然很高，在全球范围内大概有 75 万人[1, 2]，5 年总生存率仅为 20% ~ 30%[1, 3, 4]。

目前，可切除胃癌的治疗策略包括手术切除控制局部区域，利用细胞毒性 5-FU 为基础化疗限制全身复发[4]。不幸的是，对于不可切除胃癌肿瘤患者只能行内科或外科性的姑息治疗[3]。在过去的几十年里，尽管内外科对胃癌的治疗都取得了一定的进展，但胃癌患者的生存率仅略有提高，难以取得突破性进展[5~7]。尽管导致这一现象的背后因素仍需深入研究，但胃癌的临床治疗与基础研究目前仍出现脱节。胃癌的发生是一个多因素的过程，是环境因素和遗传因素在患者一生中复杂相互作用的结果[1, 9, 10]。其结果是致癌基因和抑癌基因的异常表达，导致细胞生长不受控制并出现侵袭播散能力，最终表现为临床转移[11, 12]。然而，目前临床根据胃癌的解剖部位(胃窦，胃体，贲门)和组织学(肠型和弥漫型)进行分类[8]。这种命名法没有考虑到细胞在分子水平的突变对患者预后的深远影响。此外，目前的证据表明，胃癌发生发展背后的遗传和表观遗传变化远比当代临床分类系统更具异

质性[13~16]。因此，加强肿瘤表型背后分子生物学详细了解对开发更有效的治疗方法至关重要。目前，胃癌标本和配对正常组织的基因组分析证据显示，许多细胞的基本信号通路中存在异常改变及异质性[16, 17]。此外，研究观察到的遗传变化不局限于基因的编码区域，而且包括各种表观遗传的改变[14, 15, 18]。因此，本章旨在阐述目前有关驱动胃癌发生发展的基本分子机制。

胃癌的基因改变

全基因组测序可鉴定胃肿瘤组织中数量庞大的基因改变[16, 19~21]。由于目前胃癌的临床分类和预后在很大程度上依赖于组织学特征，许多遗传学研究沿着这些客观证据进行探索。尽管被鉴定的基因数量巨大，但深入研究这些关键基因使靶向治疗取得重大进展[22, 23]。此外，随着基因表达谱模式的出现，分子标志物取代组织学特征成为胃癌的分类依据[13, 17]。这种分类不仅更具个性化，而且对治疗的指导意义更大[11]。

胃癌特异性基因组畸变

Wang 等人开展了迄今为止规模最大、最完整的研究，探明了 100 名患者及对照组中的多种胃癌类型的相关基因变化[16]。基因组分析揭示了一些被认为是恶性表型的基因突变，即所谓的驱动性突变。驱动性突变被定为将生存优势传递给特定的克

隆，导致其扩张和发展[16]。因此，它们的作用值得深入研究。这种突变是在先前描述和新基因组中发现的。在先前描述的基因中，作者证实了 TP53、CTNNB1、ARID1A 和 CDH1 的高频率突变。此外，作者展示了一些很少被研究的高频突变基因包括 MUC6，RNF43，CTNNA2，GLI3，TGF-β 家族蛋白质，如 TGF-β、ELF3、SMAD4 和 RHOA。

每一种蛋白在肿瘤的发展中都扮演着重要的角色（如下所述）。此外，这些基因产物作为胃癌发生的驱动因素涉及到几个重要的信号传递途径，表明单个基因在调节信号通路方面存在相当大的重叠，包括细胞黏附，Wnt 和 TGF-β 通路[16]。

具体驱动性突变

Wang 等人发现的一些驱动性突变涉及的蛋白质在细胞功能中无处不在，以至于它们很难在单一信号通路中进行分类，包括 TP53、MUC6 和 ARID1A[16, 20, 21]。

TP53

TP53 突变以前被认为是影响胃癌患者的最常见的遗传畸变之一[21, 24, 25]。这一关键的肿瘤抑制因子响应多种环境压力，诱导细胞周期阻滞、凋亡和衰老[24]。TP53 功能的改变已在遗传和表观遗传水平进行了验证，在大多数胃癌患者中，除了经常观察到的突变外，还有下游基因的异常甲基化。例如，Zhang 等人在他们的队列中发现多达 73% 的胃癌患者存在 TP53 突变[21]。Yoda 等人通过点突变研究发现 35% 的胃癌患者存在 TP53 失活。然而，24 个下游基因的异常甲基化可能会对 TP53 信号通路产生负面影响，从而导致不受控制的肿瘤增殖、生长和生存[25]。综上所述，这些结果表明，即使在没有灭活突变的情况下，蛋白质表达也会受到多种方式的影响。

MUC6

MUC6 在肠型、弥漫型和混合型胃肿瘤中存在高频率的突变失活改变[16]。MUC6 的分泌在环境因素诱发胃癌的发生起着保护作用。MUC6 表达下调在幽门螺杆菌感染后的肠上皮化生（intestinal metaplasis，IM）和胃癌的发生起重要作用[26]。此外，MUC6 的表达与肿瘤大小、浸润深度、淋巴结转移、弥漫型（而非肠型）胃癌呈负相关[27]。上述这些发现，结合导致其在胃癌中下调的基因模式改变，提示 MUC6 可能作为肿瘤抑制因子，这个功能

受 MUC6 蛋白骨架上 αGLC-NAC 残基调节[27, 28]。结合这一假说，研究发现缺乏 αGLC-NAC 的小鼠其胃黏膜存在较多的炎性浸润细胞，如巨噬细胞，中性粒细胞，相应的炎症因子也升高[28]。这一炎症过程被认为有助于肿瘤的生长和发育。另外，临床也观察到大量的胃癌患者（约 40%）即使表达 MUC6，但 αGLC-NAC 表达低[27, 28]。

ARID1A

ARID1A 编码一种 ATP 依赖的染色质重塑蛋白，这是许多染色质结构抑制的基因发生转录时所必需的物质[16, 20, 21]。Zang 等人敲低胃癌细胞中 ARID1A 蛋白的表达，功能分析显示细胞增殖能力增强，同时也发现细胞内的 E2F1 和 CCNE1（cyclin E1）mRNA 表达水平也升高。这些观察表明，ARID1A 蛋白可以调节细胞周期进程[21]，此外，它可能与 TP53 一起发挥作用，以抑制 TP21 并限制细胞从 G1 期到 S 期的进展[21]。

包含高频驱动性突变的信号通路

黏附通路（CTNNA2，CTNNB，CDH1，RHOA）

黏附连接是位于细胞表面的动态结构，在一定程度上定义了细胞的顶点基底轴[29]。除了相邻细胞之间的中介作用外，这些分子还可以传导环境的信号通路到细胞核内，介导基因转录。胃癌的驱动基因主要为 CDH1，CTNNB1，CTNNA1 及 RHOA[16]。

CDH1　CDH1 编码 E-cadherin（钙黏蛋白），其功能障碍已广泛见于胃癌[16, 25]。弥漫型胃癌的遗传形式已被证实是由于种系突变和正常 E-cadherin 功能的破坏[30]。事实上，CDH1 生殖系突变患者，终生患胃癌的风险达 80%，可考虑对此类患者进行预防性胃切除术[30]。在生理条件下，E-cadherin 通过嗜同性相互作用调节细胞与细胞之间的黏附[29]，减少 E-cadherin 的表达或功能被认为有助于细胞-细胞黏附的分离，这可能是肿瘤侵袭和最终转移所需早期步骤的基础[29]。因此，散发性突变是插入、缺失和框架移位所导致的截断或无功能性 E-cadherin 蛋白所致[16, 21, 25, 29~31]。

CTNNB1　CTNNB1 编码 β-catenin，其功能是起黏附连接作用，在细胞质尾部作为黏附分子与骨架肌动蛋白之间的一座桥梁。这种黏附连接也部分

通过细胞内的钙黏蛋白和 α-catenin 的关联来实现[29]。细胞表面接收机械刺激后，β-catenin 被磷酸化，破坏其与钙黏蛋白的连接，导致其移位到核内，行使转录因子的功能[29]。在恶变过程中，β-catenin 的基因突变可导致其移位核中，转录激活癌基因，如 MYC[32]。此外，β-catenin 基因突变会破坏钙黏蛋白的功能（尽管其结构正常），从而导致细胞聚集功能受损[29, 30]。

CTNNA2 CTNNA2 突变同样是胃癌的驱动突变基因[16]。CTNNA2 编码 catenin-α2 在调节 β-catenin 信号通路中起着重要的作用[29]。除了胃癌外，许多恶性肿瘤中也发现了 CTNNA2 的突变，包括喉癌、胶质瘤和泌尿道上皮癌[33~36]。已经有研究证明 CTNNA2 突变可以增加肿瘤细胞迁移和侵袭能力[34, 35]。这些表型可增强 β-catenin 核内移位和进而发挥转录功能[34]。这些结果表明，CTNNA2 可能作为肿瘤抑制因子通过防止 β-catenin 核内移位，以维持细胞间黏附并抑制肿瘤细胞的迁移和侵袭转移。

RHOA 在弥漫型胃癌中可观察到 RHOA 基因有重复突变[16]。在 167 名胃癌患者的队列中，其弥漫型和混合型肿瘤中分别有 14.3% 和 7.8% 的患者有多达 13 种不同的 RHOA 基因突变。相反，没有发现肠型胃癌患者有 RHOA 基因突变的[16]。RHOA 基因编码 21 kDa Rho GTPase，该酶定位于细胞质中，它具有多种功能，在肌动蛋白聚集、细胞活力、细胞极性、转录调控和细胞周期进程中均发挥作用。RHOA 基因突变与弥漫型胃癌密切相关，提示 RHOA 基因功能的丧失，导致 RHOA 与其下游效应蛋白的相互作用及下游信号通路受抑制[16]。带有这些突变的弥漫型胃癌倾向于表现出较差的分化，并且主要发生在胃体和胃窦。RHOA 基因突变的结果是抵抗失巢凋亡，使转染的小鼠肿瘤细胞能够在基质中独立生长[16]。这种表型特征被认为是弥漫型胃癌的一个重要特征，有助于胃癌的生长和进展[16]。

Wnt 信号传导通路（CTNNB1，RNF43） Wnt 信号传导通路是一种高度保守的信号级联，介导细胞的基本生物过程，包括生长、发育、细胞极性和器官发生[38]。Wnt 信号传导通路在胃癌发病机制中也起着重要作用[16, 25]，这一点可以通过对参与该通路的许多信号蛋白的异常功能的观察得到证实。发现与 Wnt 信号传导通路相关的关键驱动基因突变的有 CTNNB1 和 RNF43[16]。

如前所述，CTNNB1 编码 β-catenin，对 Wnt 信号传导通路的 LEF/TCF 家族转录因子扮演着一个重要的监管作用，这种转录激活与 β-catenin 核移位后相关[29]。该转录因子的核内聚集与胃腺癌患者的肠型有关，在胃癌患者中有相当比例（约 30%）的患者观察到该转录因子的核内聚集[39, 40]。

在细胞的静止状态下，β-catenin 核移位被严格控制，β-catenin 被隔离在 axin 内的细胞膜及细胞浆中：APC 形成的聚合体隔离和抑制，称为降解复合物[29]。这种相互作用协作主导 GSK3 对 β-catenin 磷酸化，促进泛素介导对 β-catenin 的降解[12, 29]。一些突变干扰 GSK3 对 β-catenin 的磷酸化，或者 β-catenin 上游或下游的不适当的激活 Wnt 传导通路，导致 β-catenin 在核内聚集，转录激活 Wnt 传导通路的靶基因[29, 39]。在恶性肿瘤中，Wnt 传导通路的过度激活促进增殖、侵袭和上皮细胞向间质细胞转化[41, 42]。

RNF43 通路的失调可以发生在 Wnt 信号传导级联的任何一个步骤[41, 42]。沿着这些通路，观察到 RNF43 基因的突变频率高，确认它是胃癌中的另一个驱动性突变[16]。该基因编码 E3 泛素连接酶可促进卷曲蛋白（Frizzled）受体降解[16, 43]。因此，这种蛋白被认为是一种肿瘤抑制因子[16]。有证据表明，小鼠体内这种蛋白的缺失导致结直肠腺瘤的快速发展[43]。相反，诱导肿瘤细胞株中这种蛋白表达可通过泛素化下调 Wnt 受体，从而抑制 β-catenin 介导的信号通路[16, 43]。

TGF-β 途径 多个 TGF-β 家族基因突变在人类胃癌的发生中起重要作用，这些可能是胃癌发生的驱动性基因[16]，这些基因包括 TGFBR2、SMAD4 和 ELF3[16]。许多恶性肿瘤包括结肠癌、胰腺癌和肝肿瘤存在异常 TGF-β 信号活性[44~46]。TGF-β 的反应性降低的胃癌，表现出高度的侵袭性和转移能力，可能是通过其免疫抑制、促进 EMT 和增强血管生成的机制而达到的[41, 47]。多项研究证实 TGF-BR2 在胃癌中呈现失活突变[16, 48~51]。对于 MAD4 基因突变也有类似的观察，失活基因突变导致 TGF 受体–配体相互作用后信号传导减弱[16, 51, 52]。

正如目前所讨论的所有信号通路一样，基因的异常功能可能源于信号通路上的其他任何成员的异常。按照此原则，在 ELF3 基因失活突变后，TGF-BR2 表达可能下降[53]。ELF3 基因编码的转录因子可诱导 TGFBR2 受体的表达[16, 53, 54]。到目前为止，Wang 等人在胃癌中观察到的 ELF3 所有基因突变都导致其蛋白功能失活[16]。

综上所述，这些结果表明了在看似相同的肿瘤类型中积累的基因改变的多样性。此外，它们还强调了即使是单个蛋白异常功能，细胞的结局也是多样性的。因此，为了开发有效的治疗方法，详细了解驱动性肿瘤进展的分子事件是非常必要的。此外，这些发现也解释了为什么用传统的同一个化疗方案（"one size fits all"）去治疗胃癌，其结果是令人失望的。

体细胞拷贝数改变导致的驱动性因素变化与治疗的联系

通过比较正常胃组织和胃恶性肿瘤组织，发现存在大量的染色体改变，进而导致肠型胃癌染色体的增与减，这种变化比弥漫型/混合胃癌和正常胃组织之间比较得出的差异更明显[16]。这种染色体改变的后果是许多基因的破坏，包括公认的癌基因驱动子。这些基因中，Wang 等人目前正在研究它们的蛋白作为胃癌治疗的潜在靶点，包括 MET 和 ERBB2[16, 22]。虽然在胃癌中对这些蛋白质进行全面讨论超出了本章的范围，但它们参与胃癌发生的作用是值得重视的。

MET

c-MET 是一种受体酪氨酸激酶，其内源配体为肝细胞生长因子（HGF）[55]。

MET 这种原癌基因在多种人类癌症中被激活，包括大约 10% 的人类胃癌[56, 57]。其功能激活主要通过 HGF 过表达、c-MET 受体扩增、c-MET 的上调转录和翻译，以及通过获得突变导致持续激活[55, 56, 58~60]。通过 c-MET 的旁分泌信号途径在体外和体内均可诱导细胞迁移、侵袭和抵抗凋亡。综上所述，这些观察突出了其作为治疗靶点的潜力。

MET 与 HGF 相互结合可级联激活下游信号通路，包括 RAS-REF-MEK-ERK 和 PI3-Akt 信号通路。这些信号通路介导许多细胞过程，包括增殖、抑制凋亡和失巢凋亡，以及细胞扩散和迁移，这些细胞事件被统称为"侵袭性生长"[56]。

在动物模型中，MET 的激活似乎促进了肿瘤的进展，这一研究得到了人类研究的支持。Soman 等人测定了 22 个人体样本中的转录增强子片段（TPR）、MET 突变激活情况[61]，这些病变包括肠

化生等癌前病变和胃癌。总体而言，作者在 22 例人体样本中发现 12 例突变阳性，其阳性率占 54%。此外，对从人类胃癌中提取的 4 个细胞系的分析也同样证明了存在这种 c-MET 激活突变。尽管评估的患者数量较少，但本研究的结果为人类疾病中可能存在异常 c-MET 信号在人类胃癌中的作用提供了一个证据[61]。

自从 Soman 等人的研究之后，关于 c-MET 在人类胃癌中过度表达的报道已经有很多。如前所述，过度激活 c-MET 信号通路存在多种调节机制，在某些情况下可能是相互关联的，包括 HGF 过表达、c-MET 基因扩增、MET 染色体扩增、种系和体细胞 MET 突变以及染色体易位[57]。

c-MET 受体的同源配体激活与受体二聚体自身磷酸化[57]有关。这导致了许多适配蛋白的补充，最终导致细胞内信号级联的激活。与受体激活相关的主要磷酸化位点之一是酪氨酸 1235（Y1235）。因此，免疫组化分析受体激活状态是检测 c-MET 受体这种特殊的磷酸化状态（p-MET）。Inoue 等人研究了这种生物学特征，发现胃癌患者中受体激活状态在恶性组织与良性组织中是相反的[62]。

在某些情况下，HGF 过表达可诱导受体激活。HGF 主要由基质细胞产生，因此被认为以旁分泌的方式发挥其作用[55, 63]。Chen 等人用体外实验证明了给予外源性 HGF 能促进 SC-M1 胃癌细胞株的生长；体内实验也证明了 HGF 对 SC-M1 细胞在小鼠胃癌模型中有类似作用[63]。与人类疾病一样，暴露 HGF 后，c-MET 受体的激活与 Y1235 位点磷酸化有关[63]。这些结果进一步表明，HGF 过表达可能是肿瘤细胞发生的重要因素。

临床观察显示胃癌患者局部肿瘤组织内及血清中 HGF 量均升高[55]。例如 Wu 等人对 32 例胃癌患者肿瘤样品中 HGF 的表达进行了检测，发现 87.5% 的患者中 HGF 阳性，这与临床结局相关。这些患者的生存率降低与高 HGF 阳性率相关（RR 15.9，$P = 0.01$）。胃癌患者血清 HGF 定量评估显示 HGF 水平升高，与患者预后相关。同一作者的一项研究在 80 名胃癌患者和 51 名健康受试者检测血清 HGF 量，发现胃癌患者 HGF 平均浓度为 0.30 ng/mL，与健康对照组（0.22 ng/mL）相比，血清 HGF 浓度显著增加（$P = 0.005$）。作者还证实，这种增加与肿瘤分期直接相关，因此他们认为 HGF 参与了调节肿瘤的进展[64]。

Tanaka 等人强调检测血清 HGF 可作为胃癌早期转移患者的生物学标志物[65]。作者定量评估了 30 例早期胃癌患者的血清 HGF 水平,与健康对照组相比,早期胃癌患者 HGF 水平明显升高(0.24 ng/mL vs. 0.174 ng/mL,$P=0.0488$)。此外,虽然是早期病灶和小肿瘤(<20 mm)患者,但合并有隐匿性淋巴结转移时,其血清 HGF 水平高于无转移的患者(0.442 ng/mL vs. 0.258 ng/mL,$P=0.0326$)[65]。

根据目前研究结果,尚不清楚是 HGF 直接导致肿瘤进展,还是肿瘤进展本身导致 HGF 表达量增加,早期临床前研究似乎支持前者[58]。Cao 等人的发表的文章表明,中和 HGF 抑制了 MET 依赖性细胞系在体外和体内的生长[58]。同样,系统地给予人源化单克隆 HGF 中和抗体 Rilotumumab,能抑制 U-87 小鼠肿瘤的进展[66]。

Rilotumumab 已在一项 2 期临床试验中被证明具有治疗局部进展期和转移性胃癌的潜力[67]。在 Iveson 等人的研究中,120 例局部进展期或转移性胃癌或食管胃结合部癌患者随机接受 Rilotumumab 联合 ECX 方案或 ECX+安慰剂方案治疗,在 c-MET 过表达的患者中,HGF 抑制药 Rilotumumab 相对对照组可明显提高患者的中位总生存率(OS)(11.1 vs. 5.7 个月,HR 0.29,CI 0.11~0.76)和中位无复发生存期(PFS)(6.9 vs. 4.6 个月,HR 0.53,CI 0.25~1.13)[67]。

MET 过表达在未发生突变或异常扩增是胃癌中异常 MET 信号的最常见机制。总的来说,超过 70% 的胃癌中都存在 MET 过表达。Drebber 等人对 114 例胃癌标本进行免疫组化分析,约有 74% 的标本中 c-MET 有较强的染色[68]。此外,在单变量和多变量分析中,c-MET 表达与存活率降低显著相关[68]。Janjigian 等也同样证实了 c-MET 蛋白在胃癌中的高表达率(63%)和较低的扩增率(6.6%)[69]。Nakajima 等人采用免疫组织化学和 Southern blot 分析方法对 128 例胃癌标本的 c-MET 过表达和扩增进行了评估[70],结果与 Janjigian 的研究相似,过表达率比扩增率更高。c-MET 蛋白过表达为 46.1%,扩增患者仅占 10%[69]。Wu 等人分析了 120 例原发性胃癌标本,确定其中约 66% 存在 c-MET 过表达。具有特殊意义的是,作者确定了较高的 p-MET 阳性率(59%),提示 MET 活性被激活,与之前的研究结果一致,c-MET 过表达被发现是预后不良的独立预测指标[71]。

有趣的是,在不同人群的胃癌患者中,p-MET 表达的定量存在相当大的差异[69, 71]。Wu 等人的研究对象主要由东部地区人群组成,其中磷酸化的病例非常多[71]。相反,Janjigian 等人的研究确定了西方人群中 p-MET 发生率为 0[69]。综上所述,这些数据表明在胃癌中,未扩增的 c-MET 过表达是一种常见的现象。此外,这对患者的生存产生了负面影响,从而为胃癌患者的 c-MET 导向治疗提供了支持。因此,许多针对胃癌患者的 I~III 期新药试验正在进行中,并将初步结果总结入表 3.1。

表 3.1　I 期、II 期、III 期临床新药试验及其靶点以及初步结果

临床阶段的化合物(新药)		化合类型	分子靶标	研究细节+/−初步发现
I 期	MGAH22	单克隆抗体	HER2	MGAH22 在难治性 HER2 阳性乳腺癌患者和其他 HER2 阳性癌(包括胃癌)患者(目前尚无标准治疗方法)中的剂量递增研究[124]
I/II 期	HM781-36B [poziotinib]	小分子,pan-HER TKI	HER1、HER2 和 HER4	I/II 期研究 HM781-36B 联合紫杉醇和曲妥珠单抗在 HER-2-阳性进展期胃癌,目前在试验招募阶段
II 期	MM-111	双特异性抗体	HER2 和 HER3	随机、开放实验第二阶段的研究,MM-111 和紫杉醇与曲妥珠单抗治疗 HER2 阳性的一线治疗失败的胃癌患者,目前招募试验参与者(估计数:120)[125]
	ASLAN001	小分子,pan-HER TKI	HER1、HER2 和 HER4	阿斯兰制药公司证实,ASLAN001 在复发/转移性 HER2 阳性胃癌患者中的生物学作用。计划开始一个随机的 2b 期研究,正在进行中[126, 127]

续表 3.1

临床阶段的化合物		化合类型	分子靶标	研究细节+/-初步发现
	Dacomitinib（达克替尼）	不可逆 pan-HER TKI	HER1 和 HER2	HER2 阳性进展期胃癌至少一次化疗失败后，7.4%有效率和 7.1 个月中位生存率（$n=27$），是一个积极和安全的治疗方案[128]
	Afatinib（阿法替尼）	不可逆 pan-HER TKI	HER1、HER2 和 HER4	43%的转移性 HER2 阳性曲妥珠单抗耐药的食管癌患者，应用 Afatinib 治疗有临床获益。目前进行的研究正在扩大，以包括更多的患者（$n=7$）[129]
Ⅱ/Ⅲ期	Pertuzumab（帕妥珠单抗）	单克隆抗体	HER2 结构域 1，HER2 杂二聚	Ⅱ期试验评价两种不同剂量的 Pertuzumab 结合曲妥珠单抗和化疗治疗 HER2 阳性进展期胃癌，目前正在进一步研究[130]
				国际双盲对照、安慰剂对照、随机Ⅲ期研究中、JACOB，目前正在进展评估 Pertuxumab（对比安慰剂）联合曲妥珠单抗和化疗治疗 HER2 阳性转移性胃癌或胃食管结合部癌患者（估计病例数 780 例）[131]
	Ado-trastu-zumab	ADC（抗体-药物偶联物）	HER2 ［亚功能区Ⅳ］	临床前研究发现 Ado-trastuzumab emtansine 在体外和体内均比曲妥珠单抗更有效[132, 133]。目前正在进行一项随机、多中心、适应性Ⅱ/Ⅲ期研究，以评估 Ado-trastuzumab emtansine 与紫杉烷（多西他赛或紫杉醇）对先前局部晚期或转移性 HER2 阳性胃癌患者的疗效和安全性[134]
Ⅲ期	Labatinib（拉帕替尼）	可逆性 Pan HER TKI	HER1［EGRF］and HER2	LoGIC 一项随机、安慰剂对照的Ⅲ期研究评估拉帕替尼联合化疗（卡培他滨加奥沙利铂）对 HER2 阳性进展期或转移期胃癌、食管癌或胃食管结合部腺癌的疗效，发现添加拉帕替尼并没有改善临床结果，其危险比（HR）为 0.91。然而，某些亚组，如亚洲地区患者和 60 岁以下患者出现改善（HR 分别为 0.68 和 0.69，$n=545$）[135]。TYTAN，随机，安慰剂对照、Ⅱ期研究评估 Labatinib 联合紫杉醇作为 HER2 阳性胃癌二线治疗目前正在进行中。中期安全分析未报告重大问题（$n=107$）[136]

（表改编自 Jorgensen 等人[104]，经 Baishideng 出版集团许可）

HER2

人表皮生长因子受体 2（HER2）在多种类型的人类癌症中过表达，有证据表明在 54%的胃癌患者发病机制中起着重要作用[72]。HER2 基因位于 17q21 染色体上，编码 185 kDa 蛋白，属于表皮生长因子受体（EGFR）家族中的跨膜酪氨酸激酶受体蛋白[73]。EGFR 家族由 HER1（ErbB1 或 EGFR）、HER2（ErbB2、c-erbB2 或 HER2／neu）、HER3（ErbB3）和 HER4（ErbB4）4 个结构相关的成员组成，它们都参入激活与细胞增殖、分化、迁移、黏附、存活和血管生成相关的下游信号通路[74]。

HER2 被公认为原癌基因，其扩增导致 HER2 受体酪氨酸激酶过表达，促进细胞增殖和存活，促进恶性转化。除了在细胞膜上发现，HER2 受体也定位于细胞核，作为原始癌基因，如 cyclin D1 的转录因子发挥作用[75, 76]。

在 1986 年，HER2 首次被确认在胃癌中过表达，进一步研究发现其表达率在胃癌中波动于 4%～53%间[72, 77~79]。然而，HER2 过表达在胃癌发病机制中的确切时间段存在争议。几项研究已证实，

HER2 上调是肿瘤进展过程中的晚期事件，因此将其描述为晚期疾病的标志[80]。相比之下，其他研究报道了 HER2 在早期的过度表达以及 HER2 在转移组织中的表达与其相关的原发肿瘤高度一致。这意味着 HER2 过表达是一个早期事件，HER2 表达是维持整个转移过程中的一个重要因素[81, 82]。HER2 的过表达在不同的组织学亚型之间存在差异。HER2 过表达在肠型胃癌中最高，其次是混合型，然后是弥漫型[78, 79, 81, 83~89]。除了组织学亚型外，还发现原发肿瘤的解剖定位与 HER2 状态相关。HER2 过表达在胃食管结合部（GEJ）或胃贲门下部肿瘤中较常见，而在胃体及胃远端其发生率较低[78, 79, 90]。有研究探讨患者人口学特征与 HER2 状态的关系，Chua 等人的系统研究发现 HER2 过表达与年龄或性别没有关联[91]。有趣的是，一个多中心试验研究发现 HER2 在地理位置上存在差异：澳大利亚的 HER2 阳性胃癌比例最高（33.2%），中国台湾地区最低（5.9%）[84]。HER2 过表达已被确定为与乳腺癌生存率降低相关的不良预后标志物；然而，其在胃癌中的作用尚不清楚[92~94]。HER2 在胃癌中的表达与肿瘤预后的关系在 1991 年首次被研究，当时被确定为不良预后标志物[95]。在过去的 20 年里，数十项研究试图复制 HER2 过表达与预后的关系，但得到了不同的结果。2012 年，两项独立进行的系统性综述得出 HER2 过表达与肿瘤预后较差相关[83, 91]。Chua 和 Mer-rett 的 49 项研究，共计 11 337 名患者，他们发现 HER2 阳性胃癌的中位生存期较短（从 33 个月到 21 个月）。然而，在评估总体生存率（OS）作为主要结果指标时，大多数研究报告在评估 OS 的 35 项研究中 20 项没有显著差异。此外，HER2 状态与肿瘤浸润深度、TNM 分期、微血管浸润或会阴部浸润等临床病理特征无相关性。相比之下，Jorgensen 和 Hersom 发现，在 42 项研究中（包括 12 749 名患者），有 71% 的人认为 HER2 阳性与生存率低和/或如以上提到的临床病理特征相关。近期的研究证实 HER2 阳性状态是Ⅲ期胃癌和转移性胃癌的有利预后因素，然而，在多变量分析中 HER2 未被确定为独立的预后因素[96, 97]。此外，在 829 例Ⅱ/Ⅲ期胃癌切除手术中，发现 HER2 状态与 OS 无相关性[98]。综上所述，HER2 在胃癌预后中的作用仍有很大的争议，在得出最终结论之前还需要进一步的研究。

尽管围绕 HER2 的预后特性存在争议，但支持 HER2 作为胃癌重要治疗靶点的证据是令人信服的，尤其是与常规化疗联合使用时。用曲妥珠单抗一种针对 HER2 细胞外区域的完全人性化的单克隆抗体，治疗 HER2 阳性乳腺癌，已被证明具有生存优势，其使用被公认为治疗标准[93, 99, 100]。曲妥珠单抗的抗增殖作用是通过阻断信号通路，下调 HER2 蛋白，激活凋亡信号，诱导抗体依赖性细胞药物毒性作用[101, 102]。

2010 年，开展利用曲妥珠单抗治疗Ⅲ期胃癌，开放标签，随机对照试验（ToGA）、确定曲妥珠单抗作为第一个分子靶点，与铂类、5-氟尿嘧啶（5-FU）化疗联合，可提高转移性胃癌的存活率，彻底改变了 HER2 阳性胃癌的治疗方法。在化疗中添加曲妥珠单抗与单独化疗相比可显著改善 OS（13.8 vs.11.1 个月）。一个探索性研究，分析 HER2 阳性肿瘤患者（包含 IHC 2 分及 FISH 阳性，IHC 3 分不管 FISH 状态）存在 16 个月的 OS，而 HER2 弱阳性（IHC 0 分或者 1 分，但是 FISH 为阳性）只有 10 个月的 OS[103]。ToGA 试验的结果证实了在标准化疗中添加曲妥珠单抗的安全性和有效性，促使美国食品和药物管理局（FDA）批准将曲妥珠单抗与顺铂和氟尿嘧啶联合应用，用于治疗 HER2 阳性转移性胃癌或胃食管结合部癌[104]。在 ToGA 试验成功后，许多其他 HER2 靶向化合物已进入临床开发，包括一些其他单克隆抗体，抗体-药物偶联物，以及最近的小分子抑制药（见表 3.1）[78, 104~106]。

胃癌的分子特征

临床上胃癌分为弥漫型和肠型，但这两种胃癌并没有规定不同的治疗方案[8, 19]。然而，不同的组织学分类确实存在不同临床进展过程[8, 19]，与肠型胃癌相比，弥漫型胃癌转移的模式不同。同样，胃近端肿瘤的预后比胃远端肿瘤的预后差。这些发现意味着不同类型胃癌在基因层面存在差异[19]。因此，现代研究表明，在特定的组织学亚型之间和内部均存在胃癌不同的分子表型[13, 17, 19]。根据特定的基因变化，按照分子特征将胃癌进行分类成为可能。如果考虑到已知的驱动性突变，这种分类可能会更个性化，为更有效地治疗胃癌铺平道路。

组织学亚型内的分子特征

在 Shah 等人的研究中，作者探索差异基因是否可以用来区分胃癌的组织病理学亚型[19]。作者将胃癌分为胃近端非弥漫型胃癌、弥漫型胃癌和胃远端非弥漫型胃癌三种组织学亚型。对两组之间的基因上调或下调进行分析后发现，两组之间存在显著差异。胃癌亚型与相邻正常组织之间的通路分析显示，在胃近端和胃远端非弥漫型胃癌中，参与脂质和糖类（碳水化合物）代谢的通路均上调。所有亚型均表现出对已知肿瘤抑制因子（包括 TP53）的下调。这些结果证实了一个事实，即遗传特征是已知组织学表型的基础，并且至少在一定程度上能解释它们的生物学行为。然而，作者没有明确指出每个胃癌子类型之间的区别。这一发现可能反映了组织学分类固有的缺陷，如果完全沿着分子学特征划分，对胃癌进行分类则会结合这些信息[13, 17, 19]。

独立于组织学亚型的分子特征

按组织学特征描述胃癌的分子表型是假设属于一个特定组的肿瘤在遗传水平上是相同的，而事实并非如此。例如，Lei 等人的研究表明基因层面相似的胃癌组可以包括弥漫型和肠型胃癌[17]。通过检测 248 例胃癌患者的基因表达谱、拷贝数改变和 DNA 甲基化模式，作者确定了 3 种胃癌亚型：间质型、增生型和代谢型[17]。

与其他两种亚型相比，间质亚型表现出与局灶性黏附、细胞外基质受体相互作用和细胞黏附有关的基因的过度表达。根据组织学分类，间质型肿瘤以弥漫型胃癌为主（58.2%）；而在肠型或混合类型胃癌中占比例分别为 29.9% 和 11.9%[17]。通过观察其具有高 CD44 表达和低 CD24 表达特点，发现间质型胃癌具有肿瘤干细胞（CSC）样特性[17]。这种表型已在前列腺癌、乳腺癌、胰腺癌和胃癌[17]中观察到。有趣的是，CD44 过表达与胃癌预后不良和总生存率降低有关[107]。CD44 是一种细胞表面受体，介导与细胞外基质成分，特别是 HA（透明质酸）的相互作用[107]。

CD24 是一种细胞表面 GPI（糖基磷脂酰肌醇）锚定糖蛋白，其表达已在多种恶性肿瘤中得到证实。它被认为在肿瘤生长、侵袭和转移以及介导对某些化疗药物的敏感性方面发挥作用[108]。在乳腺癌中，CD44 高/CD24 低肿瘤表现出干细胞样特性，对化疗药物具有耐药性，使患者更易复发[108]。到目前为止，胃癌中的这种关联还需进一步的证据。

增生型与间质型和代谢型相比，增生型胃癌表达明显的基因拷贝数变异（CNA）[17]。除了基因组

扩增外，这一组的 TP53 突变频率高于其他两组。这一组的其他特征包括高度的基因组不稳定性、CpG 低甲基化和已知致癌基因的扩增，特别是 CCNE1、MYC、ERBB2 和 KRAS，以及 PDE4D 和 PTPRD 的缺失。因此，作者推测可能是通过激活 E2F、MYC 和 RAS 通路而导致过度的信号传导[17]。

CCNE1 编码 cyclin E1，它与 cdk2 一起作用来调节 G1/S 转变[108]。虽然尚不完全了解其在胃癌发生过程中的具体作用，但它的过表达已在乳腺癌和卵巢癌等其他恶性肿瘤中被描述过[108, 109]。它对肿瘤进展的贡献被认为是由它驱动细胞周期进展而实现的[108, 109]。

MYC 基因编码 MYC 原癌基因，作为增殖、分化和凋亡的调节因子[110]，仅是解除对 MYC 功能的控制，就能在体外和体内诱导细胞转化[110]。在胃癌中，异常 MYC 功能已被广泛证实，其频率范围为 23.5%~100%[110]。

如前所述，ERBB2 编码细胞表面的受体酪氨酸激酶 HER2，其通过 PI3-Akt 和 P38-MAPK 通路导致下游信号通路激活[17, 22]。通过 MAPK 通路的异常 KRAS 信号在相当比例的胃癌患者中也得到了证实，KRAS 在胃癌中是一个有吸引力的潜在治疗靶点[25]。

PDE4D 和 PTPRD 基因产物和编码的蛋白参与 cAMP 降解和抑制受体酪氨酸激酶信号传导[17, 111~113]。因此，它们作为肿瘤抑制因子发挥作用，它们的失活有助于不受控和过度的信号传导。PDE4D 的抑制作用体现它在体外实验中可导致包括胃癌在内的多种人类癌细胞系的凋亡和生长抑制[111]。同样，PTPRD 基因突变被证实与一小部分胃癌进展有关[112, 113]。

进一步的检查，增生型胃癌表现出肠型肿瘤的优势（73%），而弥漫型和混合型分别占 17.3% 和 9.1%[17]。

最后的胃癌亚型称为代谢型[17]。这些肿瘤与一种被称为解痉多肽表达性化生（SPEM）的胃癌前病变具有基因相似性[17]。与肠上皮化生（IM）一样，这种病变是在环境损伤，如幽门螺杆菌感染和饮食中的亚硝胺的情况下发生的。SPEM 倾向于发生在胃体，与成熟壁细胞和主细胞的丧失有关，而富含分泌黏液的颈细胞和胃窦腺细胞，这两种细胞表达一种通常在窦腔和肠黏膜中表达的分泌性多肽 -TFF2（解痉多肽）[114]。大体而言，代谢性胃癌中

弥漫型和肠型所占比例大体相等(40.6%的弥散型、53.6%的肠型)。综上所述,这些结果表明胃癌的分子表型与组织分类不一致,具有重要的异质性[17]。

胃癌的分子特征对治疗的意义

有趣的是,虽然 Lei 等人发现的三种亚型中没有发现生存差异,但分子特征可以预测治疗的反应[17]。在接受基于 5-FU 的化疗方案时,代谢性肿瘤患者最有可能显示出生存益处。这是由于在代谢型肿瘤中,胸腺嘧啶合成酶(TS)和二氢嘧啶还原酶(DHPR)的水平显著降低[17],这两种酶分别代表了 5-FU 的靶点和负责降解的酶。沿着这些思路,我们推测间质型胃癌对 PI3K-Akt-mTOR 通路的特定抑制药敏感性增加,这是由于在间质型肿瘤中可观察到该通路的激活。因此,间质型的胃癌细胞系对 PI3-Akt-mTOR 抑制药的敏感性增加[17]。

基因组分类在预测治疗应答方面的重要性已被其他研究提出[13]。最近,一项由癌症基因组图谱小组提出的研究,建议将胃癌完全按照分子特征分组:EBV 阳性肿瘤、微卫星不稳定肿瘤、基因组稳定肿瘤和染色体不稳定肿瘤。EBV 阳性肿瘤表现为 PI3KCA 高度甲基化和频繁突变,提示 PI3K-Akt 通路在此类肿瘤中高度活化。MSI 肿瘤显示与错配修复相关的基因沉默,如 MLH1。此外,这些肿瘤中经常突变的基因包括当前的靶向治疗靶点,如 ERBB2。遗传稳定组在 RHOA 和 CDH1 内显示了高频率的基因突变,这是胃癌中已知的驱动性突变,主要发生在弥漫型胃癌中[13, 16]。最后,以染色体不稳定性(CIN)为特征的肿瘤现出明显的非整倍性和受体酪氨酸蛋白频繁突变。与之前的研究一样,4 个不同组别的胃癌患者生存率没有明显的差异[13]。所以,清晰理解特定亚型胃癌的基因特征,有利于搞清楚哪些靶向疗法适用于谁[13]。

这种表型特性的方法可以根据基因表达的广泛变化来对胃癌类型进行分类,而不是简单地描述与非肿瘤组织相比的基因异常。基于这种方式进行分子分型的意义在于可以对胃癌进行诊断和个性化有效治疗[13, 17, 19]。

胃癌的表观遗传学改变

除了基因编码区域的基因突变外,细胞表达谱也会受到非编码区域内 DNA 修饰的影响[15~18, 25, 115]。此外,这些过程不一定直接改变细胞基因组中的 DNA 序列。相反,对 mRNA 转录本的大量结构染色质修饰和改变可以深刻影响基因在转录和翻译水平的表达[15~18, 25, 115]。这种改变就是表观遗传学,在正常组织发育中起着重要作用[15, 115]。此外,表观遗传过程在胃肿瘤发生过程中发挥着重要作用[15~18, 25, 115]。迄今为止参与胃癌致病作用的表观遗传机制包括 DNA 甲基化和最近描述的 microRNA's[15~18, 25, 115]。

DNA 甲基化

DNA 甲基化发生在富含胃癌核苷酸(CGI)的位点,称为 CpG 岛[15, 18],倾向于聚集在特定基因启动子上游的 5′UTR 区域[15]。在 DNA 甲基转移酶介导的基因启动子附近区域的甲基化有抑制基因表达的倾向。相反,去乙基化有产生相反效果的倾向。此外,甲基化可能发生在启动子区域之外,有时发生在编码序列本身,这种甲基化的影响更具有多样性[15]。

DNA 甲基化是迄今为止在胃癌中研究最多的表观遗传变化。沿着这些思路,一些研究强调了那些转录被高甲基化或低甲基化修饰的基因。其中包括大量基因涉及多种重要细胞通路,包括 DNA 修复、细胞周期进程、细胞黏附、侵袭和迁移、生长和分化、凋亡和转录调控[15]。

如前所述,启动子区域内的高甲基化有降低基因表达的趋势。很多抑癌基因在胃癌患者被沉默,如 MLH1、APC、CDH1,分别参与错配修复、Wnt 信号传导和细胞黏附[15~17, 25]。除了高度甲基化,许多基因被低度甲基化而高表达,如参与肠上皮化生的 CDX1,编码 HGF 受体的 MET,Claudin 家族参与紧密连接形成的 CLDN15、转录因子 TFF3(正常表达于柱状上皮细胞,在胃癌中表达升高)[15~17, 25, 116, 117]。这些只是众多其他基因中的一部分基因,可以看出甲基化对细胞信号通路的多样化调节。

假如胃癌中受 DNA 甲基化影响的蛋白质相关功能的数量和广度已知,那么简单列出这些功能是不可能得出任何有意义的结论。基于这一事实,一些研究试图鉴定组内胃癌患者的甲基化模式,或甲基化特征,试图得出生物学结论,更重要的是临床意义[18]。Zouridis 等对 203 个原发性胃癌标本的 DNA 甲基化谱进行了研究,并与 94 个匹配的对照标本进行了比较[18],在此过程中,他们发现了与转录抑制或激活有关的甲基化的特征模式。通过这种方法，作者在某些胃癌标本中证实了存在 CGI 甲基化表型（CIMP），并确定了 DNA 甲基化抑制药作为 CIMP 肿瘤的可能治疗途径[18]。

　　原发性胃癌的甲基化分析表明，根据聚类分析进行分组，区分恶性组织和良性胃黏膜[18]。此外，大多数肿瘤表现为高甲基化（83%），其余的表现为显著的低甲基化。与高甲基化沉默基因转录的观察一致，作者发现在靠近基因启动子的 CpG 岛（CGI）中，高甲基化导致基因沉默。他们同样证明了相反的结果，启动子区域附近的低甲基化与基因上调相关。然而，当基因编码区域内的高甲基化被识别出来时，它与基因上调相关，反之与基因沉默相关。此外，启动子区域附近的高甲基化倾向与编码区域内的低甲基化聚集，反之亦然。综上所述，该数据表明了一种新的"串联控制"机制，即启动子区域内的甲基化可能与基因自身的 CGI 甲基化相互作用，从而对转录控制产生广泛影响[18]。此外，区域低甲基化的肿瘤明显更容易发生染色体断裂，因此，与高甲基化肿瘤相比，显示出更多的染色体不稳定性[18]。总的来说，这些数据表明甲基化模式可以对遗传控制产生深远的影响。

　　根据甲基化模式对肿瘤进行分类具有重要意义，这是因为甲基化模式与肿瘤进展和患者预后相关[15, 18]。例如，CIMP 肿瘤多发生在较年轻的患者中，存在于低分化的肿瘤中。与非 CIMP 患者相比，这些患者独立于肿瘤分期的预后也较差。虽然 CIMP 肿瘤表现出对已知的肿瘤抑制因子如 MLH1 和 CDH1 的下调，但它们的基因表达模式并不像它们的甲基化模式那样容易与非 CIMP 肿瘤区分[18]。研究者推断 CIMP 是胃癌的一个特殊类型，与基因本身的表达无关，而其甲基化模式对临床具有深远影响[18]。

　　根据他们之前的观察，作者试图确定正在进行的甲基化是否在 CIMP 肿瘤的发生中起重要作用[18]。用 DNA 甲基转移酶抑制药处理 CIMP 细胞系，可减少其在体外的增殖。相反，用 DNA 甲基转移酶抑制药处理非 CIMP 细胞系并不能减少肿瘤细胞的生长。此外，在体外实验显示，DNA 甲基转移酶抑制药和顺铂同时治疗肿瘤后，CIMP 阳性的肿瘤发展显著减少[18]。因此，总的来说，这些数据表明，胃癌可能表现出明显的甲基化模式，可以预测患者的临床病程和对治疗的潜在敏感性[18]。从概

念上讲，这些结果意味着针对编码区域内的特定突变的靶向可能不是治疗模式的全部内容。

MicroRNA

　　MicroRNA 是一类新近被报道的 RNA，在 mRNA 转录后控制中发挥着广泛的作用[14]。它们的长度为 18~25 个核苷酸，通过与 mRNA 分子的互补结合发挥作用，这种相互作用可能导致翻译抑制或加速 mRNA 的降解[14]。此外，一个给定的 mRNA 可以在单个 MicroRNA 或多个不同的 MicroRNA 的调控下。同样，一个给定的 MicroRNA 可以与多个 mRNA 转录本相互作用[14, 115, 118]。这些分子在转录后控制中起着重要作用，被认为在这个水平上调节了 60% 的人类基因。MicroRNA 主要由内含子编码，然而，它们也可以位于外显子中[14]。MicroRNA 的转录控制是多种多样的，因此位于内含子内 MicroRNA 属于共享启动子的转录调控范围[14]。相反，那些位于外显子内部由其独特的启动子调控[14]。与所有其他基因一样，MicroRNA 转录在基因水平上也会受到修饰/破坏，如基因突变、缺失或扩增[14, 115, 118~120]。此外，DNA 甲基化等表观遗传过程也发挥了作用[14, 115, 118~120]。然而，在全球范围内，迄今为止关于 MicroRNA 调控的知识还很少。

　　如前所述，MicroRNA 在细胞内发挥广泛的调控作用，影响细胞周期进程、生长和分化等基本细胞过程[14, 115, 118~120]。因此，他们的失调在肿瘤发生中发挥了重要作用[115]。对于胃癌来说，MicroRNA 分子既可以作为肿瘤抑制物，也可以作为致癌物质[115]。沿着这条路线，特异性 MicroRNA 分子的上调和下调都显示出与细胞周期进程、凋亡、侵袭和转移等一系列基本过程相关的促癌作用[115, 118~120]。

　　例如，miR-106b-93-25 和 miR222-221 族聚集在胃癌中并表达上调。这些小 RNA 的目标 mRNA 编码 P57，P27 和 P21 等细胞周期依赖性激酶抑制蛋白（CDKI），这些基因下调进一步导致调控细胞周期由 G1 期到 S 期转换[115]。

　　同样的，一些 MicroRNA 在胃癌中上调和下调，共同抑制细胞凋亡[115]。这包括 miR25、130b、150 和 miR222/221 的上调和 miR375、512-5p、125-5p、34 和 451 的下调。净效应是增加对 Bim、EGFR2、RUNX3 等促凋亡基因转录本的抑制，减少对 BCL2 等抗凋亡基因的抑制[115]。

这些观察结果表明，microRNA 在驱动肿瘤进展中起着因果作用，就像异常基因表达本身所起的作用一样，越来越多的证据支持这个假设[118~120]。例如，Li 等人在 50 例胃癌患者中发现 miR 107 在胃肿瘤组织中的表达较正常对照组增加[119]。这些患者中 miR-107 的表达与无疾病生存期(DFS)密切相关。miR-107 高表达的患者 5 年 DFS 为 24%，而 miR-107 低表达的患者为 76%[119]。为了证明 miR-107 与转移之间的因果关系，作者在已知表达高水平 miR-107 的胃癌细胞系中进行了一系列体外侵袭和迁移实验，与未处理对照组细胞相比，沉默 miR-107 导致细胞的侵袭性和迁移活性降低。对照组和 miR-107 沉默的胃癌细胞经小鼠尾静脉注入，研究其体内转移能力，对照组细胞明显形成了更多的肝转移病灶[119]。miR-107 的致癌活性是由于其对抑癌基因 DICER 1 的抑制作用，DICER 1 可编码核糖核酸内切酶，其在转移性胃癌中的表达较正常组织低[119, 121]。通过这种方式，microRNA 的异常表达可以抑制或激活关键的抑癌基因或癌基因，且基因完整性保持完整[119, 121]。

此外，我们还提出了一些例子，说明了人胃癌基因异常表达的多面性和复杂性。例如，肿瘤抑制因子 CDH1（E-cadherin）也受到表观遗传学 MicroRNA 的转录后调控[122]。Korpal 等通过下调 miR-200 家族 microRNA 表达，抑制 E-cadherin 的翻译。miR-200 转录的恢复逆转了细胞 E-cadherin 的表达。这种上调作用是通过 mir-200 对 ZEB1 和 ZEB2 转录因子的转录抑制介导的。这些转录因子本身介导着对 E-cadherin 表达的抑制作用[122]。

Carvalho 等证实，与 miR-200 相比，miR-101 通过对 EZH2 的沉默作用来促进 E-cadherin 功能[123]，该蛋白作为组蛋白甲基转移酶，导致染色质重塑，有效抑制包括 E-cadherin 在内的多种基因的转录[123]。因此，miR-101 抑制 EZH2，支持钙黏蛋白的持续翻译。同时，作者证明了 miR-101 在胃癌患者中下调的证据[123]。另一种抑癌基因 Let-7f MicroRNA 也在胃癌中下调[120]。这种 MicroRNA 通过抑制包括 RAS 和 MYC 在内的许多致癌基因来发挥作用。对于胃癌来说，已知 Let-7f 可以抑制 MYH-9 编码的癌基因[120]。例如，体外胃癌细胞系对 Let-7f 的抑制导致其迁移和侵袭增加。这种效应在体内持续存在，抑制 Let-7f 会导致胃癌细胞肝转移增加，无论细胞本身高表达或低表达 Let-7f[120]。这种效应是由 Let-7f 抑制 MYH-9 介导的。与此假设一致，对转移性胃癌组织的分析显示 MYH-9 的表达较原发性肿瘤和周围正常组织样本增加[120]。

到目前为止，所提供的数据只是描述了 MicroRNA 对胃癌病理发生的一小部分贡献（表 3. 1）[14、115、118]。然而，它强调了这种转录调控的表观遗传机制的复杂性，且这种机制是多样的，而且本身也服从于复杂的调控。总的来说，在解释胃癌肿瘤样本的遗传剖面数据时，必须考虑表观遗传机制。正如上面强调的数据所显示的那样，DNA 甲基化和 MicroRNA 表达可以协同作用，对蛋白质表达产生深远的影响，即使没有基因组突变也可影响肿瘤抑制子和癌基因。

结 论

胃癌在全世界仍然是一种恶性程度很高的疾病。尽管在诊断和治疗方面取得了进展，病死率仍然很高。目前的治疗模式仅基于疾病的临床表现，而不考虑疾病潜在的异质性，这种片面的治疗方法疗效不佳。然而，最近在胃癌分子特征方面的研究揭示了许多肿瘤抑制子和致癌基因的畸变，这些畸变被认为是肿瘤形成过程的驱动性因素。对这些基因在遗传和表观遗传水平的检查已经开始揭示胃癌胃肿瘤特定的分子表型，允许胃癌沿着分子水平而不是传统的组织学路线进行分类。因此，了解特定肿瘤中主要的基因和通路让治疗成为可能。这些有价值的信息可以使靶向治疗合理应用于特定分子遗传背景的胃癌患者。

参考文献

1. Karimi P, Islami F, Anandasabapathy S, et al. Gastric cancer: descriptive epidemiology, risk factors, screening, and prevention. Cancer Epidemiol Biomarkers Prev, 2014, 23: 700-713.

2. Parkin D M, Bray F, Ferlay J, et al. Global cancer statistics, 2002. CA Cancer J Clin, 2005, 55: 74-108.

3. Cervantes A, Roda D, Tarazona N, et al. Current questions for the treatment of advanced gastric cancer. Cancer Treat Rev, 2013, 39: 60-67.

4. Proserpio I, Rausei S, Barzaghi S, et al. Multimodal treatment of gastric cancer. World J Gastrointest Surg, 2014, 6: 55-58.

5. Rosa F, Alfieri S, Tortorelli A P, et al. Trends in clinical features, postoperative outcomes, and long-term survival for gastric cancer: a Western experience with 1278 patients over 30 years. World J Surg Oncol, 2014, 12: 217.

6. Zheng L, Wu C, Xi P, et al. The survival and the long-term trends of patients with gastric cancer in Shanghai, China. BMC Cancer, 2014, 14: 300.

7. Bernards N, Creemers G J, Nieuwenhuijzen G A, et al. No improvement in median survival for patients with metastatic gastric cancer despite increased use of chemotherapy. Ann Oncol, 2013, 24: 3056-3060.

8. Sehdev A, Catenacci D V. Gastroesophageal cancer: focus on epidemiology, classification, and staging. Discov Med, 2013, 16: 103-111.

9. Abreu M T, Peek R M Jr. Gastrointestinal malignancy and the microbiome. Gastroenterology, 2014, 146: 1534-1546. e3.

10. Vucenik I, Stains J P. Obesity and cancer risk: evidence, mechanisms, and recommendations. Ann N Y Acad Sci, 2012, 1271: 37-43.

11. Cho J Y. Molecular diagnosis for personalized target therapy in gastric cancer. J Gastric Cancer, 2013, 13: 129-135.

12. Wu W K, Cho C H, Lee C W, et al. Dysregulation of cellular signaling in gastric cancer. Cancer Lett, 2010, 295: 144-153.

13. The Cancer Genome Atlas Research, Network. Comprehensive molecular characterization of gastric adenocarcinoma. Nature, 2014, Advance online publication.

14. Tong F, Cao P, Yin Y, et al. MicroRNAs in gastric cancer: from benchtop to bedside. Dig Dis Sci, 2014, 59: 24-30.

15. Qu Y, Dang S, Hou P. Gene methylation in gastric cancer. Clin Chim Acta, 2013, 424: 53-65.

16. Wang K, Yuen S T, Xu J, et al. Whole-genome sequencing and comprehensive molecular profiling identify new driver mutations in gastric cancer. Nat Genet, 2014, 46: 573-582.

17. Lei Z, Tan I B, Das K, et al. Identification of molecular subtypes of gastric cancer with different responses to PI3-kinase inhibitors and 5-flu-orouracil. Gastroenterology, 2013, 145: 554-565.

18. Zouridis H, Deng N, Ivanova T, et al. Methylation subtypes and large-scale epigenetic alterations in gastric cancer. Sci Transl Med, 2012, 4: 156ra140.

19. Shah M A, Khanin R, Tang L, et al. Molecular classification of gastric cancer: a new paradigm. Clin Cancer Res, 2011, 17: 2693-2701.

20. Wang K, Kan J, Yuen S T, et al. Exome sequencing identifies frequent mutation of ARID1A in molecular subtypes of gastric cancer. Nat Genet, 2011, 43: 1219-1223.

21. Zang Z J, Cutcutache I, Poon S L, et al. Exome sequencing of gastric adeno-carcinoma identifies recurrent somatic mutations in cell adhesion and chromatin remodeling genes. Nat Genet, 2012, 44: 570-574.

22. Morishita A, Gong J, Masaki T. Targeting receptor tyrosine kinases in gastric cancer. World J Gastroenterol, 2014, 20: 4536-4545.

23. Yoong J, Michael M, Leong T. Targeted therapies for gastric cancer: current status. Drugs, 2011, 71: 1367-1384.

24. Bellini M F, Cadamuro A C, Succi M, et al. Alterations of the TP53 gene in gastric and esophageal carcinogenesis. J Biomed Biotechnol, 2012, 2012: 891961.

25. Yoda Y, Takeshima H, Niwa T, et al. Integrated analysis of cancer-related pathways affected by genetic and epigenetic alterations in gastric cancer. Gastric Cancer, 2015, 18(1): 65-76.

26. Shiotani A, Nishi R, Uedo N, et al. Helicobacter pylori e-radication prevents extension of intestinalization even in the high-risk group for gastric cancer. Digestion, 2010, 81: 223-230.

27. Shiratsu K, Higuchi K, Nakayama J. Loss of gastric gland mucin-specific O-glycan is associated with progression of differentiated-type adenocarcinoma of the stomach. Cancer Sci, 2014, 105: 126-133.

28. Karasawa F, Shiota A, Goso Y, et al. Essential role of gastric gland mucin in preventing gastric cancer in mice. J Clin Invest, 2012, 122: 923-934.

29. Baum B, Georgiou M. Dynamics of adherens junctions in epithelial establishment, maintenance, and remodeling. J Cell Biol, 2011, 192: 907-917.

30. Bardram L, Hansen T V, Gerdes A M, et al. Prophylactic total gas-trectomy in hereditary diffuse gastric cancer: identification of two novel CDH1 gene mutations-a clinical observational study. Fam Cancer, 2014, 13: 231-242.

31. Kawanishi J, Kato J, Sasaki K, et al. Loss of E-cadherin-dependent cell-cell adhesion due to mutation of the beta-catenin gene in a human cancer cell line, HSC-39. Mol Cell Biol, 1995, 15: 1175-1181.

32. Whitehead J, Vignjevic D, Futterer C, et al. Mechanical factors activate beta-catenin-dependent oncogene expression in APC mouse colon. HFSP J. 2008, 2: 286-294.

33. Fanjul-Fernandez M, Quesada V, Cabanillas R, et al. Cell-cell adhesion genes CTNNA2 and CTNNA3 are tumour suppressors frequently mutated in laryngeal carcinomas. Nat Commun, 2013, 4: 2531.

34. Ji H, Wang J, Fang B, et al. Alpha-Catenin inhibits glioma cell migration, invasion, and proliferation by suppression of beta-catenin transactivation. J Neurooncol, 2011, 103: 445-451.

35. Cui Y, Yamada S. N-cadherin dependent collective cell invasion of prostate cancer cells is regulated by the N-terminus of a-catenin. PLoS One, 2013, 8(1): e55069.

36. Rieger-Christ K M, Cain J W, Braasch J W, et al. Expression of classic cadherins type I in urothelial neoplastic progression. Hum Pathol, 2001, 32: 18-23.

37. Leve F, Morgado-Diaz J A. Rho GTPase signaling in the development of colorectal cancer. J Cell Biochem, 2012, 113: 2549-2559.

38. Komiya Y, Habas R. Wnt signal transduction pathways. Organogenesis, 2008, 4: 68-75.

39. Ogasawara N, Tsukamoto T, Mizoshita T, et al. Mutations and nuclear accumulation of beta-catenin correlate with intestinal phenotypic expression in human gastric cancer. Histopathology, 2006, 49: 612-621.

40. Miyazawa K, Iwaya K, Kuroda M, et al. Nuclear accumulation of beta-catenin in intestinal-type gastric carcinoma: correlation with early tumor invasion. Virchows Arch, 2000, 437: 508-513.

41. Qu Y, Ray P S, Li J, et al. High levels of secreted frizzled-related protein 1 correlate with poor prognosis and promote tumourigenesis in gastric cancer. Eur J Cancer, 2013, 49: 3718-3728.

42. Vincan E, Barker N. The upstream components of the Wnt signalling pathway in the dynamic EMT and MET associated with colorectal cancer progression. Clin Exp Metastasis, 2008, 25: 657-663.

43. Koo B K, Spit M, Jordens I, et al. Tumour suppressor RNF43 is a stem-cell E3 ligase that induces endocytosis of Wnt receptors. Nature, 2012, 488: 665-669.

44. Ai X, Wu Y, Zhang W, et al. Targeting the ERK pathway reduces liver metastasis of Smad4-inactivated colorectal cancer. Cancer Biol Ther, 2013, 14: 1059-1067.

45. Javle M, Li Y, Tan D, et al. Biomarkers of TGF-β signaling pathway and prognosis of pancreatic cancer. PLoS One, 2014, 9: e85942.

46. Bertran E, Crosas-Molist E, Sancho P, et al. Overactivation of the TGF-β pathway confers a mesenchymal-like phenotype and CXCR4-dependent migratory properties to liver tumor cells. Hepatology, 2013, 58: 2032-2044.

47. Han S U, Kim H T, Seong D H, et al. Loss of the Smad3 expression increases susceptibility to tumorigenicity in human gastric cancer. Oncogene, 2004, 23: 1333-1341.

48. Kobayashi K, Okamoto T, Takayama S, et al. Genetic instability in intestinal metaplasia is a frequent event leading to well-differentiated early adenocarcinoma of the stomach. Eur J Cancer, 2000, 36: 1113-1119.

49. Chang J, Park K, Bang Y J, et al. Expression of transforming growth factor beta type II receptor reduces tumorigenicity in human gastric cancer cells. Cancer Res, 1997, 57: 2856-2859.

50. Falchetti M, Saieva C, Lupi R, et al. Gastric cancer with high-level microsatellite instability: target gene mutations, clinicopathologic features, and long-term survival. Hum Pathol, 2008, 39: 925-932.

51. Mishra L, Shetty K, Tang Y, et al. The role of TGF-beta and Wnt signaling in gastrointestinal stem cells and cancer. Oncogene, 2005, 24: 5775-5789.

52. Xu Y, Man X, Lv Z, et al. Loss of heterozygosity at chromosomes 1p35-pter, 4q, and 18q and protein expression differences between adenocarcinomas of the distal stomach and gastric cardia. Hum Pathol, 2012, 43: 2308-2317.

53. Park S H, Kim Y S, Park B K, et al. Sequence-specific enhancer binding protein is responsible for the differential expression of ERT/ESX/ELF-3/ESE-1/jen gene in human gastric cancer cell lines: implication for the loss of TGF-beta type II receptor expression. Oncogene, 2001, 20: 1235-1245.

54. Agarkar V B, Babayeva N D, Wilder P J, et al. Crystal structure of mouse Elf3 C-ter-minal DNA-binding domain in complex with type II TGF-beta receptor promoter DNA. J Mol Biol, 2010, 397: 278-289.

55. Wu C W, Li A F, Chi C W, et al. Hepatocyte growth factor and Met/HGF receptors in patients with gastric adenocarcinoma. Oncol Rep, 1998, 5: 817-822.

56. Teng L, Lu J. cMET as a potential therapeutic target in gastric cancer [Review]. Int J Mol Med, 2013, 32: 1247-1254.

57. Scagliotti G V, Novello S, von Pawel J. The emerging role of MET/HGF inhibitors in oncology. Cancer Treat Rev, 2013, 39: 793-801.

58. Cao B, Su Y, Oskarsson M, et al. Neutralizing monoclonal antibodies to hepatocyte growth factor/scatter factor [HGF/SF] display antitumor activity in animal models. Proc Natl Acad Sci U S A, 2001, 98: 7443-7448.

59. Lee J H, Han S U, Cho H, et al. A novel germ line juxtamembrane Met mutation in human gastric cancer. Oncogene, 2000, 19: 4947-4953.

60. Rong S, Bodescot M, Blair D, et al. Tumorigenicity of the met proto-oncogene and the gene for hepatocyte growth factor. Mol Cell Biol, 1992, 12: 5152-5158.

61. Soman N R, Correa P, Ruiz B A, et al. The TPR-MET oncogenic rearrangement is present and expressed in human gastric carcinoma and precursor lesions. Proc Natl Acad Sci U S A, 1991, 88: 4892-4896.

62. Inoue T, Kataoka H, Goto K, et al. Activation of c-Met [hepatocyte growth factor receptor] in human gastric cancer tissue. Cancer Sci, 2004, 95: 803-808.

63. Chen J H, Wu C W, Kao H L, et al. Effects of COX-2 inhibitor on growth of human gastric cancer cells and its relation to hepatocyte growth factor. Cancer Lett, 2006, 239: 263-270.

64. Wu C W, Chi C W, Su T L, et al. Serum hepatocyte growth factor level associate with gastric cancer progression. Anticancer Res, 1998, 18: 3657-3659.

65. Tanaka K, Miki C, Wakuda R, et al. Circulating level of hepatocyte growth factor as a useful tumor marker in patients with early-stage gastric carcinoma. Scand J Gastroenterol, 2004, 39: 754-560.

66. Rex K, Lewis X Z, Gobalakrishnan S, et al. Evaluation of the antitumor effects of rilotumumab by PET imaging in a U-87 MG mouse xenograft model. Nucl Med Biol, 2013, 40: 458-463.

67. Iveson T, Donehower R C, Davidenko I, et al. Rilotumumab in combination with epirubicin, cisplatin, and capecitabine as first-line treatment for gastric or oesophagogastric junction adenocarcinoma: an open-label, dose de-escalation phase Ⅰb study and a double-blind, randomised phase Ⅱ study. Lancet Oncol, 2014, 15: 1007-1018.

68. Drebber U, Baldus S E, Nolden B, et al. The overexpression of c-met as a prognostic indicator for gastric carcinoma compared to p53 and p21 nuclear accumulation. Oncol Rep, 2008, 19: 1477-1483.

69. Janjigian Y Y, Tang L H, Coit D G, et al. MET expression and amplification in patients with localized gastric cancer. Cancer Epidemiol Biomarkers Prev, 2011, 20: 1021-1027.

70. Nakajima M, Sawada H, Yamada Y, et al. The prognostic significance of amplification and overexpression of c-met and c-erb B-2 in human gastric carcinomas. Cancer, 1999, 85: 1894-1902.

71. Wu J G, Yu J W, Wu H B, et al. Expressions and clinical significances of c-MET, p-MET and E2f-1 in human gastric carcinoma. BMC Res Notes. 2014; 7: 6.

72. Allgayer H, Babic R, Gruetzner K, et al. c-erbB-2 is of independent prognostic relevance in gastric cancer and is associated with the expression of tumor-associated protease systems. J Clin Oncol, 2000, 18: 2201-2209.

73. Akiyama T, Sudo C, Ogawara H, et al. The product of the human c-erbB-2 gene: a 185-kilodalton glycoprotein with tyrosine kinase activity. Science, 1986, 232: 1644-1646.

74. Yarden Y. The EGFR family and its ligands in human cancer. Signalling mechanisms and therapeutic opportunities. Eur J Cancer, 2001, 37 Suppl 4: S2-S8.

75. Lin S, Makino K, Xia W, et al. Nuclear localization of EGF receptor and its potential new role as a transcription factor. Nat Cell Biol, 2001, 3: 802-808.

76. Williams C, Allison J, Vidal G, et al. The ERBB4/HER4 receptor tyrosine kinase regulates gene expression by functioning as a STA-T5A nuclear chaperone. J Cell Biol, 2004, 167: 469-478.

77. Hofmann M, Stoss O, Shi D, et al. Assessment of a HER2 scoring system for gastric cancer: results from a validation study. Histopathology, 2008, 52: 797-805.

78. Gravalos C, Jimeno A. HER2 in gastric cancer: a new prognostic factor and a novel therapeutic target, Ann Oncol, 2008, 19: 1523-1529.

79. Tanner M, Hollmén M, Junttila T, et al. Amplification of HER-2 in gastric carcinoma: association with Topoisomerase IIalpha gene amplification, intestinal type, poor prognosis, and sensitivity to trastuzumab. Ann Oncol, 2005, 16: 273-279.

80. Polkowski W, van Sandick J, Offerhaus G, et al. Prognostic value of Laure'n classification and c-erbB-2 oncogene overexpression in adenocarcinoma of the esophagus and gastroesophageal junction. Ann Surg Oncol, 1999, 6: 290-297.

81. Barros-Silva J, Leitao D, Afonso L, et al. Association of ERBB2 gene status with histopathological parameters and disease-specific survival in gastric carcinoma patients. Br J Cancer, 2009, 100: 487-493.

82. Bozzetti C, Negri F, Lagrasta C, et al. Comparison of HER2 status in primary and paired metastatic sites of gastric carcinoma. Br J Cancer, 2011, 104: 1372-1376.

83. Jorgensen J, Hersom M. HER2 as a prognostic marker in gastric cancer—a systematic analysis of data from the literature. J Cancer, 2012, 3: 137-144.

84. Bang Y, Chung H, Xu J. Pathological features of advanced gastric cancer: relationship to human epidermal growth factor receptor 2 positivity in the global screening programme of the ToGA trial. J Clin Oncol, 2009, Suppl: Abstract 4556.

85. Ishikawa T, Kobayashi M, Mai M, et al. Amplification of the c-erbB-2 [HER-2/neu] gene in gastric cancer cells. Detection by fluorescence in situ hybridization. Am J Pathol, 1997, 151(3): 761-768.

86. Yonemura Y, Ninomiya I, Tsugawa K, et al. Prognostic significance of c-erbB-2 gene expression in the poorly differentiated type of adenocarcinoma of the stomach. Cancer Detect Prev, 1998, 22: 139-146.

87. Lee K, Lee H, Kim Y, et al. Prognostic significance of p53, nm23, PCNA and c-erbB-2 in gastric cancer. Jpn J Clin Oncol, 2003, 33: 173-179.

88. Song H, Do Y, Kim I, et al. Prognostic significance of immunohistochemical expression of EGFR and C-erbB-2 oncoprotein in curatively resected gastric cancer. Cancer Res Treat, 2004, 36: 240-245.

89. Fan X, Chen J Y, Li C, et al. Differences in HER2 overexpression between proximal and distal gastric cancers in the Chinese population. World J Gastroenterol, 2013, 19: 3316-3323.

90. Lordick F, Bang Y, Kang YK, et al. HER2-positive advanced gastric cancer: similar HER2-positivity levels to breast cancer. Eur J Cancer, 2007, 5: 271.

91. Chua T, Merrett N. Clinicopathologic factors associated with HER2-positive gastric cancer and its impact on survival outcomes-a systematic review. Int J Cancer, 2012, 130 (12): 2845-2856.

92. Slamon D, Godolphin W, Jones L, et al. Studies of the HER-2/neu proto-oncogene in human breast and ovarian cancer. Science, 1989, 244(4905): 707-712.

93. Slamon D, Leyland-Jones B, Shak S, et al. Use of chemotherapy plus a monoclonal antibody against HER2 for metastatic breast cancer that overexpress-es HER2. N Engl J Med, 2001, 344(11): 783-792.

94. Seshadri R, Firgaira F, Horsfall D, et al. Clinical significance of HER-2/neu oncogene amplification in primary breast cancer. The South Australian Breast Cancer Study Group. J Clin Oncol, 1993, 11(10): 1936-1942.

95. Yonemura Y, Ninomiya I, Yamaguchi A, et al. Evaluation of immunoreactivity for erbB-2 protein as a marker of poor short term prognosis in gastric cancer. Cancer Res, 1991, 51(3): 1034-1038.

96. Janjigian Y, Werner D, Pauligk C, et al. Prognosis of metastatic gastric and gastroesophageal junction cancer by HER2 status: a European and USA International collaborative analysis. Ann Oncol, 2012, 23(10): 2656-2662.

97. Hsu J, Chen T, Tseng J, et al. Impact of HER-2 overexpression/ amplification on the prognosis of gastric cancer patients undergoing resection: a single-center study of 1036 patients. Oncologist, 2011, 16(12): 1706-1713.

98. Terashima M, Kitada K, Ochiatai A, et al. Impact of expression of human epidermal growth factor receptors EGFR and ERBB2 on survival in stage II/III gastric cancer. Clin Cancer Res, 2012, 18(21): 5992-6000.

99. Piccart-Gebhart M, Procter M, Leyland-Jones B, et al. Trastuzumab after adjuvant chemotherapy in HER2-positive breast cancer. N Engl J Med, 2005, 353(16): 1659-1672.

100. Smith I, Procter M, Gelber R, et al. 2-year followup of trastuzumab after adjuvant chemotherapy in HER2-positive breast cancer: a randomized controlled trial. Lancet. 2007, 369(9555): 29-36.

101. Siliwkowski M X, Lofgren J, Lewis G, et al. Nonclinical studies addressing the mechanism of action of trastuzumab (Herceptin). Semin Oncol, 1999, 26(4 Suppl 12): 60-70.

102. Cuello M, MEttenberg S, Clark A, et al. Down-regulation of the erbB-2 receptor by trastuzumab (herceptin) enhances tumor necrosis factor-related apoptosis-inducing ligand-mediated apoptosis in breast and ovarian cancer cell lines that overexpress erbB-2. Cancer Res, 2001, 61 (12): 4892-4900.

103. Bang Y, Van Cutsem E, Feyereislova A, et al. Trastuzumab in combination with chemotherapy versus chemotherapy alone for treatment of HER2-positive advanced gastric or gastroesophageal junction cancer[ToGA]: a phase III, open-label, randomised controlled trial. Lancet, 2010, 376(9742): 687-697.

104. Jorgensen J. Role of human epidermal growth factor receptor 2 in gastric cancer: biological and pharmacological aspects. World J Gastroenterol, 2014, 20: 4526-4535.

105. Won E, Janjigian Y, Islson D H. HER2 directed therapy for gastric/esophageal cancers. Curr Treat Options Oncol, 2014, 15(9): 395-404.

106. Montemurro F, Scaltriti M. Biomarkers of drugs targeting HER-family signalling in cancer. J Pathol, 2014, 232 (2): 219-229.

107. Jung W Y, Kang Y, Lee H, et al. Expression of moesin and CD44 is associated with poor prognosis in gastric adenocarcinoma. Histopathology, 2013, 63: 474-481.

108. Opyrchal M, Salisbury J L, Iankov I, et al. Inhibition of Cdk2 kinase activity selectively targets the CD44+/CD24-/Low stem-like subpopulation and restores chemosensitivity of SUM149PT triple-negative breast cancer cells. Int J Oncol, 2014, 45: 1193-1199.

109. Nakayama N, Nakayama K, Shamima Y, et al. Gene amplification CCNE1 is related to poor survival and potential therapeutic target in ovarian cancer. Cancer. 2010; 116: 2621-2634.

110. Wahlström T, Henriksson M A. Impact of MYC in regulation of tumor cell metabolism. Biochim Biophys Acta, 2014, 1849(5): 563-569.

111. Lin D C, Xu L, Ding L W, et al. Genomic and functional characterizations of phosphodiesterase subtype 4D in human cancers. Proc Natl Acad Sci USA, 2013, 110: 6109-6114.

112. Lee J W, Jeong E G, Lee S H, et al. Mutational analysis of PTPRT phosphatase domains in common human cancers. APMIS, 2007, 115: 47-51.

113. Wu C W, Kao H L, Li A F, et al. Protein tyrosine-phosphatase expression profiling in gastric cancer tissues. Cancer Lett, 2006, 242: 95-103.

114. Barros R, Freund J N, David L, et al. Gastric intestinal metaplasia revisited: function and regulation of CDX2. Trends Mol Med, 2012, 18: 555-563.

115. Song J H, Meltzer S J. MicroRNAs in pathogenesis, diagnosis, and treatment of gastroesophageal cancers. Gastroenterology, 2012, 143: 35-47. e2.

116. Kirikoshi H, Katoh M. Expression of TFF1, TFF2 and TFF3 in gastric cancer. Int J Oncol, 2002, 21: 655-659.

117. Iravani O, Tay B W, Chua P J, et al. Claudins and gastric carcinogenesis. Exp Biol Med [Maywood], 2013, 238: 344-349.

118. Zhao X, Li X, Yuan H. microRNAs in gastric cancer invasion and metastasis. Front Biosci [Landmark Ed], 2013, 18: 803-810.

119. Li X, Zhang Y, Shi Y, et al. MicroRNA-107, an oncogene microRNA that regulates tumour invasion and metastasis by targeting DICER1 in gastric cancer. J Cell Mol Med, 2011, 15: 1887-1895.

120. Liang S, He L, Zhao X, et al. MicroRNA let-7f inhibits tumor invasion and metastasis by targeting MYH9 in human gastric cancer. PLoS One, 2011, 6: e18409.

121. Inoue T, Iinuma H, Ogawa E, et al. Clinicopathological and prognostic significance of microRNA-107 and its relationship to DICER1 mRNA expression in gastric cancer. Oncol Rep, 2012, 27: 1759-1764.

122. Korpal M, Lee E S, Hu G, et al. The miR-200 family inhibits epithelial-mesenchymal transition and cancer cell migration by direct targeting of E-cadherin transcriptional repressors ZEB1 and ZEB2. J Biol Chem, 2008, 283: 14910-14914.

123. Carvalho J, van Grieken N C, Pereira P M, et al. Lack of microRNA-101 causes E-cadherin functional deregulation through EZH2 up-regulation in intestinal gastric cancer. J Pathol, 2012, 228: 31-44.

124. ClinicalTrials. gov. Safety study of MGAH22 in HER2-positive carcinomas. 2014.

125. ClinicalTrials. gov. A study of MM-111 and paclitaxel with trastuzumab in patients HER2 positive carcinomas of the distal esophagus, gastroesophageal [GE] junction and stomach. 2014.

126. ClinicalTrials. gov. A clinical trial evaluating the effect of ASLAN001 in patients with recurrent/meta-static gastric cancer whose tumors are either HER-2 amplified or co-expressing HER-1 and HER-2.

127. Pharmaceuticals, A. ASLAN pharmaceuticals—ASLAN001 [ARRY-543]—HER2/EGFR program array biopharma: array biopharma. 2013.

128. Oh D Y, Lee K W, Cho J Y, et al. A phase II open-label trial of dacomi-tinib monotherapy in patients with HER2-positive advanced gastric cancer after failure of at least one prior chemotherapy regimen. In 2012 Gastrointestinal Cancers Symposium. J Clin Oncol, 2012, 30.

129. Janjigian Y Y, Capanu M, Gromisch C M, et al. A phase II study of afatinib in patients [pts] with metastatic human epidermal growth factor receptor [HER2]-positive trastuzumab-refractory esophagogastric [EG] cancer. In 2013 ASCO annual meeting, 2013.

130. ClinicalTrials. gov. A study of pertuzumab in combination with trastuzumab and chemotherapy in patients with HER2-positive advanced gastric cancer [NCT014610579].

131. Tabernero J, Hoff P M, Shen L, et al. Pertuzumab [P] with trastuzum-ab [T] and chemotherapy [CTX] in patients [pts] with HER2-positive metastatic gastric or gastroesophageal junction [GEJ] cancer: an international phase III study [JACOB]. In 2013 ASCO annual meeting, 2013.

132. Barok M, Tanner M, Koninki K, et al. Trastu-zumab-DM1 is highly effective in preclinical models of HER2-positive gastric cancer. Cancer Lett, 2011, 306: 171-179.

133. Yamashita-Kashima Y, Shu S, Harada N, et al. Enhanced antitumor activity of trastuzumab emtansine [T-DM1] in combination with pertuzumab in a HER2-positive gastric cancer model. Oncol Rep, 2013, 30: 1087-1093.

134. ClinicalTrials. gov. A study of trastuzumab emtansine versus taxane in patients with advanced gastric cancer. 2014.

135. Hecht J R, Bang Y J, Qin S K, et al. Lapatinib in Combination With Capecitabine Plus Oxaliplatin in Human Epidermal Growth Factor Receptor 2-Positive Advanced or Metastatic Gastric, Esophageal, or Gastroesophageal Adenocarcinoma: TRIO-013/LOGiC-A Randomized Phase III Trial. J Clin Oncol, 2016, 34(5): 443-51.

136. Satoh T, Bang Y, Wang J, et al. Interim safety analysis from TYTAN: a phase III Asian study of lapatinib in combination with paclitaxel as second-line therapy in gastric cancer. In 2010 ASCO annual meeting. J Clin Oncol. abstr 4057, 2010.

第 4 章

胃癌病理

Laura H. Tang and Luke V. Selby
谭风波　译

介　绍

虽然胃癌的发病率在过去几十年里稳步下降，但其仍然是全球病死率第三的癌症。胃癌的发病率在世界不同的五大洲有很大的差异，在亚洲、中欧和南美洲发病率最高，而在美国，胃癌病死率则是第七位的癌症。在过去的几十年里，临床实践的变化使得浅表胃癌和早期胃癌的诊断获得更多，目前美国早期胃癌和浅表胃癌在新胃癌诊断的比例接近20%，日本为50%[2~5]。胃癌的解剖分布也在发生变化，近端胃癌发病率上升，目前约占所有胃癌的30%[6, 7]。流行病学、解剖位置、致病因素、分子和遗传因素以及临床实践模式都导致了人群中对胃癌统计学差异。本章的重点是胃癌的病理学在胃癌诊断和治疗中的意义。

胃癌的发病机制

胃酸反流

胃食管结合部（GEJ）的黏膜经常受到胃酸倒流的影响。贲门癌患者具有与 GEJ 腺癌相似的特征性危险因素，如发病年龄和年龄分布、男性多发、形态学表型、疾病分布的民族差异等[8~12]。贲门癌与巴雷特（Barrett）食管和胃食管反流疾病之间的关系是一个有争论的话题，因为有时界定贲门癌时有一定的挑战性，尤其在肿瘤较大且侵犯 GEJ 时。多达 70% 的贲门癌具有肠上皮化生成分，这是一种早期病理过程，与在 GEJ 的 Barrett 食管相关腺癌中所观察到的病理过程类似。

有趣的是，既往男性患者的胃手术，尤其是 Billroth Ⅱ式重建的胃次全切除术，与随后发展残胃癌的风险增加有关，这可能是胆汁和胰腺分泌物的肠胃反流引起的[13~16]。

感染

幽门螺杆菌感染是引起胃癌的主要环境因素之一。幽门螺杆菌长期感染引起慢性胃炎，导致黏膜萎缩和肠上皮间变[17, 18]（图 4.1a）。幽门螺杆菌感染患者胃肿瘤病变的风险增加了 4~9 倍，如果在儿童早期即感染幽门螺杆菌，则风险更大[19~21]。幽门螺杆菌毒性的某些方面与胃癌风险有关，特别值得一提的是，对 CagA（细胞毒素相关基因）呈阳性的菌株会产生更高水平的白细胞介素-8，从而引发更强烈的炎症反应。这些菌株与胃癌风险增加有关[22]。然而，在大多数患有幽门螺杆菌感染的个体中，胃癌并未发生，所以其他环境和宿主因素被认为在该疾病的发病机制中也是很重要的[23, 24]。

爱泼斯坦-巴尔病毒（EBV）长期以来被认为是胃癌的一种独特的致病原因[25, 26]。约有 10% 的胃癌患者存在 EBV（图 4.1b）。EBV 相关胃癌中的所有肿瘤细胞都具有克隆性 EBV 基因组。与 EBV 相关的胃癌主要发生在男性和年龄较小的年轻人个体中。这些癌具有独特的组织学表型、遗传/表观遗传基因型和独特的临床病理特征[25, 27~29]。

自身免疫性胃炎

自身免疫性胃炎继发于免疫介导的壁细胞破坏（恶性贫血），局限于胃体和胃底，并且特征性地与神经内分泌细胞（肠-嗜铬细胞样细胞）增生和成瘤相关（图 4.2）。在患有自身免疫相关性萎缩性胃炎的患者中，大多数腺癌属于肠型，胃癌风险增加至少 3 倍[30]。相比之下，自身免疫性萎缩性胃炎引起的胃 1 型神经内分泌（类癌）肿瘤的风险较小[31]。

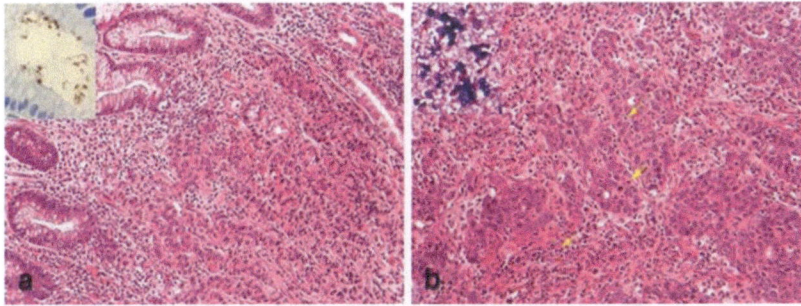

图 4.1　幽门螺杆菌与 EBV 感染相关胃腺癌
a. 腺癌与活动性慢性胃炎相关，在免疫组织化学染色（插入图）上鉴定出幽门螺杆菌。b. 低分化腺癌组织内有明显上皮内和间质淋巴细胞浸润（箭头），通过原位杂交方法发现有 EBV 基因组存在（插入图）。

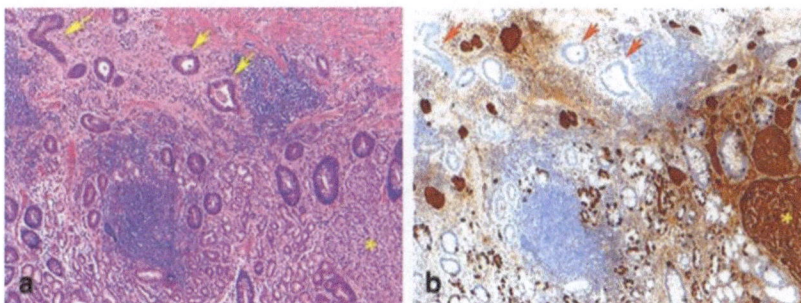

图 4.2　Ⅰ型胃神经内分泌肿瘤与腺癌并存
a. 神经内分泌肿瘤（星形）的组织病理学表现出瘤巢形式；b. 并且嗜铬素的免疫反应性存在于增生性神经内分泌细胞和神经内分泌肿瘤的背景中，分化良好的、腺体形成的腺癌（箭头）侵入黏膜肌层并渗入黏膜下层。

基因-膳食相互作用

除幽门螺杆菌感染外，吸烟、饮食等环境因素在胃癌发生中也起着重要作用[32]。盐、烟熏、腌制和腌制的食品中富含盐、亚硝酸盐或预形成的 N-亚硝基化合物，与胃癌风险增加有关[33]。

遗传多态性也可能通过改变参与 DNA 合成和修复、致癌物质代谢、炎症反应和肿瘤抑制[34]等多分子过程中的酶的活性而影响胃癌的病因学。与那些不携带高风险遗传变异或携带高风险遗传变异但饮食风险低的人相比，携带高风险遗传变异和高风险饮食的人患胃癌的风险更高。不同的饮食模式和遗传多态性的区域差异可能可以解释胃癌发病率的区域差异[35~37]。

遗　传

大约 10% 的胃癌是家族性的。肿瘤抑制因子 CDHI（E-cadherin CDH1）基因的种系基因突变占遗传性弥漫型胃癌罕见综合征的 30%~40%，而胃癌作为其他遗传性癌症综合征的组成部分也较少发生[38]。

家族性弥漫型胃癌

CDH1 的种系基因突变是家族性胃癌综合征的分子基础[39~42]（图 4.3a）。最初在新西兰的三个毛利人家庭中发现，至少有 100 个家庭成员携带

CDH1 种系基因突变[43]。鉴于外显率较高（70%～80%）[44]，男性罹患胃癌的风险约为 67%，女性罹患胃癌的风险约为 83%[45]，通常在家族诊断为 CDH1 基因突变后才考虑预防性全胃切除术[46]。

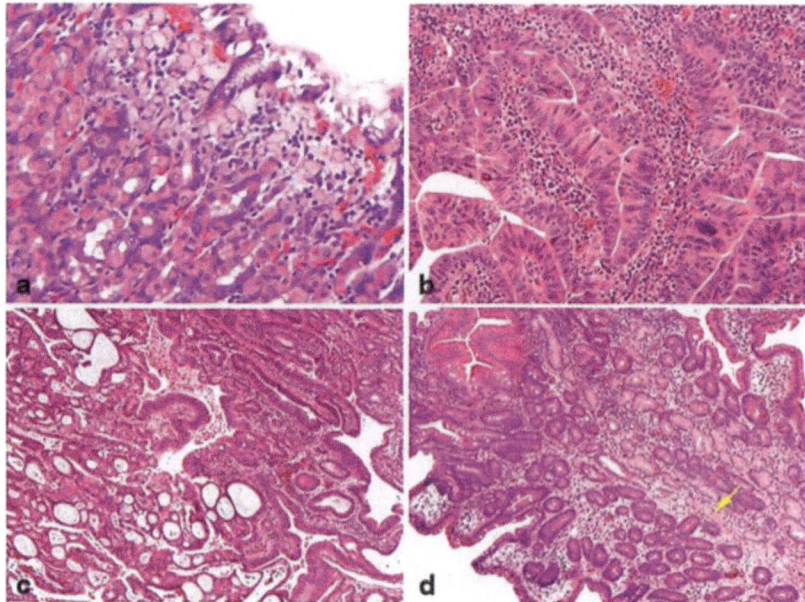

图 4.3　与遗传相关的胃癌

a. 早期遗传性弥漫型胃癌伴有印戒细胞形态存在于浅表性固有层；b. HNPCC（Lynch 综合征）相关肠型胃腺癌表现出上皮内和间质淋巴细胞增多；c. FAP 相关腺癌（左）出现于发育异常的胃底腺息肉（右上）；d. 胃 Peutz-Jeghers 息肉由不规则和结构上扭曲的凹陷腺体增生组成，固有层炎症增加，平滑肌增生（箭头）

遗传性非息肉病结直肠癌（HNPCC）综合征

在遗传性非息肉病性结直肠癌（HNPCC）患者中，胃癌是继子宫内膜癌之后第二常见的结肠以外的癌症（图 4.3b）。在 HNPCC 患者中，胃癌发生的相对风险为 4 倍，主要发生在较年轻的患者（30 岁为 11.3 倍，40 岁为 5.5 倍）中。此外，基因突变携带者家庭的相对风险要大于非基因突变携带者家庭（3.2 倍与 1.6 倍）。西方国家的人胃癌终生发病风险为 10%，亚洲人则为 30%[54~57]，其中 65% 的病例显示微卫星不稳定性（MSI）表型。

家族性腺瘤性息肉病（FAP）

家族性腺瘤性息肉病（FAP）患者也会发生多发胃底腺息肉，这是因为腺瘤性息肉病（APC）基因的

体细胞突变可导致肿瘤转化（图 4.3c）[47]。然而，与 FAP 患者腺瘤性息肉发生结肠腺癌相比，底腺息肉发生胃癌的病例较少[48~51]。有趣的是，与西方国家 FAP 患者相比，亚洲地区 FAP 患者胃肿瘤转化的风险更高[52, 53]。

Li-Fraumeni 综合征

50%～70% 的 Li-Fraumeni 综合征患者发生 TP53 基因种系突变。该病患者最常见的肿瘤是软组织肉瘤、乳腺癌和脑肿瘤。虽然胃肠道肿瘤在所有 Li-Fraumeni 综合征相关肿瘤中所占比例不到 10%，但 Li-Fraumeni 患者胃癌（可能是多个）在胃肠道肿瘤中所占比例超过 50%[58, 59]。

Peutz-Jeghers 综合征

位于 19p13.3 号染色体上的丝氨酸/苏氨酸-

蛋白激酶 11（STK11）基因突变导致了 Peutz-Jeghers 综合征[60]。胃肠道错构瘤息肉的特征性发展见图 4.3d，尽管胃肠道错构瘤转变成恶性肿瘤的确切风险程度是一个有争论的话题[61, 62]，但这些患者患胃癌的风险增加。

胃增生性息肉病

胃增生性息肉病是一种遗传性常染色体显性综合征，其特征是胃增生性息肉病、严重的银屑病（牛皮癣）以及弥漫型胃癌发病率会增加[63, 64]。

胃癌前病变

明确的慢性炎症—肠上皮化生—腺体发育不良—癌症序列通常在大多数肠型胃腺癌之前发生[65]。由上皮发育不良（Ⅰ型）引起的肠化生可表现为息肉样病变，类似于结肠腺瘤，但在基因上与典型的结肠管状腺瘤不同。与结肠腺癌的腺瘤—癌症序列（通常与 APC 分子通路内固有的遗传异常相关）相比，肠上皮发育不良到胃腺癌的发生是一个多基因异常逐步积累的过程。真正的新生胃腺瘤在 FAP 环境之外是罕见的，在 FAP 环境下，胃底腺息肉发展为上皮异常增生，继发于固有 APC 基因异常。一种不太常见的发育不良的组织学变异是胃窝（Ⅱ型）异常增生，伴有胃黏液表型[66]。这些亚型的意义仍有争议，目前这些胃发育不良亚型分型还不是很成熟。

胃发育不良的自然历史取决于它的分级、发育不良的程度和表面外观（息肉样或扁平或凹陷）。发育不良可根据细胞学和结构特征进行分级分为低级别和高级别（图. 4.4a, b）。经内镜活检诊断为低度不典型增生（low grade dysplasia, LGD），在 38%～75% 的病例中出现复发，在 19%～50% 的病例中仍然持续存在，在 0～9% 的病例中进展为高度不典型增生（high grade dysplasia, HGD）[67]。腺癌进展的最好的独立预测因子是病变大于 2 cm 和内镜下呈现凹陷结构[68]。

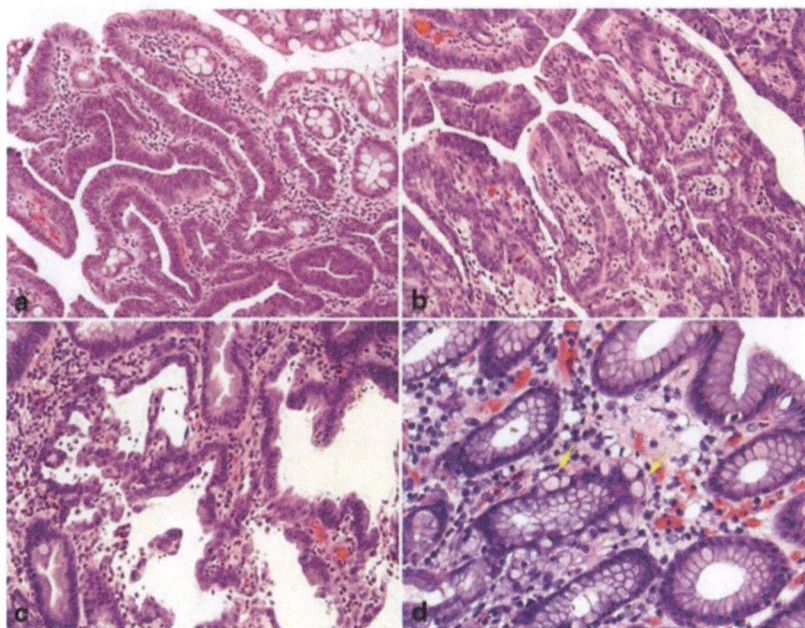

图 4.4 胃癌前病变
a. 长期存在的慢性胃炎之后是肠上皮化生（右上）和低级腺体发育不良，这可通过核伸长和假复层来证实；b. 高度异型增生表现出上皮细胞极性的丧失，伴有腺体拥挤和结构改变，这接近早期癌症的标准；c. 即使在没有侵入基质的情况下，早期腺癌从高度异型增生进展也可以通过具有纤维复杂性的可膨胀隐窝生长来证明；d. 原位印戒细胞癌存在于基底膜内，具有染色质细胞核和去极化细胞核以及印戒细胞的页状扩散（箭头）

高度不典型增生（HGD）仅 0～16% 的病例复发，14%～58% 的病例持续存在，10%～100% 进展为腺癌

（图 4.4c）[67]。考虑到腺癌进展的高概率，内镜活检诊断为 HGD 的病变在可行的情况下应考虑内镜黏膜切除术，如果 HGD 表现为多灶性病变或内镜黏膜切除术在技术上不可行，则应考虑做胃手术切除。

弥漫型胃癌的前体被认为是来源于泌酸腺管颈（或球状）发育异常[69]的原位印戒细胞癌。这与印戒细胞（signet ring cell，SRC）存在于基底膜内相一致，通常在腺体/凹窝上皮下可见深染、失去极性的细胞核，印戒细胞呈派杰样（pagetoid）播散（图4.4d）[70]。

病理学分类

肿瘤的位置

胃腺癌的发生部位在一定程度上反映了胃腺癌的发病机制。例如，胃近端肠型腺癌可能与胃反流相关（图 4.5a），而胃远端肠型胃腺癌更可能与幽门螺杆菌感染相关的发病机制相关（图 4.5b）。弥漫型胃癌多位于胃中 1/3 及胃体（图 4.5c），而残胃癌则无一例外位于胃黏膜十二指肠吻合处（图 4.5d）。确定一个精确的肿瘤位置可能是具有挑战性的，甚至是主观的，特别是当病灶很大且达到胃内各个解剖部位。然而，记录肿瘤的相对位置对于阐明潜在的发病机制和疾病的分类，以及评估疾病的程度和切除边缘状态是很重要的。

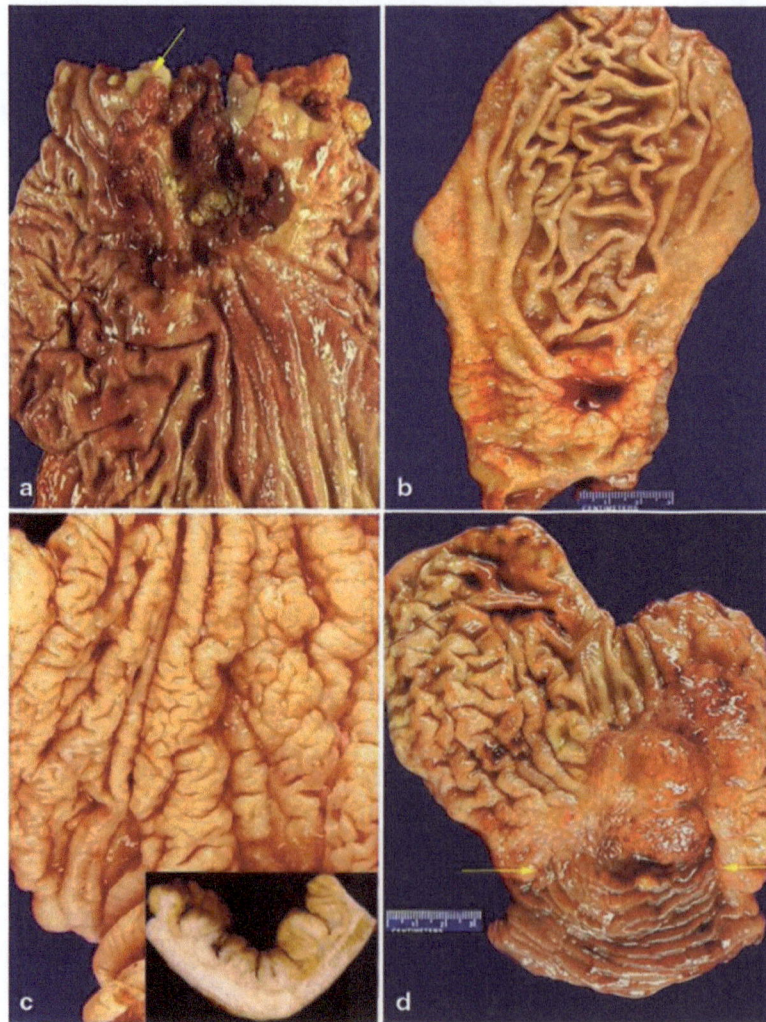

图 4.5 胃腺癌大体病理标本

a. 近端胃腺癌，食管的鳞状黏膜（箭头所示）有少许侵犯；b. 溃疡性肠型胃腺癌位于胃的远端；c. 弥漫型胃腺癌位于胃体内，具有完整的黏膜但具有坚硬的黏膜皱褶；黏膜的横截面显示肿瘤细胞弥漫性浸润继发的增厚的胃壁；d. 残胃癌位于吻合线附近的胃黏膜中（箭头所示）

大体类型

晚期胃癌的大体形态可以使用 Borrmann 分类法进行分类，该分类将胃癌分为四种不同类型[71]：息肉型（Ⅰ型）、蕈伞型（Ⅱ型）、溃疡型（Ⅲ型）、弥漫浸润型（Ⅳ型）。弥漫浸润型也称为皮革胃，当它涉及到几乎整个胃时，它始终与弥漫型组织学亚型有关。相比之下，Ⅰ型、Ⅱ型和Ⅲ型与其他组织学亚型有关。Ⅱ型是最常见的亚型，占所有胃癌的36%，常在胃窦小弯处被发现。Ⅰ型和Ⅲ型分别占所有进展期胃癌的25%，它们在胃体中更常见，通常在胃大弯侧。

组织学分类

胃癌是一种异质性肿瘤，具有不同的发病机制、形态学特征和分子学背景。虽然最近的基因组分析已经通过胃腺癌的一般特征[29]识别出了几个亚型，但组织病理学分类对于该病的一些临床评估仍然至关重要，并为该病的分子分类提供了基础[72, 73]。基于胃腺癌的显微镜下特征，提出了几种有助于胃腺癌分类的系统[74~76]。最常用的两种组织学分类是 Lauren 分类和世界卫生组织（WHO）所颁布的分类系统[77, 78]，这两种分类方法之间存在显著的相关性[79]。

按 Lauren 分类，胃腺癌分为两个主要亚型：肠型和弥漫型，肿瘤表现出肠型和弥漫型共有的特点的类型为混合型腺癌（图 4.6 a，b，c，d）。肠型的胃腺癌的特征是腺体的形成表现出不同程度的分化，伴或不伴细胞外黏蛋白生产（图 4.6）。弥漫型的胃腺癌是由黏附不良的细胞形成，且没有腺体形成（图 4.6 b，c），这种类型的肿瘤通常含有胞质内的黏蛋白的细胞，被称为"印戒细胞"（图 4.6c），尽管这个术语也用于即使胞浆内没有黏蛋白的弥漫型癌（图 4.6c）。除了其独特的形态学特征，肠型和弥漫型胃癌也有不同的临床病理特征（表 4.1）。

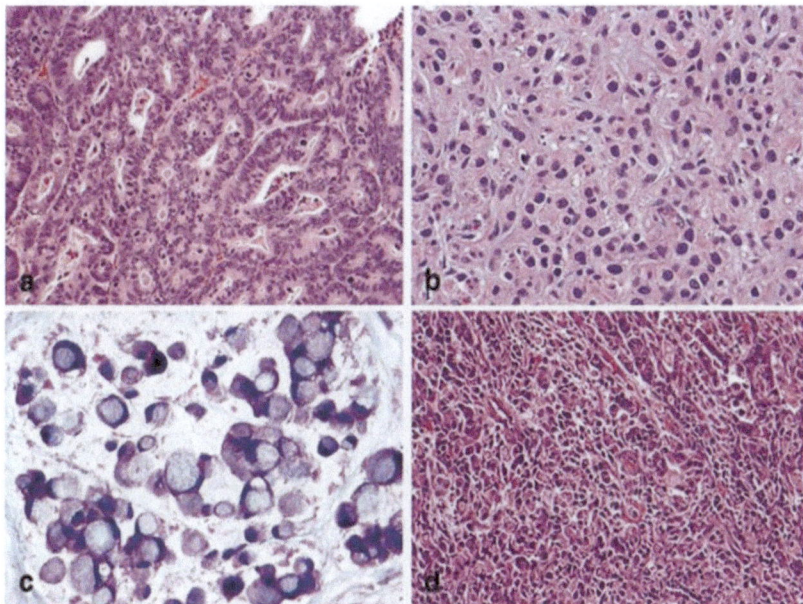

图 4.6　胃癌的组织病理学 Lauren 分类
a. 肠型腺癌，具有良好的腺体和管状结构；b. 分化差的弥漫型腺癌；c. 弥漫型腺癌，具有细胞内黏蛋白和印戒细胞特征；d. Lauren 的混合型腺癌，有少量差分化的肠型成分（右上），也有分化差弥漫型/低黏附的癌，局灶有印戒细胞癌特征（左）。

虽然 Lauren 最初的分类基础是单纯的形态学特征，但胃癌流行病学和发病机制方面的积累知识表明，该分类体系在胃癌分子亚型的定义方面也非常有意义[72, 73]。在没有明显的慢性胃炎、肠化生或异常增生的情况下，单纯弥漫型胃癌可能是一种遗传性的或散发性的。然而，在混合型腺癌中看到明显弥漫型或低黏附的癌成分，同时伴有炎症—化生—异源性癌—癌前体的，常常使肿瘤的分子分析复杂化。

2010 年，WHO 修订了其形态学分类，以反映整个胃肠道(gastrointestinal tract，GIT)的模式[78]。根据主要的组织学生长模式，胃腺癌可分为5种类型：①乳头状腺癌；②管状腺癌；③黏液性腺癌；④低黏附性癌(包括印戒细胞癌和其他变异)；⑤混合腺癌。世界卫生组织对胃癌的分类见表4.2。

表4.1　胃癌 Lauren 分类的临床和病理特征

特征	肠型	弥漫型
发病年龄	年龄超过 50 岁	不到 50 岁
性别	男性>女性	男=女
地理分布	亚洲(中国、日本、韩国)	任何地方
前体病变	肠化生/发育不良	印戒细胞原位癌
常见部位	胃窦或贲门	胃体
Borrmann 分类	Ⅰ型，Ⅱ型，Ⅲ型	Ⅳ型
相关基因	HNPCC，FAP	遗传性弥漫型胃癌，增生性息肉病

表4.2　世界卫生组织胃癌分类[99]

肿瘤类型		组织学特点
腺癌	乳头状腺癌	外生的具有纤维血管核心的长叶状肿瘤延伸；通常有更好的分化和较低的级别
	管状腺癌	扩张的或裂隙状的分支小管；通常恶性程度较低，尽管分化不良的变异并不罕见
	黏液腺癌	含有超过 50% 的细胞外黏液池。可能包含散在的印戒细胞，多见于近端/贲门位置
	低黏附性癌，包括弥漫型和印戒细胞癌及其他变异	癌细胞作为单个细胞或小团状浸润。癌主要由印戒细胞组成，胞浆内有黏液蛋白，使细胞核移位偏离。低黏附性癌的其他变异可能类似于单核炎性细胞
	混合腺癌	各种形态的混合，包括可识别的管状，乳头状腺癌和低黏附性癌的形态
腺鳞癌		腺体和鳞状肿瘤成分的混合物；鳞状成分至少占肿瘤体积的 25% 以上
淋巴样间质癌(髓样癌)		发育不良的腺体结构，基质中明显的淋巴浸润。与 EBV 感染或 HNPCC 相关的癌，并且可能具有较好的预后
肝细胞样腺癌		类似肝细胞的大多边形嗜酸性肿瘤细胞；可表达甲胎蛋白
鳞状细胞癌		可能呈角化或非角化状态
未分化癌		高级别癌，不能进一步归类为腺癌，鳞状细胞癌或其他的癌
神经内分泌癌		低分化的高级别癌，具有弥漫性或局灶性突触素嗜铬黏蛋白-A 表达。这些肿瘤表现出高的有丝分裂率(>10/10 高倍视野，Ki 67 通常>50%)，有明显核异型，并且可能有局灶性坏死
大细胞神经内分泌癌		肿瘤细胞大，细胞质含量适中，可能含有明显的核仁肿瘤细胞小，染色质细小颗粒，核仁不明显
小细胞神经内分泌癌		肿瘤细胞很小，有细小的染色质和不明显的核仁
混合性腺-神经内分泌癌		由腺体形成和神经内分泌恶性成分组成，每种成分至少占 30%。通过免疫组织化学鉴定腺癌中仅有分散的神经内分泌细胞是不符合混合癌诊断的

胃癌的少见变异类型包括：腺鳞癌，肝样特征的腺癌，微乳头状癌，淋巴间质癌(髓样癌，图4.7b)，具有胰腺腺泡分化特征的癌(图4.7c)，绒毛膜癌[80, 81]，未分化的亚型(图4.7d)，肉瘤样分化的癌(图4.7e)，小细胞或大细胞高级别神经内分泌癌(图4.7f)，食管(胃入口)中源于异位胃组织的癌，来源于异位胰腺的癌。所谓髓样癌通常具有膨胀性的生长模式，伴有瘤内和瘤周淋巴细胞浸润；这种肿瘤表型通常与 EBV 或微卫星状不稳定性(microsatellite instability，MSI)胃癌相关。当遇到

这些罕见的胃癌亚型时，其临床意义是在诊断为原发性胃癌之前，应该排除是否为转移性癌。此外，胃癌的任何组织学亚型如果分化不良，可表现为部分或全部肉瘤的特点（肉瘤样癌，图 4.7e），这在上消化道和胰胆管癌中并不少见。

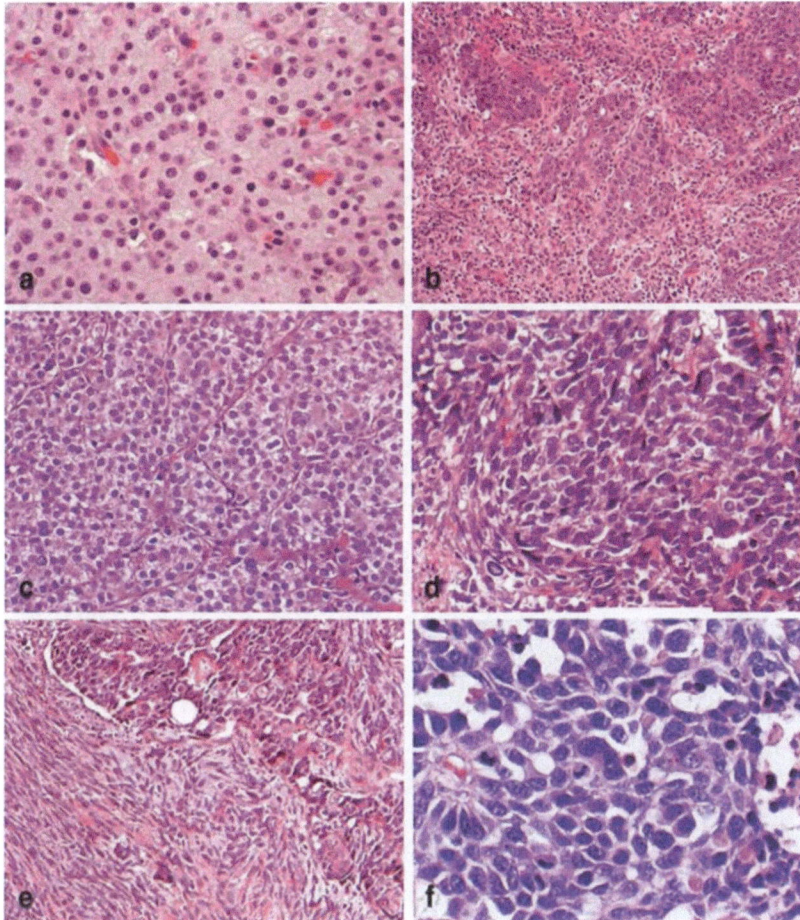

图 4.7　胃腺癌的少见组织病理学类型
a.肝样特征的腺癌；b.髓样癌伴有明显增多的上皮内和间质淋巴细胞（蓝色小细胞）；c.腺癌伴明显胰腺腺泡分化特征；d.未分化癌；e.未分化癌（右上）与肉瘤样分化（左下）；f.高级别神经内分泌癌（小细胞型）

诊断问题

原发性癌还是转移性癌

胃腺癌的病理诊断，特别是低分化和非肠型，对于标本活检可能具有挑战性。虽然胃不是转移的常见部位，但许多上皮样肿瘤可转移至胃黏膜，在小块活检组织中，鉴别原发性胃癌或转移性胃癌有时是比较困难的[82, 83]。患者可能无症状，表现为类似于原发性胃癌的出血性溃疡（39%的病例），或黏膜下肿瘤（51%的病例）。

原发性胃弥漫型印戒细胞癌诊断中最常见的错误是转移性小叶乳腺癌（lobular breast cancer, LBC），乳腺癌易于转移和定植胃肠道以及其他空腔器官，如子宫和膀胱。原发性胃弥漫型印戒细胞癌与小叶乳腺癌具有相似的形态学特征，有时仅靠形态学基础，临床上难以鉴别这两种肿瘤（图 4.8a，b）。免疫组织化学检测很有帮助，因为经典的小叶乳腺癌通常对雌激素受体（ER，图 4.8c）、细胞角蛋白-7（CK7）和乳腺球蛋白具有免疫反应性；胃原发癌对 CK7 和 CK20 均具有免疫反应性，对 ER 和乳腺球蛋白应为阴性。

最重要的是乳腺癌的临床病史，即使是很久远的既往史,也应该先仔细询问以排除转移,才能诊断为原发性胃弥漫型印戒细胞癌。遗传性 CDH1 突变的女性患者有并发弥漫型胃腺癌和小叶乳腺癌的危险,尽管后者的发病率较低[45]。

胃肠道间质瘤(gastrointestinal stromel tumors,GIST)可发生在胃肠道的任何部位,胃是最常见的位置之一。当 GIST 具有上皮样形态时,可能难以区分低分化的原发性胃癌。虽然一些形态学细节可能提示 GIST 的诊断,如细胞间黏液样基质(图 4.9a),而

缺乏细胞角蛋白免疫反应性和对 c-kit(CD117)的阳性反应则可以明确 GIST 的诊断(图 4.9b)。

其他分化不良的恶性上皮或上皮样肿瘤,包括精原细胞瘤(图 4.9c)、黑色素瘤(图 4.9d)和肾细胞癌,可转移到胃。因此,胃活组织检查中分化低的肿瘤需要彻底的临床和病理排除是否有癌转移,排除癌转移的可能性后,才能确立为原发性胃癌。在转移性腺癌/管状癌中,肺和胰腺的来源比其他原发灶更为常见。

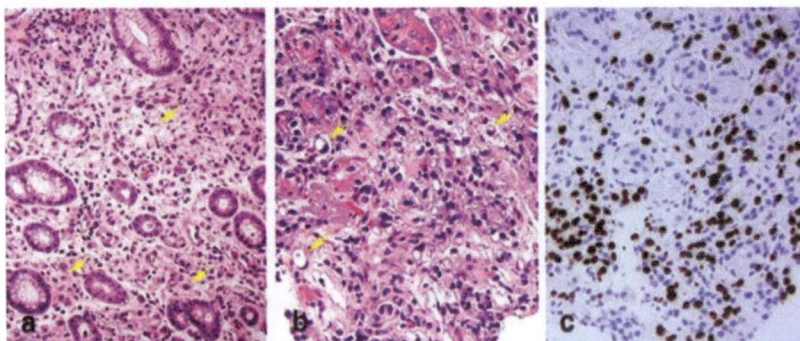

图 4.8　胃活检组织中弥漫型癌的病理鉴别诊断
a.原发性弥漫型胃癌;b.转移至胃的小叶乳腺癌,有相似形态学特征(箭头所示),区别它们有时是非常困难的;c.雌激素受体的免疫染色在经典小叶乳腺癌中通常呈阳性

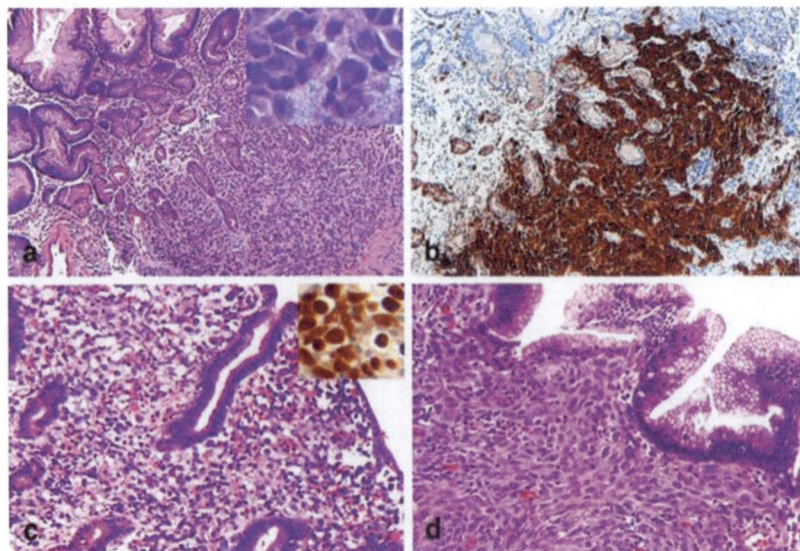

图 4.9　胃活检中分化不良的上皮样肿瘤的鉴别诊断
a.上皮样胃肠道间质瘤(GIST)累及胃黏膜;肿瘤细胞表现出细胞间黏液样基质(插入图),这是 GIST 的一个细微特征;b.c-kit 的免疫组化(CD117)阳性可以证实 GIST 的诊断;c.转移性精原细胞瘤累及胃黏膜,八聚体结合转录因子4(OCT4)的免疫染色通常在肿瘤细胞中是阳性的(插入图);d.转移性黑色素瘤侵及胃黏膜

活检组织诊断早期胃癌

　　腺癌局限于胃黏膜(病理阶段 pT1a)或黏膜下层(pT1b),被定义为早期胃癌(early gastric cancer,EGC)[7],代表肿瘤发展的早期阶段。在西方国家中,EGC 占新诊断胃癌的 15%~20%,而在日本,EGC 占 50% 以上[2~5]。日本较高的胃癌患病率,使其更广泛地使用内镜和染色内镜检查,其诊断标准也不同,这些可能解释西方国家和日本胃癌研究的差异。

　　大多数 EGC 通常位于胃小弯侧的胃角处,并且大多数是高分化的管状腺癌或乳头状腺癌变异类型[7]。这些特征使高度不典型增生与原位癌(pTis)(图 4.10a)和微浸润癌(pT1a)之间的鉴别诊断的难度更大。后者可能表现为:①具有相关的可膨胀生长模式的个体筛状腺(图 4.10b);②固有层中的标记肿瘤侵袭(图 4.10c);在两种组织学原型中,肿瘤已经超出腺体发育不良的水平,并且符合浅表胃腺癌的诊断标准。当癌浸出黏膜肌层时,肿瘤分期为 pT1b(图 4.10d)。弥漫型 EGC 倾向于表现出更大的侵入宽度和深度,因此诊断的难度更小。

　　在一些情况下,分化良好的管状腺癌或乳头状腺癌可以作为表面活组织检查中的分离片段存在。在活检组织检查中没有基质的情况下,基于微观特征难以确定腺体发育不良(pTis),真正的浅表性癌(pT1a)或外生肿块中的浸润性癌之间的区别(图 4.11)。然而,结合内镜图像和组织学发现可以帮助进行准确的诊断。

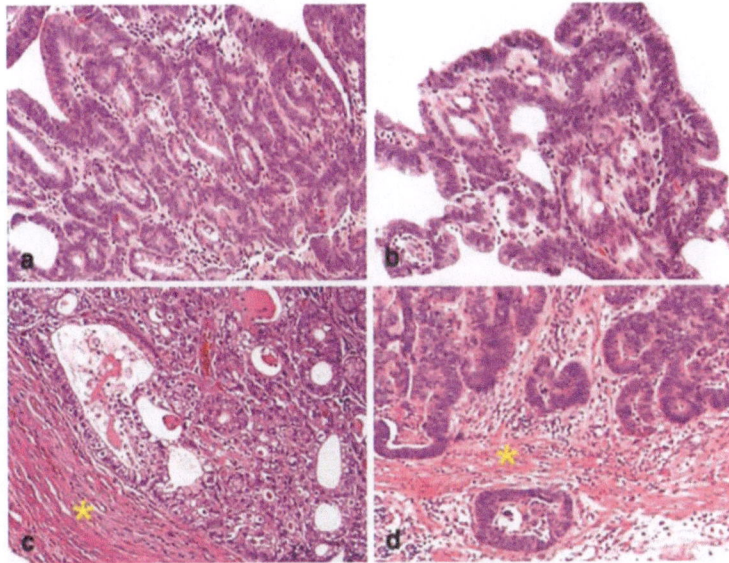

图 4.10　活检组织诊断早期胃癌
a. 在浅层固有层中具有拥挤腺体的高度不典型增生被分期为原位癌(pTis);b. 早期胃腺癌的一个例子,其表现出可扩张和复杂的腺体结构,因此病变已经超过高度不典型增生。虽然在这种浅表活检中无法评估间质侵犯,但肿瘤应分期为 pT1a;c. 腺癌具有广泛的固有层浸润,但肿瘤局限于黏膜,没有侵犯黏膜肌层(标记为 *),并且分期为 pT1a;d. 腺癌侵犯了黏膜肌层(标记为 *)并进入浅表的黏膜下层,肿瘤分期为 pT1b

术中切缘的评估

　　手术切缘状态是胃癌的癌症相关病死率的最强预测因素之一。术中与病理学家的会诊,包括标本的冷冻切片,用于显微镜下评估边缘状态,提供了修正手术方式的机会,以实现 R0 切除。胃近端边缘的冷冻切片评估值得特别注意,因为这是大多数错误易发生的地方。在一项研究中,冷冻切片胃近端边缘的总体诊断准确率估计为 93%,敏感性为 67%,特异性为 100%,阳性预测值为 100%,阴性预测值为 91%[84]。重要的是,弥漫型印戒细胞癌占假阴性判定的 83%。

　　在评估边缘状态时,切开样本以检查肿瘤的位置及其与切除边缘的关系。至于在何处取组织冷冻切片,则由病理学家根据其对大体标本的检查判断作出决定。如果存在离散病灶且边缘超过

2 cm，则最近边缘处的代表性部分组织就足够了。当肿瘤弥漫性涉及整个胃时，特别是在弥漫型印戒细胞癌的情况下，则必须切取整个胃近端和边缘。当癌存在于黏膜表面，很容易就能判断阳性边缘。但是，当肿瘤中仅有分散的恶性细胞存在于胃壁深处时，特别是在弥漫型印戒细胞癌中，常常不易发现。因此，明确胃癌的具体亚型有助于评估术中的边缘状态（图 4.12）。

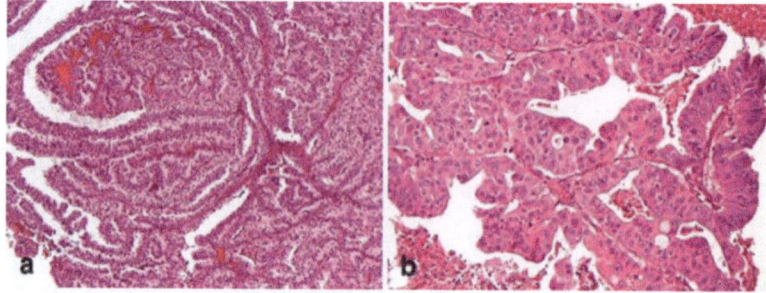

图 4.11　胃癌标本离体活检诊断

a. 胃腺癌的乳头状变异表现出良好分化的形态学和细胞学特征，具有较少的肿瘤内基质；b. 乳头状腺癌的活检组织可能与高度不典型增生的腺体无法区分

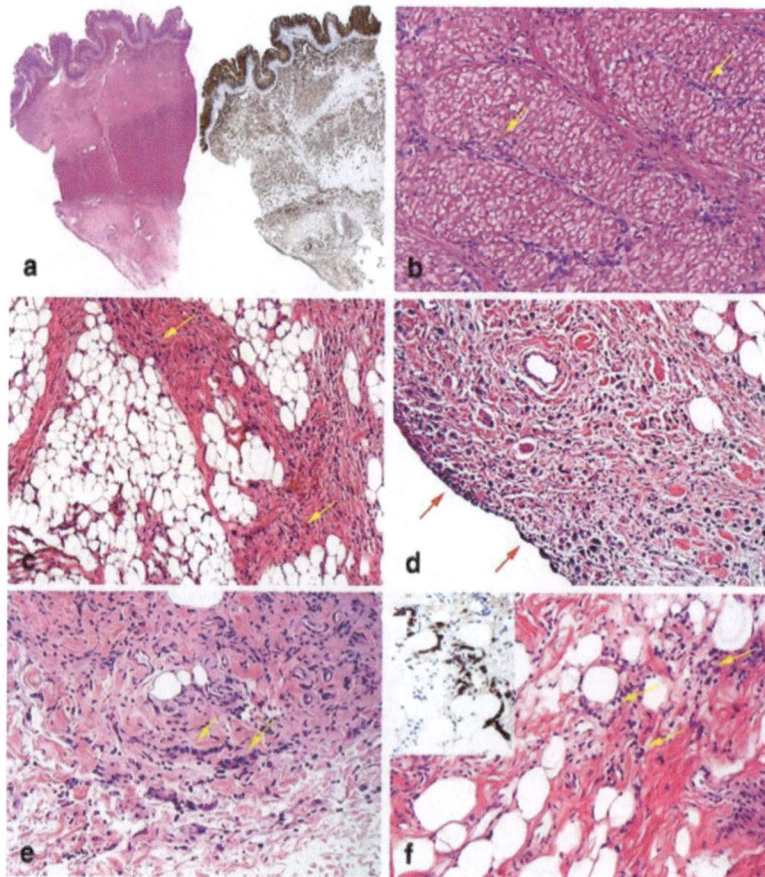

图 4.12　术中切缘状态诊断

a. 弥漫型胃腺癌导致胃壁增厚（左），黏膜表面无组织学异常。细胞角蛋白的免疫染色显示胃壁中肿瘤细胞的透壁浸润（右）；b. 肿瘤细胞浸润在肌纤维之间（箭头）；c. 肿瘤细胞浸润在浆膜下脂肪的纤维状隔膜内（箭头所示）；d. 肿瘤细胞通常存在于浆膜表面（箭头所示）；e, f. 在术中评估边缘状态时，肿瘤可能作为散在的簇或单个细胞存在于深部胃壁中，用细胞角蛋白的免疫染色可更好地观察到

胃癌的病理分期

美国癌症联合委员会（American Joint Cancer Committeeon，AJCC）定期更新肿瘤的分期指南，根据肿瘤的原发性大小（T 分期）、淋巴结转移的数量（N 分期）和是否存在器官外转移（M 分期）来分期。最近一次肿瘤分期指南的更新是在 2010 年（表 4.3）[85]。

表 4.3　2010 年 AJCC 对胃癌 TNM 分期[85]

原发性肿瘤（T）		分期			
TX	原发性肿瘤不能评估	Stage 0	Tis	N0	M0
T0	没有原发肿瘤的证据	Stage IA	T1	N0	M0
Tis	上皮内肿瘤，未侵犯固有层（即高度不典型增生）	Stage IB	T2	N0	M0
T1	肿瘤侵犯固有层（T1a），黏膜肌层（T1a）或黏膜下层（T1b）		T1	N0	M0
T2	肿瘤侵入肌层固有层	Stage ⅡA	T3	N0	M0
T3	肿瘤穿透黏膜下浆膜而不侵入内脏腹膜或邻近结构		T2	N1	M0
T4	肿瘤侵犯浆膜（内脏腹膜，T4a）或邻近结构（T4b）		T1	N2	M0
区域淋巴结（N）			T4a	N0	M0
NX	区域淋巴结无法评估	Stage ⅡB	T3	N1	M0
N0	无区域淋巴结转移		T2	N2	M0
N1	有 1 到 2 个区域淋巴结转移		T1	N3	M0
N2	有 3 到 6 个区域淋巴结转移		T4a	N1	M0
N3	有 7 个或大于 7 个区域淋巴结转移	Stage ⅢA	T3	N2	M0
远端转移（M）			T2	N3	M0
M0	无远处转移		T4b	N0	M0
		Stage ⅢB	T4b	N1	M0
			T4a	N2	M0
			T3	N3	M0
M1	有远处转移		T4b	N2	M0
		Stage ⅢC	T4b	N3	M0
			T4a	N3	M0
		Stage Ⅳ	Any	Any	M1

经美国伊利诺伊州芝加哥市美国癌症联合委员会（AJCC）许可使用。该信息的原始和主要来源是 Springer Science+Business Media 出版的《AJCC 癌症分期手册》，第 7 版（2010）

新辅助治疗后的病理评估

虽然尚未确定肿瘤反应的分级系统，但应该报告肿瘤对先前化疗或放射治疗的反应。对新辅助治疗的病理反应评估涉及切除的手术标本的肉眼估计和显微镜检查。在显微镜水平上，观察到阳性治疗相关效应为恶性上皮细胞的消失并通过致密纤维化或纤维炎症取代。治疗的病理反应取决于残余活癌的数量与大面积纤维化或纤维炎症区域的比例（图 4.13）。该比例可以表示为有利治疗反应的反比例。因此，100% 治疗反应表明整个大体病变里全部纤维化或纤维炎症，显微镜下无癌细胞存在。

而零反应代表在整个区域都是完全存活的肿瘤，没有任何纤维化或纤维炎症。存活的肿瘤细胞表明反应不完全，无细胞的黏液被认为是阳性治疗反应的一种形式，而不是活性肿瘤。残余胃癌的

病理分期基于胃壁存活的恶性上皮所在的最深位置。阳性淋巴结被定义为淋巴结中至少有一个肿瘤细胞存活[86]。作为替代方案，3级分类系统具有观察者间良好重复性（表4.4）[87]。

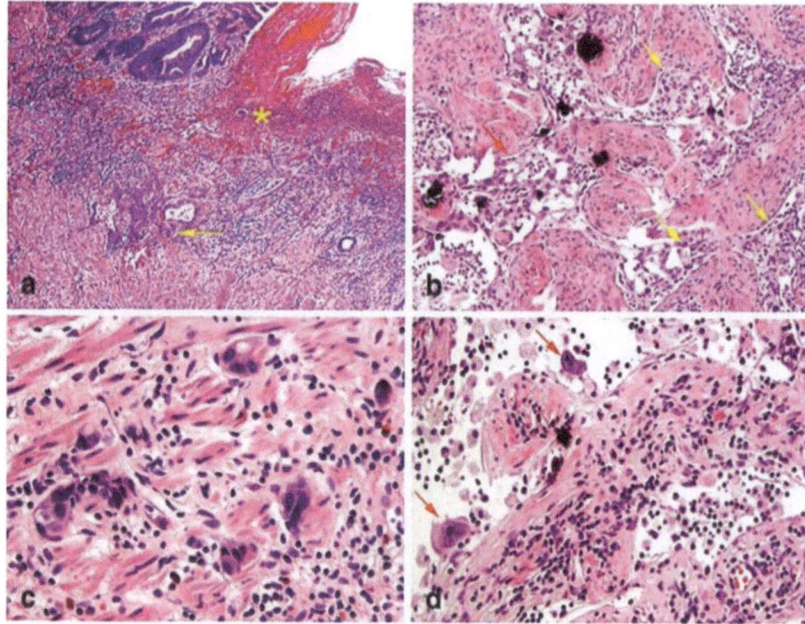

图4.13　胃癌新辅助治疗后的病理评估

a.具有表面溃疡和纤维蛋白沉积的胃黏膜（由＊标记），具有残余癌簇（箭头所示）。b.虽然癌基本上是存在的（箭头所示），但治疗相关的变化是明显的，包括炎症，纤维化和营养不良的钙化（黑斑）；c.适度治疗效果，残留癌预表现为不完全腺体，小团簇和个体细胞；d.显著的治疗反应，接近完全肿瘤消退；残留的肿瘤细胞以罕见的单细胞形式存在（箭头所示）

胃癌的分子病理学

　　胃腺癌的发生是由于环境因素、遗传和表观遗传异常以及致癌基因、肿瘤抑制基因和DNA错配修复基因的突变等之间相互作用的结果[88~90]。大多数胃癌与感染性病因有关，包括幽门螺杆菌[91]和EBV[27]。该疾病组织学亚型的分布以及幽门螺杆菌和EBV相关胃癌的频率在世界各地不同[92]。少数胃癌病例与E-钙黏蛋白（CDH1）[93]或DNA错配修复基因（Lynch综合征）的种系突变有关[94]，而散发性错配修复缺陷相关胃癌则表现为MLH1的表观遗传沉默，存在CpG岛甲基化表型（CIMP）[95]。

　　Lauren将胃癌的表型分为肠型或弥漫型，为胃癌的基因型分类提供了依据。在此之前，胃癌的分子图谱已经通过基因表达或DNA测序来完成[72,96~99]。然而，这些研究并没有得出该病的病

理生物学分类方案。

表4.4　新辅助治疗后肿瘤退缩的分级体系

描述	肿瘤退缩级别
没有存活的癌细胞	0（完全缓解）
单细胞或一小群癌细胞	1（中度反应）
残余癌组织比纤维化多	2（最小反应）
最少或没有肿瘤死亡；广泛残留癌	3（差反应）

　　最近，癌症基因组图谱（TCGA）对胃癌进行了可靠的分子学分类，发现了胃癌的失调途径和一些候选驱动性突变[29]。TCGA的研究已经确定了胃癌的四个主要分子学亚型：①EBV感染癌；②微卫星不稳定（MSI）癌；③基因组稳定癌；④染色体不稳定癌。这些分子学亚型揭示了突变的基因组特征，并为靶向治疗提供参考。这项工作将促进临床

试验的发展，探索特殊人群的特殊治疗方法，最终改善这种致命性疾病患者的生存和预后[29]。

参考文献

1. Siegel R, Naishadham D, Jemal A. Cancer statistics, 2013. CA Cancer J Clin, 2013, 63(1): 11-30.
2. Everett S M, Axon A T. Early gastric cancer in Europe. Gut, 1997, 41(2): 142-150.
3. Folli S, Dente M, Dell'Amore D, et al. Early gastric cancer: prognostic factors in 223 patients. Br J Surg, 1995, 82(7): 952-956.
4. Hisamichi S. Screening for gastric cancer. World J Surg, 1989, 13(1): 31-37.
5. Sue-Ling H M, Martin I, Griffith J, et al. Early gastric cancer: 46 cases treated in one surgical department. Gut, 1992, 33(10): 1318-1322.
6. Blot W J, Devesa S S, Kneller R W, et al. Rising incidence of adenocarcinoma of the esophagus and gastric cardia. JAMA, 1991, 265(10): 1287-1289.
7. Lewin K, Appelman H. Carcinoma of the stomach. In: Lewin K, Appelman H, editors. Atlas of tumor pathology: tumors of the esophagus and stomach. Washington, DC: Armed Forces Institute of Pathology, 1996, 245-330.
8. Morales T G. Adenocarcinoma of the gastric cardia. Dig Dis, 1997, 15(6): 346-356.
9. Cameron A J, Lomboy C T, Pera M, et al. Adenocarcinoma of the esophagogastric junction and Barrett's esophagus. Gastroenterology, 1995, 109(5): 1541-1546.
10. Clark G W, Smyrk T C, Burdiles P, et al. Is Barrett's metaplasia the source of adenocarcinomas of the cardia? Arch Surg, 1994, 129(6): 609-614.
11. Wijnhoven B P, Siersema P D, Hop W C, et al. Adenocarcinomas of the distal oesophagus and gastric cardia are one clinical entity. Rotterdam Oesophageal Tumour Study Group. Br J Surg, 1999, 86(4): 529-535.
12. Kalish R J, Clancy P E, Orringer M B, et al. Clinical, epidemiologic, and morphologic comparison between adenocarcinomas arising in Barrett's esophageal mucosa and in the gastric cardia. Gastroenterology, 1984, 86(3): 461-467.
13. Safatle-Ribeiro A V, Ribeiro U Jr, Reynolds J C. Gastric stump cancer: what is the risk? Dig Dis, 1998, 16(3): 159-168.
14. Toftgaard C. Gastric cancer after peptic ulcer surgery. A historic prospective cohort investigation. Ann Surg, 1989, 210(2): 159-164.
15. Kaminishi M, Shimizu N, Yamaguchi H, et al. Different carcinogenesis in the gastric remnant after gastrectomy for gastric cancer. Cancer. 1996, 77(8 Suppl): 1646-1653.
16. Taylor P R, Mason R C, Filipe M I, et al. Gastric carcinogenesis in the rat induced by duodenogastric reflux without carcinogens: morphology, mucin histochemistry, polyamine metabolism, and labelling index. Gut, 1991, 32(12): 1447-1454.
17. Kuipers E J, Uyterlinde A M, Pena A S, et al. Long-term sequelae of Helicobacter pylori gastritis. Lancet, 1995, 345(8964): 1525-1528.
18. Siurala M, Sipponen P, Kekki M. Chronic gastritis: dynamic and clinical aspects. Scand J Gastroenterol Suppl, 1985, 109: 69-76.
19. Forman D, Newell D G, Fullerton F, et al. Association between infection with Helicobacter pylori and risk of gastric cancer: evidence from a prospective investigation. BMJ, 1991, 302(6788): 1302-1305.
20. Nomura A, Stemmermann G N, Chyou P H, et al. Helicobacter pylori infection and gastric carcinoma among Japanese Americans in Hawaii. N Engl J Med, 1991, 325(16): 1132-1136.
21. Parsonnet J, Friedman G D, Vandersteen D P, et al. Helicobacter pylori infection and the risk of gastric carcinoma. N Engl J Med, 1991, 325(16): 1127-1131.
22. Gologan A, Graham D Y, Sepulveda A R. Molecular markers in Helicobacter pylori-associated gastric carcinogenesis. Clin Lab Med, 2005, 25(1): 197-222.
23. Beales I L, Davey N J, Pusey C D, et al. Long-term sequelae of Helicobacter pylori gastritis. Lancet, 1995, 346(8971): 381-382.
24. Goodman K J, Correa P, Tengana Aux H J, et al. Nutritional factors and Helicobacter pylori infection in Colombian children. J Pediatr Gastroenterol Nutr, 1997, 25(5): 507-515.
25. Fukayama M, Chong J M, Kaizaki Y. Epstein-Barr virus and gastric carcinoma. Gastric Cancer, 1998, 1(2): 104-114.
26. Kang G H, Lee S, Kim W H, et al. Epstein-Barr virus-positive gastric carcinoma demonstrates frequent aberrant methylation of multiple genes and constitutes CpG island methylator phenotype-positive gastric carcinoma. Am J Pathol, 2002, 160(3): 787-794.
27. Matsusaka K, Kaneda A, Nagae G, et al. Classification of Epstein-Barr virus-positive gastric cancers by definition of DNA methylation epigenotypes. Cancer Res, 2011, 71(23): 7187-7197.
28. Geddert H, Zur Hausen A, Gabbert H E, et al. EBV-infection in cardiac and non-cardiac gastric adenocarcinomas is associated with promoter methylation of p16, p14 and APC, but not hMLH1. Anal Cell Pathol (Amst), 2010, 33(3): 143-149.

29. Cancer Genome Atlas Research N. Comprehensive molecular characterization of gastric adenocarci-noma. Nature, 2014, 513(7517): 202-209.

30. Hsing A W, Hansson L E, McLaughlin J K, et al. Pernicious anemia and subsequent cancer. A population-based cohort study. Cancer, 1993, 71(3): 745-750.

31. Gladdy R A, Strong V E, Coit D, et al. Defining surgical indications for type I gastric carcinoid tumor. Ann Surg Oncol, 2009, 16(11): 3154-3160.

32. Kim J, Cho Y A, Choi W J, et al. Gene-diet interactions in gastric cancer risk: a systematic review. World J Gastroenterol, 2014, 20(28): 9600-9610.

33. Palli D. Epidemiology of gastric cancer: an evaluation of available evidence. J Gastroenterol, 2000, 35(Suppl 12): 84-89.

34. Hu Z, Ajani J A, Wei Q. Molecular epidemiology of gastric cancer: current status and future prospects. Gastrointest Cancer Res, 2007, 1(1): 12-19.

35. Correa P. Diet modification and gastric cancer prevention. J Natl Cancer Inst Monogr, 1992, (12): 75-78.

36. Kikugawa K, Kato T, Takeda Y. Formation of a highly mutagenic diazo compound from the bamethan-nitrite reaction. Mutat Res, 1987, 177(1): 35-43.

37. Mirvish S S, Grandjean A C, Moller H, et al. N-nitroso-proline excretion by rural Nebraskans drinking water of varied nitrate content. Cancer Epidemiol Biomarkers Prev, 1992, 1(6): 455-461.

38. Masciari S, Dewanwala A, Stoffel E M, et al. Gastric cancer in individuals with Li-Fraumeni syndrome. Genet Med, 2011, 13(7): 651-657.

39. Gayther S A, Gorringe K L, Ramus S J, et al. Identification of germ-line E-cadherin mutations in gastric cancer families of European origin. Cancer Res, 1998, 58(18): 4086-4089.

40. Guilford P, Hopkins J, Harraway J, et al. E-cadherin germ-line mutations in familial gastric cancer. Nature, 1998, 392(6674): 402-405.

41. Guilford P J, Hopkins J B, Grady W M, et al. E-cadherin germ-line mutations define an inherited cancer syndrome dominated by diffuse gastric cancer. Hum Mutat, 1999, 14(3): 249-255.

42. Keller G, Vogelsang H, Becker I, et al. Diffuse type gastric and lobular breast carcinoma in a familial gastric cancer patient with an E-cadherin germline mutation. Am J Pathol, 1999, 155(2): 337-342.

43. Blair V, Martin I, Shaw D, et al. Hereditary diffuse gastric cancer: diagnosis and management. Clin Gastroenterol Hepatol, 2006, 4(3): 262-275.

44. Caldas C, Carneiro F, Lynch H T, et al. Familial gastric cancer: overview and guidelines for management. J Med Genet, 1999, 36(12): 873-880.

45. Pharoah P D, Guilford P, Caldas C, International Gastric Cancer Linkage Consortium. Incidence of gastric cancer and breast cancer in CDH1 (E-cadherin) mutation carriers from hereditary diffuse gastric cancer families. Gastroenterology, 2001, 121(6): 1348-1353.

46. Huntsman D G, Carneiro F, Lewis F R, et al. Early gastric cancer in young, asymptomatic carriers of germ-line E-cadherin mutations. N Engl J Med, 2001, 344(25): 1904-1909.

47. Abraham S C, Nobukawa B, Giardiello F M, et al. Fundic gland polyps in familial adenomatous polyposis: neoplasms with frequent somatic adenomatous polyposis coli gene alterations. Am J Pathol, 2000, 157(3): 747-754.

48. Hofgartner W T, Thorp M, Ramus M W, et al. Gastric adenocarcinoma associated with fundic gland polyps in a patient with attenuated familial adenomatous polyposis. Am J Gastroenterol, 1999, 94(8): 2275-2281.

49. Offerhaus G J, Entius M M, Giardiello F M. Upper gastrointestinal polyps in familial adenomatous polyposis. Hepatogastroenterology, 1999, 46(26): 667-669.

50. Watanabe H, Enjoji M, Yao T, et al. Gastric lesions in familial adenomatosis coli: their incidence and histologic analysis. Hum Pathol, 1978, 9(3): 269-283.

51. Zwick A, Munir M, Ryan C K, et al. Gastric adenocarcinoma and dysplasia in fundic gland polyps of a patient with attenuated adenomatous polyposis coli. Gastroenterology, 1997, 113(2): 659-663.

52. Abraham S C, Montgomery E A, Singh V K, et al. Gastric adenomas: intestinal-type and gastric-type adenomas differ in the risk of adenocarcinoma and presence of background mucosal pathology. Am J Surg Pathol, 2002, 26(10): 1276-1285.

53. Arnason T, Liang W Y, Alfaro E, et al. Morphology and natural history of familial adenomatous polyposis-associated dysplastic fundic gland polyps. Histopathology, 2014, 65(3): 353-362.

54. Aarnio M, Salovaara R, Aaltonen L A, et al. Features of gastric cancer in hereditary non-polyposis colorectal cancer syndrome. Int J Cancer, 1997, 74(5): 551-555.

55. Chung D C, Rustgi A K. The hereditary nonpolyposis colorectal cancer syndrome: genetics and clinical implications. Ann Intern Med, 2003, 138(7): 560-570.

56. Mecklin J P, Jarvinen H J, Peltokallio P. Cancer family syndrome. Genetic analysis of 22 Finnish kindreds. Gastroenterology, 1986, 90(2): 328-333.

57. Park Y J, Shin K H, Park J G. Risk of gastric cancer in hereditary nonpolyposis colorectal cancer in Korea. Clin Cancer Res, 2000, 6(8): 2994-2998.

58. Kimura K, Shinmura K, Hasegawa T, et al. Germline p53 mutation in a patient with multiple primary cancers. Jpn J Clin Oncol, 2001, 31(7): 349-351.

59. Kleihues P, Schauble B, zur Hausen A, et al. Tumors associated with p53 germline mutations: a synopsis of 91 families. Am J Pathol, 1997, 150(1): 1-13.

60. Jenne D E, Reimann H, Nezu J, et al. Peutz-Jeghers syndrome is caused by mutations in a novel serine threonine kinase. Nat Genet, 1998, 18(1): 38-43.

61. Giardiello F M, Brensinger J D, Tersmette A C, et al. Very high risk of cancer in familial Peutz-Jeghers syndrome. Gastroenterology, 2000, 119(6): 1447-1453.

62. Noda M, Kodama T, Atsumi M, et al. Possibilities and limitations of endoscopic resection for early gastric cancer. Endoscopy, 1997, 29(5): 361-365.

63. Carneiro F, David L, Seruca R, et al. Hyperplastic polyposis and diffuse carcinoma of the stomach. A study of a family. Cancer, 1993, 72(2): 323-329.

64. Seruca R, Carneiro F, Castedo S, et al. Familial gastric polyposis revisited. Autosomal dominant inheritance confirmed. Cancer Genet Cytogenet, 1991, 53(1): 97-100.

65. Correa P. A human model of gastric carcinogenesis. Cancer Res, 1988, 48(13): 3554-3560.

66. Lauwers G Y, Riddell R H. Gastric epithelial dysplasia. Gut, 1999, 45(5): 784-790.

67. Yakirevich E, Resnick M B. Pathology of gastric cancer and its precursor lesions. Gastroenterol Clin North Am, 2013, 42(2): 261-284.

68. Kasuga A, Yamamoto Y, Fujisaki J, et al. Clinical characterization of gastric lesions initially diagnosed as low-grade adenomas on forceps biopsy. Dig Endosc, 2012, 24(5): 331-338.

69. Ghandur-Mnaymneh L, Paz J, Roldan E, et al. Dysplasia of nonmetaplastic gastric mucosa. A proposal for its classification and its possible relationship to diffuse-type gastric carcinoma. Am J Surg Pathol, 1988, 12(2): 96-114.

70. Carneiro F, Huntsman D G, Smyrk T C, et al. Model of the early development of diffuse gastric cancer in E-cadherin mutation carriers and its implications for patient screening. J Pathol, 2004, 203(2): 681-687.

71. Borrmann R. Geshwulste des Magens und Duodenums. In: Henke F, Lubarsch O, editors. Handbuch der Speziellen Pathologischen Anatomie und Histologie. Berlin: Springer-Verlag, 1926, 865.

72. Tan I B, Ivanova T, Lim K H, et al. Intrinsic subtypes of gastric cancer, based on gene expression pattern, predict survival and respond differently to chemotherapy. Gastroenterology, 2011, 141(2): 476-485, 485. e1-11.

73. Shah M A, Khanin R, Tang L, et al. Molecular classification of gastric cancer: a new paradigm. Clin Cancer Res, 2011, 17(9): 2693-2701.

74. Ming S C. Gastric carcinoma. A pathobiological classification. Cancer, 1977, 39(6): 2475-2485.

75. Goseki N, Takizawa T, Koike M. Differences in the mode of the extension of gastric cancer classified by histological type: new histological classification of gastric carcinoma. Gut, 1992, 33(5): 606-612.

76. Carneiro F, Seixas M, Sobrinho-Simoes M. New elements for an updated classification of the carcinomas of the stomach. Pathol Res Pract, 1995, 191(6): 571-584.

77. Laurén P. The two histological main types of gastric carcinoma: diffuse and so-called intestinal-type carcinoma—an attempt at a histo-clinical classification. Acta Pathol Microbiol Scand, 1965, 64: 31-49.

78. Fenoglio-Preiser C, Carneiro F, Correa P, et al. Tumors of the stomach. In: Hamilton SR, Aaltonen LA, editors. World health organization classification of tumours: pathology and genetics of tumours of the digestive system. Lyon: IARCPress, 2000, 37-52.

79. Luebke T, Baldus S E, Grass G, et al. Histological grading in gastric cancer by Ming classification: correlation with histopathological subtypes, metastasis, and prognosis. World J Surg, 2005, 29(11): 1422-1427 (discussion 1428).

80. Lee H, Tang L H, Veras E F, et al. The preva-lence of pancreatic acinar differentiation in gastric adenocarcinoma: report of a case and immunohistochemical study of 111 additional cases. Am J Surg Pathol, 2012, 36(3): 402-408.

81. Liu Z, Mira J L, Cruz-Caudillo JC. Primary gastric choriocarcinoma: a case report and review of the literature. Arch Pathol Lab Med, 2001, 125(12): 1601-1604.

82. Niederau C, Sobin L H. Secondary tumors of the stomach. In: Hamilton SR, Aaltonen LA, editors. World health organization classification of tumours: pathology and genetics of tumours of the digestive system. Lyon: IARC Press, 2000, 66-67.

83. Oda, Kondo H, Yamao T, et al. Metastatic tumors to the stomach: analysis of 54 patients diagnosed at endoscopy and 347 autopsy cases. Endoscopy, 2001, 33(6): 507-510.

84. Spicer J, Benay C, Lee L, et al. Diagnostic accuracy and utility of intraoperative microscopic margin analysis of gastric and esophageal adenocarcinoma. Ann Surg Oncol, 2014, 21(8): 2580-2586.

85. Edge S, Byrd D R, Compton C C, editors. AJCC cancer staging manual. 7th ed. 2010.

86. Mansour J C, Tang L, Shah M, et al. Does graded histologic response after neoadjuvant chemotherapy predict survival for completely resected gastric cancer? Ann Surg Oncol, 2007, 14(12): 3412-3418.

87. Ryan R, Gibbons D, Hyland J M, et al. Pathological response following long-course neoadjuvant chemoradiotherapy for locally advanced rectal cancer. Histopathology, 2005, 47(2): 141-146.

88. Correa P, Shiao Y H. Phenotypic and genotypic events in gastric carcinogenesis. Cancer Res, 1994, 54(7 Suppl): 1941s-3s.

89. Fuchs C S, Mayer R J. Gastric carcinoma. N Engl J Med, 1995, 333(1): 32-41.

90. Wright P A, Williams G T. Molecular biology and gastric carcinoma. Gut, 1993, 34(2): 145-147.

91. Uemura N, Okamoto S, Yamamoto S, et al. Helicobacter pylori infection and the development of gastric cancer. N Engl J Med, 2001, 345(11): 784-789.

92. Bertuccio P, Chatenoud L, Levi F, et al. Recent patterns in gastric cancer: a global overview. Int J Cancer, 2009, 125(3): 666-673.

93. Richards F M, McKee S A, Rajpar M H, et al. Germline E-cadherin gene (CDH1) mutations predispose to familial gastric cancer and colorectal cancer. Hum Mol Genet, 1999, 8(4): 607-610.

94. Keller G, Grimm V, Vogelsang H, et al. Analysis for microsatellite instability and mutations of the DNA mismatch repair gene hMLH1 in familial gastric cancer. Int J Cancer, 1996, 68(5): 571-576.

95. Toyota M, Ahuja N, Suzuki H, et al. Aberrant methylation in gastric cancer associated with the CpG island methylator phenotype. Cancer Res, 1999, 59(21): 5438-5442.

96. Lei Z, Tan I B, Das K, et al. Identification of molecular subtypes of gastric cancer with different responses to PI3-kinase inhibitors and 5-fluorouracil. Gastroenterology, 2013, 145(3): 554-565.

97. Boussioutas A, Li H, Liu J, et al. Distinctive patterns of gene expression in premalignant gastric mucosa and gastric cancer. Cancer Res, 2003, 63(10): 2569-2577.

98. Wang K, Kan J, Yuen S T, et al. Exome sequencing identifies frequent mutation of ARID1A in molecular subtypes of gastric cancer. Nat Genet, 2011, 43(12): 1219-1223.

99. Hamilton S R, Aaltonen L A, editors. World health organization classification of tumours: pathology and genetics of tumours of the digestive system. Lyon: IARC Press, 2000.

第 5 章

HER2 基因在胃癌中的作用

Elizabeth Won and Yelena Y. Janjigian

陈璐　译

简 介

胃癌在全球癌症相关死亡人数中排在第三位，全世界每年有超过 100 万人被诊断为胃癌[1]。对于局限性的肿瘤，手术切除是可能达到治愈的基石。不幸的是，即使在根治性手术和围手术期化疗后，许多患者还会复发并转移。晚期胃癌的标准化疗只有 20%~40% 的应答率，中位生存时间只有 8 到 10 个月[2]。显然我们需要除了常规化疗外，还需更有针对性的靶向治疗方法。ToGA 试验将曲妥珠单抗联合常规化疗用于表皮生长因子受体（EGFR）/人表皮生长因子受体 2（HER2）阳性的晚期胃癌，证实了 HER2 是首个明确的胃食管癌的有效治疗靶点[3]。

HER2 基因与胃食管恶性肿瘤

原癌基因 HER2 属于人表皮生长因子受体（epidermal growth factor receptor, EGFR）家族，负责编码跨膜的酪氨酸激酶受体。人表皮生长因子受体（EGFR）家族包括了 EGFR／HER1，HER2 /neu，HER3 和 HER4，在细胞的生长、迁移、分化、增殖和死亡中都起到了关键的作用。每个受体都包含了一个胞外区、一个跨膜的亲脂区和胞内的酪氨酸激酶区。激酶的激活是通过配体与受体的二聚化。但是 HER2 是不依赖于配体的，它的激活是通过基因突变或受体的过表达[4]。

不同部位的肿瘤其 HER2 扩增或过表达的发生率各不相同。在胃食管结合部癌及胃贲门癌中 HER2 的阳性率是最高的，达 20%~30%[3]。在中段和远端胃癌中仅有 15%~20% 为 HER2 阳性，而弥漫型胃癌及印戒细胞癌中仅有 5%~6%[5, 6]。

诊断：HER2 基因检测

所有胃癌患者在诊断时都推荐进行 HER2 基因检测。然而，胃癌的 HER2 检测不同于乳腺癌免疫组化（IHC）检测。与乳腺癌相比，食管胃癌具有独特的免疫染色特性，包括肿瘤异质性的高发率[7]。此外，由于胃上皮的分泌性质，肠型腺体形成的癌可能表现为不完全的（基底外侧或侧部）染色，并且除了完整的膜染色外，所有这些都被认为是 IHC 的阳性结果。在开发和验证胃癌特异性 HER2 检测方案时，都考虑了这些差异[8]。

霍夫曼等人提出了胃癌的 IHC 评分，并随后在 ToGA 试验中进行了验证。

目前食管胃癌的诊断指南建议首先采用 IHC 检测[9, 10]。IHC 检测为 2 个阳性（++）的样本需用荧光原位杂交（FISH）或其他原位方法重新测定。IHC 3 个阳性（+++）或 FISH 阳性（HER2/CEP17>2）的样本被认为是 HER2 阳性。IHC 0 及 1 个阳性（+）则被认为是 HER2 阴性。

HER2 作为预后因素

与乳腺癌患者不同，HER2 阳性作为胃癌预后因素的作用尚存争议。许多回顾性研究已经证明，HER2 阳性（IHC 和/或 FISH）是与侵袭、转移和更差的预后相关的独立预后因素。而在术后，HER2 状态已被认为是继淋巴结状态后的第二位的预后差的危险因素[11, 12]。

然而，其他研究发现 HER2 与可切除和晚期疾病的预后无相关性。一个临床研究回顾了 829 例术后Ⅱ期和Ⅲ期胃癌，显示在单变量和多变量分析中，HER2 状态均与总体或无病生存时间无关[13]，类似的发现在已转移的病例中也存在[14, 15]。来自美国和欧洲的六个前瞻性的一线治疗试验，研究了 338 例进展期胃癌患者，显示在不用曲妥珠单抗的情况下，HER2 状态与预后相关。有趣的是，在单因素分析中，HER2 阳性患者的中位总生存期较长（13.9 vs. 11.4 个月，$P = 0.047$）。然而，这一预后价值在多变量分析中消失（$P = 0.3$）。此外，HER2 阳性在基于肿瘤组织学的亚组分析中未提示预后价值[16]。

在 ToGA 研究中，HER2 阳性患者在对照组（非曲妥珠单抗）的中位生存期类似于之前转移性胃癌的Ⅲ期临床试验中使用 5-FU 和顺铂化疗的结果[17, 18]。在最近的Ⅲ期胃癌试验中，将西妥昔单抗添加到卡培他滨和铂类的化疗中，与 HER2 阴性患者相比，HER2 阳性的患者具有更优的疗效[19]。总之，目前来说，与乳腺癌中 HER2 阳性提示不同不良预后，HER2 过表达在晚期胃癌或可切除胃癌中的预后作用尚不清楚。

曲妥珠单抗治疗 HER2 阳性胃癌

ToGA 试验

曲妥珠单抗（Herceptin®，Genentech）是一种结合 HER2 胞外域的单克隆抗体。它通过抑制过度表达 HER2 蛋白的细胞增殖，导致受体二聚化的阻断，介导抗细胞依赖的细胞毒性。曲妥珠单抗是治疗早期和转移性 HER2 阳性乳腺癌的关键药物[20~22]。

ToGA 试验是第一个前瞻性、多中心、Ⅲ期临床试验，用于评估 HER2 阳性胃癌和胃食管结合部腺癌患者联合标准化疗时曲妥珠单抗的疗效和安全性。在这项试验中，594 例 HER2 阳性患者 IHC[（+++）或 FISH 阳性 HER2/CEP17 比值超过 2]随机接受仅用顺铂和 5-FU 或联合使用曲妥珠单抗。联合曲妥珠单抗的化疗患者的疗效均显著改善，包括总生存时间（13.8 比 11.1 个月，HR 0.74，95% CI 0.60~0.91，$P = 0.0046$），无进展生存期（PFS）6.7 vs. 5.5 个月，HR 0.71，95% CI 0.59~0.85，$P = 0.0002$），和总体应答率（47% vs. 35%，$P = 0.0017$）[3]。

曲妥珠单抗是第一种在晚期食管胃腺癌的治疗中显示生存效益的生物制剂。2010 年 10 月，美国食品和药物管理局（FDA）基于 ToGA 试验的结果，批准曲妥珠单抗联合顺铂和氟尿嘧啶（卡培他滨或 5-FU）治疗 HER2 阳性的转移性胃癌或胃食管结合部腺癌患者。

曲妥珠单抗以静脉滴注 8 mg/kg 的初始剂量给药，每 3 周给予 6 mg/kg 静脉滴注，直至疾病进展或发生不能耐受的毒性反应。曲妥珠单抗联合化疗最常见的 3 级或 4 级毒性反应为中性粒细胞减少、贫血、腹泻、恶心、厌食和呕吐。在接受曲妥珠单抗加化疗的所有患者中，37% 发生了与输注相关的反应。心脏不良反应少见，两组间差异无显著性。不到 1% 的患者发生心脏衰竭。

曲妥珠单抗疗效的预测因子

目前尚无确切的预测曲妥珠单抗的生物标记物。在乳腺癌中，HER2 扩增水平仅在新辅助化疗方案中被证明是可以预测的[23]。

在 ToGA 试验的后期亚组分析中，强 HER2 阳性肿瘤[IHC（++）/FISH（+）或 IHC（+++）]的患者在化疗中加入曲妥珠单抗可以得到最大的 OS 获益（16 比 11.8 个月，HR 0.68，95% CI 0.5~0.83）。在一个探索性研究中，Gomez-Martin 等人对 90 例转移性胃癌患者行曲妥珠单抗化疗，评价 HER2/CEP17 比值及 HER2 基因拷贝数与预后的关系[24]。使用 IHC 和双色银染原位杂交（de-SISH）对所有肿瘤进行 HER2 状态的检测。在研究中，作者发现平均 HER2/CEP17 比值为 4.7，被认为是曲妥珠单抗敏感和难治患者的最佳截断值（$P = 0.005$）。预测生存期大于 12 个月的最佳截断率为 4.45（$P = 0.005$），生存期大于 16 个月为 5.15（$P = 0.004$），而对于 HER2 基因拷贝数，最佳截断结果分别为 9.4、10.0 和 9.5（$P=0.02$）。HER2 扩增水平与曲妥珠单抗治疗 HER2 阳性胃癌的预后之间的关系需要进一步研究。

曲妥珠单抗剂量递增

有人建议曲妥珠单抗在胃癌和乳腺癌患者治疗中的药代动力学不同，在胃癌患者中可能需要更大的剂量。从 ToGA 研究报告的药代动力学数据表明，曲妥珠单抗清除率为 0.378/天，根据目前的标准剂量，比接受曲妥珠单抗的转移性乳腺癌患者的清除率高 70%[25, 26]。

此外，对乳腺癌的研究表明，具有较大转移部位的患者具有更快的曲妥珠单抗清除率[25]。转移性胃癌患者的肿瘤负荷较大可能与曲妥珠单抗的清除水平有关，因此胃癌患者可能需要更大剂量。

HELOISE 研究是一项正在进行的研究，旨在比较 HER2 阳性胃癌和胃食管结合部癌中联合应用以曲妥珠单抗与顺铂为基础的化疗方案联合应用时的标准剂量和大剂量[27]。在这个Ⅲ期胃癌多中心研究中，患者被随机分为标准剂量或大剂量的组（曲妥珠单抗在 8gm/kg 负荷剂量后每 3 周给 10 mg/kg）。目标是 400 例胃癌患者，主要终点为总生存率，次要终点为安全性，曲妥珠单抗浓度，无进展生存时间和应答率。目前，只有曲妥珠单抗的标准剂量被批准用于晚期或转移性胃癌和胃食管结合部癌。

曲妥珠单抗在辅助化疗和新辅助化疗中的应用

与乳腺癌不同，目前曲妥珠单抗仅在 HER2 阳性的晚期或转移性胃癌中被批准使用。鉴于 HER2 为导向的乳腺癌辅助与新辅助化疗的成功，曲妥珠单抗在胃癌辅助与新辅助化疗中的应用也成为一个活跃的研究领域。

有一个小的正在进行的Ⅱ期临床试验，目标样本量是 45 例可切除的 HER2 阳性胃癌或胃食管结合部腺癌患者接受奥沙利铂、卡培他滨和曲妥珠单抗 3 个周期的新辅助化疗。完成 R0 或 R1 切除术的患者将在术后继续接受 3 个周期的同一化疗方案，曲妥珠单抗持续 12 个月[28]。RTOG 1010 是一项Ⅲ期临床试验，评估放疗、紫杉醇和卡铂在局部晚期 HER2 过表达的食管癌和胃食管结合部腺癌中使用或不使用曲妥珠单抗的情况，计划通过筛查 480 例患者，达到招募 160 例患者的目的[29]。

在辅助治疗方面，有一个Ⅱ期临床试验，对于已经行根治性手术的 HER2 阳性的胃癌或胃食管结合部腺癌患者予以奥沙利铂、卡培他滨、曲妥珠单抗和放化疗（TOXAG 研究）[30]。希望这些研究将提供关于曲妥珠单抗治疗可切除胃癌的疗效的数据。

曲妥珠单抗的耐药机制

抗曲妥珠单抗的耐药性在 HER2 阳性食管胃癌中平均在 6.7 个月后出现[3]。而在曲妥珠单抗治疗过程中出现转移后，并没有一个标准的二线治疗方法。因此，目前正在积极研究曲妥珠单抗的耐药机制。

在 HER2 阳性乳腺癌中已经描述了几种公认的耐药模型[31]。PI3K-Akt-mTOR 信号通路的磷酸化、张力素同源物（PTEN）的抑制和 PI3K 的突变激活已经在临床前研究中证明了其对曲妥珠单抗的抵抗作用[32]。HER 家族受体（包括 HER3 的过度表达和高水平的 HER2-HER3 异二聚体的形成）的高信号和胰岛素样生长因子–1 受体（IGF-1R）的高信号也与 PI3K-Akt 活化及曲妥珠单抗抵抗有关[33]。另一个提出的机制是 HER2 受体的截短蛋白（P95）的积累，该蛋白缺乏曲妥珠单抗结合所需的胞外结构域[30]。

EGFR 在曲妥珠单抗耐药中起着重要作用。Ritter 及其同事的工作展示了耐曲妥珠单抗的细胞系和异种移植模型均过度表达磷酸化的 EGFR，EGFR/HER2 异二聚体，以及 HER 家族配体 EG-FR，肝素结合 EGF 和 HeeGulin[34]。此外，添加双 EGFR/HER2 激酶抑制剂可抑制 HER2 磷酸化和细胞增殖活性[34]。

EGFR/HER2 交互作用在细胞转化和肿瘤进展中的作用是由小鼠模型和原发性人类肿瘤中的多个例子所证实的。例如，与单独表达 EGFR 配体 TGFα 或 NEU 转基因小鼠相比，TGFα 和 Neu 在转基因小鼠乳腺中的共同表达显著加速了肿瘤的发生和进展。在该模型中，双转基因小鼠 EGFR 和 HER2 均表现为酪氨酸磷酸化增加，给予 EGFR 酪氨酸激酶抑制药（TKI）能显著地延长肿瘤的潜伏期[35, 36]。乳腺肿瘤标本的分析显示，大多数 HER2 在 Y1248 位点被磷酸化，表现出可检测到的 EG-FR，并且 Y1248 磷酸化 HER2 与 EGFR 共同过表达的患者与最短生存时间相关[37]。在食管胃癌中，EGFR 通常过度表达，可能预示预后较差[38, 39]。虽然 EGFR 过表达 MKN7 胃癌细胞对曲妥珠单抗不敏感，但在这些细胞中，亚微摩尔浓度的 EGFR TKI，吉非替尼，P-EGFR 抑制药，可以恢复这些细胞对曲妥珠单抗的敏感性[34]。EGFR 和 HER2 联合阻滞可能是克服曲妥珠单抗耐药的可行策略。

新组合疗法

已经提出了许多克服曲妥珠单抗耐药的策略，并且正在胃癌中积极研究新的药物。这些包括在已经批准用于 HER2 阳性乳腺癌的临床药物。

帕妥珠单抗

帕妥珠单抗（Perjeta®，Genentech）是人源单抗，结合 HER2 的胞外结合域。与结合在 HER2 受体的IV区的曲妥珠单抗不同，帕妥珠单抗结合在受体的II区上，因此能够破坏 HER2 异源二聚和与其他家庭成员的配体激活的信号通路，包括 EGFR、HER3 和 HER4。HER2-HER3 异源二聚体是 PI3K 信号通路的有效激活剂；阻断 HER2-HER3 复合物可能是帕妥珠单抗最主要的抗肿瘤作用。在 HER2 阳性的晚期乳腺癌中，帕妥珠单抗联合曲妥珠单抗、多西紫杉醇与安慰剂、曲妥珠单抗、化疗相比，能显著改善 PFS[40]。在 HER2 阳性的乳腺癌的新辅助化疗中，帕妥珠单抗联合曲妥珠单抗与其他化疗方案相比，病理完全缓解率明显升高，于是 FDA 批准了其在进展期和新辅助方案中的使用[41]。

Yamashita-Kashima 和同事研究了帕妥珠单抗联合曲妥珠单抗在 HER2 阳性胃癌异种移植模型中的抗肿瘤活性。他们的结果显示帕妥珠单药治疗的抗肿瘤活性降低，并且帕妥珠单抗和曲妥珠单抗联合使用更有效。此外，这两种药物的组合降低了 EGFR-HER3 异源二聚和这些受体及其下游信号因子的磷酸化[42]。

鉴于帕妥珠单抗在乳腺癌中的临床疗效和在 HER2 阳性胃癌中的抗癌活性，发起了针对 HER2 阳性转移性胃癌或胃食管结合部腺癌患者的国际性的III期临床研究（JACOB 研究）。这项正在进行的多中心国际研究将患者随机接受帕妥珠单抗或安慰剂联合曲妥珠单抗、顺铂和氟尿嘧啶作为一线治疗[43]。目标招募人数是 780 例，全球都很期待这项研究的结果。

TDM-1

抗体-药物偶联物是一种将细胞毒性药物直接输送给癌细胞的方法。TDM-1（Kadcyla，Genentech）是曲妥珠单抗和 emtansine 的一种抗体-药物偶联物，emtansine 是一种微管抑制药。在用曲妥珠单抗和紫杉醇类化疗药治疗失败的转移性 HER2 阳性乳腺癌患者中，与用拉帕替尼加卡培他滨治疗的患者相比，TDM-1 能改善 PFS 3.2 个月，改善 OS 5.8 个月[44]。这导致 FDA 批准了该药作为第一个抗体-化疗药物的耦合物用于乳腺癌的治疗。

在临床前胃癌模型中，TDM-1 比曲妥珠单抗具有更有效的抗肿瘤活性[45]。与帕妥珠单抗合用的情况下，TDM-1 与 HER 的结合力更强，并潜在地增强了抗体依赖性细胞毒性，导致下游 HER2 信号通路的激活[46]。

一个 TDM-1 的多中心II期/III期试验目前正在招募晚期胃癌患者 HER2 阳性的一线治疗后进展。随机将患者分为三个治疗组：TDM-1，每 3 周 3.6mg/kg，TDM-1 每周 2.4mg/kg 和标准紫杉烷化疗（多西他赛或紫杉醇，每个医生可自主选择）。在所有三个研究组中至少 100 个患者被治疗至少 4 个周期后，再确定曲妥珠单抗的剂量和时间，并用于研究的第二阶段，以总生存率作为主要终点[47]。

可逆性 EGFR/HER2 TKIs：拉帕替尼

拉帕替尼（Tykerb®，葛兰素史克公司生产）是 EGFR 和 HER2 的可逆 TKI，通过与这些激酶的细胞内三磷酸腺苷（ATP）结合位点结合阻断激活。拉帕替尼在 HER2 阳性乳腺癌II期和III期临床试验中显示出活性，并在一些曲妥珠单抗耐药患者中产生反应，提示抑制 HER2 在这一人群中仍然有效[48, 49]。单药拉帕替尼在胃食管结合部腺癌中显示出适度的活性。在西南肿瘤学组（SWOG）0413 试验中，未选择的患者显示出 9% 的部分应答率，23% 的患者疾病稳定[50]。这项研究不需要患者 HER2 过度表达，因为这会影响药物的潜在功效。

然而，两个大的III期试验表明没有证据显示拉帕替尼在 HER2 阳性胃癌患者中有明显作用。LOGiC 试验是卡培他滨和奥沙利铂在有或没有拉帕替尼的一线治疗失败的晚期胃癌 HER2 FISH 阳性和胃食管结合部腺癌中的III期试验。所呈现的结果显示拉帕替尼组没有达到其总生存期的主要终点

（HR 0.91，95% CI 0.73，1.12，$P=0.35$ 在拉帕替尼组），但仅在亚组（亚洲患者，HR 0.68；60 岁以下患者，HR 0.69）[51] 中生存率有所改善。

TYTAN 是一个完整的开放标签随机Ⅲ期研究，比较紫杉醇与紫杉醇联合拉帕替尼在 HER2 FISH 阳性胃癌作为二线治疗的患者中的应用[52]。在 261 名东亚地区患者中，拉帕替尼加紫杉醇组的中位 OS 与紫杉醇组相比仅为 8.9 个月比 11.0 个月，差异无统计学意义（HR 0.84，$P=0.2$）。在预先计划的亚组分析中，在 HER2 IHC 阳性（+++）患者中，拉帕替尼联合组的中位 OS 为 14 个月，而紫杉醇单独组为 7.6 个月（HR 0.59，$P=0.0176$）。在这项研究中，患者被要求是 HER2 扩增胃癌以符合资格；然而，这并不与免疫组化的 HER2 阳性相关。35% 的患者被分类为 IHC 0/1+的肿瘤，这可以解释仅在 IHC 阳性（+++）患者的亚组中看到的生存益处。

不可逆的 EGFR/HER2 TKIs：奈拉替尼，阿法替尼

体外数据表明，第二代不可逆抑制药共价结合 HER2 和 EGFR（与拉帕替尼不同，它以可逆方式与细胞内 ATP 竞争）以高度选择性的方式，这可能能够克服曲妥珠单抗抵抗。在 HER2 阳性的曲妥珠单抗耐药的乳腺癌患者中，用一种这样的不可逆的双 EGFR/HER2 抑制药（奈拉替尼）报告的疗效谱与抗 HER2 药物的单药治疗经验相比是有利的。在以前用过曲妥珠单抗的乳腺癌患者中用奈拉替尼治疗 16 周，PFS 率达 59%，客观反应率为 24%[53]。在Ⅱ期 I-SPY 2 试验中，与对照组相比，奈拉替尼在Ⅱ期/Ⅲ期 HER2 阳性、激素受体阴性乳腺肿瘤患者手术时产生了显著改善，其病理完全缓解率 55% 对 32%[54]。这些有希望的结果，使目前Ⅲ期试验正在进行中，在 HER2 阳性患者以前接受两种或两种以上的抗 HER2 方案中比较奈拉替尼联合卡培他滨与拉帕替尼联合卡培他滨的疗效[55]。奈拉替尼有一个持续的多中心开放的Ⅱ期研究，对象为 HER2、HER3 或 EGFR 突变的实体瘤患者，包括 HER2 阳性的胃癌患者[56]，该研究正在进行中。

阿法替尼（Gilotrif®，Boehringer Ingelheim）是另一种不可逆的 EGFR、HER2 和 HER4 抑制药。在 2013 年 7 月，FDA 批准阿法替尼作为转移性非小细胞肺癌患者的一线治疗，该肿瘤的治疗具有 FDA 批准的检测所检测的特异性 EGFR 基因突变

［外显子 19 缺失或外显子 21（L858R）替换突变］。阿法替尼目前在 EGFR 阳性的非小细胞肺癌、曲妥珠单抗治疗过的 HER2 乳腺癌和头颈部鳞状细胞癌中处于第三阶段研发。

在 NCI-N87 HER2 阳性食管胃癌异种移植模型中，有临床前数据显示单剂阿法替尼具有强烈的抗肿瘤活性。虽然肿瘤对曲妥珠单抗相对耐药，但单剂阿法替尼治疗导致肿瘤体积急剧缩小。阿法替尼与曲妥珠单抗联合使用的抗肿瘤作用甚至比单独使用任何药物都好[57]。这些结果与治疗乳腺癌患者的临床经验相似。Blackwell 等人的研究结果表明，尽管用曲妥珠单抗治疗的疾病进展，拉帕替尼联合曲妥珠单抗与拉帕替尼单药相比，能够显著改善 PFS 和临床受益率，从而对于 HER2 阳性的转移性乳腺癌提供了一个非化疗的，具有可接受安全性的靶向治疗方案[49]。

同时作用于 EGFR/HER2 激酶活性对曲妥珠单抗耐药的 HER2 阳性的转移性食管胃癌来说可能是一个有效的策略。阿法替尼联合曲妥珠单抗在曲妥珠单抗耐药的 HER2 阳性的转移性食管胃癌中正在进行Ⅱ期研究[58]。研究中的第一组患者用阿法替尼单独治疗，在这 14 例患者中报告的初步结果显示可能有效，其中一个患者确认部分反应（PR），3 例疾病稳定[59]。研究的第二组将接受阿法替尼和曲妥珠单抗的组合。

未来方向

功能成像

抗 HER 治疗的临床疗效取决于乳腺癌和胃癌中 HER2 表达水平。目前，两种评估 HER2 表达的技术包括 IHC 和 FISH。然而，正如本章前面所讨论的，胃食管癌的 HER2 表达可能是异质的，并且显示出不完全染色。此外，在乳腺癌中，已经表明 HER2 表达在原发病灶和远处转移性疾病之间可能不一致，并且在转移性病变之间也可能不同[60~63]。

放射性标记抗体的开发是一个活跃的研究领域。区域性发射用放射性标记的曲妥珠单抗对 HER2 进行正电子放射断层扫描（PET）成像可使 PET 成像定量 HER2 表达水平并指导治疗选择，还可监测应答。这样的技术将允许在原发肿瘤和所有转移部位同时进行 HER2 表达的无创性评估，与单

部位活检相比具有明显的潜在优势。此外，曲妥珠单抗的生物分布可以在每个患者中变化，并且受到肿瘤负荷程度的严重影响，这可解释不同患者对药物的反应差异[64, 65]。因此，使用功能成像技术可能有助于阐明曲妥珠单抗耐药的分子学基础。已有研究评估了用铟-111(^{111}In)、铜-64(^{64}Cu)放射性标记的曲妥珠单抗在移植癌模型中的价值。

89-锆(^{89}Zr)是一种有吸引力的放射性核素，由于其良好的特性，在功能 PET 成像中使用，半衰期为 78 小时，并且显示出相对于人血清中配体分离的稳定性大于 7 天。人类^{89}Zr 标记的曲妥珠单抗 PET 成像中第一个显示了极好的肿瘤摄取和可视化的 HER2 阳性乳腺转移癌，包括脑肿瘤病灶[66]。斯隆-凯特林癌症中心（MSKCC）研究人员进行的异种移植研究表明，^{89}Zr-曲妥珠单抗的 PET 对 HER2 阳性的胃肿瘤具有高度特异性，而 18-FDG 和 18-FLT PET 不能区分 HER2 阳性与 HER2 阴性肿瘤（图 5.1）。^{89}Zr-曲妥珠单抗的 PET 现正在 HER2 阳性食管胃癌患者中进行评估[67]。

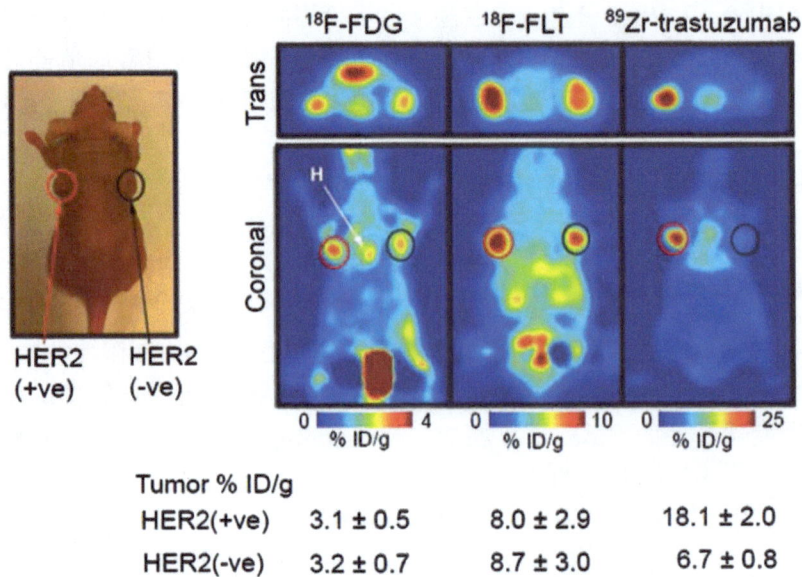

Tumor % ID/g	^{18}F-FDG	^{18}F-FLT	^{89}Zr-trastuzumab
HER2(+ve)	3.1 ± 0.5	8.0 ± 2.9	18.1 ± 2.0
HER2(-ve)	3.2 ± 0.7	8.7 ± 3.0	6.7 ± 0.8

图 5.1 ^{89}Zr—曲妥珠单抗对 HER2 阳性肿瘤的特异性
选择去除胸腺的裸鼠，在皮下分别种植 HER2 阳性肿瘤 NCI-N77（左）和 HER2 阴性肿瘤 MKN-74（右），冠状位图示^{89}Zr-曲妥珠单抗、18F-FDG 和 18FFLT 进行 PET 扫描结果，+ve = 阳性，-ve = 阴性。这项研究最初发表在《核医学杂志（JNM）》上（Janjigian YY, Viola-Villegas N, Holland JP, et al.[57]; images on the right; © by the Society of Nuclear Medicine and Molecular Imaging, Inc）

患者来源的异种移植模型

个别食管胃癌亚型具有异质性肿瘤的特征和临床结果，使这种恶性肿瘤成为一种复杂的疾病。利用细胞培养的细胞系，甚至人类肿瘤细胞株在小鼠的异种移植模型后，再将癌症治疗方法应用到临床中，是具有一定变数的[68]。这些模型常常不能重现肿瘤微环境的复杂性和肿瘤细胞与免疫系统之间的相互作用，而它们是肿瘤增殖和转移的组成部分[69]。

肿瘤移植模型或患者来源的异种移植模型（PDXs）正在被研究作为一种替代的，更多的人类恶性肿瘤的临床预测模型。PDXs 是基于直接将患者原发肿瘤种植到免疫缺陷小鼠的模型。肿瘤可以异位移植或原位移植。异位 PDXs 包括将肿瘤植入小鼠皮下组织。原位模型涉及直接植入肿瘤到特定的小鼠器官。异位方法具有更容易的细胞转移和精确监测肿瘤生长的优势。原位模型虽然在技术上更具挑战性，但被认为是更精确地模拟人类肿瘤的模型[70]。使用 PDXs 进行研究的局限性有：与培养的细胞系相比，需要更高的成本和更专业的维护。此外，PDXs 可能需要长潜伏期，根据肿瘤不同类型，植入后成功率在 23%~75% 之间[69, 71]。

PDXs 在食管胃肿瘤中得到了积极的研究。Janjigian 和同事在 MSKCC 建立了使用非肥胖糖尿病/重度联合免疫缺陷（NOD/SCID）小鼠的异位和原位 PDXs（图 5.2）。所建立的 PDXs 包括 HER2 阳性曲妥珠单抗耐药模型、MET 阳性模型和具有生殖系 CDH1 突变的印戒细胞胃癌模型，植入成功率在原位移植为 46%，异位移植为 26%[72]。PDXs 是一个有前途的平台，可进一步验证肿瘤生物学的差异，并指导临床试验的设计。此外，分子分析和治疗实验与 PDXs 正在进行中，以确定不同的分子特征对药物的反应预测价值。

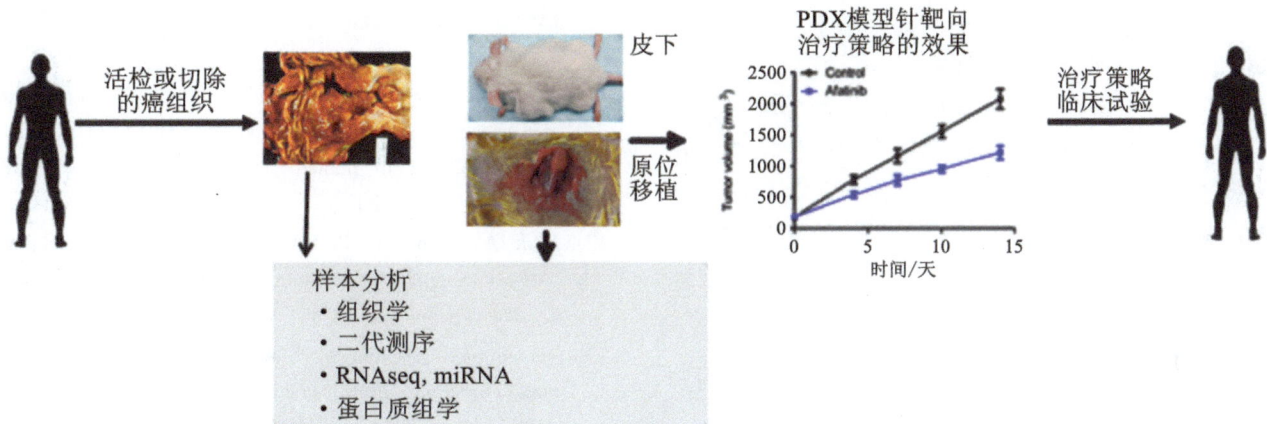

图 5.2　MSKCC 患者来源的异种移植（PDX）程序模式：食管胃癌模型为临床提供新的治疗靶点

基因组测序

与传统的 Sanger 测序相比，第二代测序（NGS）也许是更廉价和更快的测序。癌症基因组图谱（TCGA）是一个正在进行的美国国立卫生研究院国家癌症研究所和国家人类基因组研究所支持的研究计划。TCGA 研究人员将识别超过 20 种不同类型的人类癌症的基因组变化，包括胃癌和食管癌。基因组测序数据将提供给研究界，并允许更全面地了解所获得的遗传，基因组和表观遗传变化的癌细胞，可以转化为临床和治疗进展。

综合食管胃癌 TCGA 数据，提供了在胃癌的发生过程中潜在认识和可利用的除了 HER2 外的其他突变。食管癌和正常组的全外显子和基因组测序鉴定出 26 个显著突变的基因。测序确定了新的突变基因，先前未涉及到该疾病，包括染色质修饰因子和候选基因：SPG20、TLR4、ELMO1 和 DOCK2[73]。食管胃癌 TCGA 发现了四种不同的亚型：①Epstein-Barr Virus（EBV）肿瘤，其特征为甲基化、PIK3CA 突变、PD-L1/2 扩增；②微卫星不稳定性（MSI）和频繁激活突变的肿瘤；③染色体不稳定（CIN），肿瘤频繁扩增的肿瘤；④染色体稳定/弥漫型肿瘤，具有 RHOA（ras 同源基因家族，成员 A）新的突变。RHOA 编码小的鸟苷-5′-三磷酸酶（GTPase），当过表达时显示出潜在的致癌活性。最近的 TCGA 测序数据显示，弥漫型胃癌中常有 RHOA 热点突变，而肠型胃癌则没有[74, 75]。RHOA 突变与肿瘤位于贲门、肿瘤分化较差、较少 TP53 突变。进一步详细的机制和转化研究正在进行中[74]。

在纪念斯隆-凯特林癌症中心，NGS 使用可操作的癌症靶（IMPACT）分析的整合突变谱来识别以前未被识别的药物敏感性和耐药性的生物标志物。该 IMPACT 试验能够识别 275 个癌症相关基因中的点突变、小插入/缺失事件（indels）、大基因水平和基因内拷贝数畸变。在正在进行的 Ⅱ 期胃癌研究中，阿伐替尼在转移性 HER2 阳性，曲妥珠单抗耐药的癌症中，所有患者都接受了治疗前和治疗后活组织检查，这为探索 P95-HER2 和其他过去认为与曲妥珠单抗的耐药率相关的基因异常的发生率提供了一个独特的机会[57]。

基因组测序技术将允许全面剖析肿瘤标本，并指导癌症的潜在治疗。世界范围内的机构正在努力将基因组测序数据的遗传和分子信息与临床数据相关联，以指导个体化的治疗和诊断工具的研发。

结 论

大多数胃癌患者都为晚期，这是无法治愈的。分子靶向治疗，如针对 HER2 的治疗，有望改善现有的使用细胞毒性药物的全身治疗的方案。曲妥珠单抗联合化疗是转移性 HER2 阳性胃癌和胃食管癌的第一个有效的小分子物质，能够改善应答率、进展时间和生存期。曲妥珠单抗正在用于新辅助化疗和辅助治疗的研究。不幸的是，与乳腺癌一样，许多食管胃癌患者会对曲妥珠单抗产生耐药性。目前正在研究一些有前途的治疗剂作为单药疗法或结合传统化疗作为一线和二线方案。研究耐药机制的新途径和针对 HER2 阳性的胃癌的新的诊断和治疗技术策略也正在积极地研究中。

参考文献

1. Ferlay J, Shin H-R, Bray F, et al. Estimates of worldwide burden of cancer in 2008：GLOBOCAN 2008. Int J Cancer, 2010, 127：2893-2917. doi：10.1002/ijc.25516.
2. Enzinger P C, Mayer R J. Esophageal cancer. N Engl J Med, 1996, 335：462-467.
3. Bang Y J, Van Custem E, Feyereislova A, et al. Trastuzumab in combination with chemotherapy versus chemotherapy alone for the treatment of HER2-positive advanced gastric or gastro-oesophageal cancer(ToGA)：a phase Ⅲ, open-label, randomized controlled trial. Lancet, 2010, 376：687-697.
4. Yarden Y. The EGFR family and its ligands in human cancer, signaling mechanisms and therapeutic opportunities. Eur J Cancer, 2001, 37 (Suppl 4)：S3-S8.
5. Bang Y, Chung H, Xu J, et al. Pathological features of advanced gastric cancer (GC)：relationship to human epidermal growth factor receptor 2 (HER2) positivity in the global screening programme of the ToGA trial. J Clin Oncol, 2009, 27：15 (suppl；abst 4556).
6. Tanner M, Hollmén M, Junttila T T, et al. Amplification of HER-2 in gastric carcinoma：association with topoisomerase Ⅱ α gene amplification, intestinal type, poor prognosis and sensitivity to trastuzumab. Ann Oncol, 2005, 16：273-278.
7. Hofmann M, Stoss O, Shi D, et al. Assessment of a HER2 scoring system for gastric cancer：results from a validation study. Histopathology, 2008, 52：797-805.
8. Rüschoff J, Dietel M, Baretton G, et al. HER2 diagnostics in gastric cancer—guideline validation and development of standardized immunohistochemical testing. Virchows Archiv, 2010, 457：299-307.
9. National Comprehensive Cancer Network (NCCN). Esophageal and esophagogastric junction cancers. Version 2. 2013. http://www.nccn.org/professionals/physician_gls/pdf/esophageal.pdf. Accessed 11 March 2014.
10. Rüschoff J, Hanna W, Bilous M, et al. HER2 testing in gastric cancer：a practical approach. Mod Pathol, 2012, 25：637-650.
11. Nakajima M, Sawad H, Yamada Y, et al. The prognostic significance of amplification and overexpression of c-met and c-erb B-2 in human gastric carcinomas. Cancer, 1999, 85：1894-1902.
12. Park D I, Yun J W, Park J H, et al. HER-2/neu amplification is an independent prognostic factor in gastric cancer. Dig Dis Sci, 2006, 51：1371-1379.
13. Terashima M, Ochiai A, Kitada K, et al. Impact of human epidermal growth factor (EGFR) and ERBB2 (HER2) expressions on survival in patients with stage Ⅱ/Ⅲ gastric cancer, enrolled in the ACTS-GC study. J Clin Oncol, 2011, 29 (suppl；abstr 4013).
14. Yoon H H, Shi Q, Sukov W R, et al. HER2 expression/amplification：frequency, clinicopathologic features, and prognosis in 713 patients with esophageal adenocarcinoma (EAC). J Clin Oncol, 2011, 29 (Suppl；Abstr 4012).
15. Grabsch H, Sivakumar S, Gray S, et al. HER2 expression in gastric cancer：rare, heterogeneous and of no prognostic value—conclusions from 924 cases of two independent series. Cell Oncol, 2010, 32：57-65.
16. Janjigian Y Y, Werner D, Pauligk C, et al. Prognostic significance of human epidermal growth factor-2 (HER2) in advanced gastric cancer：a US and European international collaborative analysis. Ann Oncol, 2012, 23(10)：2656-2662.
17. Ajani J A, Rodriguez W, Bodoky G, et al. Multicenter phase Ⅲ comparison of cisplatin/S-1 with cisplatin/infusion fluorouracil in advanced gastric or gastroesophageal adenocarcinoma study：the FLAGS trial. J Clin Oncol, 2010, 28：1547-1553.
18. Vanhoefer U, Rougier P, Wilke H, et al. Final results of a randomized phase Ⅲ trial of sequential high dose methotrexate, fluorouracil, and doxorubicin versus etoposide, leucovorin, and fluorouracil versus infusional fluorouracil and cisplatin in advanced gastric cancer：a trial of the European Organization for Research and Treatment of Cancer Gastrointestinal Tract Cancer Cooperative Group. J Clin Oncol, 2000, 18：2648-2657.

19. Lordick F, Kang Y K, Chung H C, etal. Capecitabine and cisplatin with or without cetuximab for patients with previously untreated advanced gastric cancer (EXPAND): a randomized, open-label phase Ⅲ trial. Lancet Oncol, 2013, 14: 490-499.

20. Hudziak R M, Lewis G D, Winget M, et al. p185HER2 monoclonal antibody has antiproliferative effects in vitro and sensitizes human breast tumor cells to tumor necrosis factor. Mol Cell Biol, 1989, 9: 1165-1172.

21. Baselga J, Tripathy D, Mendelsohn J, et al. Phase Ⅱ study of weekly intravenous recombinant humanized anti-p185HER2 monoclonal antibody in patients with HER2/neu-overexpressing metastatic breast cancer. J Clin Oncol, 1996, 14: 737-744.

22. Slamon D J, Leyland-Jones B, Shak S, et al. Use of chemotherapy plus a monoclonal antibody against HER2 for metastatic breast cancer that overexpresses HER2. N Engl J Med, 2001, 344: 783-792.

23. Guiu S, Gauthier M, Coudert B, et al. Pathological complete response and survival according to the level of HER-2 amplification after trastuzumab based neoadjuvant therapy for breast cancer. Br J Cancer, 2010, 103: 1335-1342.

24. Gomez-Martin C, Plaza J C, Pazo-Cid R, et al. Level of HER2 gene amplification predicts response to overall survival in HER2-positive advanced gastric cancer treated with trastuzumab. J Clin Oncol, 2013, 31: 4445-4452.

25. Bruno R, Washington C B, Lu J F, et al. Population pharmacokinetics of trastuzumab in patients with HER2 + metastatic breast cancer. Cancer Chemother Pharmacol, 2005, 56: 361-369.

26. Roche, Inc. Herceptin package insert. http://www. medsafe. govt. nz/profs/datasheet/h/Herceptininf. pdf. Accessed 3 April 2014.

27. Hoffmann-La Roche. HELOISE study: a study of Herceptin (trastuzumab) in combination with chemotherapy in patients with HER2-positive metastatic gastric or gastro-esophageal cancer. In: ClinicalTrials. gov. Bethesda, MD: National Library of Medicine (US). http://clinicaltrials. gov/show/NCT01450696. NLM Identifier: NCT01450696. Accessed 3 April 2014.

28. Hoffmann-La Roche. A study of capecitabine (Xeloda) in combination with trastuzumab (Herceptin) and oxaliplatin in patients with resectable gastric cancer. In: ClinicalTrials. gov. Bethesda, MD: National Library of Medicine (US). http://clinicaltrials. gov/show/NCT01130337. NLM Identifier: NCT01130337. Accessed 18 March 2014.

29. National Cancer Institute (NCI.) Radiation therapy, paclitaxel, and carboplatin with or without trastuzumab in treating patients with esophageal cancer (RTOG 1010 Trial) In: ClinicalTrials. gov. Bethesda, MD: National Library of Medicine (US). http://clinicaltrials. gov/show/NCT01196390. NLM Identifier: NCT01196390. Accessed 18 March 2014.

30. Hoffmann-La Roche. A study of the combination of oxaliplatin, capecitabine and Herceptin (trastuzumab) and chemoradiotherapy in the adjuvant setting in operated patients with HER2 + gastric or gastroesophageal junction cancer (TOXAG Study). In: Clinical Trials. gov. Bethesda, MD: National Library of Medicine (US). Available from: http://clinicaltrials. gov/show/NCT01748773. NLM Identifier: NCT01748773. Accessed 18 March 2014.

31. Gajria D, Chandarlapaty S. Her2-amplified breast cancer: mechanisms of resistance and novel targeted therapies. Expert Rev Anticancer Ther, 2011, 11: 263-275.

32. Berns K, Horlings H M, Hennessy B T, et al. A functional genetic approach identifies the P13K pathway as a major determinant of trastuzumab resistance in breast cancer. Cancer Cell, 2007, 12: 395-402.

33. Nahta R, Yuan L X H, Zhang B, et al. Insulin-like growth factor-1 receptor/human epidermal growth factor receptor 2 heterodimerization contributes to trastuzumab resistance of breast cancer cells. Cancer Res, 2005, 65: 11118-11128.

34. Ritter C A, Perez-Torres M, Rinehart C, et al. Human breast cancer cells selected for resistance to trastuzumab in vivo overexpress epidermal growth factor receptor and ErbB ligands and remain dependent on the ErbB receptor network. Clin Cancer Res, 2007, 13: 4909-4919.

35. Muller W J, Arteaga C L, Muthuswamy S K, et al. Synergistic interaction of the Neu proto-oncogene product and transforming growth factor alpha in the mammary epithelium of transgenic mice. Mol Cell Biol, 1996, 16: 5726-5736.

36. Lenferink A E, Simpson J F, Shawver L K, et al. Blockade of the epidermal growth factor receptor tyrosine kinase suppresses tumorigenesis in MMTV/Neu +MMTV/TGF-alpha bigenic mice. Proc Natl Acad Sci USA, 2000, 97: 9609-9614.

37. DiGiovanna M P, Stern D F, Edgerton S M, et al. Relationship of epidermal growth factor receptor expression to ErbB-2 signaling activity and prognosis in breast cancer patients. J Clin Oncol, 2005, 23: 1152-1160.

38. Kim Y J, Kim M A, Im S A, et al. Metastasis-associated protein S100A4 and p53 predict relapse in curatively resected stage Ⅲ and Ⅳ (M0) gastric cancer. Cancer Invest, 2008, 26: 152-158.

39. Galizia G, Lieto E, Orditura M, et al. Prognostic biomarkers and targeted therapy in gastric cancer: reply. World J Surg, 2008, 32: 1227-1229.

40. Baselga J, Cortes J, Kim S B, et al. Pertuzumab plus trastuzumab plus docetaxel for metastaticbreast cancer. New Engl J Med, 2012, 366: 109-119.

41. Gianni L, Pienkowski T, Im Y H, et al. Efficacy and safety of neoadjuvant pertuzumab and trastuzumab in women with locally advanced, inflammatory early HER2-positive breast cancer (NeoSphere): a randomized multi-centre, open-label, phase Ⅱ trial. Lancet oncol, 2012, 13: 25-32

42. Yamashita-Kashima Y, Iijima S, Yoruzu K, et al. Pertuzumab in combination with trastuzumab shows significantly enhanced antitumor activity in HER2-positive human gastric cancer xenograft models. Clin Cancer Res, 2011, 17: 5060-5070.

43. Tabernero J, Marcelo Hoff P, Shen L, et al. Pertuzumab (P) with trastuzumab (T) and chemotherapy (CTX) in HER2-positive metastatic gastric or gastroesophageal junction (GEJ) cancer: an international phase Ⅲ study (JACOB). J Clin Oncol, 2013, (suppl; abstr TPS4150).

44. Verma S, Miles D, Gianni L, et al. Trastuzumab emtansine for HER2-positive advanced breast cancer. N Eng J Med, 2012, 367: 1783-1791.

45. Barok M, Tanner M, Koninki K, et al. Trastuzumab-DM1 is highly effective in preclinical models of HER2-positive gastric cancer. Cancer Lett, 2011, 306: 171-179.

46. Yamashita-Kashima Y, Shu S, Harada N, et al. Potentiation of trastuzumab emtansine (T-DM1)-driven antitumor activity by pertuzumab in a HER2-positive gastric cancer model. J Clin Oncol, 2012, (suppl; abstr e13502).

47. Hoffmann-La Roche. A study of trastuzumab emtansine versus taxane in patients with advanced gastric cancer. In: ClinicalTrials. gov. Bethesda, MD: National Library of Medicine (US). Available from: http://clinicaltrials.gov/show/NCT01641939. NLM Identifier: NCT01641939. Accessed 18 March 2014.

48. Gomez H L, Doval D C, Chavez M A, et al. Efficacy and safety of lapatinib as first-line therapy for ErbB2-amplified locally advanced or metastatic breast cancer. J Clin Oncol, 2008, 26: 2999-3005.

49. Blackwell K L, Burstein H J, Storniolo A M, et al. Randomized study of lapatinib alone or in combination with trastuzumab in women with ErbB2-positive, trastuzumab-refractory metastatic breast cancer. J Clin Oncol, 2010, 28: 1124-1130.

50. Iqbal S, Goldman B, Fenoglio-Preiser C M, et al. Southwest oncology group study S0413: a phase Ⅱ trial of lapatinib (GW572016) as first-line therapy in patients with advanced or metastatic gastric cancer. Ann Oncol, 2011, 22: 2610-2615.

51. Hecht J R, Bang Y J, Qin S, et al. Lapatinib in combination with capecitabine plus oxaliplatin (CapeOx) in HER2-positive advanced or metastatic gastric, esophageal, or gastroesophageal adenocarcinoma (AC): the TRIO-013/LOGiC Trial. J Clin Oncol, 2013, 31 (suppl; abstr LBA4001). Presented June 3, 2013 at 2013 ASCO Annual Meeting, Chicago, IL.

52. Bang Y J. A randomized, open-label, phase Ⅲ study of lapatinib in combination with paclitaxel versus weekly paclitaxel alone in the second-line treatment of HER2 amplified advancedgastric cancer (AGC) in Asian population: Tytan study. J Clin Oncol, 2012, 31 (suppl 4; abstr 11).

53. Burstein H J, Sun Y, Dirix L Y, et al. Neratinib, an irreversible ErbB receptor tyrosine kinase inhibitor, in patients with advanced ErbB2-positive breast cancer. J Clin Oncol, 2010, 28: 1301-1307.

54. Park J W, Liu M C, Yee D, et al. Neratinib plus standard neoadjuvant therapy for high-risk breast cancer: efficacy results from the I-SPY 2 TRIAL. American Association for Cancer Research (AACR) Annual Meeting, San Diego, presented April 7, 2014, Abstract CT 227.

55. Puma Biotechnology Inc. A study of neratinib plus capecitabine versus lapatinib plus capecitabine in patients with HER2 + Metastatic Breast Cancer Who Have Received Two or More Prior HER2 Directed Regimens in the Metastatic Setting (NALA). In: ClinicalTrials. gov. Bethesda, MD: National Library of Medicine (US). http://clinicaltrials.gov/show/ NCT01808573. NLM Identifier: NCT01808573. Accessed 18 May 2014.

56. Puma Biotechnology Inc. An open-label, phase Ⅱ study of neratinib in patients with solid tumors with somatic human epidermal growth factor receptor (EGFR, HER2, HER3) mutations or EGFR gene amplification. In: ClinicalTrials. gov. Bethesda, MD: National Library of Medicine (US). http://clinicaltrials. gov/show/NCT 01953926. NLM Identifier: NCT 01953926. Accessed 18 May 2014.

57. Janjigian Y Y, Viola-Villega N, Holland J P, et al. Monitoring afatinib treatment in HER2-positive gastric cancer with 18F-FDG and 89 Zr-Trastuzumab PET. J Nucl Med, 2013, 54: 936-943.

58. Memorial Sloan Kettering Cancer Center. Afatinib (BIBW2992) in patients with advanced HER2-positive trastuzumab-refractory advanced esophagogastric cancer. In：ClinicalTrials. gov. Bethesda, MD：National Library of Medicine (US). http：//clinicaltrials. gov/show/NCT 01522768. NLM Identifier：NCT 01522768. Accessed 18 May 2014.

59. Janjigian Y Y, Capanu M, Imtiaz T, et al. A phase Ⅱ study of afatinib in patients (pts) with metastatic human epidermal growth factor receptor (HER2)-positive trastuzumab-refractory esophagogastric (EG) cancer. J Clin Oncol, 2014, (suppl 3；abstr 59).

60. Guarneri V, Giovannelli S, Ficarra G, et al. Comparison of HER-2 and hormone receptor expression in primary breast cancers and asynchronous paired metastases：impact on patient management. Oncologist, 2008, 13：838-844.

61. Solomayer E F, Becker S, Pergola-Becker G, et al. Comparison of HER2 status between primary tumor and disseminated tumor cells in primary breast cancer patients. Breast Cancer Res Treat, 2006, 98：179-184.

62. Zurrida S, Montagna E, Naninato P, et al. Receptor status (ER, PgR and HER2) discordance between primary tumor and locoregional recurrence in breast cancer. Ann Oncol, 2011, 22：479-480.

63. Sekido Y, Umemura S, Takekoshi S, et al. Heterogeneous gene alterations in primary breast cancer contribute to discordance between primary and asynchronous metastatic/recurrent sites：HER2 gene amplification and p53 mutation. Int J Oncol, 2003, 22：1225-1232.

64. Leyland-Jones B, Colomer R, Trudeau ME, et al. Intensive loading dose of trastuzumab achieves higher-than-steady-state serum concentrations and is well tolerated. J Clin Oncol, 2010, 28：960-966.

65. Oude Munnink T H, Dijkers E C, Netters S J, et al. Trastuzumab pharmacokinetics influenced by extent human epidermal growth factor receptor 2-positive tumor load. J Clin Oncol, 2010, 28：e355-e356 (author reply e357).

66. Dijkers E C, Oude Munnink T H, KOsterink J G, et al. Biodistribution of 89Zr-trastuzumab and PET imaging of HER2-positive lesions in patients with metastatic breast cancer. Clin Pharmacol Ther, 2010, 87：586-592.

67. Memorial Sloan Kettering Cancer Center. PET imaging with 89Zr-DFO-Trastuzumab in esophagogastric cancer. In：ClinicalTrials. gov. Bethesda, MD：National Library of Medicine (US). http：//clinicaltrials. gov/show/NCT 02023996. NLM Identifier：NCT 02023996. Accessed 18 May 2014.

68. Sausville E A, Burger A M. Contributions of human tumor xenografts to anticancer drug development. Cancer Res, 2006, 66：3351-3354 (discussion 3354).

69. Daniel V C, Marchionni L, Hierman J S, et al. A primary xenograft model of small-cell lung cancer reveals irreversible changes in gene expression imposed by culture in vitro. Cancer Res, 2009, 69：3364-3373.

70. Siolas D, Hannon G J. Patient derived tumor xenografts：transforming clinical samples into mouse models. Cancer Res, 2013, 73：5315-5319.

71. Dangles-Marie V, Pocard M, Richon S, et al. Establishment of human colon cancer cell lines from fresh tumors versus xenografts：comparison of success rate and cell line features. Cancer Res, 2007, 67：398-407.

72. Janjigian Y Y, Vakiani E, Imtiaz T, et al. Patient derived xenografts (PDX) as models for the identification of predictive biomarkers in esophagogastric (EG) cancer. J Clin Oncol Proc ASCO 2014 (abstract 4059).

73. Dulak A M, Stojanov P, Peng S, et al. Exome and whole-genome sequencing of esophageal adenocarcinoma identifies recurrent driver events and mutational complexity. Nat Genet, 2013, 45：478-486.

74. Wang K, Yuen S T, Xu J, et al. Whole-genome sequencing and comprehensive molecular profiling identify new driver mutations in gastric cancer. Nat Genet, 2014, May 11 [Epub ahead of print].

75. Kakiuchi M, Nishizawa T, Ueda H, et al. Recurrent gain-of-function mutations of RHOA in diffuse-type gastric carcinoma. Nat Genet, 2014, May 11 [Epub ahead of print].

第 6 章

遗传性弥漫型胃癌的病理生理学

Sharon Pattison and Alex Boussioutas
陈 鸽 译

前 言

近些年来，家族性胃癌逐渐被研究报道，其为常染色体显性遗传，最早在拿破仑·波拿巴的家族中被发现，其中许多家族成员易患胃癌[1~3]。目前，大约1%~3%的胃癌被认为是遗传综合征的一部分[4~8]。最常见的胃癌相关的遗传综合征是遗传性弥 漫 型 胃 癌（hereditary diffuse gastric cancer，HDGC）（MIM#137215），其为常染色体显性遗传，以 Lauren 分型中的弥漫型胃癌（DGC）为主要表型[9]（详见病理分型），相对于散发性胃癌，该病的诊断更常见于年轻患者[10~11]。研究发现，钙黏素-1（CDH1）或 E-钙黏素（E-cadherin，E-CDH）基因与 HDGC 密切相关（详见后续章节）。致病基因携带者的外显率虽不是100%，但仍是比较高的。CDH1 基因突变的携带者一生发生胃癌的概率约为80%[7]。由于 DGC 很少在早期被诊断，因此很难对已知的突变基因携带者进行有效的监测。携带者通常并无症状，即使在监测研究中亦常无明确疾病证据，然而在胃切除标本中却经常发现整个胃体的黏膜层中存在多区域的印戒细胞分布，这与早期胃癌相一致。这些印戒细胞病灶通常是多发的，而且常常进展缓慢。根据临床标准，一旦一个家族被认为是 HDGC 高危群体，则建议该家族成员到合适的基因检测机构进行基因诊断并进行多学科讨论，这些携带者一般会被建议行预防性胃切除手术。

基 因

E-cadherin

HDGC 由 E-cadherin 或 CDH1 基因胚系突变造成。CDH1 基因突变最早于1998年在3个新西兰毛利人种 HDGC 家系中通过连锁分析的方法被发现，这3个家系中均存在多代、早发的 DGC[12]。CDH1 基因突变被发现的 HDGC 家系最早报道于1965年[13]，目前仍是所有报道中最大的 HDGC 家系。该家系成员死于胃癌的中位年龄为33岁，其中被记录的最小的死亡年龄为14岁[12, 13]。随后，CDH1 基因突变在不同种族的 HDGC 中被发现[14~24]。遗传模型为常染色体不完全外显性遗传。

CDH1（MIM# 192090）基因编码上皮-钙黏素（E-cadherin），一种跨膜的钙-依赖型细胞黏附糖蛋白，在形态发生、维持上皮细胞正常极性以及通过连环蛋白与肌动蛋白细胞骨架连接中发挥关键作用[25~27]。CDH1 基因定位于16q21.1，包含16个外显子及编码区上游的一个 CpG 岛[28]。被翻译出的 E-cadherin 蛋白由3个主要区域组成，一个大的胞外区（由4-13号外显子编码），较小的跨膜区（由13-14号外显子编码）以及胞质区（由14-16号外显子编码）[25~26]。

认识 HDGC 之前，曾在 DGC 中进行过 CDH1 体细胞突变的研究[29~33]。E-cadherin 异常表达或突变亦见于散发性小叶性乳腺癌（LBC）[34]，前列腺癌[35]，子宫内膜癌以及卵巢癌[36]。

在 HDGC 中，CDH1 基因全长均可能出现突变，突变类型包括点突变、小的插入或缺失突变。最近亦有较大片段缺失突变的报道[37~39]。表 6.1 总结了 HDGC 家系中已报道的 CDH1 基因突变。在符合国际胃癌联合协会（IGCLC）HDGC 诊断标准的家系中，CDH1 基因的突变频率似乎与该家系所在人群中的胃癌发生率成反比，在胃癌高发的国家，符合 IGCLC 检测标准的患者中 CDH1 的胚系突变发生率却是相对下降的[40]。至今，仍无明确的基因型-表型相关的证据。

表 6.1　CDH1 突变在遗传性弥漫型胃癌相关文献

外显子	突变点位	突变类型	参考文献
1	Del exon 1-2（19353 bp）	截断	[37]
	Del exon 1-2（5761 bp）	截断	[37]
	Del5' UTR-exon 1（150 bp）	截断	[37]
	2T>C	起始密码子	[44]
	3G>C	起始密码子	[45]
	41delT	移码突变	[46]
	45insT	移码突变	[21]
	46insTGC	移码突变	[44]
	49-2A>C	剪切位点	[41]
	49-2A>G	剪切位点	[19]
	49G>T	剪切位点	[50]
2	53delC	移码突变	[22]
	59G>A	无意义突变	[19]
	70G>T	无意义突变	[15]
3	164-? 387+? del	无意义突变	[38]
	185G>T	错义突变	[53]
	187C>T	无意义突变	[17, 45]
	190C>T	无意义突变	[15]
	283C>T	无意义突变	[23, 24], [43]b
	353C>G	错义突变	[41]
	372delC	移码突变	[16]
	377delC	移码突变	[24]
	382delC	移码突变	[20]
4	469delG	移码突变	[43]
	531+2T>A	剪切位点	[55]
5	586G>T	无意义突变	[15]
	687+1G>A	剪切位点	[20]
6	715G>A	错义突变	[24, 41, 58]
	731A>G	错义突变	[24, 59]
	753insG	移码突变	[44]

外显子	突变点位	突变类型	参考文献
7	Del exon 7-16	截断	[39]
	832G>A	剪切位点	[18, 21]
	832+1G>T	剪切位点	[43]
	833-2A>G	剪切位点	[49, 60]
	892G>A	错义突变	[20]
	1003C>T	无意义突变	[45, 49, 61, 62]
	1008G>T	剪切位点	[12]
8	1017delC	移码突变	[41]
	1018A>G	错义突变	[21, 56, 65]
	1023T>G	无意义突变	[44]
	1062delG	移码突变	[24]a
	1064insT	移码突变	[20]
	1107delC	无意义突变	[41]
	1118C>T	错义突变	[67]
	1134del8ins5	移码突变	[20]
	1135+5del8ins5	剪切位点	[68]
	1137G>A	剪切位点	[24, 41, 43, 55]
	1137+1G>A	剪切位点	[15]
9	1147C>T	无意义突变	[43]
	1189A>T	错义突变	[69]
	1212delC	移码突变	[20, 38]
	1225T>C	错义突变	[20]
	1285C>T	错义突变	[45]
	1306_1303insA, 1306_1307delTT	移码突变	[72]
10	1397-1398delTC	移码突变	[24, 41]
	1466insC	移码突变	[42]
	1470-1483del	截断	[43]b
	1472insA	移码突变	[21]
	1476delAG	移码突变	[20]
	1488-1494del CGAGGAC	移码突变	[15]
	1507C>T	无意义突变	[47]
	1565+1G>A	剪切位点	[48]
	1565+1G>T	剪切位点	[22]
	1565+2insT	剪切位点	[49]
	1565+2dup	剪切位点	[43]
11	1588insC	移码突变	[15]
	1595G>A	无意义突变	[43]b
	1610delC	移码突变	[51]
	1619insG	移码突变	[52]
	1682insA	移码突变	[24]
	1679C>G	错义突变	[43]
	1710delT	移码突变	[22]
	1711insG	移码突变	[17]
	1711+5G>A	剪切位点	[20]

外显子	突变点位	突变类型	参考文献
12	1774G>A	错义突变	[24]a
	1779insC	移码突变	[20]
	1792C>T	无意义突变	[17, 22, 45, 54]
	1849G>A	错义突变	[24]a
	1901C>T	错义突变	[56]
13	2061delTG	移码突变	[20]
	2064delTG	移码突变	[20, 49]
	2095C>T	无意义突变	[12, 41]
	2161C>G	剪切位点	[45]
	2164+2T>A	剪切位点	[43]
	2164+5G>A	剪切位点	[22, 24]
14	Del exon 14-16 (8078 bp)	截断	[37]
	2195G>A	错义突变	[20, 24]
	2245C>T	错义突变	[24]
	2269G>A	错义突变	[63]
	2275G>T	无意义突变	[64]
	2276delG	移码突变	[45]
	2295+5G>A	剪切位点	[22]
	2287G>T	无意义突变	[66]
15	2310delC	移码突变	[20]
	2329G>A	错义突变	[24]
	2343A>T	错义突变	[24]a, [43]b
	2381insC	移码突变	[12]
	2386delC	移码突变	[43]
	2395delC	移码突变	[49]
	2396C>G	错义突变	[52]
	2398delC	移码突变	[24, 43]
	2399delG	移码突变	[70]
	2440-1C>T	剪切位点	[71]
	2440-6C>G	剪切位点	[41]
16	Del exon 16 (828 bp)	截断	[37]

说明：排除了未知致病相关性突变和确诊为非弥漫型胃癌者

a 此文中引用

b 不符合遗传性弥漫型胃癌标准的家系

根据 Knudson's 的抑癌基因失活的二次打击理论，还需要解释野生型 CDH1 等位基因缺失或失活的原因[73]。一些研究团队发现 CDH1 等位基因启动子的过甲基化是导致 HDGC 中野生型 CDH1 等位基因失活的最常见机制[42, 74]。在前列腺癌、乳腺癌以及散发性胃癌中均发现存在 CDH1 启动子过甲基化[75, 76]，Grady 等人则在 2000 年报道了某些 HDGC 患者中亦存在 CDH1 启动子过甲基化，并且

认为其正是 HDGC 的"二次打击"[77]。Grady 等人也在体外实验中证实去甲基化试剂 5-氮杂胞苷可以恢复 CDH1 启动子甲基化的胃癌细胞株中 E-cadherin 的表达，揭示甲基化是 CDH1 基因沉默的机制。其他的机制包括体细胞突变，其中有一例基因内缺失突变的报道，同时组蛋白修饰也可能是重要的机制[42, 68, 74, 78]。另外，在 HDGC 患者的胃癌组织中，杂合性的缺失亦可能是野生型 CDH1 等位基因失活的另一种机制[12, 15, 19, 74]。

在 HDGC 患者的手术标本中多个区域存在肿瘤组织并不少见。同一个体多发肿瘤的基因分析结果显示，在不同转移灶以及胃内不同病灶中的等位基因失活机制彼此间是独立的[79]。

非 CDH1 遗传性弥漫型胃癌

在符合目前 HDGC 临床诊断标准的患者中，有 25%~30% 存在 CDH1 基因胚系突变，这意味着高达 70% 的家系并没有明确的基因突变[7]。根据 Blair 等人的命名法则，满足 IGCLC 的 HDGC 诊断标准但并没有明确的 CDH1 基因突变的家系被归为家族性弥漫型胃癌（FDGC），而 HDGC 仅仅指有明确的致病的 CDH1 基因突变的家系[10]。CDH1 基因检测包括测序和多重连接依赖探针扩增技术（MLPA）以发现大的缺失突变。尽管该检测方法是目前的金标准，但仍可能由于检测技术的缺陷而遗漏突变基因。对于没有明确 CDH1 突变的 FDGC 家系，则需要寻找其他潜在的致病基因。最近的一项研究发现，在一个荷兰人种的 FDGC 家系中存在编码 α-E-catenin 蛋白的 CTNNA1 基因突变，这可能是 FDGC 的致病基因[80]。α-E-catenin 与 β-catenin 的复合物在 E-cadherin 胞质区与细胞骨架的连接中发挥桥梁作用[32, 81, 82]。在动物模型中，CTNNA1 的缺失导致细胞极性的改变、细胞增生、增强诱导癌变的 RAS 以及 MAPK 通路的活化[83]。然而，CTNNA1 基因突变是否是该家系的 HDGC 致病突变却有待商榷，因为该基因表型通常提示弥漫型胃癌发生于年老患者，而且目前并未发现其他家系中存在 CTNNA1 突变，也许 FDGC 家系中存在着其他未知的基因突变。

HDGC 相关的其他恶性肿瘤

在 HDGC 家系中，其他恶性肿瘤患病率也明显增高，其中最常见的为小叶性乳腺癌

（LBC）[10, 16, 18, 48]。CDH1 基因突变的女性在 80 岁前患 LBC 的风险高达 80%[7]。因此，LBC 被认为是 HDGC 综合征中需要给予特殊关注的恶性肿瘤。结直肠癌亦发生于少部分 HDGC 家系中[19, 20, 41]，然而由于结直肠癌是一种常见恶性肿瘤，其发生是否与 CDH1 突变存在直接关系仍不明确[18]。

胃癌相关的其他遗传综合征

　　与胃癌高发风险相关的其他遗传综合征包括林奇（Lynch）综合征/遗传性非息肉病性结直肠癌（HNPCC）、遗传性乳腺癌及卵巢癌、Cowden 综合征以及 Peutz-Jeghers 综合征。表 6.2 列出了胃癌发生的相关风险。遗传性乳腺癌及卵巢癌综合征患者除乳腺癌和卵巢癌高发外，胃癌发生风险亦增高，尽管该风险尚未能很好量化[84, 85]。Lynch 综合征患者除结直肠癌外，胃癌、其他胃肠道恶性肿瘤、子宫内膜癌以及泌尿系肿瘤的发生风险亦增高[6, 86, 87]。

表 6.2　遗传性肿瘤综合征与胃癌风险

肿瘤综合征	基因	胃癌终生风险（%）	参考文献
遗传性弥漫型胃癌	CDH1	80	[7]
遗传性乳腺癌/卵巢癌	BRCA1	5.5（3.4~7.5）	[85]
	BRCA2	2.6（1.5~4.6）	[84]
林奇综合征	MLH1, MSH2, MSH6, PMS2	4.4~19.3	[6, 87]
Peutz-Jeghers 综合征	STKⅡ	29	[88]

　　胃肠道息肉与许多家族性肿瘤综合征相关。上消化道息肉常见于 FAP 患者中，在胃中则常表现为胃底腺息肉[89, 90]。尽管散发性胃底腺息肉通常被认为是非致瘤的，但在一些 FAP 患者中则发现胃底腺息肉存在发育异常并最终演变为胃癌[89, 91, 92]。Peutz-Jeghers 综合征和 Cowden 综合征患者的息肉则通常位于多个脏器。在 Cowden 综合征中，仅有极少数胃癌的报道，这提示胃癌并不是 Cowden 综合征的常见表现[93, 94]。Peutz-Jeghers 综合征患者中，胃癌发病率明显提高，终生发病率约为 29%[88]。青少年息肉综合征表现为胃肠道错构瘤性息肉，主要与结直肠癌发生相关，但亦有与胃癌发生相关的报道[95, 96]。胃癌亦见于一些 Li-Fraumeni 综合征家系中[97, 98]，一些 FDGC 家系存在 TP53 突变，这提示胃癌是 Li-Fraumeni 综合征的一部分[57]。MUTYH 相关息肉患者存在碱基切除修复基因 MUTYH 突变[99]，表现为常染色体隐性遗传，尽管该部分患者的胃癌发生率并无明显增高，但有研究报道单等位基因 MUTYH 突变携带者的胃癌发病率较普通人群增高[100]。有报道称 Fanconi's 贫血患者的亲属中胃癌的发病率增高[101]。有研究在 2012 年报道了一种与胃息肉及肠型胃癌相关的新的常染色体显性疾病。其特点为胃近端息肉及胃癌，因此被命名为胃腺癌及胃近端息肉病

（GAPPS）[102, 103]。目前，该综合征的相关基因尚不明确。

病　理

肿瘤发生机制

　　E-cadherin 与细胞黏附、上皮间质转化（epithelial to mesenchymal transition，EMT）以及通过 β-catenin 调节 Wnt 信号通路有关。尽管 E-cadherin 缺失诱导肿瘤发生的确切机制仍有待明确，目前认为在 HDGC 中，CDH1 是抑癌基因，其功能的缺失导致细胞黏附的缺失，进而导致肿瘤侵袭及转移。一种理论认为，E-cadherin 的缺失以及随之细胞黏附的消失会导致细胞极性的中断，从而干扰细胞分裂并造成子代细胞沉积于固有层，进而膨胀形成印戒细胞（SRC）[78]。体内及体外实验均证明仅因 E-cadherin 缺失造成的细胞黏附消失足以诱导弥漫型胃癌。

　　E-cadherin 缺失是上皮间质转化（EMT）的一个重要标志[104]。EMT 是上皮细胞获得更多间质细胞表型的过程，包括穿透基底膜的能力以及凋亡抵抗的能力[105]。这一过程在人类发育中是正常的，但在肿瘤进展及转移中则是病理的。除阻断细胞黏附

进而增强侵袭表型外，E-cadherin 表达的缺失还通过经典 Wnt 信号通路促进 β-catenin 信号的异常调节，而经典 Wnt 信号通路则参与多种肿瘤的发生[106]。

E-cadherin 作为肿瘤侵袭的抑制基因已在体外实验中得到了证实，其表达或功能的缺失导致细胞表型的改变并增强细胞的侵袭能力[27]。这种表型可以通过转染 E-cadherin 编码 cDNA 恢复 E-cadherin 蛋白表达而得到逆转[107, 108]。

E-cadherin 在胚胎发生过程中发挥着重要作用，敲除 E-cadherin 的纯合子小鼠在胚胎期是致死的[109]。E-cadherin 杂合突变的动物表型是正常的，目前已用于通过接触致癌物质 N-methyl-N-nitrosurea 造成二次打击从而构建弥漫型胃癌的小鼠模型[79, 109]。相较于纯野生型小鼠，$Cdh1^{+/-}$ 小鼠发生黏膜内印戒细胞癌（SRCCs）的风险是其 11 倍。除 E-cadherin 表达缺失之外，$Cdh1^{+/-}$ 小鼠中的印戒细胞癌细胞还表现为低增殖活性及胞核中 β-catenin 沉积的缺失，这些表明在动物模型中，即使缺乏大量的增殖因子或 Wnt 信号通路活性，仅仅细胞间黏附的缺失就足以诱导弥漫型胃癌[79]。这与临床观察到的现象是一致的，在 CDH1 胚系突变的患者中，胃黏膜中可存在数百个独立的 SRCCs 区域，这提示 HDGC 的发生不太可能需要其他基因的参与[78]。

目前，CDH1 胚系突变易于发生弥漫型胃癌以及小叶性乳腺癌而非其他肿瘤的原因尚不清楚。一种假说是胃癌黏膜暴露于致癌物质及慢性炎症的发病风险更高，另一种假说则认为胃癌黏膜的细胞更新频率更高[78]。在这些情况下，产生侵袭性恶性肿瘤表型所需的基因突变或表观遗传学改变会相对较少。然而，值得注意的是，肠黏膜的细胞更新频率也很高，但为何 CDH1 突变的患者很少发生结直肠癌这一问题却仍无满意的解释。

风险影响因素

目前还没有关于影响 HDGC 外显率的基因及环境因素的综合分析。这些认识将有助于风险行为及基因风险预测的遗传咨询。然而，大量的生活方式和环境因素也会影响散发性胃癌的发病风险，当然，这些因素也可能影响 HDGC。

幽门螺杆菌

幽门螺杆菌（H. pylori, HP）被世界卫生组织于 1994 年归为 I 类致癌因子，与胃癌密切相关[110]。尽管在 HDGC 中 HP 似乎并不是必需的致癌因子，但散发性肠型胃癌以及弥漫型胃癌均与 HP 相关[66, 111~113]。理论上，HP 可能影响胃癌的发病风险[114]。目前的共识建议 HP 阳性的 HDGC 患者进行 HP 根治[10]，但目前并没有前瞻性研究表明这对 HDGC 的预后有无影响。

运动与饮食

众多的研究探讨了人口统计学、饮食以及运动与散发性胃癌的关系，然而，并没有单独分析这些因素与 HDGC 的研究。

饮食和食物储存与散发性胃癌的发病率改变有关，采用冷藏在改善水果及蔬菜新鲜度的同时，亦减少食物储存所需的盐度，从而降低胃癌的发病率[115, 118]。欧洲癌症与营养前瞻性研究（EPIC）旨在探讨生活方式、基因及环境因素与肿瘤发生间的关系。研究发现，蔬菜摄入量与肠型胃癌而非弥漫型胃癌的发生呈负相关，但水果摄入量则与胃癌发生无明显相关[119]。EPIC 研究亦发现运动量与散发性胃癌特别是非贲门胃癌的发生呈负相关[120]。另外，EPIC 研究还发现散发性胃癌与吸烟存在相关性，该研究中接近 18% 的胃癌发生归结为吸烟[121]。吸烟、运动、饮食以及其他环境因素是否影响 HDGC 的外显率目前仍不明确，但一般认为应该与对散发性胃癌的影响相似。

散发性胃癌中 CDH1 突变

E-cadherin 基因突变在散发性胃癌中的发现早于 CDH1 被确认为 HDGC 的致癌基因[29]。在 50% 的散发性弥漫型胃癌而非肠型胃癌中存在 CDH1 体细胞失活突变[29, 122]。如同在 HDGC 中，CDH1 启动子的甲基化被认为是散发性弥漫型胃癌的二次打击[122]。CDH1 的高突变率以及表观遗传学沉默提示无论在散发性弥漫型胃癌还是 HDGC 的演变中，E-cadherin 的失活均扮演着重要角色。在 HDGC 家系中胃癌发病年龄早，这表明只要一个野生型 CDH1 等位基因发生突变就可能成为潜在致癌基因型。有趣的是，尽管在肠型胃癌中无 CDH1 突变，但在一部分肠型胃癌中则存在启动子甲基化[76, 122]。这可能是 E-cadherin 的表达沉默对肠型胃癌的致癌级联反应的晚期阶段产生影响，但在弥漫型胃癌中则在早期阶段即发挥致癌作用。

HDGC 的管理

基因检测临床标准

图 6.1 显示了 HDGC 诊断与治疗的推荐流程。IGCLC 推荐的 CDH1 基因突变检测适宜人群的最新指南发表于 2010 年[7]。指南推荐满足如下标准的患者需进行基因检测：

- 一个家族中存在两个或两个以上胃癌患者，且其中一个在 50 岁之前确诊为弥漫型胃癌。
- 在一级或二级亲属中存在三个或三个以上弥漫型胃癌确诊患者，不论发病年龄为多大都应进行基因检测。
- 无论有无家族史，40 岁之前即确诊为弥漫型胃癌的患者。
- 有弥漫型胃癌和小叶性乳腺癌的个人或家族史，其中一例确诊早于 50 岁者应进行基因检测。

指南有望在 2015 年进行更新，因此纳入标准可能会进行修改。除上述指南外，IGCLC 还推荐对病理确诊的原位 SRCCs 患者或者弥漫型胃癌旁佩吉特样扩散的 SRCCs 患者进行基因检测，因为这在散发性弥漫型胃癌中极为罕见[123]。

采用旧的比较严格的 IGCLC 指南筛选需要检测的患者时，CDH1 突变的检出率为 25%～50%[14, 20, 24, 45, 124]。在不满足 2010 年 IGCLC 指南标准的家系成员中亦能检测到 CDH1 基因突变，对于多人患小叶性乳腺癌而非弥漫型胃癌的家系亦建议进行基因检测[43]。由于 CDH1 突变与胃癌地理学发生率呈负相关，散发性胃癌高发区域的家系较低发区域的家系更可能无法得到突变基因检测阳性结果[40]。因此，在临床决策是否需要进行 CDH1 基因突变检测时，不仅要考虑胃癌或其他恶性肿瘤的家族史或个人史，还需要考虑该患者或家系来源的人群中胃癌的风险。

基因检测

一旦一个患者或者家系被评估为 CDH1 突变潜在携带者，则需要到合适的基因检测机构进行完整的基因鉴定。至少需要对三代家系进行检测并获取弥漫型胃癌的明确诊断[7]。如果符合检测标准，则要提供正式的遗传咨询及检测许可。HDGC 专家咨询将提供胃癌的自然病程、HDGC 的定义以及常染色体显性遗传和不完全外显性遗传等概念知识供患者参考。如果先证者的基因突变是致病的，则需要对高风险的家族成员进行预测性检测。规范的遗传咨询将包含以下问题：阳性检测结果对健康及生活的影响，CDH1 基因突变携带者的进一步治疗方案等。同时需要在基因检测及遗传咨询中提供全程的心理支持，因为不完全外显性遗传的不确定性、阳性或阴性结果的启示以及压力等均与此相关[125, 126]。

基因检测的标本为家系成员的血液标本[126]。如果血液标本无法获取，则病性组织的石蜡标本也可作为选择，但石蜡标本检测存在一定的技术挑战[126]。由于 CDH1 基因突变无热点位点，因此整个编码序列包括内含子与外显子交界区均需要进行基因突变检测[24]。如前所述，为了发现家系中大的基因内删失突变，基因检测方法包括测序和多重连接依赖探针扩增技术（MLPA）[8, 37]。

从目前的证据来看，携带 CDH1 基因突变的高风险家系成员何时进行基因检测仍不明确。一般来说，20 岁之前恶性肿瘤的风险是很低的[18, 24]，但有一些携带者却在 18 岁之前即发现患有明显的恶性肿瘤[12, 16]。IGCLC 推荐对于达到法定结婚年龄的潜在携带者即可进行基因检测，但法定结婚年龄的界定在不同国家是不同的。基因检测时间一定程度上依赖于家系中最早患相关肿瘤的确诊年龄。除此之外，还应考虑潜在携带者及其家系的心理、生理以及情绪健康等因素[7]。

CDH1 基因突变携带者的管理

CDH1 基因突变携带者的管理需要通过多学科团队来完成，这个团队成员包括但不局限于遗传咨询师、遗传专科医师、胃肠病医师、外科医师、营养师以及心理医师。对于 CDH1 基因突变携带者，建议在尽可能早的合适的时间进行预防性胃切除。考虑到该病的高外显率以及多变的自然病程，通常推荐在 20～30 岁早期进行胃切除手术。对于选择延迟胃切除手术的患者，唯一的替代方案就是进行密切的内镜下观察随访，尽管这种方法存在着不及时等明显不足。

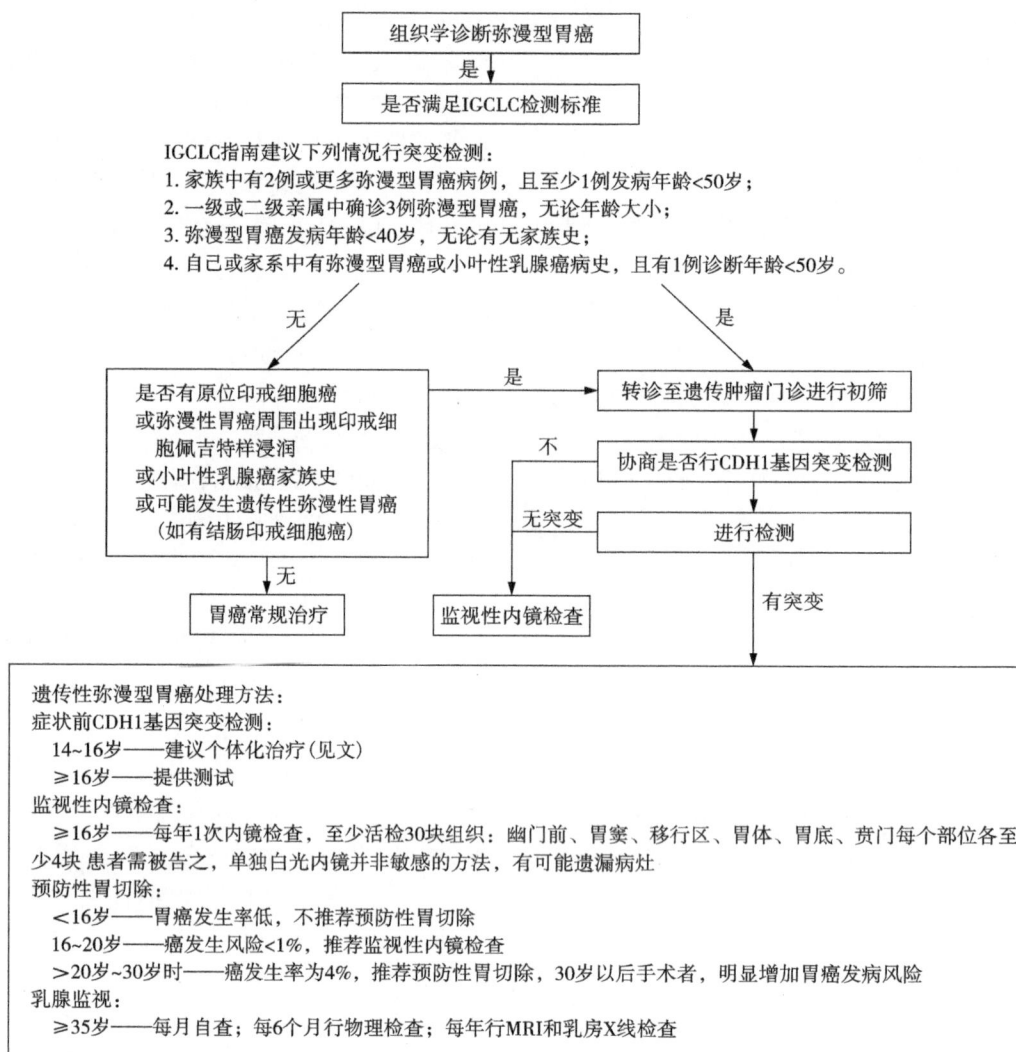

图 6.1　家族性弥漫型胃癌诊治流程图(2006 修正版，Blair et al.)

监视随访

　　HDGC 中的早期胃癌通常是黏膜层内、多区域、小范围(通常为亚毫米级)的 SRCs，这使其很难在普通的白色光源内镜下被发现(图 6.2)。之前有内镜下活检阴性而实际上已是广泛弥漫型胃癌的病案报道[113]。亦有多个研究发现在 CDH1 基因突变行预防性胃切除的患者中，术前活检是阴性的，但术后病理结果却是多个独立区域的 T1a 期 SRCCs(印戒细胞癌)[8, 45, 55, 66, 70, 112, 113, 127]。

　　对于携带 CDH1 基因突变但拒绝预防性胃切除的患者以及年龄小于 20 岁的 HDGC 患者，目前的共识推荐在研究协议的前提下，尽可能允许进行新内镜技术检查下进行评估以及对 HDGC 自然病程的跟踪研究[7]。至少每年进行 1 次内镜检查以期求

发现任何有临床意义的病灶，理想条件下，内镜检查能在有丰富 HDGC 诊治经验的中心进行。整个胃黏膜均应进行观察并拍照，对任何可疑的病变均应进行组织活检。另外，推荐对胃不同解剖区域进行至少 30 块组织的随机活检，这些区域包括幽门前、胃窦-胃体交界区、胃体、胃底以及贲门，以便最大可能发现 SRCCs 微小病灶。应当告知患者由于早期 SRCCs 病变范围很小且呈多区域分布，随机活检可能并不能发现早期病灶。虽然既往有报道称 SRCCs 更倾向于出现在胃窦-胃体交界区域，但并未得到更多的独立证据。Charlton 等人检查了 6 例胃切除标本并且发现 48% 的病灶存在于胃远端 1/3 部位[66]。胃窦-胃体交界区虽然仅占胃的 7.7%，却包含了 37% 的病灶以及最大的病灶。他们建议集中注意于胃窦-胃体交界区进行活检，将有助于

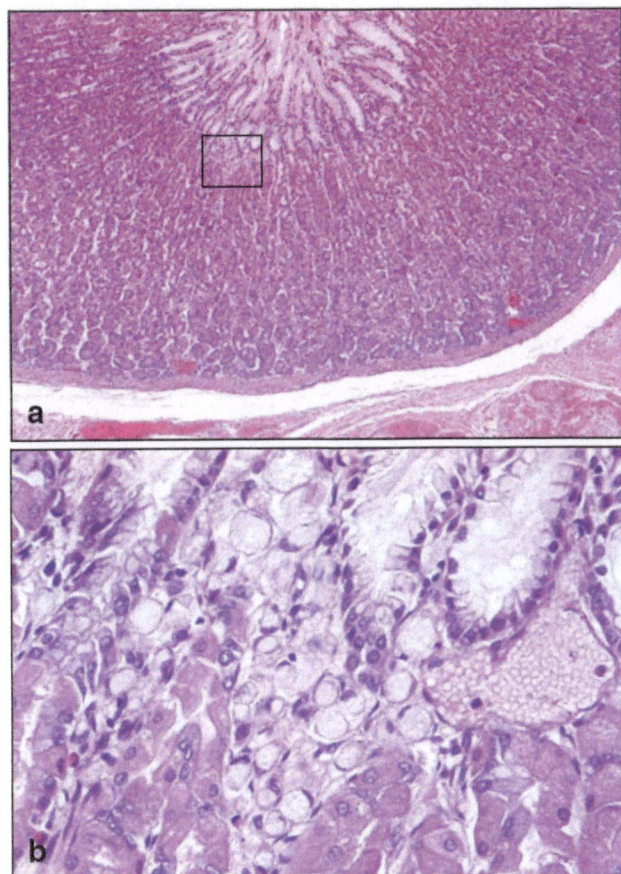

图 6.2 不易早期发现的弥漫型胃癌

患者,女,26 岁 CDH1 基因突变携带者行预防性胃切除,在 0.3mm 胃黏膜病变中发现印戒细胞。a. 低倍镜(HE 染色,50 倍);b. 高倍镜(HE 染色,400 倍)

发现 HDGC 患者的 SRCCs 微小病灶。然而 Carniero 等人在 9 例标本的检查中并未发现解剖区域病灶聚集现象[111]。Rogers 等人以及 Barber 等人分别检查了 8 例胃切除标本,却发现 SRCCs 病灶集中于胃近端[49, 127]。尽管不同解剖部位病灶聚集现象背后的原因尚不明确,但这也许反映了不同人种、不同地域来源以及不同环境的影响。根据目前的证据,除明显病灶的靶向活检外,并不建议进行解剖部位的靶向活检,而应对胃所有部位均进行反复活检。

彩色内镜技术亦被用于试验评估能否改善内镜监视。Shaw 等人采用亚甲蓝和刚果红技术成功发现在白色光源内镜下无法看到的 >4mm 的肿瘤病灶[128]。然而,这样的结果并未在另一项研究中得到证实[50]。而且由于亚甲蓝及刚果红均为公认的潜在致癌物质,因此并不推荐该内镜技术[129, 130]。目前,彩色内镜技术仅限于临床试验使用。

正电子发射断层扫描成像(positron emission

tomography,PET)亦被评估能否作为潜在的监视手段。在一病案报道中,氟脱氧葡萄糖–正电子放射断层扫描(FDG-PET)能够发现无症状 CDH1 突变携带者中的早期胃癌[131]。然而,该结果亦未能在其他研究中得到证实。有研究报道,FDG-PET 扫描阴性的患者存在病理确诊的肿瘤病灶[8, 24]。目前,并没有合适的影像学技术能够用于 HDGC 的监视,因此仅能用于试验。

最佳的监视手段为仔细的内镜检查,为了确保不存在皮革胃的可能,内镜检查时需要进行充气与吸气,同时需要对代表胃所有部位的区域进行靶向及随机活检。

预防性全胃切除

出现症状的 DGC 患者预后很差,即使经过积极的治疗,5 年生存率也仅为 10% 左右,且大部分患者死于 40 岁之前[132]。鉴于出现症状后预后很差以及对 CDH1 基因突变携带者缺乏有效的监视手段,因此,建议对所有 CDH1 基因突变携带者均进行预防性胃切除手术。如前所述,即使进行的是预防意向的切除手术,甚至术前已进行了详细的检查,大部分研究仍发现在胃手术标本中存在 DGC 或 SRCCs 病灶,虽然这些病灶分期大多为 T1N0[8, 45, 55, 66, 70, 112, 113, 127]。所有患者术前均应进行内镜检查以排除存在明显病灶,进行随机活检,并描述胃食管结合部情况[126]。尽管在年轻患者中腹部 CT 并不是常规检查,但对于 CDH1 携带者则需要同时行腹部 CT 以排除淋巴结肿大以及其他疾病。

以下的讨论仅针对预防性胃切除而非已明确诊断的胃癌切除(胃切除及术后管理的讨论详见第三部分:胃切除及术后管理)。HDGC 的胃切除手术应该在有丰富外科经验且围手术期病死率低的中心进行。由于 SRCs 可存在于胃的任何部位,且任何残留的胃均是 DGC 发生的高危部位,因此,必须行全胃切除。胃近端切缘必须横断食管以保证没有胃黏膜残留[133, 134]。D2 淋巴结清扫不作为常规推荐,因为其中的淋巴结没有发现有转移。因此,行胃切除时顺带切除胃周的淋巴结即可[7, 135]。目前剖腹行 Roux-en-Y 吻合消化道重建是标准的术式。任何腹腔镜下预防性胃切除手术或其他消化道重建手术均应保证在患者不需要承担额外的风险下进行[7]。

需要对患者进行胃切除术后短期及远期的并发

症率、复发率、病死率等进行告知。这是包括遗传咨询师、心理医师、消化科医师、胃肠外科医师、营养师以及专科护士等在内的多学科团队任务的一部分。对于患者来说，与其他做过相同手术的患者进行沟通讨论是有益的。胃切除手术的早期及晚期并发症详见第三部分。对于 HDGC 及预防性胃切除，我们必须牢记患者的年龄可能远小于散发性胃癌患者的年龄，因此手术后的疾病发生率意义是不同的。对于预防性胃切除，围手术期病死率应低于 1%[10]。除死亡风险外，还应告知患者潜在的手术并发症，包括出血、吻合口瘘、吻合口狭窄以及麻醉并发症等[126]。全胃切除的远期并发症是明显的，而且几乎 100% 的患者会出现一过性不同程度的体重下降、饮食习惯改变、倾倒综合征以及维生素 B_{12}、维生素 B_1、铁、锌等营养及微量元素的缺乏[44]。这些并发症必须进行讨论及相应的管理，当然，这强调了营养师的重要性。手术后大约 6 个月患者的身体功能会恢复正常[7]。胃切除后心理因素对患者的影响也是深远的，尤其是对于那些注重身体形象的患者需要给予特别的心理咨询。

一个影响女性 CDH1 基因突变携带者行预防性胃切除时机的因素是生育能力问题，这些患者希望推迟胃切除手术至分娩后。然而，有报道称 HDGC 患者行预防性胃切除后[136]，以及其他原因行胃切除后可以成功怀孕[137, 138]。产妇贫血可能是与先前行胃切除手术相关的唯一严重并发症，因此建议予以适当的监测及所缺营养物质的补充[136]。

预防性胃切除的最佳时机仍有待研究。然而，在大部分家系中，20 岁年轻人患胃癌的风险小于 1%，因此对于 20 岁前的患者，手术带来的死亡风险高于其所带来的生存获益[10]。目前，尽管每个家系中胃癌发病的最早年龄应予以考虑，但共识推荐的手术时机为 20 岁之后[7]。在 HDGC 中，并没有绝对的预防性胃切除手术禁忌证。

胃切除标本的综合病理评估是意义重大的。这在一篇病案报道中体现得淋漓尽致。这个病例起初被认为是非外显性，而报道中的讨论偏移则导致缺乏相似病案的发表[139, 140]。该病例标本随后被进行了更加详细的复检，结果发现 4 处黏膜内癌和 3 处原位癌[139]。胃切除标本的处理及报告均需要遵循特定的指南，包括对整个标本进行拍照以能够对每个病灶均进行精准的匹配。图 6.3 展示了胃切除标本及 SRCCs 浸润性病灶。病理报告应当记录切缘的状态，浸润性癌的所有特征包括部位、组织学亚型、淋巴管、血管以及神经侵犯、癌前病变、非肿瘤黏膜的特征，如 HP、肠化生以及胃炎等[7]。如果标本中存在淋巴结，亦需要进行病理切片。如果并未对整个胃进行取样病理切片，并未发现肿瘤证据时，报告应记录为在检查的黏膜中未见肿瘤，而不是肿瘤阴性[7]。

胃切除术后的随访对监视营养缺乏或其他迟发性不良反应是至关重要的[134]。

乳腺癌监视

对于女性 CDH1 基因突变携带者，在其 80 岁时小叶性乳腺癌的累积发病风险为 60%[7]。尽管小叶性乳腺癌的发病风险何时开始增加，其确切年龄不清楚，目前建议这部分患者从 35 岁起即进行乳腺癌筛查。筛查的项目包括每月一次自我体查、每 6 个月进行一次体检，以及每年一次乳腺 X 线摄片及 MRI 检查[7, 18, 134]。由于小叶性乳腺癌常在 X 线片中不显现，因此常规推荐 MRI 检查[141]。一些 CDH1 基因突变携带者接受了预防性乳房切除术，但其在 HDGC 中的作用仍有待依据证明[48, 142]。大多数小叶性乳腺癌雌激素受体阳性，但目前并无充分证据推荐使用他莫昔芬进行化疗预防[7, 142]。

认知差距

我们对 HDGC 的生物学认知还存在着明显的差距，这影响了对患者的疾病管理。如果能获得更多环境因素、基因因素对外显率影响的认知，将有助于解决哪些患者需要全胃切除以及何时进行胃切除等重要问题。了解 SRCCs 进展至 DGC 的速率将有助于决定患者的手术时机，然而在这点上，不同的患者之间存在着显著的变化。

目前对胃癌监视的手段是迟钝的，这迫使对无症状的患者进行预防性胃切除。改进疾病的监视手段可能使胃切除手术延迟，进而延迟手术相关的并发症、复发以及死亡风险等。另外，对于小叶性乳腺癌，疾病监视及潜在化疗策略等的进展，将降低预防性手术的应用。这些认知领域的发展都将可能改变治疗方案及预后。同样地，对于 HDGC 中其他肿瘤尤其是结直肠癌发病风险的认知也是有限的。因此，对于 HDGC 家系，是否需要对胃以外的恶性肿瘤进行较普通人群更为严格的筛查也是需要进一步研究的。

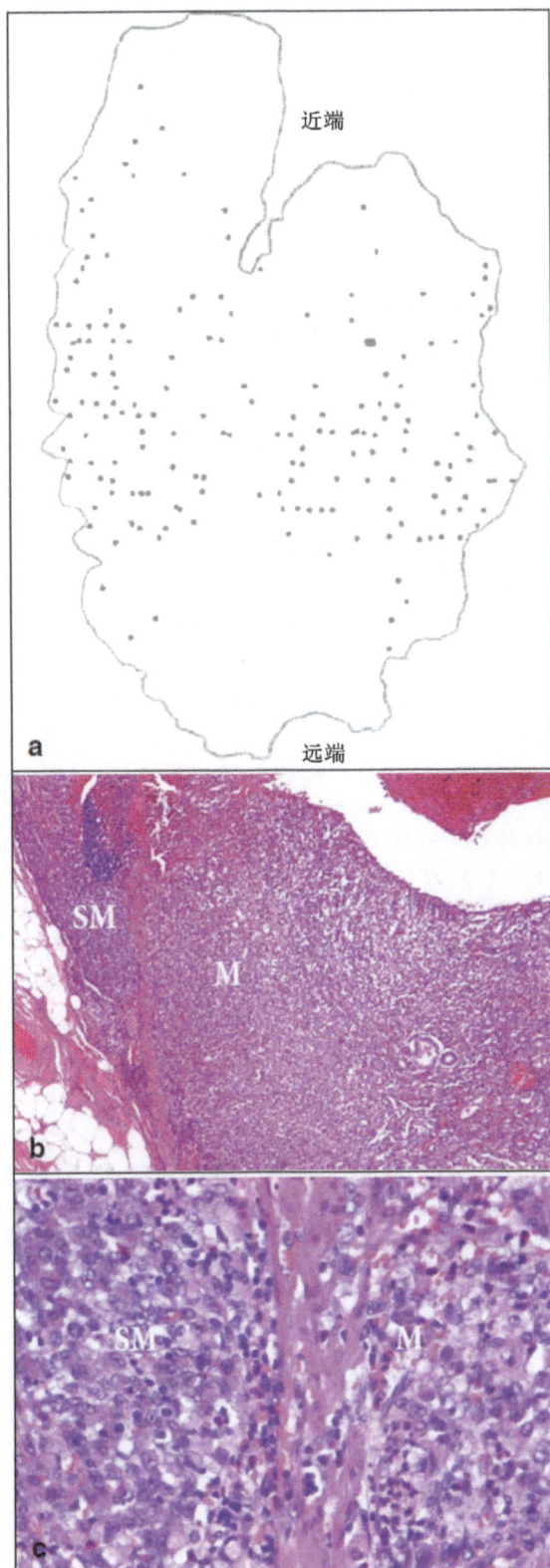

图 6.3 CDH1 基因突变携带者行预防性胃切除术后标本
a. 胃地图显示黏膜层（m）内侵袭性印戒细胞的病灶定位，其中大圆点处代表 10 mm 病灶并侵犯黏膜下层（sm）；b. 低倍镜显示胃黏膜病变（HE 染色，50 倍）；c. 高倍镜显示胃黏膜病变（HE 染色，400 倍）

总 结

HDGC 是一种罕见但对患者及其家庭有严重影响的疾病。对于基因突变携带者的最佳管理需要经验丰富的多学科团队进行诊断、遗传咨询、手术及术后管理。由于在多个领域我们的认知都是不足的，因此需要更深入的研究以改善患者管理。

参考文献

1. Sokoloff B. Predisposition to cancer in the Bonaparte family. Am J Surg, 1938, 40（3）：673-678.

2. Lugli A, Zlobec I, Singer G, et al. Napoleon Bonaparte's gastric cancer：a clinicopathologic approach to staging, pathogenesis, and etiology. Nat Clin Pract Gastroenterol Hepatol, 2007, 4（1）：52-57. PubMed PMID：17203089.

3. Bevan S, Houlston R S. Genetic predisposition to gastric cancer. QJM, 1999, 92（1）：5-10. PubMed PMID：10209666.

4. La Vecchia C, Negri E, Franceschi S, et al. Family history and the risk of stomach and colorectal cancer. Cancer, 1992, 70（1）：50-55. PubMed PMID：1606546.

5. Varley J M, McGown G, Thorncroft M, et al. An extended Li-Fraumeni kindred with gastric carcinoma and a codon 175 mutation in TP53. J Med Genet, 1995, 32（12）：942-945. PubMed PMID：8825920. Pubmed Central PMCID：1051773.

6. Vasen H F, Wijnen J T, Menko F H, et al. Cancer risk in families with hereditary nonpolyposis colorectal cancer diagnosed by mutation analysis. Gastroenterology, 1996, 110（4）：1020-1027. PubMed PMID：8612988.

7. Fitzgerald R C, Hardwick R, Huntsman D, et al. Hereditary diffuse gastric cancer：updated consensus guidelines for clinical management and directions for future research. J Med Genet, 2010, 47（7）：436-444. PubMed PMID：20591882. Pubmed Central PMCID：2991043.

8. Norton J A, Ham C M, Van Dam J, et al. CDH1 truncating mutationsin the E-cadherin gene：an indication for total gastrectomy to treat hereditary diffuse gastric cancer. Ann Surg, 2007, 245（6）：873-879. PubMed PMID：17522512. Pubmed Central PMCID：1876967.

9. Lauren P. The two histological main types of gastric carcinoma：diffuse and so-called intestinal-type carcinoma. An attempt at a histo-clinical classification. Acta Pathol Microbiol Scand, 1965, 64：31-49. PubMed PMID：14320675. Epub 1965/01/01. eng.

10. Blair V, Martin I, Shaw D, et al. Hereditary diffuse gastric cancer: diagnosis and management. Clin Gastroenterol Hepatol. (The official clinical practice journal of the American Gastroenterological Association), 2006, 4 (3): 262-275. PubMed PMID: 16527687.

11. Stone J, Bevan S, Cunningham D, et al. Low frequency of germline E-cadherin mutations in familial and nonfamilial gastric cancer. Br J cancer, 1999, 79 (11-12): 1935-1937. PubMed PMID: 10206317. Pubmed Central PMCID: 2362779.

12. Guilford P, Hopkins J, Harraway J, et al. E-cadherin germline mutations in familial gastric cancer. Nature, 1998, 392(6674): 402-405. PubMed PMID: 9537325. Epub 1998/04/16. eng.

13. Jones EG. Familial gastric cancer. N Z Med J, 1964, 63: 287-296.

14. Caldas C, Carneiro F, Lynch H T, et al. Familial gastric cancer: overview and guidelines for management. J Med Genet, 1999, 36 (12): 873-880. PubMed PMID: 10593993. Pubmed Central PMCID: 1734270.

15. Guilford P J, Hopkins J B, Grady W M, et al. E-cadherin germline mutations define an inherited cancer syndrome dominated by diffuse gastric cancer. Hum Mutat, 1999, 14 (3): 249-255. PubMed PMID: 10477433.

16. Keller G, Vogelsang H, Becker I, et al. Diffuse type gastric and lobular breast carcinoma in a familial gastric cancer patient with an E-cadherin germline mutation. Am J Pathol, 1999, 155 (2): 337-342. PubMed PMID: 10433926. Pubmed Central PMCID: 1866861.

17. Gayther S A, Gorringe K L, Ramus S J, et al. Identification of germline E-cadherin mutations in gastric cancer families of European origin. Cancer Res, 1998, 58(18): 4086-4089. PubMed PMID: 9751616.

18. Pharoah P D, Guilford P, Caldas C. Incidence of gastric cancer and breast cancer in CDH1 (E-cadherin) mutation carriers from hereditary diffuse gastric cancer families. Gastroenterology, 2001, 121 (6): 1348-1353. PubMed PMID: 11729114.

19. Richards F M, McKee S A, Rajpar M H, et al. Germline E-cadherin gene (CDH1) mutations predispose to familial gastric cancer and colorectal cancer. Hum Mol Genet, 1999, 8(4): 607-610. PubMed PMID: 10072428.

20. Brooks-Wilson A R, Kaurah P, Suriano G, et al. Germline E-cadherin mutations in hereditary diffuse gastric cancer: assessment of 42 new families and review of genetic screening criteria. J Med Genet, 2004, 41(7): 508-517. PubMed PMID: 15235021. Pubmed Central PMCID: 1735838.

21. Oliveira C, Bordin M C, Grehan N, et al. Screening E-cadherin in gastric cancer families reveals germline mutations only in hereditary diffuse gastric cancer kindred. Hum Mutat, 2002, 19 (5): 510-517. PubMed PMID: 11968083.

22. Humar B, Toro T, Graziano F, et al. Novel germline CDH1 mutations in hereditary diffuse gastric cancer families. Hum Mutat, 2002, 19 (5): 518-525. PubMed PMID: 11968084.

23. Dussaulx-Garin L, Blayau M, Pagenault M, et al. A new mutation of E-cadherin gene in familial gastric linitis plastica cancer with extra-digestive dissemination. Eur J Gastroenterol Hepatol, 2001, 13(6): 711-715. PubMed PMID: 11434599.

24. Kaurah P, MacMillan A, Boyd N, et al. Founder and recurrent CDH1 mutations in families with hereditary diffuse gastric cancer. JAMA J Am Med Assoc, 2007, 297(21): 2360-2372. PubMed PMID: 17545690.

25. Takeichi M. Cadherin cell adhesion receptors as a morphogenetic regulator. Science, 1991, 251 (5000): 1451-1455. PubMed PMID: 2006419.

26. Grunwald G B. The structural and functional analysis of cadherin calcium-dependent cell adhesion molecules. Curr Opin Cell Biol, 1993, 5(5): 797-805. PubMed PMID: 8240823.

27. Gumbiner B M. Cell adhesion: the molecular basis of tissue architecture and morphogenesis. Cell, 1996, 84(3): 345-357. PubMed PMID: 8608588.

28. Berx G, Staes K, van Hengel J, et al. Cloning and characterization of the human invasion suppressor gene E-cadherin (CDH1). Genomics, 1995, 26 (2): 281-289. PubMed PMID: 7601454.

29. Becker K F, Atkinson M J, Reich U, et al. E-cadherin gene mutations provide clues to diffuse type gastric carcinomas. Cancer Res, 1994, 54(14): 3845-3852. PubMed PMID: 8033105.

30. Muta H, Noguchi M, Kanai Y. E-cadherin gene mutations in signet ring cell carcinoma of the stomach. Jpn J Cancer Res, 1996, 87(8): 843-848. PubMed PMID: 8797891.

31. Tamura G, Sakata K, Nishizuka S, et al. Inactivation of the E-cadherin gene in primary gastric carcinomas and gastric carcinoma cell lines. Jpn J Cancer Res, 1996, 87 (11): 1153-1159. PubMed PMID: 9045944.

32. Berx G, Becker K F, Hofler H, et al. Mutations of the human E-cadherin (CDH1) gene. Hum Mutat, 1998, 12 (4): 226-237. PubMed PMID: 9744472.

33. Ascano J J, Frierson H, Jr., Moskaluk CA, et al. Inactivation of the E-cadherin gene in sporadic diffuse-type gastric cancer. Mod Pathol, 2001, 14 (10): 942-949. PubMed PMID: 11598162.

34. Berx G, Cleton-Jansen A M, Nollet F, et al. E-cadherin is a tumour/invasion suppressor gene mutated in human lobular breast cancers. EMBO J, 1995, 14(24): 6107-6115. PubMed PMID: 8557030. Pubmed Central PM-CID: 394735.

35. Umbas R, Schalken J A, Aalders T W, et al. Expression of the cellular adhesion molecule E-cadherin is reduced or absent in high-grade prostate cancer. Cancer Res, 1992, 52(18): 5104-5109. PubMed PMID: 1516067.

36. Risinger J I, Berchuck A, Kohler M F, et al. Mutations of the E-cadherin gene in human gynecologic cancers. Nat Genet, 1994, 7(1): 98-102. PubMed PMID: 8075649.

37. Oliveira C, Senz J, Kaurah P, et al. Germline CDH1 deletions in hereditary diffuse gastric cancer families. Hum Mol Genet, 2009, 18(9): 1545-1555. PubMed PMID: 19168852. Pubmed Central PMCID: 2667284.

38. Yamada H, Shinmura K, Ito H, et al. Germline alterations in the CDH1 gene in familial gastric cancer in the Japanese population. Cancer Sci, 2011, 102(10): 1782-1788. PubMed PMID: 21777349.

39. Yamada M, Fukagawa T, Nakajima T, et al. Hereditary diffuse gastric cancer in a Japanese family with a large deletion involving CDH1. Gastric Cancer. (Official journal of the International Gastric Cancer Association and the Japanese Gastric Cancer Association), 2013 Sept 15. PubMed PMID: 24037103.

40. Corso G, Marrelli D, Pascale V, et al. Frequency of CDH1 germline mutations in gastric carcinoma coming from high-and low-risk areas: metanalysis and systematic review of the literature. BMC Cancer, 2012, 12: 8. PubMed-PMID: 22225527. Pubmed Central PMCID: 3305498.

41. More H, Humar B, Weber W, et al. Identification of seven novel germline mutations in the human E-cadherin (CDH1) gene. Hum Mutat, 2007, 28(2): 203. PubMed PMID: 17221870.

42. Barber M, Murrell A, Ito Y, et al. Mechanisms and sequelae of E-cadherin silencing in hereditary diffuse gastric cancer. J Pathol, 2008, 216(3): 295-306. PubMed PMID: 18788075.

43. Benusiglio P R, Malka D, Rouleau E, et al. CDH1 germline mutations and the hereditary diffuse gastric and lobular breast cancer syndrome: a multicentre study. J Med Genet, 2013, 50(7): 486-489. PubMed PMID: 23709761.

44. Guilford P, Humar B, Blair V. Hereditary diffuse gastric cancer: translation of CDH1 germline mutations into clinical practice. Gastric Cancer. (Official journal of the International Gastric Cancer Association and the Japanese Gastric Cancer Association), 2010, 13(1): 1-10. PubMed PMID: 20373070.

45. Suriano G, Yew S, Ferreira P, et al. Characterization of a recurrent germ line mutation of the E-cadherin gene: implications for genetic testing and clinical management. Clin Cancer Res Off J Am Assoc Cancer Res, 2005, 11(15): 5401-5409. PubMed PMID: 16061854.

46. Bacani J T, Soares M, Zwingerman R, et al. CDH1/E-cadherin germline mutations in early-onset gastric cancer. J Med Genet, 2006, 43(11): 867-672. PubMed PMID: 16801346. Pubmed Central PMCID: 2563190.

47. Jiang Y, Wan Y L, Wang Z J, et al. Germline E-cadherin gene mutation screening in familial gastric cancer kindreds. Zhonghua wai ke za zhi [Chinese journal of surgery], 2004, 42(15): 914-917. PubMed PMID: 15363252.

48. Schrader K A, Masciari S, Boyd N, et al. Hereditary diffuse gastric cancer: association with lobular breast cancer. Fam Cancer, 2008, 7(1): 73-82. PubMed PMID: 18046629. Pubmed Central PMCID: 2253650.

49. Rogers W M, Dobo E, Norton J A, et al. Risk-reducing total gastrectomy for germline mutations in E-cadherin (CDH1): pathologic findings with clinical implications. Am J Surg Pathol, 2008, 32(6): 799-809. PubMed PMID: 18391748.

50. Chen Y, Kingham K, Ford J M, et al. A prospective study of total gastrectomy for CDH1-positive hereditary diffuse gastric cancer. Annals Surg Oncol, 2011, 18(9): 2594-2598. PubMed PMID: 21424370.

51. Rodriguez-Sanjuan J C, Fontalba A, Mayorga M, et al. A novel mutation in the E-cadherin gene in the first family with hereditary diffuse gastric cancer reported in Spain. Eur J Surg Oncol, 2006, 32(10): 1110-1113. PubMed PMID: 16870389.

52. Keller G, Vogelsang H, Becker I, et al. Germline mutations of the E-cadherin (CDH1) and TP53 genes, rather than of RUNX3 and HPP1, contribute to genetic predisposition in German gastric cancer patients. J Med Genet, 2004, 41(6): e89. PubMed PMID: 15173255. Pubmed Central PMCID: 1735803.

53. Shinmura K, Kohno T, Takahashi M, et al. Familial gastric cancer: clinicopathological characteristics, RER phenotype and germline p53 and E-cadherin mutations. Carcinogenesis, 1999, 20(6): 1127-1131. PubMed PMID: 10357799.

54. Shah M A, Salo-Mullen E, Stadler Z, et al. De novo CDH1 mutation in a family presenting with early-onset diffuse gastric cancer. Clin Genet, 2012, 82(3): 283-287. PubMed PMID: 21696387.

55. Frebourg T, Oliveira C, Hochain P, et al. Cleft lip/palate and CDH1/E-cadherin mutations in families with hereditary diffuse gastric cancer. J Med Genet, 2006, 43（2）: 138-142. PubMed PMID: 15831593. Pubmed Central PM-CID: 2564630.

56. Suriano G, Oliveira C, Ferreira P, et al. Identification of CDH1 germline missense mutations associated with functional inactivation of the E-cadherin protein in young gastric cancer probands. Hum Mol Genet, 2003, 12（5）: 575-582. PubMed PMID: 12588804.

57. Oliveira C, Ferreira P, Nabais S, et al. E-Cadherin （CDH1） and p53 rather than SMAD4 and Caspase-10 germline mutations contribute to genetic predisposition in Portuguese gastric cancer patients. Eur J Cancer, 2004, 40（12）: 1897-1903. PubMed PMID: 15288293.

58. Suriano G, Seixas S, Rocha J, et al. A model to infer the pathogenic significance of CDH1 germline missense variants. J Mol Med （Berl）, 2006, 84（12）: 1023-1031. PubMed PMID: 16924464.

59. Yoon K A, Ku J L, Yang H K, et al. Germline mutations of E-cadherin gene in Korean familial gastric cancer patients. J Hum Genet, 1999, 44（3）: 177-180. PubMed PMID: 10319582.

60. Matsukuma K E, Mullins F M, Dietz L, et al. Hereditary diffuse gastric cancer due to a previously undescribed CDH1 splice site mutation. Hum Pathol, 2010, 41（8）: 1200-1203. PubMed PMID: 20624523.

61. Jonsson B A, Bergh A, Stattin P, et al. Germline mutations in E-cadherin do not explain association of hereditary prostate cancer, gastric cancer and breast cancer. Int J Cancer, 2002, 98（6）: 838-843. PubMed PMID: 11948460.

62. Kim S, Chung J W, Jeong T D, et al. Searching for E-cadherin gene mutations in early onset diffuse gastric cancer and hereditary diffuse gastric cancer in Korean patients. Fam Cancer, 2013, 12（3）: 503-507. PubMed PMID: 23264079.

63. Simoes-Correia J, Figueiredo J, Oliveira C, et al. Endoplasmic reticulum quality control: a new mechanism of E-cadherin regulation and its implication in cancer. Hum Mol Genet, 2008, 17（22）: 3566-3576. PubMed PMID: 18772194.

64. Ghaffari S R, Rafati M, Sabokbar T, et al. A novel truncating mutation in the E-cadherin gene in the first Iranian family with hereditary diffuse gastric cancer. Eur J Surg Oncol, 2010, 36（6）: 559-562. PubMed PMID: 20471195.

65. Kim H C, Wheeler J M, Kim J C, et al. The E-cadherin gene （CDH1） variants T340A and L599V in gastric and colorectal cancer patients in Korea. Gut, 2000, 47（2）: 262-267. PubMed PMID: 10896919. Pubmed Central PMCID: 1728009.

66. Charlton A, Blair V, Shaw D, et al. Hereditary diffuse gastric cancer: predominance of multiple foci of signet ring cell carcinoma in distal stomach and transitional zone. Gut, 2004, 53（6）: 814-820. PubMed PMID: 15138207. Pubmed Central PMCID: 1774074.

67. Roviello F, Corso G, Pedrazzani C, et al. Hereditary diffuse gastric cancer and E-cadherin: description of the first germline mutation in an Italian family. Eur J Surg Oncol, 2007, 33（4）: 448-451. PubMed PMID: 17126523.

68. Oliveira C, de Bruin J, Nabais S, et al. Intragenic deletion of CDH1 as the inactivating mechanism of the wild-type allele in an HDGC tumour. Oncogene, 2004, 23（12）: 2236-2240. PubMed PMID: 14661064.

69. Hebbard P C, Macmillan A, Huntsman D, et al. Prophylactic total gastrectomy （PTG） for hereditary diffuse gastric cancer （HDGC）: the Newfoundland experience with 23 patients. Ann Surg Oncol, 2009, 16（7）: 1890-1895. PubMed PMID: 19408054. 70.

70. Caron O, Schielke A, Svrcek M, et al. Usefulness of prophylactic gastrectomy in a novel large hereditary diffuse gastric cancer （HDGC） family. Am J Gastroenterol, 2008, 103（8）: 2160-2161. PubMed PMID: 18796125.

71. Guilford P, Blair V, More H, et al. A short guide to hereditary diffuse gastric cancer. Hered Cancer Clin Pract, 2007, 5（4）: 183-194. PubMed PMID: 19725995. Pubmed Central PMCID: 2736978.

72. Mayrbaeurl B, Keller G, Schauer W, et al. Germline mutation of the E-cadherin gene in three sibling cases with advanced gastric cancer: clinical consequences for the other family members. Eur J Gastroenterol Hepatol, 2010, 22（3）: 306-310. PubMed PMID: 19474748.

73. Knudson A G, Jr. Hereditary cancer, oncogenes, and antioncogenes. Cancer Res, 1985, 45（4）: 1437-1443. PubMed PMID: 2983882.

74. Oliveira C, Sousa S, Pinheiro H, et al. Quantification of epigenetic and genetic 2nd hits in CDH1 during hereditary diffuse gastric cancer syndrome progression. Gastroenterology, 2009, 136（7）: 2137-2148. PubMed PMID: 19269290.

75. Graff J R, Herman J G, Lapidus R G, et al. E-cadherin expression is silenced by DNA hypermethylation in human breast and prostate carcinomas. Cancer Res, 1995, 55（22）: 5195-5199. PubMed PMID: 7585573.

76. Tamura G, Yin J, Wang S, et al. E-Cadherin gene promoter hypermethylation in primary human gastric carcinomas. J Natl Cancer Inst, 2000, 92 (7): 569-573. PubMed PMID: 10749913.

77. Grady W M, Willis J, Guilford P J, et al. Methylation of the CDH1 promoter as the second genetic hit in hereditary diffuse gastric cancer. Nat Genet, 2000, 26(1): 16-17. PubMed PMID: 10973239.

78. Humar B, Guilford P. Hereditary diffuse gastric cancer: a manifestation of lost cell polarity. Cancer Sci, 2009, 100 (7): 1151-1157. PubMed PMID: 19432899.

79. Humar B, Blair V, Charlton A, et al. E-cadherin deficiency initiates gastric signet-ring cell carcinoma in mice and man. Cancer Res, 2009, 69 (5): 2050-2056. PubMed PMID: 19223545.

80. Majewski I J, Kluijt I, Cats A, et al. An alpha-E-catenin (CTNNA1) mutation in hereditary diffuse gastric cancer. J Pathol, 2013, 229 (4): 621-629. PubMed PMID: 23208944.

81. Koslov E R, Maupin P, Pradhan D. Alpha-catenin can form asymmetric homodimeric complexes and/or heterodimeric complexes with beta-catenin. J Biol Chem, 1997, 272 (43): 27301-27306. PubMed PMID: 9341178.

82. Rimm D L, Koslov E R, Kebriaei P, et al. Alpha 1(E)-catenin is an actin-binding and-bundling protein mediating the attachment of F-actin to the membrane adhesion complex. Proc Natl Acad Sci USA, 1995, 92 (19): 8813-8817. PubMed PMID: 7568023. Pubmed Central PMCID: 41057.

83. Vasioukhin V, Bauer C, Degenstein L, et al. Hyperproliferation and defects in epithelial polarity upon conditional ablation of alpha-catenin in skin. Cell, 2001, 104(4): 605-617. PubMed PMID: 11239416.

84. Breast Cancer Linkage C. Cancer risks in BRCA2 mutation carriers. J Natl Cancer Inst, 1999, 91(15): 1310-1316. PubMed PMID: 10433620.

85. Brose M S, Rebbeck T R, Calzone K A, et al. Cancer risk estimates for BRCA1 mutation carriers identified in a risk evaluation program. J Natl Cancer Inst, 2002, 94 (18): 1365-1372. PubMed PMID: 12237282.

86. Lynch H T, Smyrk T. Hereditary nonpolyposis colorectal cancer (Lynch syndrome). An updated review. Cancer, 1996, 78(6): 1149-1167. PubMed PMID: 8826936.

87. Watson P, Vasen H F, Mecklin J P, et al. The risk of extra-colonic, extra-endometrial cancer in the Lynch syndrome. Int J Cancer, 2008, 123(2): 444-449. PubMed PMID: 18398828. Pubmed Central PMCID: 2627772.

88. Van Lier M G, Wagner A, Mathus-Vliegen E M, et al. High cancer risk in Peutz-Jeghers syndrome: a systematic review and surveillance recommendations. Am J Gastroenterol, 2010, 105 (6): 1258-1264. Author reply 65. PubMed PMID: 20051941.

89. Abraham S C, Nobukawa B, Giardiello F M, et al. Fundic gland polyps in familial adenomatous polyposis: neoplasms with frequent somatic adenomatous polyposis coli gene alterations. Am J Pathol, 2000, 157 (3): 747-754. PubMed PMID: 10980114. Pubmed Central PMCID: 1885693.

90. Lynch H T, Snyder C, Davies J M, et al. FAP, gastric cancer, and genetic counseling featuring children and young adults: a family study and review. Fam Cancer, 2010, 9(4): 581-588. PubMed PMID: 20532639. Epub 2010/06/10. eng.

91. Bianchi L K, Burke C A, Bennett A E, et al. Fundic gland polyp dysplasia is common in familial adenomatous polyposis. Clin Gastroenterol Hepatol. (The official clinical practice journal of the American Gastroenterological Association), 2008, 6 (2): 180-185. PubMed PMID: 18237868.

92. Garrean S, Hering J, Saied A, et al. Gastric adenocarcinoma arising from fundic gland polyps in a patient with familial adenomatous polyposis syndrome. Am Surg, 2008, 74(1): 79-83. PubMed PMID: 18274437.

93. Al-Thihli K, Palma L, Marcus V, et al. A case of Cowden's syndrome presenting with gastric carcinomas and gastrointestinal polyposis. Nat Clin Pract Gastroenterol Hepatol, 2009, 6 (3): 184-189. PubMed PMID: 19190598.

94. Hamby L S, Lee E Y, Schwartz R W. Parathyroid adenoma and gastric carcinoma as manifestations of Cowden's disease. Surgery, 1995, 118 (1): 115-117. PubMed PMID: 7604372.

95. Stadler Z K, Salo-Mullen E, Zhang L, et al. Juvenile polyposis syndrome presenting with familial gastric cancer and massive gastric polyposis. J Clin Oncol. (official journal of the American Society of Clinical Oncology), 2012, 30 (25): e229-232. PubMed PMID: 22826269.

96. Howe J R, Sayed M G, Ahmed A F, et al. The prevalence of MADH4 and BMPR1 Amutations in juvenile polyposis and absence of BMPR2, BMPR1B, and ACVR1 mutations. J Med Genet, 2004, 41(7): 484-491. PubMed PMID: 15235019. Pubmed Central PMCID: 1735829.

97. Nichols K E, Malkin D, Garber J E, et al. Germ-line p53 mutations predispose to a wide spectrum of early-onset cancers. Cancer Epidemiol Biomark Prev. (A publication of the American Association for Cancer Research, cosponsored by the American Society of Preventive Oncology), 2001, 10(2): 83-87. PubMed PMID: 11219776.

98. Gonzalez K D, Noltner K A, Buzin C H, et al. Beyond Li Fraumeni syndrome: clinical characteristics of families with p53 germline mutations. J Clin Oncol. (Official journal of the American Society of Clinical Oncology), 2009, 27 (8): 1250-1256. PubMed PMID: 19204208.

99. Vogt S, Jones N, Christian D, et al. Expanded extracolonic tumor spectrum in MUTYH-associated polyposis. Gastroenterology, 2009, 137 (6): 1976-1985, e1-10. PubMed PMID: 19732775.

100. Win A K, Cleary S P, Dowty J G, et al. Cancer risks for monoallelic MUTYH mutation carriers with a family history of colorectal cancer. Int J Cancer, 2011, 129(9): 2256-2262. PubMed PMID: 21171015. Pubmed Central PMCID: 3291738.

101. Potter N U, Sarmousakis C, Li F P. Cancer in relatives of patients with aplastic anemia. Cancer Genet Cytogenet, 1983, 9(1): 61-65. PubMed PMID: 6839307.

102. Worthley D L, Phillips K D, Wayte N, et al. Gastric adenocarcinoma and proximal polyposis of the stomach (GAPPS): a new autosomal dominant syndrome. Gut, 2012, 61(5): 774-779. PubMed PMID: 21813476.

103. Yanaru-Fujisawa R, Nakamura S, Moriyama T, et al. Familial fundic gland polyposis with gastric cancer. Gut, 2012, 61(7): 1103-1104. PubMed PMID: 22027476.

104. Thiery J P. Epithelial-mesenchymal transitions in tumour progression. Nat Rev Cancer, 2002, 2(6): 442-454. PubMed PMID: 12189386.

105. Kalluri R, Weinberg R A. The basics of epithelial-mesenchymal transition. J Clin Invest, 2009, 119(6): 1420-1428. PubMed PMID: 19487818. Pubmed Central PMCID: 2689101.

106. Tian X, Liu Z, Niu B, et al. E-cadherin/beta-catenin complex and the epithelial barrier. J Biomed Biotechnol, 2011, 2011: 567305. PubMed PMID: 22007144. Pubmed Central PMCID: 3191826.

107. Frixen U H, Behrens J, Sachs M, Eberle G, Voss B, Warda A, et al. E-cadherin-mediated cell-cell adhesion prevents invasiveness of human carcinoma cells. J Cell Biol, 1991, 113(1): 173-185. PubMed PMID: 2007622. Pubmed Central PMCID: 2288921.

108. Vleminckx K, Vakaet L Jr, Mareel M, et al. Genetic manipulation of E-cadherin expression by epithelial tumor cells reveals an invasion suppressor role. Cell, 1991, 66 (1): 107-119. PubMed PMID: 2070412.

109. Riethmacher D, Brinkmann V, Birchmeier C. A targeted mutation in the mouse E-cadherin gene results in defective preimplantation development. Proc Natl Acad Sci USA, 1995, 92 (3): 855-859. PubMed PMID: 7846066. Pubmed Central PMCID: 42719.

110. Parsonnet J, Friedman G D, Vandersteen D P, et al. Helicobacter pylori infection and the risk of gastric carcinoma. New Engl J Med, 1991, 325 (16): 1127-1131. PubMed PMID: 1891020.

111. Carneiro F, Huntsman D G, Smyrk T C, et al. Model of the early development of diffuse gastric cancer in E-cadherin mutation carriers and its implications for patient screening. J Pathol, 2004, 203 (2): 681-687. PubMed PMID: 15141383.

112. Chun Y S, Lindor N M, Smyrk T C, et al. Germline E-cadherin gene mutations: is prophylactic total gastrectomy indicated? Cancer, 2001, 92 (1): 181-187. PubMed PMID: 11443625.

113. Huntsman D G, Carneiro F, Lewis F R, et al. Early gastric cancer in young, asymptomatic carriers of germ-line E-cadherin mutations. New Engl J Med, 2001, 344(25): 1904-1909. PubMed PMID: 11419427.

114. Fitzgerald R C, Caldas C. Clinical implications of E-cadherin associated hereditary diffuse gastric cancer. Gut, 2004, 53 (6): 775-778. PubMed PMID: 15138199. Pubmed Central PMCID: 1774077.

115. La Vecchia C, Negri E, D'Avanzo B, et al. Electric refrigerator use and gastric cancer risk. Br J Cancer, 1990, 62 (1): 136-137. PubMed PMID: 2390474. Pubmed Central PMCID: 1971721.

116. Lee S A, Kang D, Shim K N, et al. Effect of diet andHelicobacter pylori infection to the risk of early gastric cancer. J Epidemiol, 2003, 13 (3): 162-168. PubMed PMID: 12749604.

117. Tsugane S, Sasazuki S. Diet and the risk of gastric cancer: review of epidemiological evidence. Gastric Cancer. (Official journal of the International Gastric Cancer Association and the Japanese Gastric Cancer Association), 2007, 10 (2): 75-83. PubMed PMID: 17577615.

118. Park B, Shin A, Park S K, et al. Ecological study for refrigerator use, salt, vegetable, and fruit intakes, and gastric cancer. Cancer Causes Control (CCC), 2011, 22 (11): 1497-1502. PubMed PMID: 21805052.

119. Gonzalez C A, Pera G, Agudo A, et al. Fruit and vegetable intake and the risk of stomach and oesophagus adenocarcinoma in the European prospective investigation into cancer and nutrition (EPIC-EURGAST). Int J Cancer, 2006, 118(10): 2559-2266. PubMed PMID: 16380980.

120. Huerta J M, Navarro C, Chirlaque M D, et al. Prospective study of physical activity and risk of primary adenocarcinomas of the oesophagus and stomach in the EPIC (European Prospective Investigation into Cancer and nutrition) cohort. Cancer Causes Control (CCC), 2010, 21 (5): 657-669. PubMed PMID: 20052611.

121. Gonzalez C A, Pera G, Agudo A, et al. Smoking and the risk of gastric cancer in the European prospective investigation into cancer and nutrition (EPIC). Int J Cancer, 2003, 107(4): 629-634. PubMed PMID: 14520702.

122. Machado J C, Oliveira C, Carvalho R, et al. E-cadherin gene (CDH1) promoter methylation as the second hit in sporadic diffuse gastric carcinoma. Oncogene, 2001, 20 (12): 1525-1528. PubMed PMID: 11313896.

123. Oliveira C, Moreira H, Seruca R, et al. Role of pathology in the identification of hereditary diffuse gastric cancer: report of a Portuguese family. Virchows Arch, 2005, 446 (2): 181-184. PubMed PMID: 15735979.

124. Oliveira C, Seruca R, Carneiro F. Genetics, pathology, and clinics of familial gastric cancer. Int J Surg Pathol. 2006, 14(1): 21-33. PubMed PMID: 16501831.

125. Lynch H T, Grady W, Lynch J F, et al. E-cadherin mutation-based genetic counseling and hereditary diffuse gastric carcinoma. Cancer Genet Cytogenet, 2000, 122(1): 1-6. PubMed PMID: 11104024.

126. Lynch H T, Silva E, Wirtzfeld D, et al. Hereditary diffuse gastric cancer: prophylactic surgical oncology implications. Surg Clin North Am, 2008, 88 (4): 759-778, vi-vii. PubMed PMID: 18672140. Pubmed Central PMCID: 2561947.

127. Barber M E, Save V, Carneiro F, et al. Histopathological and molecular analysis of gastrectomy specimens from hereditary diffuse gastric cancer patients has implications for endoscopic surveillance of individuals at risk. J Pathol, 2008, 216(3): 286-294. PubMed PMID: 18825658.

128. Shaw D, Blair V, Framp A, et al. Chromoendoscopic surveillance in hereditary diffuse gastric cancer: an alternative to prophylactic gastrectomy? Gut, 2005, 54(4): 461-468. PubMed PMID: 15753528. Pubmed Central PMCID: 1774455.

129. National Toxicology Program. Toxicology and carcinogenesis studies of C. I. pigment red 23 in F344 Rats and B6C3F mice, 1992.

130. National Toxicology Program. Toxicology and carcinogenesis studies of methylene blue trihydrate in F344/N rats and B6C3F1 mice, 2008.

131. Van Kouwen M C, Drenth J P, Oyen W J, et al. [18F] Fluoro-2-deoxy-D-glucose positron emission tomography detects gastric carcinoma in an early stage in an asymptomatic E-cadherin mutation carrier. Clin Cancer Res, 2004, 10 (19): 6456-6459. PubMed PMID: 15475432.

132. Koea J B, Karpeh M S, Brennan M F. Gastric cancer in young patients: demographic, clinicopathological, and prognostic factors in 92 patients. Ann Surg Oncol, 2000, 7 (5): 346-351. PubMed PMID: 10864341.

133. Kluijt I, Siemerink E J, Ausems M G, et al. CDH1-related hereditary diffuse gastric cancer syndrome: clinical variations and implications for counseling. Int J Cancer, 2012, 131(2): 367-376. PubMed PMID: 22020549.

134. Kluijt I, Sijmons R H, Hoogerbrugge N, et al. Familial gastric cancer: guidelines for diagnosis, treatment and periodic surveillance. Familial Cancer, 2012, 11(3): 363-369. PubMed PMID: 22388873.

135. Sano T, Kobori O, Muto T. Lymphnode metastasis from early gastric cancer: endoscopic resection of tumour. Br J Surg, 1992, 79(3): 241-244. PubMed PMID: 1313325.

136. Kaurah P, Fitzgerald R, Dwerryhouse S, et al. Pregnancy after prophylactic total gastrectomy. Fam Cancer, 2010, 9 (3): 331-334. PubMed PMID: 20063069.

137. Peck D A, Welch J S, Waugh J M, et al. Pregnancy following gastric resection. Am J Obstet Gynecol, 1964, 90: 517-520. PubMed PMID: 14217654.

138. Pisani B J. Term gestation following total gastrectomy. J Am Geriatr Soc, 1958, 6(2): 99-102. PubMed PMID: 13502017.

139. Gaya D R, Stuart R C, Going J J, Stanley AJ. Hereditary diffuse gastric cancer associated with Ecadherin mutation: penetrance after all. Eur J Gastroenterol Hepatol, 2008, 20(12): 1249-1251. PubMed PMID: 18989144.

140. Gaya D R, Stuart R C, McKee R F, et al. E-cadherin mutation-associated diffuse gastric adenocarcinoma: penetrance and non-penetrance. Eur J Gastroenterol Hepatol, 2005, 17(12): 1425-1428. PubMed PMID: 16292101.

141. Boetes C, Veltman J, van Die L, et al. The role of MRI in invasive lobular carcinoma. Breast Cancer Res Treat, 2004, 86(1): 31-37. PubMed PMID: 15218359.

142. Cisco R M, Norton J A. Hereditary diffuse gastric cancer: surgery, surveillance and unanswered questions. Future Oncol, 2008, 4(4): 553-559. PubMed PMID: 18684065.

第 7 章

胃癌的西方观点与流行病学

Giovanni de Manzoni, Daniele Marrelli, GiuseppeVerlato, Paolo Morgagni and Franco Roviello

邵明杰 译

西方国家胃癌的流行病学

东西方国家胃癌的发病率有显著的地域性差异。在 2012 年，东亚地区新发胃癌病例占 58%（552935/951594），而且主要集中在中国。日本新发胃癌病例（2012 年为 10 7898 例）比欧洲联盟 28 个国家（81 592 例）还多，或在韩国（31 269 例）比整个美国（21 155 例）还多。

如图 7.1 所示，年龄标准化发病率在韩国（每年每 10 万人中男性 62.3 人，女性 24.7 人）和日本（每年每 10 万人中分别为 45.8 人和 16.5 人）最高，在北美洲最低（在美国每年每 10 万人中分别为 5.3 人和 2.7 人）。

同一大陆的发病率也存在较大的差异，例如，在欧洲大陆，胃癌的发病率相差 4~5 倍，在东部国家中特别高（在俄罗斯男性和女性中每 10 万人中有 24.5 人和 10.8 人），在斯堪的纳维亚特别低（瑞典男性和女性每 10 万人中有 4.9 人和 2.7 人）。同样，在南美洲，太平洋沿岸地区的发病率比大西洋沿岸要高很多。

胃癌是全球癌症死亡的第三大原因，病死率在很大程度上反映了发病率，东亚地区是最高的，而北美洲是最低的。与之不符的是，中国病死率（10 万人/年中男性和女性分别为 25.5 人和 10.7 人）高于韩国（10 万人/年中分别为 19.6 人和 7.9 人），然而其发病率却高出 2 倍还多。事实上，死亡事件

的比率在全球差异性很大，2012 年在韩国低达 34.4%，日本（48.5%）接近 50% 和美国（55.6%），欧盟是 71.6%，而中国达 80.3%。在大多数发展中国家，病死率接近发病率（值得注意的是，为了比较同一个国家内的病死率和发病率，我们没有使用标准化的比率，用世界人口作为参考，将更大的权重归因于发病率而不是病死率。当比较不同国家的发病率和病死率时，则必须使用直接标准化，如图 7.1 所示）。

在过去 30 年期间，胃癌的年龄标准化发病率和病死率显著下降，几乎所有的人群都是如此：从 2000—2004 年到 2005—2009 年，韩国男性胃癌病死率下降了 26%，日本下降了 15%，欧盟下降了 17%，美国下降了 15%[2]。在女性中也观察到了类似的变化。

全球胃癌负担减轻的最重要因素是幽门螺杆菌感染率的下降[3]。人口老龄化也是发病率下降的原因之一。

西方国家胃癌的临床病理特征

全球胃癌发病率的下降主要归因于胃远端，肠型肿瘤的发病率下降，这与幽门螺杆菌感染降低有关[4]。在高发病率和低发病率国家之间，胃癌发病率差异大主要反映了肠型远端癌症新发病例的差异，目前在胃癌发病率和病死率较低的国家中，贲门癌、胃近端和弥漫型胃癌，尤其是印戒细胞癌（SRCCs）所占比例较高[5]。

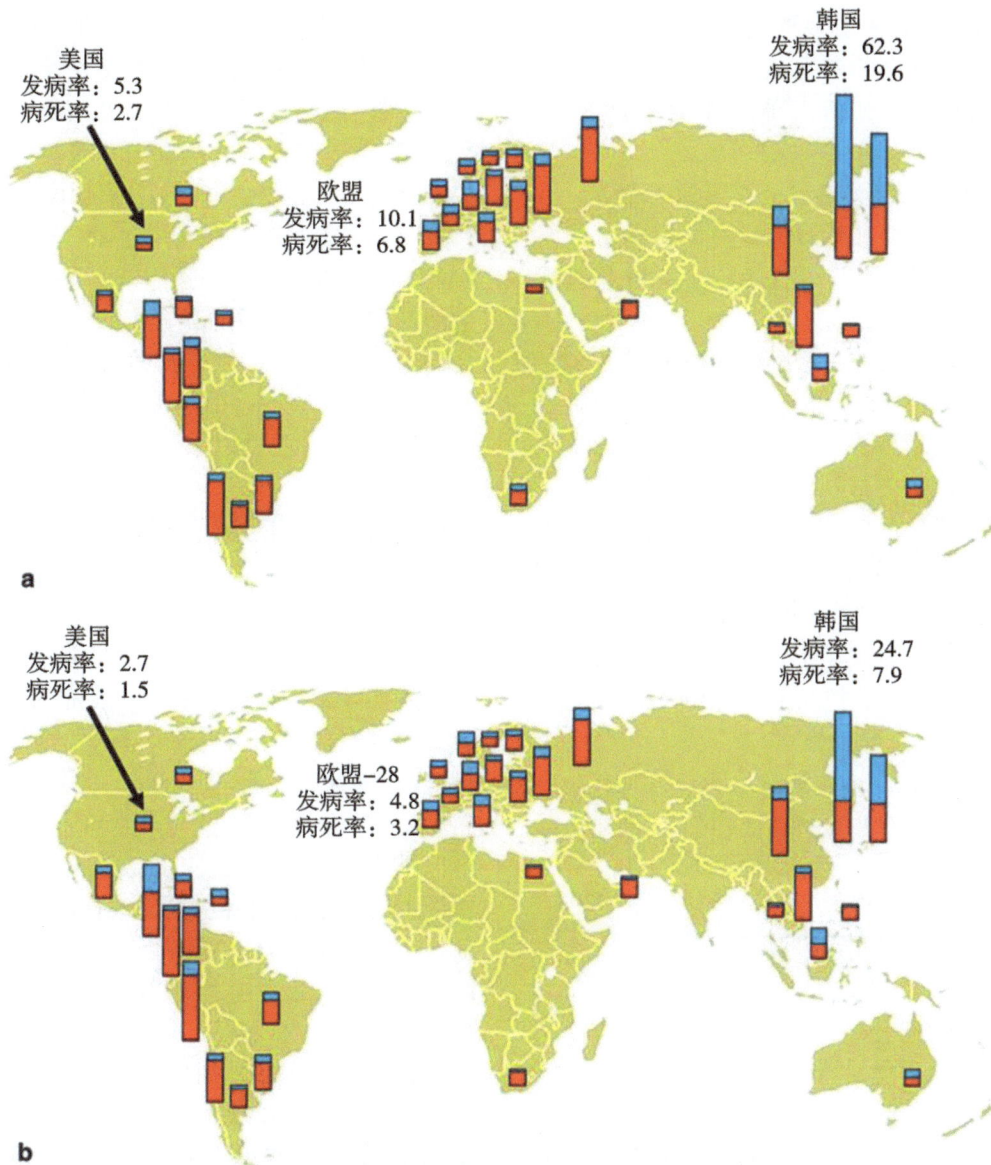

图 7.1　不同国家胃癌的发病率和病死率

2012 年男性(a)和女性(b)胃癌的年龄标准化发病率(蓝+红柱子)和病死率(红柱子)，只有发病率得分
至少为 E 的国家和病死率得分为 4 的数据被纳入，一些欧洲国家的数据没有报道以避免列柱子重叠

事实上，与明显增加的远端食管腺癌相比，关于贲门癌和近端胃癌变化趋势的文献报道有点矛盾，发病率下降、稳定以及增加均有报道[6~10]。然而，考虑到远端肠型肿瘤的发病率急剧下降，近十年来，贲门和近端肿瘤的比例在几乎所有人群中都在增加[11~15]。

最近的一份报告强调[2]，贲门癌在胃癌总发病率的比例随胃癌发病率的变化而变化，在韩国是最低的(男性为 5.8%，女性为 4.3%)，北欧最高(芬兰男性为 72%，英国女性为 44.5%)。实际上，贲门癌在北欧(芬兰、丹麦、英国)和中欧(比利时、

奥地利)的一些男性人群中超过非贲门癌。此外，在大多数盎格鲁-撒克逊国家(美国、加拿大、澳大利亚、新西兰)的男性中接近 50%的比例。

与肠型胃癌不同，弥漫型胃癌，特别是 SRCCs型胃癌的发病率不断上升，目前在西方国家恶性肿瘤中占很大比例。用 Lauren 分类法对美国监测流行病学和结局(SEER)数据库进行分析时，肠型组织分型从 1973 年到 2000 年减少 52%(平均每年 2.4%)，而弥漫型组织分型在同一时间段增加 441%(平均每年 3.6%)。SRCCs 的增长率最高，每年为 6.5%，即从 1973 年至 2000 年增加到

998%[5]。此后，完全弥漫型胃癌病例已呈下降趋势，这可能与编码程序的变化有关[14]，而与肠型组织分型相比，弥漫型的比值仍在增加，特别是对于非贲门胃癌。

不同的流行病学趋势更加证实了这一假说：胃近端肠型、胃远端肠型和弥漫型亚型的胃癌可能是不同的疾病，与不同的危险因素有关，并因此表现为不同的生物学行为。

有趣的是，最近西方一些国家的报道[16]，包括GIRCG（意大利胃癌研究小组）基于变化趋势的临床研究[10]，显示尽管近年来临床、手术以及肿瘤学水平有所提升，但是预后并没有改善，甚至恶化。这一发现可能是由于胃癌的临床病理学特征的改变：胃远端肠型肿瘤的预后最为理想，其在西方国家的发病率呈下降趋势。荷兰和法国的流行病学研究表明，皮革胃和转移性胃癌的频率明显增加[17, 18]，而在意大利的研究中，在根治性手术后，与局部或血行播散相比，腹膜复发率呈上升趋势[10]。

由于这些流行病学趋势和缺乏筛查计划，在西方国家至少有70%的胃癌确诊时已经是进展期胃癌[10, 17, 19]。

西方外科手术方法的历史观点

胃癌发病率的巨大差异是东西方国家治疗策略差异显著的主要原因之一[20]。

淋巴结切除的程度一直是胃癌手术中争论最多的问题。事实上，日本外科医生几十年来一直在进行淋巴结切除术，而西方国家外科医生更倾向于局部的淋巴结清扫术。

西方国家对进展期胃癌的处理方法很大程度上受英国医学研究委员会和荷兰胃癌试验[21, 22]这两个随机临床试验（RCT）结果的影响，报告指出相对于D1淋巴结清扫，D2淋巴结清扫并没有提高5年生存率的优势。值得注意的是，这两项试验是由没有进行过淋巴结切除术培训且每年手术量少于5台的外科医生进行的。局限的手术经验使得D2淋巴结清扫根治术后病死率很高（在荷兰的试验中为9.7%，而在英国的试验中为13.5%），这可能与脾切除术率（分别为37%和65%）和胰切除术率（30%和56%）过高有关[23]。

发表在2003年和2005年[24, 25]的Cochrane综述，考虑到上述西方RCT的结果，认为淋巴结清扫术并不能延长生存时间。然而，作者表示"这些结果可能因外科学习曲线和手术依从性差而打折扣"。

尽管有证据表明，D2淋巴结清扫术已经在过去的20年中在大多数西方国家常规进行。D2淋巴结清扫术目前是被德国[26, 27]和英国[28]作为国家治疗指南、欧洲医学肿瘤学会（ESMO）治疗指南[29]、EMSO-ESSO（欧洲外科肿瘤学会）-ESTRO（欧洲放射治疗和肿瘤学会）的联合指南[30]和意大利外科学会（SIC）-GIRGC指南[31]所推荐的以治疗为目的的手术标准。与之不同的是，美国NCCN指南推荐D1+或改良的D2淋巴结清扫术[32]。

胃癌手术质量的评价指标

在之前的研究[33]中，我们提出了作为评价手术质量的指标：淋巴结清扫的数目、脾切除术和远端胰腺切除术的概率、术后并发症的发生率和病死率。这些指标在东方与西方国家之间有很大差异，可能与外科医生的经验有关。

事实上，东方某些国家的临床试验显示，扩大淋巴结切除术能切除较多数目淋巴结（中位数为39~54）以及低（0.8%）或零病死率[34, 35]。相反，在荷兰和英国的临床试验中，D2淋巴结清扫术仅能收获少量的淋巴结，且术后高病死率（10%~13%）[21, 22]。

在西方的观察性研究中，手术质量指数是介于东方和欧洲临床试验之间的。事实上，在GIRCG系列中，D2淋巴结清扫术是安全的，所切除的淋巴结的中位数是29，在94%的病例中切除了足够的淋巴结（>15个淋巴结）[33]。

在最近几年中，人们已经认识到，英国和荷兰试验的近期结果不令人满意，若对参加试验的外科医生充分培训，这种不满意的结果是可以避免的。事实上，最近的一项比较D1和D2淋巴结清扫术在西方国家试验，在进行第2阶段试验之前，仅有经验的外科医生才能参加，D2术后病死率为2.2%，进一步支持扩大淋巴结切除术在西方国家胃癌患者中应用也是一种安全的治疗方式。

外科手术的质量肯定会影响术后近期结果，但也会影响长期生存时间。在图7.2中，关于扩大淋巴结切除术的几个重要的RCT试验[21, 22, 37~39]阐述了长期生存率与切除淋巴结的数目的函数关系。当单独分析试验时，不一致的趋势是明显的（图

7.2A)。在排除围手术期死亡患者(图 7.2B)后，当扩大的淋巴结清扫范围超过 10 个淋巴结时，生存率明显提高。当超过 50 个淋巴结时，生存率并没有提高。如果 5 项试验放在一起，5 年总生存率似乎随着

清扫的淋巴结达到 25~30 平台期后而增加。此外，在意大利的试验中，高比例(33%)的早期胃癌(pT1)可部分解释为何患者从 D2 淋巴结清扫手术获益较少的原因[40]。

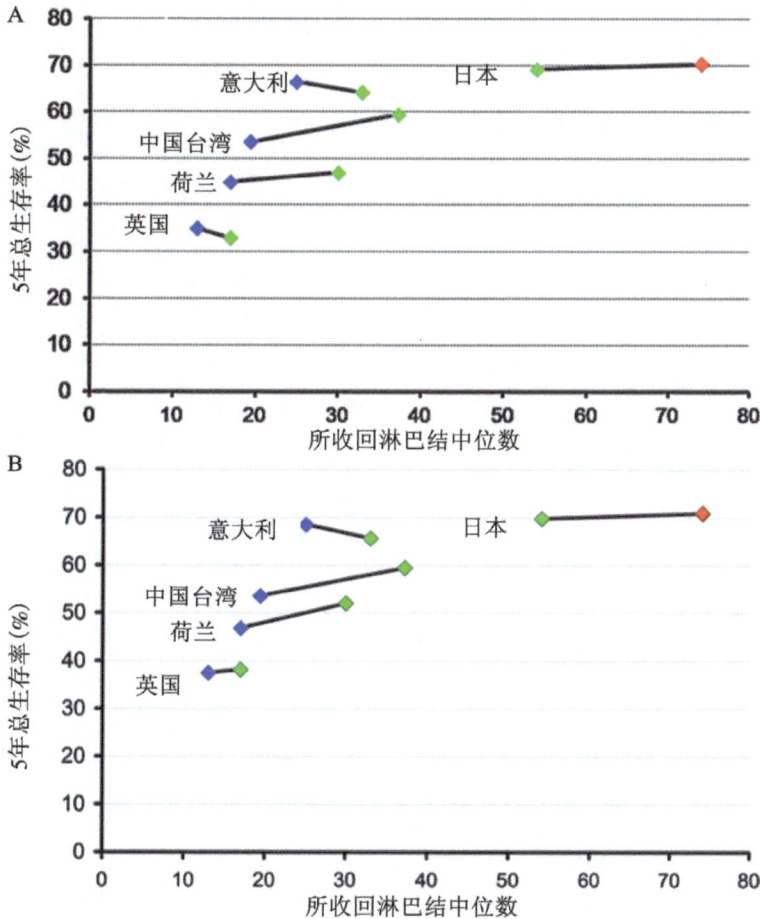

图 7.2　中位淋巴结清扫数目对 5 项临床试验 5 年总生存率的影响
四项试验(英国，荷兰，中国台湾，意大利)对比 D1(蓝色方块)和 D2(绿色方块)，而日本的试验对比 D2 和 D2+主动脉旁淋巴结清扫术(PAND，红色方块)。A 图：全系列；B 图：排除术后围手术期死亡的患者

这一新的观点基于最近的试验结果，基于清扫的淋巴结数目而不是计划扩大的淋巴结切除术，进一步支持当由有经验的外科医生进行手术时，D2 淋巴结清扫术在胃癌治疗中的中心地位。

一些学者指出[41]，在美国，较少的胃切除病例数是实施扩大淋巴结切除术的主要障碍，事实上在美国，80% 的有医疗保险的胃癌患者是在每年少于 20 例经验的医疗中心进行的胃切除术。这就是为什么美国国家综合癌症网络(NCCN)指南仍然将 D1 清扫术作为一种认可的手术方式，但要求至少清除 15 个淋巴结[32]。

在欧洲，根据 NCCN 指南，D2 清除术数量的增加正在努力地进行中，在这种背景下，集中化似乎是至关重要的。事实上，在荷兰实施 D1~D2 清扫术在胃癌试验后，胃癌患者的生存率显著提高，这涉及到实质性的标准化和培训[43]。在丹麦，30 天内住院病死率在胃癌手术集中的中心和国家临床指南实施后从 8.2% 下降至 2.4%，然而至少切除 15 枚淋巴结的患者的比例从 19% 增加到 76%[44]。英国、瑞典、芬兰和荷兰目前正在实施胃癌手术和/或胃癌审核的集中化治疗[45,46]。

生存结果：西方仍然不同于东方

如上所述，专科大样本的西方医疗中心目前提供胃癌患者高质量标准化的外科管理[33]。在 GIRCG 中心，胃癌手术的存活率非常高[47]，与东方的研究组相似[48,49]，特别是在 Ⅰ 期和 Ⅱ 期胃癌，尽管在进展期胃癌（Ⅲb 和 Ⅲc）存活率比东方的研究组低。然而，根据第 7 版胃癌的 TNM 分期[49~51]，即使有组别特征及文献报道的生存终点有些差异，其他西方的研究组的长期结果在每个阶段明显低于东方的研究组（表 7.1）。

表7.1　东方和西方国家大样本量胃癌不同分期的 5 年生存率（第 7 版胃癌的 TMN 分期）

研究者 ＼ TMN 分期	Ⅰa（%）	Ⅰb（%）	Ⅱa（%）	Ⅱb（%）	Ⅲa（%）	Ⅲb（%）	Ⅲc（%）
Kikuchi 等.[49]	–	94.30	84.80	71.30	64.8	48	23.1
Ahn 等.[48]	95.1	88.40	84	71.70	58.4	41.3	26.1
Marrelli 等.（GIRCG）[47]	97	89	86	69.00	59	35	11
Grabsch 等.[50]	81	58.00	55	35.00	32	13	10
Warneke 等.[51]	64	41	34	21	16	6	5

Marrelli[47]只考虑了因进展期胃癌而死亡的病例，而其他研究（例如 Kikuchi 等，Warneke 等的研究）[49~51]考虑总病死率。在 Ahn 等. Kikuchi 等的研究[48,49]中排除了术后围手术期死亡的患者。在 Warneke 等的研究中，5 年生存率是从图 7.2 中大概计算出来的

Strong 等[52]使用国际验证的诺模图比较了美国和韩国的两个大样本量中心，发现韩国患者的生存率更高。尽管手术质量有所改善，西方研究组胃癌患者的生存率更糟的原因还不完全清楚。初步解释可能如下：

东西方国家的胃癌的临床病理特征的差异可能导致了部分不同结果的产生。正如已经讨论过的，在低发病率国家，胃近端胃癌和弥漫浸润型胃癌是目前最常见的胃癌亚型。

在许多研究组中[53~55]，在胃近端的 1/3 的肿瘤已被证明是一个独立的负性预后因素。胃近端肿瘤的预后差可以由进展期较晚、肿瘤体积较大和组织学分化较差所解释的，分化差是这种胃癌亚型的典型特点[56]。

胃癌的组织学分型和患者生存之间的真正关系是有争议的。事实上，在控制 pTNM 后，组织学的预后意义通常消失。然而，值得注意的是，Lauren 组织学分型为弥漫型肿瘤更容易产生淋巴结转移。因此，当 N 分期进行调整时，Lauren 组织学分型并不是一个独立的预后因素，因为 N 分期不是一个影响因素而是因果关系中的一个中间步骤。在 Verona 研究组中，当 N 分期是根据与肿瘤的位置关系（TNM 1987）而不是当根据阳性淋巴结的数目（TNM 1997）确定时，Lauren 组织学分型是一个独立的预后因素[57]。

特别是，根据美国最近的一项研究，关于 SRCCs 组织学类型，预后的意义似乎是严格依赖分期[58]。的确，与非 SRCCs 肿瘤相比，SRCCs 腺癌只在进展期表现出更具有侵袭性行为和降低疾病相关生存率。据推测，"控制 SRCCs 转移潜能的驱动性基因突变可能在疾病的晚期发生，使在早期阶段相对懒惰的 SRCCs 肿瘤，在进展期具有高度侵袭性"[58]。

这种进展期胃癌亚型的低生存率主要与肿瘤累及浆膜层时腹腔播散的隐患有关。事实上，如表 7.2 所示，浆膜性肿瘤在东方和西方大样本的研究中，生存差距巨大，可能是由于弥漫型 SRCCs 类型的百分比较高。

表7.2　不同肿瘤侵袭深度（第 7 版 TNM）在东方和西方国家大样本量研究中心的 5 年生存率

研究者 ＼ TMN 分期	pT1（%）	pT2（%）	pT3（%）	pT4a（%）	pT4b（%）
Ahn 等.[48]	94.1	81.6	61.1	42.6	17.9
Marrelli 等.（GIRCG）[47]	94.8	77.7	60.0	30.3	10.4

Marrelli 等[47]只考虑进展期胃癌的死亡病例

因此，有更高比例的侵袭性癌症的流行病学特点，可能可以解释西方国家胃癌进展期生存较差的原因。不幸的是，很少有研究根据胃癌亚型比较东西方医疗中心的差异。然而，最近的研究发现[59]，当比较具有相同临床病理特征的胃癌组时，东方和西方国家的胃癌患者生存率比之前认为的更为接近。

肿瘤生物学特性和患者种族的差异可能是导致世界各地不同预后的额外因素。

最近的一些研究报告亚裔美国人比其他种族的结果更好，并且当结果根据一些肿瘤或治疗相关的因素调整后，这些差异仍然存在[60, 61]。

意大利最近的一项研究发现，来自意大利的不同危险地区，在同一中心用类似的手术进行治疗，并以相同的方式进行分期的胃癌患者的预后不同[62]。来自意大利南部的患者，胃癌的发病率很低，当与高风险区托斯卡纳地区的患者相比，其预后较差。即使考虑到意大利之前的预后评分中包含的手术和病理因素，这些结果也得到证实，从而暗示了各组之间的生物学差异[63]。

已经进行了一些研究以调查东方与西方国家胃癌患者之间的潜在生物学差异，但是这些研究仅限于少数病例或报道了相互矛盾的结果[64]。

遗憾的是，胃癌侵袭性的可靠生物学标志物目前尚无定论，不同组别的患者、肿瘤和治疗相关的差异使研究具有不可避免的偏倚。

当代西方观点

考虑到流行病学特点，在西方国家胃癌的管理目前主要集中治疗进展期及侵袭性强的胃癌。在这种情况下，多模式治疗和个体化手术方法起关键作用。

多模式治疗方法

为了增加胃癌根治切除术病例的数量，提高胃癌患者的生存率，多模式治疗方案得以重视。

对于欧洲地区进展期胃癌患者，围手术期化疗是推荐的多模式治疗方法。在欧洲的两个随机试验中，英国医学研究理事会的 MAGIC 试验和法国 FN-CLCC /FFCD 实验[65, 66]，证实围手术期化疗与单纯手术治疗的患者相比，生存率明显提高。值得注意的是，在这两个试验中，食管胃结合部（GEJ）或食管下段腺癌患者数目增加（MAGIC 实验占 26%，FFCD 实验占 75%）。

然而，据报道 GEJ 腺癌比胃癌对围手术期化疗有更好的反应，而且生存效果在 GEJ 肿瘤较为明显，而在胃癌中是可疑的[67, 68]。

关于围手术期的化疗，意大利胃癌研究小组（GIRCG）对 Ⅱ 期胃癌研究正在进行，目的是评价非贲门胃癌的多模式治疗方式（ClinicalTrials. gov：NCT01876927）。

在仅仅考虑非贲门胃癌时，围手术期化疗缺乏明显的优势，可能是由于不同亚型的反应不同。尤其是 SRC 肿瘤与肠型胃癌相比显示出较低的应答率，而且与预后差相关[69]。

遗憾的是，目前还没有根据肿瘤亚型分层的围手术期化疗的随机试验的报道。现在迫切需要根据肿瘤亚型评估胃癌的化疗敏感性。此外，关于 SRCCs 肿瘤的致癌途径和生物分子治疗靶点的识别的深入研究尚待完善。

个体化手术方案

在西方国家大样本研究中心，有足够切缘的胃及淋巴结清扫术和 D2 淋巴结切除术是标准的外科治疗手段。如前所述，在西方国家，侵袭性的肿瘤正在出现；在这种情况下，手术范围超过 D2 淋巴结清扫的扩大手术可能成为一种进一步的治疗选择。

主动脉旁淋巴结（PAN）被认为是引流原发肿瘤的淋巴管和血流之间的最后屏障。由于这个原因，1997 年它们被国际抗癌联盟 TNM 定义为远处转移。然而，即使转移到 PAN，生存率也不可忽略，5 年随访的生存率介于 17%[70]和 18%[37]之间。

日本临床肿瘤学小组（JCOG）发表了关于超扩大淋巴结清扫术的临床试验后，有关淋巴结清扫的争论基本结束，因为结果显示 T2b、T3、T4 胃癌患者行 D2 淋巴结清扫术+扩大清扫至 PAN，并不能给患者带来益处[37]。因此，日本指南不再推荐预防性 D2 淋巴结清扫+PAND 切除作为治愈胃癌患者的首选治疗方法[71]。

然而，应该注意的是，在后面的试验分析中显示，16 组淋巴结转移率相当低（8.5%），可能是因为只有肉眼判断 PAN 无转移的患者才被纳入。此外，JCOG 试验发现，虽然相对于单纯的 D2 淋巴结清扫术，PAN 切除后没有发现患者有明显的生存获益，但是这个试验强调了 T 或 N 分期与淋巴结清扫范围之间的关系（分别为：$P = 0.004$，$P = 0.003$），即非晚期癌症患者（T2b 和 N0）显示 PAN 切除后有明显的生存获益[37]。事实上，作者测试了 11 种相互作用，而且这并不代表试验的主要观察终点。我们认为，这些相互作用作为多重测试偏差不能被排除，不仅因为它们非常重要，而且还因为它们以一致的方式涉及最重要的预后变量。

在 598 例胃癌患者的 GIRCG 组中，我们强调了在起源于胃体/胃窦的 pT4a 期弥漫型胃癌，行超大范围切除术是有显著获益的（部分未发表的 GIRCG 系列，图 7.3）[72]。

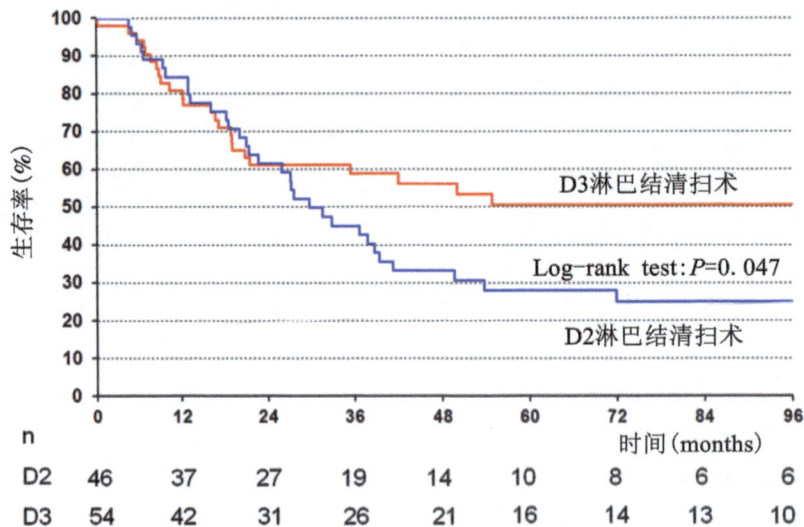

图 7.3　Kaplan-Meier 法评估 pT4a 期胃体/胃窦部弥漫型胃癌 D2 和 D3 淋巴结清扫术后，疾病相关的生存曲线
图中曲线显示生存率差异显著（$P = 0.047$）。

因此，D2 淋巴结清扫术是进展期胃癌的标准手术，但 D3 淋巴结清扫术的优点尚未被 JCOG 试验[37]所证实，但在晚期胃癌患者的亚组中仍然是有用的。

日本临床肿瘤学组胃癌研究组最近的一项研究表明[73]，伴有广泛的区域转移和/或 PAN 转移的局部晚期胃癌患者可采用新辅助化疗（S-1 加顺铂），然后行扩大手术切除 PAN，最新结果是令人满意的（3 年和 5 年总生存率分别为 59% 和 53%），因此作者得出结论，这种治疗策略的进一步研究是必要的。

在个体化治疗时代，扩大淋巴结清扫术并不能适于所有胃癌患者[74]，而是应该根据肿瘤的特点进行个体化治疗。

结　论

东方和西方国家胃癌的发病率有广泛的地域差异性。在过去的 30 年中，全球标准化年龄胃癌的发病率有着明显的下降，这主要归因于幽门螺杆菌感染的发病率降低，其所导致的胃远端肠型胃癌的发病率下降[4]。

报道称在胃癌发病率和病死率较低的国家，贲门癌、近端胃癌、弥漫型浸润性胃癌，尤其是 SRC 的比例增加。

现已证实，当由有经验的外科医生手术时，D2 淋巴结清扫术对于西方国家的患者来说是一种安全和足够的治疗方案。

目前，虽然西方国家医疗中心为胃癌患者提供优质规范的手术治疗，但报道其生存率仍低于东方国家。最大的生存差别发生在进展期胃癌，而西方国家的胃癌大部分是进展期胃癌。西方国家侵袭性胃癌亚型比例更高，因此预后更差。

由于东西方国家之间的流行病学和临床上的显著差异，目前对胃癌的观点有很大的分歧。事实上，东方国家的外科医生都集中在胃癌的预防、早期诊断和微创治疗上，而在西方国家中，扩大的个体化的手术和多模式治疗方案则是其主要的治疗选择。

参考文献

1. Ferlay J, Soerjomataram I, Ervik M, et al. GLOBOCAN 2012 v1. 0, Cancer incidence and mortality worldwide: IARC CancerBase No. 11 [Internet]. Lyon: International Agency for Research on Cancer, 2012. http://globocan. iarc. fr. Accessed 3 Jan 2014.

2. Ferro A, Peleteiro B, Malvezzi M, et al. Worldwide trends in gastric cancer mortality (1980-2011), with predictions to 2015, and incidence by subtype. Eur J Cancer, 2014, 50: 1330-1344.

3. de Martel C, Forman D, Plummer M. Gastric cancer: epidemiology and risk factors. Gastroenterol Clin North Am. 2013; 42(2): 219-240.

4. Konturek P C, Konturek S J, Brzozowski T. Gastric cancer and Helicobacter pylori infection. J Physiol Pharmacol, 2006, 57(suppl 3): 51-65.

5. Henson D E, Dittus C, Younes M, et al. Differential trends in the intestinal and diffuse types of gastric carcinoma in the United States, 1973-2000: increase in the signet ring cell type. Arch Pathol Lab Med, 2004, 128: 765-770.

6. Blot W J, Devesa S S, Kneller R W, et al. Rising incidence of adenocarcinoma of the esophagus and gastric cardia. JAMA, 1991, 265: 1287-1289.

7. Chow W H, Blot W J, Vaughan T L, et al. Body mass index and risk of adenocarcinomas of the esophagus and gastric cardia. J Natl Cancer Inst, 1998, 90: 150-155.

8. Dikken J L, Lemmens V E, Wouters M W, et al. Increased incidence and survival for oesophageal cancer but not for gastric cardia cancer in the Netherlands. Eur J Cancer, 2012, 48: 1624-1632.

9. Dubec A, Solymosi N, Stadlhuber R J, et al. Does the incidence of adenocarcinoma of the esophagus and gastric cardia continue to rise in the twenty-first century? —a SEER database analysis. J Gastrointest Surg, 2014, 18: 124-129.

10. Marrelli D, Pedrazzani C, Morgagni D, et al. Changing clinical and pathological features of gastric cancer over time. Br J Surg, 2011, 98: 1273-1283.

11. Blaser M J, Saito D. Trends in reported adenocarcinomas of the oesophagus and gastric cardia in Japan. Eur J Gastroenterol Hepatol, 2002, 14: 107-113.

12. Zhou Y, Zhang Z, Wu J, et al. Arising trend of gastric cardia cancer in Gansu Province of China. Cancer Lett, 2008, 269: 18-25.

13. Park C H, Song K Y, Kim S N. Treatment results for gastric cancer surgery: 12 years' experience at a single institute in Korea. Eur J Surg Oncol, 2008, 34: 36-41.

14. Wu H, Rusiecki J A, Zhu K, et al. Stomach carcinoma incidence patterns in the United States by histologic type and anatomic site. Cancer Epidemiol Biomarkers Prev, 2009, 18(7): 1945-1952.

15. Dassen A E, Dikken J L, Bosscha K, et al. Gastric cancer: decreasing incidence but stable survival in the Netherlands. Acta Oncol, 2014, 53: 138-142.

16. Dassen A E, Lemmens V E, van de Poll-Franse L V, et al. Trends in incidence, treatment and survival of gastric adenocarcinoma between 1990 and 2007: a population-based study in the Netherlands. Eur J Cancer, 2010, 46(6): 1101-1110.

17. Fayçal J, Bessaguet C, Nousbaum J B, et al. Epidemiology and long term survival of gastric carcinoma in the French district of Finistere between 1984 and 1995. Gastroenterol Clin Biol, 2005, 29(1): 23-32.

18. Bernards N, Creemers G J, Nieuwenhuijzen G A, et al. No improvement in median survival for patients with metastatic gastric cancer despite increased use of chemotherapy. Ann Oncol, 2013, 24(12): 3056-3060.

19. Siewert J R, Bottcher K, Roder J D, et al. Prognostic relevance of systematic lymph node dissection in gastric carcinoma. Br J Surg, 1993, 80: 1015-1018.

20. Verlato G, Giacopuzzi S, Bencivenga M, et al. Problems faced by evidence-based medicine in evaluating lymphadenectomy for gastric cancer. World J Gastroenterol, 2014, 20(36): 12883-12891.

21. Cuschieri A, Weeden S, Fielding J, et al. Patients survival after D1 and D2 resections for gastric cancer: long term results of the MRC surgical trial. Surgical Co-operative Group. Br J Cancer, 1999, 79: 1522-1530.

22. Bonenkamp J J, Hermans J, Sasako M, et al. Extended lymph node dissection for gastric cancer. Dutch Gastric Cancer Group. New Engl J Med, 1999, 340: 908-914.

23. Guadagni S, Catarci M, de Manzoni G, et al. D1 versus D2 dissection for gastric cancer. Lancet, 1995, 345(8963): 1517; author reply 1517-1518.

24. McCulloch P, Niita M E, Kazi H, et al. Extended versus limited lymph nodes dissection technique for adenocarcinoma of the stomach-Cochrane Database syst Rev, 2004, (4): CD001P64.

25. McCulloch P, Niita M E, Kazi H, et al. Gastrectomy with extended lymphadenectomy for primary treatment of gastric cancer. Br J Surg, 2005, 92: 5-13.

26. Moenig S, Baldus S, Bollschweiler E, et al. Surgery of gastric cancer—quality assurance. Viszeralchirurgie, 2005, 42: 42-48.

27. Meyer H J, Hölscher A H, Lordick F, et al. Current S3 guidelines on surgical treatment of gastric carcinoma. Chirurg, 2012, 83(1): 31-37.

28. Allum W H, Blazeby J M, Griffin S M, et al. Guidelines for the management of oesophageal and gastric cancer. Gut, 2011, 60: 1449-1472.

29. Okines A, Verheij M, Allum W, et al. Gastric cancer: ESMO Clinical Practice Guidelines for diagnosis, treatment and follow-up. Ann Oncol, 2010, 21(Suppl 5) v50-v54.

30. Waddell T, Verheij M, Allum W, et al. Gastric cancer: ESMO-ESSOESTRO clinical practice guidelines for diagnosis, treatment and follow-up. Ann Oncol, 2013, 24(Suppl 6): vi57-63.

31. De Manzoni G, Baiocchi G L, Framarini M, et al. The SIC-GIRCG 2013 consensus conference on gastric cancer. Updates Surg, 2014, 66(1): 1-6.

32. Ajani J A, Bentrem D J, Besh S, et al. Gastric Cancer, version 2. 2013. Featured updates to the NCCN guidelines. J Natl Compr Cancer Netw, 2013, 11(5): 531-546.

33. Verlato G, Roviello F, Marchet A, et al. Indexes of surgical quality in gastric cancer surgery: experience of an Italian network. Ann Surg Oncol, 2009, 16(3): 594-602.

34. Sano T, Sasako M, Yamamoto S, et al. Gastric cancer surgery: morbidity and mortality results from a prospective randomized controlled trial comparing D2 and extended para-aortic lymphadenectomy—Japan Clinical Oncology Group Study 9501. J Clin Oncol, 2004, 22: 2767-2773.

35. Wu C W, Hsiung C A, Lo S S, et al. Randomized clinical trial of morbidity after D1 and D3 surgery for gastric cancer. Brit J Surg, 2004, 91(3): 283-287.

36. Degiuli M, Sasako M, Ponti A, et al. Morbidity and mortality in the Italian Gastric Cancer Study Group randomized clinical trial of D1 versus D2 resection for gastric cancer. Brit J Surg, 2010, 97(5): 643-649.

37. Sasako M, Sano T, Yamamoto S, et al. D2 lymphadenectomy alone or with para-aortic nodal dissection for gastric cancer. N Engl J Med, 2008, 359: 453-462.

38. Wu C W, Hsiung C A, Lo S S, et al. Nodal dissection for patients with gastric cancer: a randomised controlled trial. Lancet Oncol, 2006, 7: 309-315.

39. Degiuli M, Sasako M, Ponti A, et al. Randomized clinical trial comparing survival after D1 or D2 gastrectomy for gastric cancer. Brit J Surg, 2014, 101: 23-31.

40. van de Velde C J H. Randomized clinical trial comparing survival after D1 or D2 gastrectomy for gastric cancer. Br J Surg, 2014, 101: 23-31.

41. Strong V E, Yoon S S. Extended lymphadenectomy in gastric cancer is debatable. World J Surg, 2013, 37: 1773-1777. doi: 10.1007/s00268-013-2070-1 PMID: 23649527.

42. Smith D L, Elting L S, Learn P A, et al. Factors influencing the volume-outcome relationship in gastrectomies: a population-based study. Ann Surg Oncol, 2007, 14: 1846-1852. doi: 10.1245/s10434-007-9381-0PMID: 17406947.

43. Krijnen P, den Dulk M, Meershoek-Klein Kranenbarg E, et al. Improved survival after resectable non-cardia gastric cancer in The Netherlands: the importance of surgical training and quality control. Eur J Surg Oncol, 2009, 35(7): 715-720.

44. Jensen L S, Nielsen H, Mortensen P B, et al. Enforcing centralization for gastric cancer in Denmark. Eur J Surg Oncol, 2010, 36(Suppl 1): S50-54.

45. de Steur W O, Dikken J L, Hartgrink H H. Lymph node dissection in resectable advanced gastric cancer. Dig Surg, 2013, 30(2): 96-103.

46. Dikken J L, van Sandick J W, Allum W H, et al. Differences in outcomes of oesophageal and gastric cancer surgery across Europe. Brit J Surg, 2013, 100(1): 83-94.

47. Marrelli D, Morgagni P, de Manzoni G, et al. Prognostic value of the 7th AJCC/UICC TNM classification of noncardia gastric cancer: analysis of a large series from specialized Western centers. Ann Surg, 2012, 255(3): 486-491.

48. Ahn H S, Lee H J, Hahn S, et al. Evaluation of the seventh American Joint committee on cancer/international union against cancer classification of gastric adenocarcinoma in comparison with the sixth classification. Cancer, 2010, 116: 5592-5598.

49. Kikuchi S, Futawatari N, Sakuramoto S, et al. Comparison of staging between the old (6th edition) and new (7th edition) TNM classifications in advanced gastric cancer. Anticancer Res, 2011, 31(6): 2361-2365.

50. Hayashi T, Yoshikawa T, Bonam K, et al. The Superiority of the Seventh edition of the TNM classification depends on the overall survival of the patient cohort. Comparative analysis of the sixth and seventh TNM editions in patients with gastric cancer from Japan and the United Kingdom. Cancer, 2013, 119: 1330-1337.

51. Warneke V S, Behrens H M, Hartmann J T, et al. Cohort study based on the seventh edition of the TNM classification for gastric cancer: proposal of a new staging system. J Clin Oncol, 2011, 29: 2364-2371.

52. Strong V E, Song K Y, Park C H, et al. Comparison of gastric cancer survival following R0 resection in the United States and Korea using an internationally validated nomogram. Ann Surg, 2010, 251: 640-646.

53. Ohno S, Tomisaki S, Oiwa H, et al. Clinicopathologic characteristics and outcome of adenocarcinoma of the human gastric cardia in comparison with carcinoma of other regions of the stomach. J Am Coll Surg, 1995, 180: 577-582.

54. Pacelli F, Papa V, Caprino P, et al. Proximal compared with distal gastric cancer: multivariate analysis of prognostic factors. Am Surg, 2001, 67: 697-703.

55. Talamonti M S, Kim S P, Yao K A, et al. Surgical outcomes of patients with gastric carcinoma: the importance of primary tumor location and microvessel invasion. Surgery, 2003, 134: 720-727.

56. Maeda H, Okabayashi T, Nishimori I, et al. Clinicopathologic features of adenocarcinoma at the gastric cardia: is it different from distal cancer of the stomach? J Am Coll Surg, 2008, 206(2): 306-310.

57. de Manzoni G, Verlato G, Guglielmi A, et al. Classification of lymph node metastases from carcinoma of the stomach: comparison of the old (1987) and new (1997) TNM systems. World J Surg, 1999, 23(7): 664-669.

58. Bamboat Z M, Tang L H, Vinuela E, et al. Stage-stratified prognosis of signet ring cell histology in patients undergoing curative resection for gastric adenocarcinoma. Ann Surg Oncol, 2014, 21: 1678-1685.

59. Strong V E, Song K Y, Park C H, et al. Comparison of disease-specific survival in the United States and Korea. After resection for early-stage node-negative gastric carcinoma. J Surg Oncol, 2013, 107: 634-640.

60. Theuer C P, Kurosaki T, Ziogas A, et al. Asian patients with gastric carcinoma in the United States exhibit unique clinical features and superior overall and cancer specific survival rates. Cancer, 2000, 89: 1883-1892.

61. Al-Refaie W B, Tseng J F, Gay G, et al. The impact of ethnicity on the presentation and prognosis of patients with gastric adenocarcinoma. Results from the National Cancer Data Base. Cancer, 2008, 113: 461-469.

62. Marrelli D, Pedrazzani C, Corso G, et al. Different pathological features and prognosis in gastric cancer patients coming from high-risk and low-risk areas of Italy. Ann Surg, 2009, 250: 43-50.

63. Marrelli D, De Stefano A, de Manzoni G, et al. Prediction of recurrence after radical surgery for gastric cancer: a scoring system obtained from a prospective multicenter study. Ann Surg, 2005, 241: 247-255.

64. Theuer C P, Campbell B S, Peel D J, et al. Microsatellite instability in Japanese vs European American patients with gastric cancer. Arch Surg, 2002, 137: 960-965.

65. Cunningham D, Allum W H, Stenning S P, et al. Perioperative chemotherapy versus surgery alone for resectable gastroesophageal cancer. N Engl J Med, 2006, 355: 11-20.

66. Ychou M, Boige V, Pignon J P, et al. Perioperative chemotherapy compared with surgery alone for resectable gastroesophageal adenocarcinoma: an FNCLCC and FFCD multicenter phase III trial. J Clin Oncol, 2011, 29: 1715-1721.

67. Ronellenfitsch U, Schwarzbach M, Hofheinz R, et al. Perioperative chemo(radio)therapy versus primary surgery for resectable adenocarcinoma of the stomach, gastroesophageal junction, and lower esophagus (The Cochrane Collaboration. The Cochrane Library). Cochrane Database Syst Rev, 2013, 5: CD008107.

68. Reim D, Gertler R, Novotny A, et al. Adenocarcinomas of the esophagogastric junction are more likely to respond to preoperative chemotherapy than distal gastric cancer. Ann Surg Oncol, 2012, 19: 2108-2118.

69. Messager M, Lefevre J H, Pichot-Delahaye V, et al. The impact of perioperative chemotherapy on survival in patients with gastric signet ring cell adenocarcinoma: a multicenter comparative study. Ann Surg, 2011, 254: 684-693.

70. Roviello F, Pedrazzani C, Marrelli D, et al. Super extended (D3) lymphadenectomy in advanced gastric cancer. Eur J Surg Oncol, 2010, 36: 439-446.

71. Japanese Gastric Cancer Association. Japanese gastric cancer treatment guidelines 2010 (ver. 3). Gastric Cancer, 2011, 14(2): 113-123.

72. de Manzoni G, Verlato G, Bencivenga M, et al. Impact of super-extended lymphadenectomy on relapse in advanced gastric cancer. Eur J Surg Oncol, 2015 Feb 4. doi: 10.1016/j.ejso.2015.01.023.

73. Tsuburaya A, Mizusawa J, Tanaka Y, et al. Neoadjuvant chemotherapy with S-1 and cisplatin followed by D2 gastrectomy with paraaortic lymph node dissection for gastric cancer with extensive lymph node metastasis. Br J Surg, 2014, 101(6): 653-660.

74. Lamb P, Sivashanmugam T, White M, et al. Gastric cancer surgery—a balance of risk and radicality. Ann Roy Coll Surg, 2008, 90: 235-242.

第二部分

胃癌诊断技术

第 8 章

胃癌的诊断、分期及检查

ArvindSabesan and Joseph J. Bennett

葛　杰　译

前　言

胃癌仍然是威胁着人们健康的主要恶性肿瘤，在全世界癌症发病率排在第 4 位，癌症致死率排在第 2 位[1, 2]。尽管发病率有下降趋势，但早诊断的概率无明显提高，因为胃癌的症状往往与其他常见良性疾病的症状类似[3]，此外，很多患者不重视未能及早就医，甚至不少病例就医时病情已至晚期。正因为胃癌症状不典型，尽管诊断胃癌的手段方法不断更新，但确诊胃癌仍只能通过组织病理学诊断[4]。近些年来随着内镜、超声以及影像学等技术的巨大进步，为临床诊断胃癌、评估预后提供了更加丰富的手段。

虽然，外科手术仍然是胃癌最主要的治疗方法，但是大量的临床数据显示，化疗、放疗等辅助综合治疗可以明显提高胃癌患者生存率[5-7]。因为治疗手段多样化，综合治疗的方式方法及各种治疗的先后顺序变得更加复杂，因此，准确的临床分期对于制定最佳的治疗方案越来越重要了。美国癌症联合委员会（AJCC）制定的第 7 版肿瘤分期手册，较之前的版本更多地强调和细化了胃癌临床分期评估中淋巴结转移的状况[8]，这对胃癌患者整体生存和治疗方法选择上有重要的意义。

此外，列线图模型可根据各种患者的肿瘤临床病理特征信息提供比 AJCC 更准确的预后评判。分子和基因检测的进展有望在人体出现临床症状或发现病灶之前预警胃癌发生的风险。分期方法未来有望较当前应用的 AJCC 分期更加个体化。任何癌症治疗的最终目标都应该是提高患者的生存率和生活质量。因此，胃癌组织在病理诊断明确后应立即考虑患者接受手术抑或接受新辅助化疗，取决于哪种方案能最大程度让患者获益。此外本着提高生存率改善生活质量的目的，对于已发现远处转移的胃癌患者应给予姑息性化疗，对于并发有出血或梗阻的患者应考虑进行姑息性手术。高分辨率 CT 扫描、MRI、诊断性腹腔镜检查、内窥镜超声和 PET 扫描等应以有效和协调的方式用于胃癌患者的检查。内镜应该是诊断胃癌的首选手段，内镜直视下可以进行组织活检，内镜获得的信息将指导后续进行的一系列必要检查。对于诸如腹痛、腹胀或胃食管反流等模糊症状，通常首先由横截面成像检查提示是否有胃癌的征象。高分辨率 CT 是评估系统性疾病、评估淋巴结转移以及为外科医生提供原发肿瘤、周围血管和附近器官的解剖信息是非常精确的方式[9]。诊断性腹腔镜探查应有选择地运用于影像学检查明确提示有隐匿性恶性疾病或存在手术切除禁忌证的患者，诊断性腹腔镜探查还可让诊断不清且无明显器质性病变的患者免于剖腹探查的痛苦。对于新发现的胃癌患者，应选择性地应用各种诊断手段以期用最短的时间制定最合理的治疗方案。

诊　断

　　胃癌患者早期往往无明显症状，早期症状与消化不良或溃疡病类似[10]，这些症状通常会被认为是反酸、嗳气、胆道疾病以及肠易激的表现，往往在使用抗酸治疗后症状得到缓解而掩盖病情，从而导致延误诊断[4]。这些症状包括厌食，不明原因体重下降，吞咽困难，反复呕吐，或早期饱腹感，为尽量避免延误诊断，临床医师对于这些症状应高度警惕，并尽早完善内镜检查。纪念斯隆-凯特林癌症中心的 1121 名胃癌患者中，最常见的症状主要是厌食、体重减轻、疼痛和呕吐[11]。由胃癌引起的疼痛往往表现为轻微上腹痛，与消化性溃疡引起的疼痛非常相似，甚至可以通过进食缓解，随着病情的进展疼痛症状可以逐渐加重。胃癌原发肿瘤部位的不同，主要症状也会存在差异，贲门或胃食管结合部肿瘤可能表现为吞咽困难，而胃窦的肿瘤可表现为幽门梗阻。早期饱胀厌食应警惕弥漫型胃癌，因为皮革胃往往造成胃扩张受限。还有一种少见情况是胃癌侵犯横结肠而出现结肠梗阻的表现。

　　大多数胃癌患者没有明显的体征，而明显的体征通常是由转移性疾病引起的，体检触及锁骨上淋巴结（Virchow 征）及脐周淋巴结（Sister Mary Joseph 征）或体查发现腹水蛙腹征往往提示病情已至晚期而预后差。少数患者可表现为癌性小肠梗阻，此外直肠指检扪及直肠腔外肿块（Blumers shelf 征）提示盆腔种植转移[10]。肿瘤隐匿性出血表现为大便隐血，然而发生消化道大出血的病例很少，肿瘤破碎脱落会造成慢性缺铁性贫血，这些患者可能存在重度贫血、乏力、气促、晕厥、心动过速以及直立性低血压。

诊断方法

　　由于胃癌患者明显的阳性体征通常提示已出现远处转移，所以以 X 线下钡餐吞咽摄影或上消化道内镜检查仍然是目前诊断可治疗胃癌的主要手段。当临床不能排除胃癌诊断时，应及时进行钡餐或内镜检查以免延误诊断和治疗。本章中将要提到的持续或难治的上消化道症状也是进行影像学检查和内镜检查的指征。钡餐检查，过去经常使用，但在胃癌和上消化道疾病的诊断中发挥的作用有限，某些典型的钡餐表现，如腔内肿块、不规则皱褶和胃壁增厚等特征是潜在的恶性肿瘤的征兆，但是钡餐检查

的敏感性低，仅有 14% 的胃癌患者早期能通过 X 线钡餐造影发现[12]。钡餐造影的优点是对于皮革胃的诊断，钡餐造影较内镜可以更早观察到胃壁呈皮革样改变及扩张受限。美国胃肠病协会推荐在 55 岁以上患有新发消化不良的患者中进行内镜检查[9]，出现某些症状时，如不明原因体重减轻、呕吐，应早期进行内镜检查。此外，应大力推荐易患胃癌的高危人群进行内镜检查，如亚洲人、美洲原住民、有胃癌家族史以及使用抗溃疡治疗，停止使用非甾体类药物后仍表现出持续症状的患者。对于这些易患胃癌的高危人群，应该进行细致的内镜检查。内镜检查可以直视上消化道，并可以对肿块或溃疡进行鉴别和活检（图 8.1）。内镜检查对胃癌的诊断和检测的准确率可以高达 90%~96%[13]。

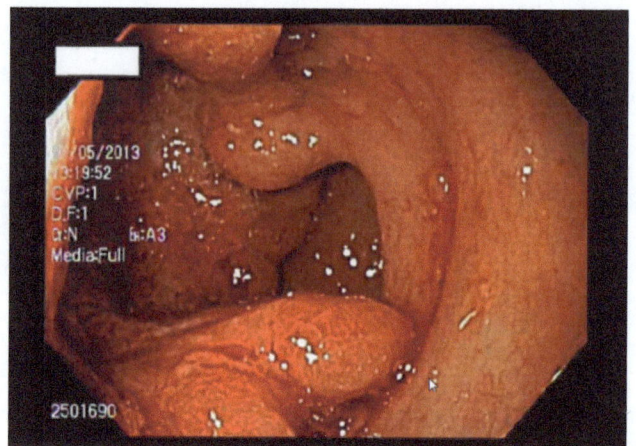

图 8.1　胃窦部巨大溃疡型腺癌
贫血患者显示胃窦部巨大溃疡型腺癌并出血

　　早期胃癌在内镜下表现为浅表斑片状改变或凹陷，多颗粒样突起或黏膜小溃疡，进展期胃癌通常表现为大的占位性肿块、深部溃疡病灶或局部异常浸润和增厚。内镜最大的优势在于可以对可疑异常病变部位进行活检，毕竟良性或恶性溃疡仍然很难单纯通过内镜直视下进行鉴别。一般来说，良性溃疡倾向于呈圆形或椭圆形等规则形状，并有光滑均匀的基底，溃疡与周围黏膜之间的边界有明显的界限。相反，恶性溃疡病变往往有不规则的形状，可能出现坏死的基底和不规则的边界。活检的目的是为了明确恶性溃疡的诊断，推荐从溃疡的边缘至底部 6~8 处进行活检（图 8.2），这样操作对于恶性溃疡的确诊率可以达到 98%。对于可疑病灶甚至可以在同一部位重复深部取样，以提高恶性肿瘤检出

率，这对于弥漫型胃癌、皮革胃患者尤为重要，因为此类患者肿瘤病变往往位于黏膜下层或肌层，表浅的黏膜活检往往为阴性。此外，还可以在疑似病变区域周围随机进行活检以提高检出率[13]（图 8.3）。最新的消化内镜悉尼共识推荐，在胃窦及胃角处随机采样活检可提高胃癌的检出率[10]。除活检之外，脱落细胞学检测也被用来作为明确诊断的补充方法，然而如果内镜下取材足够的话似乎细胞学检测并无必要。

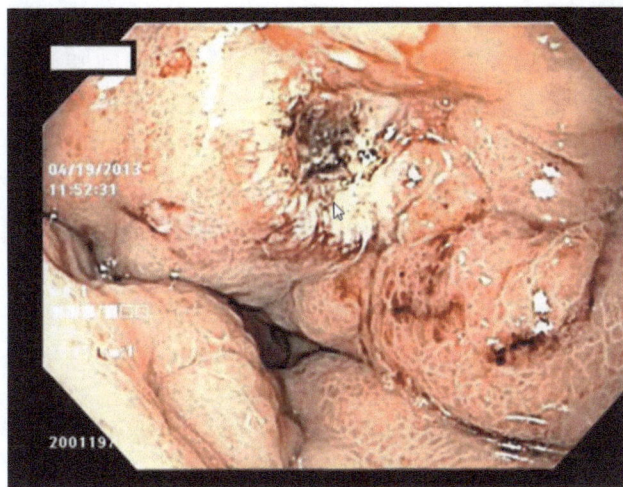

图 8.2　胃腺癌
贲门部溃疡经活检证实为胃腺癌

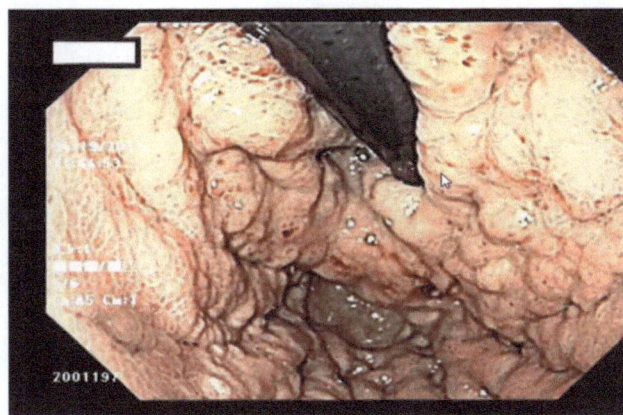

图 8.3　皮革胃
贫血患者，内镜检查发现溃疡，内镜下胃扩张受限呈皮革胃，活检证实为胃癌

增强内镜

　　虽然胃癌的诊断主要是通过标准的白光内镜（white light endoscopy，WLE）来实现，但新技术的出现，可以帮助识别更小的病变，精细内镜还可观察到黏膜的更多细节。内镜技术的发展，使得越来越多的恶性病变得以在早期接受内镜下黏膜切除，因为在许多情况下小病灶可能表现为扁平或浅表凹陷，很难与良性疾病鉴别。新内镜技术，如放大内镜、窄带成像内镜和共聚焦激光显微内镜等，可以对可疑区域进行高分辨率评价，这些先进的方法结合局部染色，如醋酸和靛胭脂红染色，大大提高了内镜医师对良性和恶性病变的鉴别率，这些微小病变是通过内镜下评估黏膜的异常变化，如缺乏上皮下毛细血管网型或存在不规则微血管而实现的。研究还表明，相较良性病变，癌变区域染色后褪色往往更快[13]。在对 136 例患者的研究中，Dinis Ribeiro 等人运用高分辨内镜结合黏膜染色识别肠上皮化生的敏感性和特异性分别为 76% 和 87%，异型增生的识别率分别为 98% 和 81%[14]，尽管这类技术还没有被规范地认同和实施，但是他们的确能够识别出普通白光内镜无法发现的异常病变。随着这些技术的发展，较小的病变得以在早期阶段被发现并实施内镜下黏膜切除术或早期行胃切除术，而有益于患者获得较好的生存预后。

筛查方案

　　由于胃癌患者就诊时往往已至晚期，为了早发现、早诊断胃癌，某些高发病率的国家制定了一系列的筛查方案。日本对于在 40 岁以上有任何疑似症状体征的患者，会常规进行 X 线钡餐造影及内镜检查，此外血清胃蛋白酶原检测也常规用于筛查有萎缩性胃炎风险的患者，自从执行胃癌筛查以来，日本胃癌患者病死率明显降低，5 年生存率明显提高。尽管这种筛查选方案已经被证实有效，但在美国，胃癌的发病率仅为东亚国家的 20% 左右，一套类似的筛查项目的花费预计将高出 10 倍，因而限制了这一方案的普及。理论上更合理的方案是综合评估危险因素并选择性地进行筛查，这些危险因素包括既往胃切除术史、家族性腺瘤性息肉病、遗传性非息肉病性结直肠癌或胃癌家族史。现有资料显示，对这些高危人群进行内镜检查的最佳时机及频率并不明确，也没有充分的证据说明这套筛查系统能改善胃癌患者的生存率。在大多数情况下，医生根据患者的病史、危险因素和最初的内镜检查结果酌情进行随访筛查，目前在胃癌发病率低的国家，大规模筛查似乎并不实际[13]。

肿瘤标记物

许多肿瘤标志物已被证明与胃癌有关联。这些指标包括 CEA、CA 19-9、CA 724，然而，基于肿瘤负荷的检测手段检测出这些肿瘤标志物的实际意义与灵敏度和特异性有关。当前，检测 CEA 和 CA 19-9 被公认是最有意义的指标[15, 16]。在 Nakane 等人的研究中，在 865 例胃癌患者中有 249 例 CEA 水平升高[3]，且 CEA 的升高与临床分期及预后密切相关，CEA 水平小于 10 ng/mL 的患者生存期较长。此外，一些小型的研究提示术前检测 CA 724 水平可以评估患者的预后。然而，这些肿瘤标记物尚未被广泛应用于胃癌的筛选、预后或长期随访。这些标志物敏感性和特异性的不确定性，限制了它们的临床应用。肿瘤标记物水平的升高可能提示病情恶化或复发，同样，治疗后其水平下降可能提示治疗有效，但是，临床决策从来不是单独依赖肿瘤标志物进行的。因此，NCCN 指南目前并没有将肿瘤标志物纳入胃癌患者的治疗、分期或随访的评估指标。

临床分期

临床分期是当前为任何恶性肿瘤患者制定最佳治疗方案的关键环节。尽管不同类型的肿瘤具体的临床分期方法不同，但临床分期的目的是一致的，从临床医生的角度来看，恶性肿瘤的临床分期是目前评判预后最重要的指标，主要包括肿瘤的浸润深度，肿瘤大小，淋巴结是否有转移，以及是否有远处脏器的转移，所有这些要素最终都能影响生存预后。一旦患者完成临床分期评估，就可根据疾病严重程度进行分级，并制定最佳的治疗策略明确治疗目标，从而使患者能够得到长期持续的治疗，即便是无法治愈的肿瘤患者，也可指导其进行姑息性治疗，力争延长患者的生存时间，提高生活质量。

胃癌临床分期最终被分成四期及相应的几个亚分期，实际工作中往往首先确定是否患有远处脏器的转移，然后评估是否为可切除病灶。对于评估为可切除病灶的患者，临床分期有助于确定患者是最好先接受手术治疗还是先接受新辅助化学治疗，然后在手术后，根据临床病理分期指导患者是否进行辅助治疗。当然，这些决定最好在外科医生、医学肿瘤学家，有时还有放射肿瘤学家的多学科团队（MDT）中作出。

进行临床分期的另一个好处是总体预测患者的生存预后，依据这一标准，向患者解释化疗或放疗之类具有毒性及不良反应的治疗是合理的选择时，以及向患者解释选择手术或非手术治疗的原因时患者更容易接受，因为大多数患者还认为切除实体器官治疗是治愈或长期生存的唯一选择。对于被纳入临床试验的患者，合理准确的分期非常重要，当前大多数新的治疗方法是针对有远处转移的病例，因此合理的诊断Ⅳ期胃癌可能使患者有机会接受其他和新的治疗方法。对于被纳入辅助或新辅助治疗性试验的患者，合理准确的分期可以避免试验偏差而导致无法解释的数据。最后，分期作为不同肿瘤人群的重要统计数据，可以通过大数据比较分析不同治疗模式的疗效，从而为各地制定各种公共卫生决策及法案提供参考。

胃癌分期系统经过了多次修订。主要的肿瘤分期系统是美国癌症联合委员会（AJCC）与国际抗癌联盟（UICC）颁布的 TNM 分类，它评估原发肿瘤的深度、淋巴结受累和远处转移的存在（表 8.1）。由于许多原因，开发一种有效的胃癌分期系统特别困难。首先，积累的数据显示不同解剖部位的胃癌的生存预后差异较大，胃近端和胃食管结合部（GEJ）癌已被证明比胃远端胃癌预后差。GEJ 肿瘤往往体积大，无法确定确切来源，这就造成了将此类肿瘤纳入食管或胃进行分期的两难境地。由于这种原因，GEJ 癌已经进一步按 Siewert 分型分类，如下所述。第 7 版的胃癌 AJCC 分期也更加强调淋巴结转移，区域淋巴结转移已经被公认为是影响胃癌生存的主要决定因素。第 7 版 AJCC 分期要求清扫和检出的淋巴结数目发生了巨大的变化，每级 N 分期从原来老版本的 1 枚或 2 枚阳性淋巴结评估转变为多枚阳性淋巴结评估方法。这些变化都是为了更准确地分析和评估患者生存。最后，人们认识到腹腔细胞学阳性与远处转移性疾病有相似的预后，这也在当前的分期系统中得到了恰当的反映[8]。

表 8.1　第 7 版《AJCC 癌症分期手册》
胃癌的 TNM 分期系统——解剖分期

0 期	Tis	N0	M0
ⅠA 期	T1	N0	M0
ⅠB 期	T2	N0	M0
	T1	N1	M0

续表8.1

ⅡA 期	T3	N0	M0
	T2	N1	M0
	T1	N2	M0
ⅡB 期	T4a	N0	M0
	T3	N1	M0
	T2	N2	M0
	T1	N3	M0
ⅢA 期	T4a	N1	M0
	T3	N2	M0
	T2	N3	M0
ⅢB 期	T4b	N0 或 N1	M0
	T4a	N2	M0
	T3	N2	M0
ⅢC 期	T4b	N2 或 N3	M0
	T4a	N2	M0
Ⅳ 期	任何 T	任何 N	M1

获得美国癌症联合委员会（AJCC）的许可，伊利诺伊州、芝加哥。原始的信息来源于 AJCC 癌症分期手册（第 7 版，2010），由 Springer Science+Business Media 出版

胃食管结合部（GEJ）肿瘤

第 7 版《AJCC 癌症分期手册》对胃癌分期的主要变化之一是 GEJ 肿瘤的治疗。过去由于肿瘤的来源模糊不清，往往由临床医生主观评判后再按照食管癌或胃癌进行进一步分期。在分析了由全球食管癌合作组织整合的大数据之后，形成了使用食管癌临床分期对 GEJ 肿瘤进行评估分期的共识，具体来说，瘤体位于 E-G 线近端 5 cm 以内以及跨越 E-G 线的 GEJ 肿瘤按照食管癌进行分期。瘤体位于 E-G 线以远，5 cm 以内近端胃未跨越 E-G 线的则按照新版胃癌分期系统进行分期。这反映了近端胃与远端胃肿瘤在肿瘤行为学上的差异[8]。

T 分期

修改后的 T 分期见表 8.2。T 分期基于原发肿瘤的浸润深度，重要的变化包括整个胃肠系统 T 分期的标准化，与第 6 版《AJCC 癌症分期手册》相比，现在 T1 分为 T1a 和 T1b。T1a 表示侵犯到黏膜肌层的肿瘤，T1b 表示侵犯黏膜下层的肿瘤。这种区别非常重要，因为胃癌与其他恶性肿瘤不同，即使在

局限于黏膜固有层时也有淋巴结转移的倾向，所以对 Tis、T1a 和 T1b 作出亚类区分是有重要意义的，在第 6 版《AJCC 癌症分期手册》中，T2 期被细分为 T2a 和 T2b，分别表示侵犯固有肌层和浆膜下。现在将侵及浆膜下的肿瘤归类为 T3，这反映了这些肿瘤侵犯深度增加，预后越差。从 T2 到 T3 的评估升级后将每个肿瘤置于更高的分期评判[17]，另一个需要注意的是 T3 还包括侵入胃结肠韧带或肝胃韧带但肿瘤并未穿透浸润内脏腹膜。

穿透浆膜的肿瘤的分期评估也发生了变化。以前被归类为 T3，但在第 7 版的《AJCC 癌症分期手册》中他们已经升级到 T4a。这反映了浆膜受累是不良预后指标，应予以更高分期评估。T4b 现在是指肿瘤侵犯邻近局部结构，按照新版本分期系统，T4b 合并阳性淋巴结，仍然被归类为第 Ⅲ 期，应考虑行受累器官整块切除及淋巴结清扫，这类患者的生存预后与明显存在远处转移的患者是有差异的。总的来说，第 7 版的《AJCC 癌症分期手册》中的 T 分期倾向于对所有胃肠道肿瘤取得一致，并且有助于更好地理解不同浸润深度总体预后的差别。

表 8.2　第 7 版《AJCC 癌症分期手册》命名
——胃癌 T 分期定义

Tx	原发肿瘤无法评估
T0	无原发肿瘤的证据
Tis	原位癌：上皮内肿瘤没有侵犯固有层
T1a	肿瘤侵犯固有层或黏膜肌层
T1b	肿瘤侵犯黏膜下层
T2	肿瘤侵犯固有肌层
T3	肿瘤穿透浆膜下结缔组织而不侵犯内脏浆膜或邻近结构
T4a	肿瘤侵犯浆膜
T4b	肿瘤侵犯邻近结构

获得美国癌症联合委员会（AJCC）的许可，伊利诺伊州，芝加哥。原始的信息来源于《AJCC 癌症分期手册》（第 7 版，2010），由 Springer Science+Business Media 出版

N 分期

N 分期是基于区域阳性淋巴结的数目进行划分，仍然分为 N1、N2 和 N3，然而每个分期所需的阳性淋巴结数目已经显著改变（表 8.3）。第 7 版《AJCC 癌症分期手册》将胃癌 1~2 枚区域淋巴结转

移归为 N1，之前的版本为 1~6 枚，新版本中 N2 是 3~6 枚区域淋巴结转移，之前的版本为 1~15 枚，现在 N3 则代表≥7 枚区域淋巴结转移，之前为>15 枚。这更能体现胃癌区域淋巴结受累是重要的预后评估因素这一共识，即使多一枚淋巴结受累也很可能改变患者的临床分期等级并提示预后不良。第 6 版和第 7 版《AJCC 癌症分期手册》的一个重要区别是 N3 的类别。在先前的分期中，将 N3 的病例划为 Ⅳ 期，在新的分期中，经过综合评估后 N3 病例可以划分为 Ⅱ 期或 Ⅲ 期，这一变化体现了尽管区域淋巴结转移数目增加提示不良预后，但和存在远处转移的 Ⅳ 期病例存在本质区别；第 6 版《AJCC 癌症分期手册》有一个问题，就是如果淋巴结清扫得不够，这类病例的分期很可能会被低估。根据第 7 版《AJCC 癌症分期手册》说明只需要较少的阳性淋巴结参与分期评估，只要采集的淋巴结数目超过 7 枚就能获得较准确的分期，这就减少了分期偏差的可能性[8, 17]。不过这一改变也可能是为了弥补外科手术的不足，尽管目前仍然要求外科医生手术中进行规范的区域淋巴结清扫并仍然推荐病理诊断需采集 15 枚以上区域淋巴结。但总的来说，N 分期的改变体现了淋巴结受累是不良预后的指标，淋巴结受累应显著提高临床分期级别的共识，此外，试图通过减少所需的淋巴结转移个数进行评判每个相应的 N 分期以减少低估分期偏差风险，然而这种改变不应降低对规范手术的要求。

表 8.3　第 7 版《AJCC 癌症分期手册》淋巴结名称
——胃癌 N 分期的定义

Nx	局部淋巴结无法评估
N0	无局部淋巴结转移
N1	1~2 枚淋巴结转移
N2	3~6 枚淋巴结转移
N3	大于等于 7 枚淋巴结转移
远处转移（M）	
M0	无远处转移
M1	有远处转移

获得美国癌症联合委员会（AJCC）的许可，伊利诺伊州，芝加哥。原始的信息来源于《AJCC 癌症分期手册》（第 7 版，2010），由 Springer Science+Business Media 出版

Ⅳ期胃癌

第 7 版《AJCC 癌症分期手册》其中最大变化之一是将第 6 版中所述的部分Ⅳ期胃癌归类为Ⅱ期和Ⅲ期胃癌，原第 6 版《AJCC 癌症分期手册》认为，如果患者有远处器官受累，归类为Ⅳ期转移，如果患者有大量淋巴结阳性，则归类为Ⅳ期胃癌。现已知无远处转移的胃癌预后相对较好，因此Ⅳ期淋巴结类别被移除，并归入较早的临床分期，以反映相对较好的生存率[17]。

另一个重大变化是 M1 的划分。第 6 版《AJCC 癌症分期手册》仅规定远处器官参与 M1 分类。长期生存资料显示，腹膜脱落细胞学阳性的患者预后极差，且具有与远处转移性疾病患者相似的生存率。因此，阳性的腹膜细胞学现在被划分为 M1，其预后与远处器官受累患者相似[17]。

列线图分期

AJCC 分期倾向按疾病的严重程度将胃癌患者归类分期，但并不能反映个体的具体情况。其他因素如年龄、性别、肿瘤大小和位置往往也是临床需要考虑的重要指标，AJCC 分期未对这些变量进行权重分析，然而列线图模型试图这样做，在纪念斯隆—凯特琳癌症中心（MSKCC）一项对 1136 例胃癌患者进行 R0 切除术的研究中，创建了一个列线图评估患者 5 年生存率[18]。列线图通过结合患者和肿瘤进行多因素分析，与 AJCC 分期系统相比，列线图具有更好的生存预测能力。列线图分析每个个体的生存率，而不是将患者大致分成几个组别，然后将存活率与组别进行匹配。相比 AJCC 分期，列线图可能可以更准确地决定辅助治疗方案或临床试验治疗分组。

分子生物学分类与靶向治疗

目前的胃癌分期包括肿瘤浸润深度、区域淋巴结转移状态和是否远处转移。尽管这些变量很重要，但是还有许多其他的因素，如解剖位置和组织病理学特征，它们会影响肿瘤的生物学行为以及对治疗的反应。例如，胃远端胃癌和弥漫型胃癌与 GEJ 肿瘤相比，GEJ 肿瘤的生物学行为和临床表现不尽相同。依据 Lauren 组织学分型将胃癌细分为肠型、弥漫型或混合型，每个亚型都已知具有不同的临床表现。尽管存在这些公认的差异，但是胃癌的治疗方

法目前并没有基于解剖学或组织病理学的差异而有所不同。此外，胃癌的辅助治疗方案应用于所有疾病亚型，这与目前其他恶性肿瘤（如乳腺癌）已经开始针对不同分子亚型进行靶向治疗形成了鲜明对比。同样，胃癌也可以通过分子和基因表达分析来更好地分类，并更有针对性地进行靶向治疗。

Shah 等人检查了 57 例胃癌患者，并使用基因组分类识别各种胃癌亚型的基因表达，验证了他们之前的假设，通过基因表达分析区分不同的胃癌亚型（近端胃、远端胃、弥漫型病变）[19]，这项研究表明，基于解剖位置或组织病理学特征的胃癌亚型确实具有将它们与正常胃组织区分开的特异性基因，以及能够区分不同类型胃癌的基因表达。通过基因表达区分胃癌亚型的能力可达 85%，这为胃癌亚型分子鉴别技术的应用提供了证据。分子靶点检测目前正逐步在胃癌中得到应用，目前确定胃癌的生物标志物之一是人表皮生长因子受体（HER2-neu），它在大约 25% 的患者中存在过表达，这类 HER2 过表达的胃癌患者在使用包括曲妥珠单抗（抗 HER2 抗体）在内的化疗方案治疗时提高了生存率[20]。因此，随着肿瘤分子分类的改进，可能更多的靶向治疗分子靶点将被发现，从而为患者提供更好的治疗选择。尽管 HER2 的状态目前未写入在胃癌分期中，但在将来的版本中它可能被纳入，它也很可能是对列线图分期非常有用的补充。

全面检查

病例全面检查的目标

全面检查的目的是收集整理临床资料，最终将用于制定推荐治疗方案，并将用于指导治疗建议。一旦这个流程完成，患者往往被分为两组，第一组为可切除可治愈组。第二组为不可切除姑息治疗组，当然这其中仍存在可能需要手术的病例。还需要综合分析实验室检验、影像学检查以及相关的有创检查，以便为患者提供最佳治疗。

NCCN 指南为胃癌患者的评估和治疗提供了统一的指导意见[21]。起初，所有胃癌患者应进行全面的体检和实验室检查（图 8.4）。检查应包括完整的电解质检测，肝功能检测及全血细胞计数。此外，应完成对患者的营养评估，这不仅包括如清蛋白和前清蛋白等标志物，还包括患者的体重和食物摄入量评估，因为这些可能影响未来的外科治疗。术前评估还应包括胸部、腹部和盆腔的 CT 检查，以评估转移情况。接下来，患者应进行内镜检查与疑似病变处或肿块的活检（活检技术在本章之前已被描述）。活检不仅提供了组织学诊断，而且能评估病变的位置和胃组织的其余部分。此时，如果没有远处转移的证据，则可以进行内镜超声检查。诸如 PET 扫描或腹腔镜分期手术可能会在特定临床情形下被应用。完成这一初步工作后，患者现在可以纳入两个临床阶段分组。第一组患者病情尚局限，临床评判为 I ~ III 期，另一组为 IV 期患者，该组患者将进入姑息性治疗程序。进一步对 I ~ III 期患者细分评估，则包括适于用内镜黏膜切除术（EMR）的早期胃癌患者以及需行胃切除术的患者。仅浸润至黏膜层的胃癌（Tis 或 T1a）患者应由经验丰富的胃肠病内镜医师评估后行 EMR 手术，通常，首先需要超声内镜（EUS）来确定病变是否确实是 T1a 期或者更早期。这种内镜黏膜切除技术避免了胃切除吻合术的并发症。由于这些患者几乎不会发生淋巴结转移，所以 EMR 对于早期胃癌最适合不过。不幸的是，这类早期胃癌在北美洲非常少见。

I ~ III 期患者，技术上讲属于可切除肿瘤，但在医学上不适合做手术或选择不做手术的患者，应推荐行化疗和（或）放疗，但应告知患者行化疗或放疗是非根治性的方法。也有不是 IV 期但局部晚期经外科医生评估认为不可切除的患者。患者可能处于临床 III 期，但由于主要血管或邻近脏器被包绕侵犯，肿瘤切除困难或外科医生选择新辅助治疗。外科医生需要与多学科团队其他成员保持沟通，共同评估肿瘤是否可以降期至可切除状态，并在化疗和放疗的几个周期后动态评估手术切除的可能性。

对于临床评估为可切除的病例，仍需进行多种诊疗措施给予确定，包括 CT 扫描、内镜超声、腹腔镜分期手术和 PET 扫描等，从而于进一步明确可切除性，下文将逐一进行说明。接下来这类患者将接受多学科诊疗包括手术切除、放化疗等综合治疗，综合治疗的顺序也是由一个多学科团队评估决定的。此时，所有患者的临床分期都已根据肿瘤侵犯深度和区域淋巴结状态以及远处转移病灶等进行了综合评估。在完成第一阶段治疗后，下一步的治疗将根据术后病理评估和/或对新辅助治疗的反应分级而进行。最后，评估所有患者的全身功能状态和其他合并疾病情况后对治疗方案再进行相应的删减或更改。

```
                        ┌─────────┐
                        │ 胃腺癌   │
                        └────┬────┘
                        ┌────┴──────┐
                        │检查(见清单)│
                        └────┬──────┘
     ┌───────────────────────┼───────────────────────┐
 ┌───┴────┐            ┌──────┴───┐              ┌────┴───┐
 │ Tis/T1a │            │ 病变局限  │              │ Ⅳ期    │
 └───┬────┘            └──────┬───┘              └────┬───┘
 ┌───┴────┐             ┌─────┴──────────┐       ┌────┴──────┐
 │        │             │诊断性腹腔镜探查   │       │ 姑息性治疗 │
┌┴──┐ ┌──┴───┐          └─────┬──────────┘       └───────────┘
│EMR│ │手术切除│     ┌─────────┼─────────────┐
└┬──┘ └──────┘  ┌───┴───┐ ┌──┴──┐      ┌───┴────┐
┌┴────────┐     │一般情况差│ │可切除│      │不可切除 │
│黏膜下侵犯 │     └───┬───┘ └──┬──┘      └───┬────┘
└┬────────┘     ┌───┴───┐      │         ┌───┴───┐
┌┴──────┐       │姑息性治疗│      │         │ 化放疗 │
│手术切除 │       └───────┘      │         └───────┘
└───────┘            ┌──────────┴────────────┐
              ┌──────┴────────┐      ┌────────┴─────────┐
              │T1b/无淋巴结受累 │      │T2及以上/淋巴结受累  │
              └──────┬────────┘      └────────┬─────────┘
                 ┌───┴───┐              ┌─────┴──────┐
                 │手术切除 │              │新辅助/辅助治疗│
                 └───────┘              └─────┬──────┘
                                          ┌───┴───┐
                                          │手术切除 │
                                          └───────┘
```

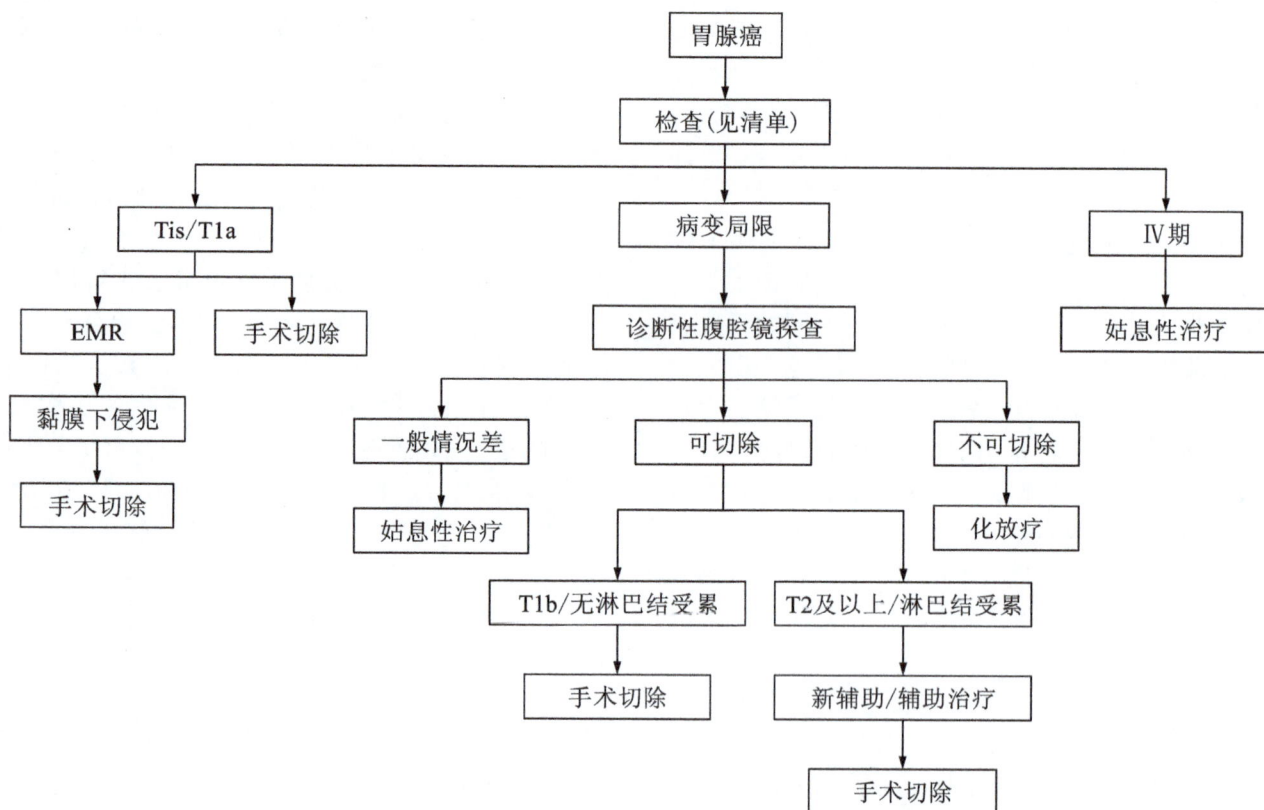

图8.4　胃腺癌患者的诊断程序

CT 检查

CT 检查是在胃癌患者的早期检查阶段完成的，它应用广泛且无创，为转移性疾病提供了直接评估依据。CT 采用静脉造影和平扫对比，提供良好的分辨率和在胃足够扩张的情况下评估病变部位。CT 可以发现腹水、肝脏及卵巢是否存在有转移，也有助于评估邻近器官或主要血管受累的情况，并协助手术计划的制定。主要血管或邻近器官侵犯的情况可能改变手术治疗方式。此外，CT 还能够评估胃周肿大的融合的淋巴结，主动脉周围或胰下区的肿大淋巴结当前被归类为规范的根治性手术切除范围之外，该区域存在肿大淋巴结的胃癌患者往往是被视为不可切除组。

CT 检查的一个缺点是它不能对小于 5 mm 的转移病灶进行评估[9]，然而腹膜或肝脏可能存在小于 5 mm 的转移病灶，这时病情已至晚期已属于手术禁忌，但术前 CT 无法发现，有 20%~30% 的患者在手术探查时发现 CT 检查中未发现的腹腔转移病灶，这些情况必须在手术之前充分告知患者。

临床分期的一个重点是评估胃癌的浸润深度，根据 NCCN 指南，累及固有肌层(T2)或更深的胃癌可推荐新辅助治疗以提高手术切除率。以往的研究显示 CT 评估浸润深度不理想，准确率为 43%~82%，这是因为以往的 CT 扫描仪是单排探测器，并且为 5~10 mm 厚层扫描，扫描速度慢，运动假影常见，随着多排探测器高分辨率 CT(MDCT)的出现，情况得到了极大的改观。Bhandari 等人比较分析后，发现 MDCT 与内镜超声(EUS)在评估 T 分期和腹膜受累的准确性、敏感性及特异性方面没有差异[22]。随着技术的进步，以及 3D 重建技术的广泛应用，CT 可能成为评估 T 分期越来越可靠的方法。

内镜超声

NCCN 指南中包含了内镜超声(EUS)在胃癌患者检查中的应用，然而不同的机构实际应用效果不尽相同。内镜超声的两个主要用途是评估 T 分期以及胃周淋巴结的情况。内镜末端的超声探头用于分辨胃壁的不同层次，可以评估肿瘤的浸润深度。根据超声成像类型的不同，可以将胃壁分为 5~9

层，依据高分辨回声影像中任一层次的中断及异常变化可判断肿瘤浸润的深度。因为早期胃癌内镜下黏膜切除和进展期胃癌采取新辅助治疗的方案已经被逐渐认可和推广，所以为了更加合理地指导治疗，对于 T 分期的准确评估越来越重要。

已有许多研究评估了 EUS 对胃壁层的区分能力。近来通过对 54 项研究数据进行 Meta 分析后显示，EUS 在评估 T1~T2 和 T3~T4 的准确率分别为86% 和 91%[23]。然而，EUS 对于 T 分期的精准评估能力仍然有限。此外这些研究评估 EUS 是基于旧版 TNM 分期系统完成的，所以当结合到当前第 7版分期时，EUS 的分辨力度实际上指的是 T1~T3与 T4 的差别。当考虑给予患者新辅助治疗时，其中 T1 和 T2 的辨别至关重要，EUS 可能不能精准地提供这一信息。EUS 的主要缺点可能是不能准确判读 T3，多数内镜专家认为这是因为 T3 病变的定义本身就容易被高估或低估[13]。

当考虑患者行内镜下黏膜切除（endoscopic mu-cosal resection，EMR）手术时，需要排除固有肌层（T2）的侵犯，因为它是这种治疗方式的禁忌证。EUS 是鉴别 T2 期病变的有效工具，最近的一项大型研究发现，EUS 在鉴别早期胃癌（T1）和晚期胃癌[13]方面具有良好的敏感性（83%）和特异性（96%）。然而，区分 T1a 与 T1b 病变的能力各不相同，但进一步的研究揭示 EUS 可能是一个用来评估筛选 EMR 治疗的有效方法。

EUS 的另一个应用是评估胃周淋巴结的情况。不过，EUS 对淋巴结受累检测的敏感性仅为 69%，特异性为 84%。EUS 的一个优点是能够对可疑淋巴结在超声引导下进行细针穿刺活检，包括直径大于 1 cm、低回声或轮廓饱满锐利为特征的阳性淋巴结。

尽管 NCCN 指南推荐 EUS，但 EUS 在胃癌诊断治疗检查过程中的应用需要谨慎选择，它能够对 T分期提供良好的预估，并能够检测到受累淋巴结，这可能使临床医生倾向于采用新辅助治疗或腹腔镜分期手术。然而，EUS 确有局限性，胃的某些特定区域，如胃底后壁和小弯侧胃壁可能无法充分评估。EUS 也可用于转移性疾病的评估，肝右叶病变适合超声以及超声引导下细针穿刺。此外，EUS 已被发现能够检测到微量的腹水。虽然这不能代替腹腔镜分期手术，但它可能有助于预测腹膜转移。在以往的研究中，EUS 被视为评估 T 分期的优选方法，但是随着多排螺旋 CT 的更新进步，两者之间的精准度已经非常接近。根据患者和肿瘤的特点，当通过 CT 能够获得病变的高分辨率成像时，可以不需要 EUS。

腹腔镜分期手术

腹腔镜分期手术可以对肝脏表面、腹膜、胃壁、局部淋巴结以及腹水进行详细评估。这种方式拥有几大好处，其中一大好处是可以进行腹腔脱落细胞学检测，脱落细胞细胞学检测阳性的患者预后差，术后复发风险高。在第 7 版的《AJCC 癌症分期手册》中，腹腔脱落细胞学阳性被视为是 M1 期病变，为手术切除禁忌证。此外，这些患者可通过化疗延长存活时间，因此当前首选推荐向这些患者提供化疗。

腹腔镜分期手术的另一大好处是能够探查转移性病变，使患者不必接受剖腹探查。用于胃癌患者术前分期的检查包括内镜、EUS、CT 和 PET 扫描，即使这些方式分期结果是阴性的，据报道仍然有30% 患者在术中发现肝或腹膜转移病灶或非区域性淋巴结转移，这类患者除外梗阻或出血等原因很少需要姑息性手术，没有证据表明手术切除能够获益，反而非治疗性剖腹探查不仅延长了住院时间，耽误了化疗的进行，还有发生围手术期并发症的风险。因此，许多专家建议在计划性根治性手术之前，将腹腔镜分期手术作为一种手段，用来评估转移性病变。在纪念斯隆-凯特琳癌症中心（MSKCC）的一项研究中，对 65 岁以上的胃癌患者进行腹腔镜分期手术评估[24]。在 8 年的时间内，对 11759 例胃癌患者进行了评估，6388 例患者接受了手术治疗，506 例患者（7.9%）进行了腹腔镜分期手术，151 例（29.8%）经腹腔镜评估为不可切除或发现远处转移。腹腔镜分期手术避免了这些患者接受剖腹探查，而且与剖腹探查比较其住院病死率更低，住院时间更短。回顾性研究显示，有相当一部分肿瘤可切除的患者术后病情很快进展且出现远处转移，并不适合接受根治性切除。非根治性剖腹探查手术还存切口相关并发症、术后肠梗阻，以及更长住院时间可能造成的虚弱，所有这些都可能导致最需要接受全身治疗的患者延迟开始化疗。相比之下，腹腔镜手术则是一种耗时短的门诊手术。

NCCN 指南 2B 类推荐，怀疑有浆膜下侵犯（T3）或淋巴结侵犯的患者，应考虑行腹腔镜分期手术并行腹腔脱落细胞学检测。这有助于让相当一部分晚期患者在不进行剖腹手术的情况下明确转移性病变的存在。尤其那些有肿瘤切除可能但却存在隐匿性远处转移的患者可以避免剖腹探查手术的并发症。此外，转移病灶是以腹腔镜手术这种微创方式发现诊断的，能使这类患者及早开始接受化疗。

PET-CT

PET-CT 在各种恶性肿瘤的检测、分期和管理中是一种越来越多的应用方式。NCCN 指南确实推荐在有临床指征时使用 PET 和 PET-CT，但是没有给出具体的临床应用方案。PET 显像在胃癌中的应用存在许多问题，PET 扫描机制通过检测体内放射性标记的葡萄糖分子的水平，而许多类型胃癌，如 PET 显像并不适用于诊断黏液性和弥漫型胃癌，这降低了 PET 对胃癌诊断的敏感性。此外，PET 空间分辨率较差，评估胃癌 T 分期和淋巴结受累不敏感。PET-CT 对 T 分期评估的敏感性和特异性为 43%～82%，对局部淋巴结转移评估的敏感性为 56%[21]。PET 的一个潜在用途是评估远处器官转移。Kinkel 通过 Meta 数据分析后揭示 PET 成像仍然是胃癌诊断最敏感的无创成像方法[25]。由于脱氧葡萄糖（FDG）分布在全身，对全身的成像评估可能比 CT 扫描更容易。

另外，PET-CT 在评估局部淋巴结受累方面的特异性有报道可高达 92%。因此如 PET-CT 在 D1 和 D2 淋巴结清扫范围以外的区域发现阳性受累的淋巴结，可以叫停外科治疗并改变治疗策略。尽管 PET-CT 有许多局限性，但是它可以用于检测其他检查发现的模棱两可的病灶或用于评估胃癌复发。需要不断积累更多的经验来明确 PET 扫描使用的最合理临床应用方案。

结论

胃癌的诊断会随着科技的不断进步而提高。所追求的理想目标应是以最优廉的方式筛查胃癌发病的高危人群，并力争早发现病变，结合了分子遗传学先进技术的诊断方法将有助于更好地描述肿瘤特征和制定更个体化的治疗方案。本着这样的目的，胃癌的临床分期评估可以更好地预测患者总体生存率，更好地预测复发和治疗失败的风险。患者则可以通过最佳的模式评估自身肿瘤的特征，从而接受最佳的综合治疗。

参考文献

1. Kamangar F, Dores G, Anderson W. Patterns of cancer incidence, mortality, and prevalence across five continents: defining priorities to reduce cancer disparities in different geographic regions of the world. J Clin Oncol, 2006, 24(14): 2137-2150.

2. Roder D. The epidemiology of gastric cancer. Gastric Cancer, 2002, 5(1): 5-11.

3. Van Cutsem E, Dicato M, Geva R, et al. The diagnosis and management of gastric cancer: expert discussion and recommendations from the 12th ESMO/World Congress on Gastrointestinal Cancer, Barcelona, 2010. Ann Oncol, 2011, 22(suppl 5): 1-9.

4. Feig B, Ching C. The MD Anderson surgical oncology handbook. Philadelphia: Wolters Kluwer/Lippincott Williams & Wilkins, 2012.

5. Chua Y, Cunningham D. The UK NCRI MAGIC trial of perioperative chemotherapy in resectable gastric cancer: implications for clinical practice. Ann Surg Oncol, 2007, 14(10): 2687-2690.

6. Kelsen D. Postoperative adjuvant chemoradiation therapy for patients with resected gastric cancer: intergroup 116. J Clin Oncol, 2000, 18(suppl 1): 32-34.

7. Lee J, Kang W, Lim D, et al. Phase III trial of adjuvant capecitabine/cisplatin (XP) versus capecitabine/cisplatin/RT (XPRT) in resected gastric cancer with D2 nodal dissection (ARTIST trial): safety analysis. J Clin Oncol, 2009, 27(15 S): 4537.

8. Washington K. 7th edition of the AJCC cancer staging manual: stomach. Ann Surg Oncol, 2010, 17(12): 3077-3079.

9. Kwee R, Kwee T. Imaging in local staging of gastric cancer: a systematic review. J Clin Oncol, 2007, 25(15): 2107-2116.

10. Layke J, Lopez P. Gastric cancer: diagnosis and treatment options. Am Fam Physician, 2004, 69(5): 1133-1140.

11. D'Angelica M, Gonen M, Brennan M, et al. Patterns of initial recurrencein completely resected gastric adenocarcinoma. Ann Surg, 2004, 240(5): 808.

12. Longo W, Zucker K, Zdon M, et al. Detection of early gastric cancer in an aggressive endoscopy unit. Am Surg, 1989, 55(2): 100-104.

13. El Abiad R, Gerke H. Gastric cancer: endoscopic diagnosis and staging. Surg Oncol Clin N Am, 2012, 21(1): 1-19.

14. Dinis-Ribeiro M, da Costa-Pereira A, Lopes C, et al. Magnification chromoendoscopy for the diagnosis of gastric intestinal metaplasia and dysplasia. Gastrointest Endosc, 2003, 57(4): 498-504.

15. Mattar R, Andrade C, Difavero G, et al. Preoperative serum levels of CA 72—4, CEA, CA 19—9, and alpha-fetoprotein in patients with gastric cancer. Rev Hosp Cl'in, 2002, 57(3): 89-92.

16. Ucar E, Semerci E, Ustun H, et al. Prognostic value of preoperative CEA, CA 19—9, CA 72—4, and AFP levels in gastric cancer. Adv Ther, 2008, 25(10): 1075-1084.

17. Graziosi L, Marino E, Cavazzoni E, et al. Prognostic value of the seventh AJCC/UICC TNM classification of non-cardia gastric cancer. World J Surg Oncol, 2013, 11(1): 103.

18. Kattan M, Karpeh M, Mazumdar M, et al. Postoperative nomogram for disease-specific survival after an R0 resection for gastric carcinoma. J Clin Oncol, 2003, 21(19): 3647-3650.

19. Shah M, Khanin R, Tang L, et al. Molecular classification of gastric cancer: a new paradigm. Clin Cancer Res, 2011, 17(9): 2693-2701.

20. Bang Y, Van Cutsem E, Feyereislova A, et al. Trastuzumab in combination with chemotherapy versus chemotherapy alone for treatment of HER2-positive advanced gastric or gastro-oesophageal junction cancer (ToGA): a phase Ⅲ, open-label, randomised controlled trial. Lancet, 2010, 376(9742): 687-697.

21. National Comprehensive Cancer Network (NCCN). NCCN clinical practice guidelines in oncology. Gastric cancer version 1, 2013.

22. Bhari S, Sup Shim C, Hoon Kim J, et al. Usefulness of three-dimensional, multidetector row CT (virtual gastroscopy and multiplanar reconstruction) in the evaluation of gastric cancer: a comparison with conventional endoscopy, EUS, and histopathology. Gastrointest Endosc, 2004, 59 (6): 619-626.

23. Mocellin S, Marchet A, Nitti D. EUS for the staging of gastric cancer: a meta-analysis. Gastrointest Endosc, 2011, 73(6): 1122-1134.

24. Karanicolas P, Elkin E, Jacks L, et al. Staging laparoscopy in the management of gastric cancer: a population-based analysis. J Am Coll Surg, 2011, 213(5): 644-651.

25. Hopkins S, Yang G. FDG PET imaging in the staging and management of gastric cancer. J Gastrointest Oncol, 2011, 2(1): 39.

26. Brennan M, Karpeh Jr M. Surgery for gastric cancer: the American view. Semin Oncol, 1996, 23(3): 352-359.

27. Caletti G, Fusaroli P. The rediscovery of endoscopic ultrasound (EUS) in gastric cancer staging. Endoscopy. 2012; 44(06): 553-555.

28. Cid'On E, Bustamante R. Gastric cancer: tumor markers as predictive factors for preoperative staging. J Gastrointest Cancer, 2011, 42(3): 127-130.

29. Crew K, Neugut A, Others. Epidemiology of gastric cancer. World J Gastroenterol, 2006, 12(3): 354.

30. Jemal A, Siegel R, Ward E, et al. Cancer statistics, 2007. CA: Cancer J Clin, 2007, 57(1): 43-66.

31. Wanebo H, Kennedy B, Chmiel J, et al. Cancer of the stomach. A patient care study by the American college of surgeons. Ann Surg, 1993, 218(5): 583.

第 9 章

内镜及超声内镜检查

Mark A. Schattner and John Chi To Wong
欧阳燊　译

背　景

胃癌约占全球新发肿瘤诊断总数的 7% 以及肿瘤相关死亡总数的 9%[1]。内镜检查在胃癌中的作用已逐渐演变成对该疾病的筛查、监测、诊断、分期和治疗。本章将重点介绍有关胃癌内镜筛查、监测、诊断和分期的最新方法。胃癌通过内镜下黏膜切除术(EMR)治疗将在第十一章叙述。

筛查和监测

胃癌在世界不同地区发病率差异很大，南美洲、东欧、中亚和东亚发病率高，有些国家已经实行了胃癌筛查机制[1, 2]。日本是东亚地区胃癌发病率最高的国家，每年每 10 万人中有超过 50 人被诊断为胃癌，因此有关机构推荐(X 线)荧光屏图像摄影作为基于人群的胃癌机会性筛查方式，这种方式大大降低了胃癌的病死率[2~4]。最近有人提出一种胃癌筛查新模式，即把上消化道内镜检查和根除幽门螺杆菌(helicobacter pylori, HP)感染相结合[5]。20 岁以下的人群进行 HP 感染检测，证实有感染即进行相关治疗，50 岁以上的 HP 感染患者需接受根除 HP 相关治疗及上消化道内镜检查。在韩国，国家癌症筛查项目组建议 40 岁以上的人群每隔一年进行一次上消化道内镜检查，事实证明该检查颇具成本效益，并且相较于其他上消化道相关检查，灵敏度和阳性预测

更高[6, 7]。一项包括韩国、日本、中国和新加坡相关研究数据在内的系统性回顾研究认为，在这些胃癌高发地区进行内镜筛查比不进行内镜筛查具有更高的成本效益[8]。在日本和韩国，由于实行胃癌筛查机制，新发胃癌诊断时多处于早期阶段，此期病变能够在内镜下治疗，并且预后较好[6]。

在西欧和北美，非西班牙裔白人男性的发病率为 7.8/10 万人，由于发病率较低，因此进行筛查不具成本效益，也没有基于人群的筛查建议[9]。然而，Correa 提出并建议监测慢性萎缩性胃炎、胃黏膜肠上皮化生或异型增生，因为这是肠型胃癌发生过程中的癌前病变[10~12]。根据荷兰全国性队列研究分析，慢性萎缩性胃炎和肠上皮化生是公认的癌前病变，恶变概率低于 1%[13]。尽管恶变概率低，但全世界有 1/3 人口患慢性萎缩性胃炎及 1/4 人口患胃黏膜肠上皮化生，在胃癌高发病率地区与胃癌相关的疾病则更多[14]。然而，白光内镜无法从视觉上区分 HP 相关性胃炎与胃黏膜萎缩或肠上皮化生。胃窦小结节对 HP 感染诊断的阳性预测值大于 90%，黏膜下血管透见及黏膜皱襞消失能够辅助诊断胃黏膜萎缩，但都不是敏感指标[11]。尽管外界已经证实使用亚甲蓝放大染色内镜分类系统与组织学分类有良好的相关性，但在一般临床实践中并未广泛应用[11, 15]。因此，这些癌前病变的检测仍然主要通过组织学评估，一旦发现疑似病变，应根据最新悉尼系统相关内容，在胃体和胃窦(距幽门 3 cm)胃小弯和胃大弯侧至少取一次活检，并在胃

角处做一次活检，然后将活检标本各自放在单独的小瓶中[16]。胃黏膜萎缩和肠上皮化生的内镜诊断和组织学诊断之间相关性较差，需行多次活检。根据组织学诊断，内镜对胃黏膜萎缩的诊断灵敏度为45%～60%，而对于50岁以下的患者灵敏度更低[17]。一项针对1300多名患者的研究显示，内镜诊断胃体和胃窦肠上皮化生的灵敏度比组织学诊断的灵敏度低24%[18]。根据胃黏膜萎缩和肠上皮化生的严重程度和范围，可分别对胃炎评估系统(operative link of gastric assessment, OLGA)或胃黏膜肠上皮化生评估系统(operative link of gastric intestinal metaplasia, OLGIM)组织学分期系统进行风险分层[19]。萎缩性胃炎和肠上皮化生的严重程度和范围与胃黏膜癌变的风险成正相关[20]。欧洲胃肠内镜学会认为尽管没有关于胃癌病死率或成本效益的随机研究结果，但是如果发现胃黏膜广泛萎缩或肠上皮化生，仍建议患者在确诊后每3年进行一次内镜随访检查[11, 21]。虽然内镜检查对来自高危族群或有胃癌家族史的人群有益，但由于证据不足，美国胃肠内镜学会2006年指南并不建议对胃黏膜肠上皮化生进行统一监测[12]。

胃黏膜低级别瘤变在5年随访期间恶变率为2.8%～3.1%，而胃黏膜高级别瘤变其恶变率在亚洲和西欧有差异，为7%～29%[13, 22]。在缺乏内镜的情况下诊断时，胃黏膜低级别瘤变患者应在诊断后1年内内镜复查，而高级别瘤变患者需在6个月至1年内内镜复查并进行多点活检重新评估[11]。如果临床经验丰富，为获取更准确的组织学分期，可考虑对明显的低级别瘤变病灶行内镜下黏膜切除(EMR)。Kim等人强调活检钳对胃黏膜活检具有局限性，约19%的低级别瘤变病灶在EMR术后继续进展[23]。虽然根除HP感染是否能够逆转胃黏膜肠上皮化生及其他相关病变尚不清楚，但一经发现HP感染，应立即进行HP根治性治疗[11, 12]。

胃癌高发病风险人群还包括恶性贫血、胃部分切除和遗传相关疾病，包括遗传性弥漫型胃癌、P-J综合征(peutz-jeghers syndrome, P-JS)、幼年性息肉病综合征(juvenile polyposis syndrome, JPS)、家族性腺瘤性息肉病(familial adenomatous polyposis, FAP)和遗传性非息肉病性结直肠癌(HNPCC)等遗传性疾病。最近一项系统性回顾分析认为，恶性贫血患者胃癌的发病率为0.27%，但其发病相对风险比一般人群高7倍[24]。这些患者也有发展为Ⅰ型

胃类癌的风险。美国胃肠内镜医师协会(American Society of Gastrointestinal Endoscopy, ASGE)建议在诊断时可仅采用上消化道内镜检查来鉴别胃癌或类癌，但随后的监测间隔尚不清楚[12]。同样，由于数据不足，对消化性溃疡手术后患者残胃的监测也缺乏常规建议。但如果考虑监测，应在溃疡术后15～20年进行，因为此时胃癌发病的风险最高[12]，同时推荐进行残胃和吻合口的活检[12]。

在占胃癌总数约5%的遗传性癌症综合征中，遗传性弥漫型胃癌(hereditary diffuse gastric cancer, HDGC)是发病风险最高的疾病之一，80岁时HDGC的累积终生风险约为80%[25]。弥漫型胃癌的遗传方式是常染色体显性遗传，其特征是细胞黏附蛋白E-cadherin(CDH1)表达缺失，导致细胞间黏附缺陷[26]。病变常累及黏膜下层，并可见散在的印戒细胞团和正常胃黏膜相间分布。尽管高清白光内镜有其局限性，但仍建议对那些确认有CDH1基因突变尚未行全胃切除手术的患者每6个月至1年进行一次高清白光内镜检查[27]。CDH1基因突变的检测应该按照国际胃癌联盟的建议进行[27]。任何内镜下可见的病变都应取样，推荐在胃底、贲门、胃体、窦体交界及胃窦部各随机进行6次活检，共30块活检组织[27]。P-J综合征是由丝氨酸苏氨酸激酶STK11突变引起的一种常染色体显性遗传病。在该类人群中至少有50%的患者有胃错构瘤，其特征是唇部和颊黏膜有典型色素斑。并且胃癌的终生累积风险约为29%，是一般人群的200倍[28, 29]。建议符合P-J综合征临床诊断标准的患者8岁开始行上消化道内镜检查。如果发现明显的息肉，建议每3年复查一次内镜。相反，如果没有发现息肉，除非出现相关症状，否则下次内镜检查可推迟到18岁[30]。幼年性息肉病综合征的定义是存在10个或更多的幼年性息肉，也称为错构瘤。当至少有一个一级亲属有相同疾病时，就可诊断为家族性幼年性息肉病(FJP)。转化生长因子β信号通路的3个基因(SMAD4、BMPR1A和ENG)种系突变与幼年性息肉病综合征相关，后者表现为高外显率的常染色体显性遗传病[31]。一般来说，上消化道内镜检查从15岁开始，除非间歇期有症状，则每隔1～3年重复内镜检查[31]。家族性腺瘤性息肉病由于缺乏APC抑癌基因，增加了患结直肠癌和结肠外恶性肿瘤的风险。目前对于(家族性腺瘤性息肉病FAP)患者从25～30岁开始行上消化道内镜

检查或考虑行结肠切除术的建议主要是为了监测十二指肠/壶腹周围腺瘤和癌症，同时也应对胃底腺息肉（Fundic gland polyps，FGP）、腺瘤和潜在的胃癌病灶进行评估[11,32]。在一项连续75例FAP患者接受上消化道内镜检查的研究中，几乎90%的患者患有FGP，其中近一半有瘤变，主要是低级别瘤变[33]。息肉体积增大和严重十二指肠息肉病与FGP相关肿瘤发病风险增高有关[33]。这些专家建议，除十二指肠息肉病外，要结合FGP相关异型增生是否存在及严重程度来指导监测间隔[33]。据报道，FAP患者发生胃腺瘤的风险约为10%，但在一项主要为低级别瘤变腺瘤患者的研究中，5年随访期间癌变率为0[34]。在HNPCC患者特别是在MSH1和MSH2基因突变携带者中胃癌的发病风险从低于一般人群到高达8%[35-37]。由于肠型胃癌具有高进展风险，所以学会最近的指南建议，基因突变携带者在30~35岁时开始上消化道内镜检查幽门螺杆菌，如果发现感染即进行根治性治疗，并于2~3年后再行内镜复查[38,39]。表9.1是上述监测建议的摘要。

表9.1 胃癌风险相关疾病内镜检测建议摘要

胃癌高风险疾病	内镜监测建议
恶性贫血	一旦确诊，对胃癌和Ⅰ型类癌高风险患者行上消化道白光内镜检查，后续监测间隔未定
胃部分切除术	术后15~20年，对残胃及吻合口行上消化道内镜检查并取活检，后续监测间隔未定
遗传性弥漫型胃癌	从家族成员发病最低年龄提前10年开始或从25岁开始，每6个月至1年行一次白光内镜检查，同时在胃底、贲门、胃体、窦体交界、胃窦各随机行6次活检
P-J综合征	8岁开始行内镜检查。有明显息肉者每3年重复一次，未发现明显息肉者除非出现症状，否则在18岁重复内镜检查。
幼年性息肉病综合征	15岁开始行上消化道白光内镜检查，除非出现症状，否则每1~3年重复检查。
家族性腺瘤性息肉病	25~30岁开始检查，因为胃底腺息肉，胃腺瘤，胃癌，十二指肠及壶腹周围腺瘤及恶性肿瘤风险会增加
遗传性非息肉病性结直肠癌	30~35岁开始内镜检查，除非出现症状，否则每2~3年重复检查。

诊 断

早期胃癌的定义是病变局限于黏膜及黏膜下层，无论淋巴结是否有转移，由于有组织性的筛查，在日本这类国家，高达50%新发胃癌诊断时处于早期阶段[40,41]。在白光内镜下，早期胃癌病变轻微，因此，行胃镜检查时应充分洗胃，去除胃黏膜表面残渣及气泡，并且胃应充分膨胀。内镜医生应注意黏膜皱襞中断、黏膜色泽差异、黏膜变脆、自发性出血和黏膜下血管形态改变等异常表现[42]。当怀疑为早期胃癌时，应描述其形态、位置、大小和边缘情况。目前内镜下黏膜切除术（EMR）或内镜黏膜下剥离术（ESD）的适应证包括<2 cm非溃疡型病变，T1a分化型腺瘤，以及最近提出的扩大适应证[41]。根据巴黎内镜分类标准，病变形态学分类已经国际标准化[43]。肿瘤病灶可呈息肉型，病变突出于周围的黏膜表面，分为有蒂（基底部较窄）和无蒂（基底部直径与顶部相似）两种类型。非息肉型病变又可分为隆起型、表浅型及凹陷型[43]（图9.1）。病变表面形态也可以指导T分期。与病理分期相比，光滑表面突出或凹陷、边缘轻度隆起和皱襞集中并且向外光滑变细，对T1M病变的阳性预测值为82%。相反，病灶表面不规则、边缘显著隆起和黏膜皱襞集中并向外突然中断，对T1SM病变的阳性预测值为72%。T1M与T1SM病变的整体鉴别准确率为78%[44]。在韩国进行的500例以上EMR多中心回顾性研究分析中发现病变部位可作为EMR预后的指标，胃底、胃体中、下部或胃角处病变，不完全性切除发生率较高[45]。对于可行胃切除手术的进展期病变、肿瘤的位置，特别是在食管胃结合部和胃角的病变，决定手术切除的范围。病变大小同样是EMR的预后指标，小于3 cm的病变完全性切除的概率较高[45]。然而，随着ESD的出现，这种相关性已变得不那么显著，ESD可切除更大的病灶，亦可行EMR分片切除。相对表浅的

病变边缘难以分辨,从而增加了内镜不完全切除的可能性。然而,化学染色内镜和窄带成像(NBI)的发展使病灶边缘更明显。化学染色内镜可以增强成像,通过内镜管道对可疑病变及周围黏膜喷洒染料。靛蓝胭脂红染料不被胃上皮吸收,而是聚集在缝隙中,突出黏膜高度差异和不规则性。尽管最近一项研究显示只有在分化良好的肿瘤中才更具视觉效果,但它与乙酸的联合使用效果优于其单独使用或仅使用白光内镜确定肿瘤边界[46,47]。NBI是一种基于设备的内镜图像增强技术,其中光学滤波器允许特定波长的光尤其是绿光和蓝光照射黏膜,凸显黏膜表面及血管结构。因为胃腔是黑暗的,所以单纯使用NBI检查胃黏膜整体是不可行的。并且其价值在于一旦发现病变可以更深层次地观察病变。正常黏膜、幽门螺杆菌相关性胃萎缩、肠上皮化生具有与早期胃癌相鉴别的微表面和微血管特征[48,49]。例如,在使用放大NBI(M-NBI)观察时,上皮表面淡蓝色嵴征对胃黏膜肠上皮化生的敏感性和特异性约为90%[50]。亚太地区内镜共识会议认为M-NBI显示的微表面和微血管特征变化的分界线是癌症最明显的标志,有助于确定早期胃癌向周围浸润的范围[48,49]。相较于化学染色内镜,M-NBI对小于5 mm胃癌的诊断具有更高的灵敏度和特异度[51]。值得注意的是,早期未分化胃癌可沿黏膜固有层浸润,并有正常的中心凹上皮细胞,从而限制了M-NBI的使用[48]。Hayee等人最近提出了白光内镜和M-NBI相结合诊断胃黏膜病变的模式[49]。

在内镜下发现病变特征性改变尤其是溃疡性病变后,应使用标准尺寸活检钳对可疑部位行8~10次活检[52]。尽管最近一项开放性研究发现,对于非溃疡性胃黏膜病变,4个标准钳(开口直径6.8 mm)活检和4个大钳(开口直径8 mm)活检与ESD的最终病理结果具有相似的诊断符合率,但巨型活检钳可能增加诊断率[53]。在能够行内镜治疗的早期胃癌患者中,如果活检发现幽门螺杆菌感染,根除幽门螺杆菌也可以减少发生异时性胃癌的风险[54]。对于有条件接受全身治疗的进展期癌症患者,应检测人表皮生长因子受体2(HER2)的表达情况,正如ToGA试验所显示的那样,与单纯化疗相比,使用曲妥珠单抗联合化疗的患者总生存期更长[55]。最后,在单一病变被诊断后,仔细检查是否同时存在多处病变非常必要。在一项研究中,拥有10年以上内镜检查经验的内镜专家在胃切除术前内镜检查中未能发现手术切除标本中合并的多灶性胃癌的概率是15%,漏诊病灶的平均直径(1.57 cm)明显小于已发现的病灶(2.14 cm)[56]。

上消化道内镜检查的不良反应发生率低,据报道其发生率在1/170和1/10 000之间,其中超过50%是镇静和镇痛导致的心肺并发症[57]。轻度事件包括心率、血压和血氧饱和度的波动,以及严重可能危及生命的吸入性肺炎并呼吸窘迫。危险因素包括高龄、美国麻醉医师学会(ASA)所认定的麻醉等级较高、有心肺疾病史、手术时间过长和患者俯卧位[57]。其余相关并发症包括穿孔、出血和感染。穿孔率为1/2 500~1/11 000,并且穿孔最可能发生于解剖结构变异或异常的患者,如食管和十二指肠憩室、食管狭窄或上消化道恶性肿瘤等[57]。出血概率也同样低,上消化道内镜诊断和治疗的血小板阈值分别为>2万/mL和>5万/mL。抗血小板和抗凝药物的术前处理取决于各自的适应证和操作出血风险[58]。虽然新型无机专用材料能通过填塞及激活凝血级联反应来止血,但当肿瘤因质脆出血时,通过传统内镜止血效果也不佳[59]。最后,感染并发症与内镜设备使用不当或手术操作过程本身有关。在进行与胃癌相关的上消化道操作时,建议在经皮内镜下胃造口术和空肠造口术期间预防性使用抗生素[60]。

分 期

胃腺癌临床治疗方案的选择取决于准确的肿瘤分期。美国癌症联合委员会和国际抗癌联盟制定的TNM分期模式的依据是肿瘤浸润的深度,淋巴结受累情况,是否有远处转移。T分期反映肿瘤在胃壁的浸润深度。肿瘤的大小与T分期无关,但对早期胃癌患者是否适合行内镜治疗是一个重要的因素。N分期主要反映受累淋巴结的数量,然而早期的TNM分期将受累淋巴结的部位作为分期因素。M分期用来说明肿瘤是否有远处转移。术前临床分期包括:内镜超声(EUS)以及内镜超声引导下的细针穿刺活检(FNA)是最准确的非侵入性局部T、N分期判断方式;多排螺旋CT检查胸部、腹部、盆腔情况评估是否有远处转移(M分期)。这种对患者进行危险分层的模式可指导下一步治疗,包括EMR、ESD、外科手术以及全身系统性化疗。美国国家综

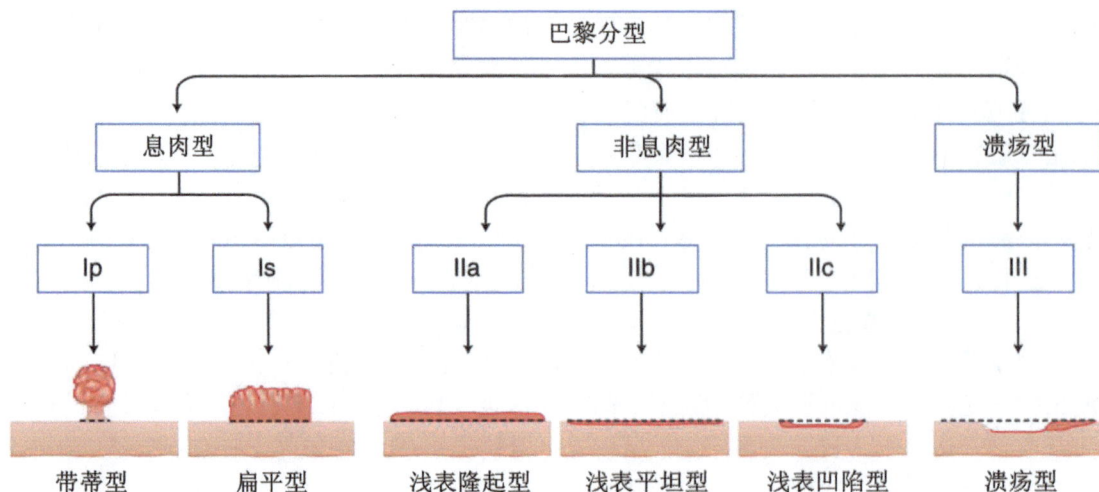

图 9.1　胃肠道浅表新生物（type 0）的巴黎分型

基于内镜下表面特征，病变分为息肉型/突起型：Ip 或者 Is，或者非息肉型/非突出型：Ⅱa，Ⅱb，Ⅱc 和Ⅲ型（溃疡型）

合性癌症网络和欧洲肿瘤医学协会同意使用 EUS 对可能行内镜治疗的非转移性病变进行分期。然而基于内镜超声（EUS）T 分期的局限性，最近一项亚洲调查研究不赞成这种分期方式[61]，讨论如下。

用 EUS 对肿瘤进行分期优先选用环扫内镜超声。其垂直于内镜轴的圆形视野可评估肿瘤浸润胃壁的层次，周围淋巴结累及情况以及是否侵犯邻近脏器。在进行 EUS 评估之前，应先清除胃内容物及气泡，抽尽空气。胃腔内注入 300～400 mL 0.9%氯化钠溶液或无气水，或者完全充盈内镜头端的水囊，可使超声探头与病变之间形成有效的声学耦合。内镜医师应警惕患者处于左侧卧位时有误吸风险。EUS 检查开始时应先将探头置于胃窦部，并注水充盈胃腔或内镜头端水囊，检查时逐渐缓慢退镜至胃食管结合部。用 7.5～12MHz 内镜超声探查，胃壁表现为 3～4 mm 厚高低回声交替的 5 层结构（图 9.2）；第一、二层分别代表黏膜浅层和黏膜深层；第三层高回声代表黏膜下层；而第四层低回声代表固有肌层；最外的第五层高回声代表浆膜下脂肪及浆膜层。高频探头（>12MHz）可以更清晰地将胃壁分为 9 层，然而由于其扫描深度有限，将影响淋巴结分期（N 分期）的准确性。当发现病变时，为避免成角视野影响对病变的分期，应将内镜超声探头垂直于病变，缓慢移动探头，扫描视野可前进、后退或旋转，以对病变进行全面的评估。EUS 临床 T 分期分类如下：

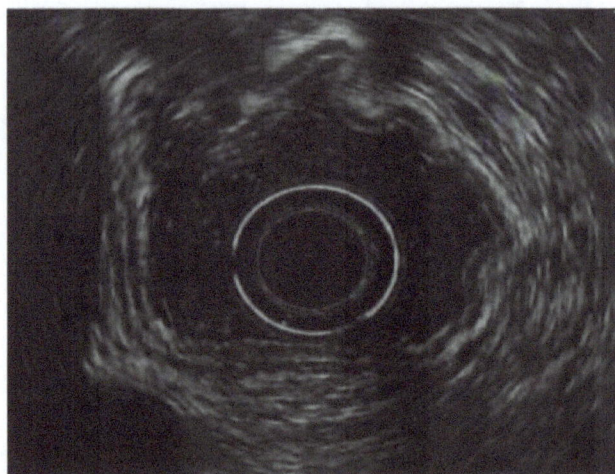

图 9.2　正常胃壁表现为 3～4 mm 具有交替回声的 5 层结构

T1a：肿瘤局限于黏膜层（第一、二层）；

T1b：肿瘤局限于黏膜下层（第三层），第三层高回声结构的外层边界是光滑的（图 9.3）；

T2：肿瘤累及但未突破第四层固有肌层，第四层低回声结构的外层边界是完整的（图 9.4）；

T3：肿瘤侵入到第五层浆膜下层（图 9.5）；

T4：肿瘤浸润到邻近的血管结构（主动脉或腹腔干）或周围器官，如肝、胰、脾（图 9.6）。

胃癌有时不表现为孤立性肿块，而是表现为皮革胃，这是由于肿瘤弥漫性浸润，导致胃壁僵硬，不易被空气充盈舒展。其 EUS 表现为胃壁显著增厚，正常 5 层结构消失（图 9.7）。

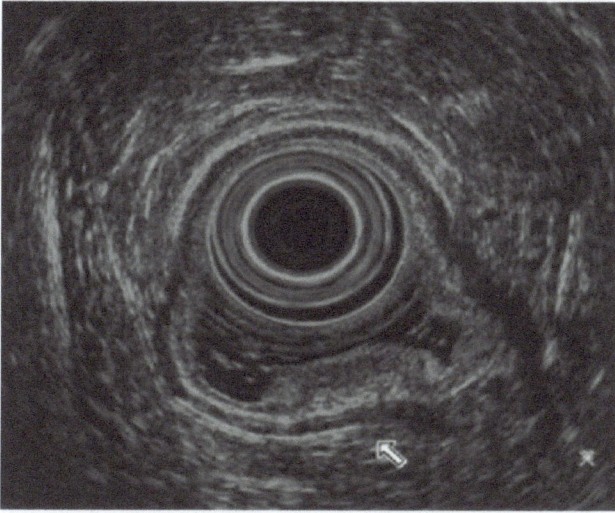

图 9.3　T1b 肿瘤局限于黏膜下层（第三层）

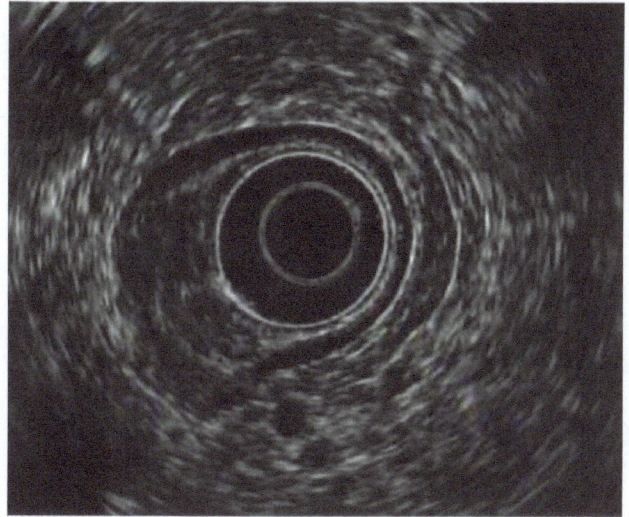

图 9.6　T4a 期肿瘤侵犯浆膜层（脏层腹膜）

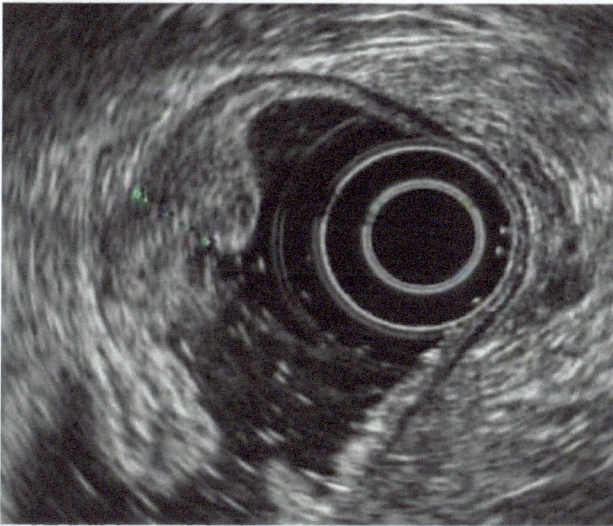

图 9.4　T2 期肿瘤浸润至但未突破固有肌层（第四层）

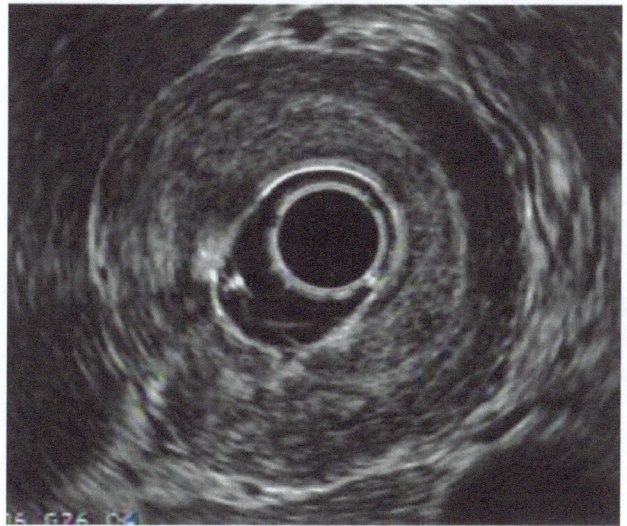

图 9.7　皮革胃 EUS 表现为正常的 5 层
结构消失并且胃壁显著增厚

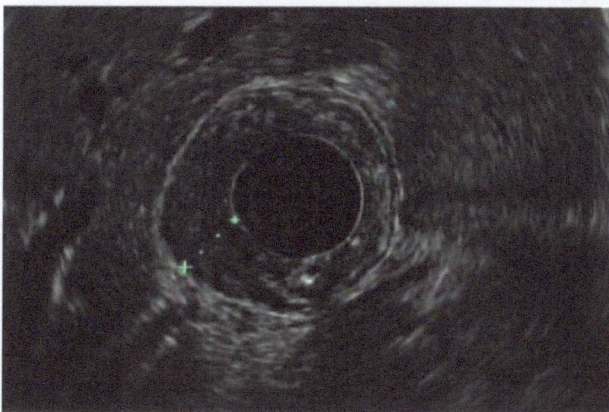

图 9.5　T3 期肿瘤浸润浆膜下结缔组织
但未浸润至脏层腹膜或邻近结构

对原发肿瘤进行 T 分期评估时应同时评估胃周和局部淋巴结，包括肝胃韧带及腹腔动脉干区淋巴结。相较于良性淋巴结，恶性淋巴结的 EUS 特征包括直径大于 1 cm（良性小于 1 cm），圆形（良性为椭圆形），边缘锐利（良性边缘不规则），低回声（良性为其他表现）。如前所述，N 分期取决于受累淋巴结的数量，而非其部位或与原发病灶的距离。Cardoso 等人系统回顾了 1998 年至 2009 年的 22 项研究，并进行了 Meta 分析，通过 EUS 进行 T 分期的合并准确度为 75%，中位 Kappa 值为 0.52。相较于胃癌的 T1 期、T2 期，EUS T 分期对 T3 期、T4 期的准确度更高[62]。肿瘤的微观浸润可导致 T 分期偏低，而肿瘤周围炎症反应则导致其 T 分期偏高。N 分期 EUS 的准确度为 64%，灵敏度和特异度分别为 74% 和 80%[62]。一项较早的 Meta 分析同样认为 EUS 对进展期胃癌的 T 分期更准确，并且对 N 分期进行了阐述，其 N1 期的合并灵敏度为 58.2%，N2 期为 64.9%。一项系统性研究认为，EUS 相较于其他横断面影像学检测方式，其诊断准确度为 65%~92%，而多排螺旋 CT（MDCT）为 77%~88%，磁共振（MRI）为 71%~82%[64]。这三种影像学检查对 N 分期也有相似的敏感性，MRI、EUS、MDCT 分别为 68%，71%，80%[64]。病变的部位，如贲门，胃体小弯及胃角切迹的病变因难于观察，将影响其 T 分期的准确性。另外，韩国一项回顾性研究通过 EMR 的组织学分析比较了 EUS T 分期的准确性，肿瘤直径大于 3 cm 时其分期易偏高，而组织学上未分化的肿瘤分期易偏低[65]。EUS 对 N 分期的局限性主要在于其不能有效鉴别良性反应性淋巴结与恶性淋巴结。前述符合 EUS 对恶性淋巴结的诊断标准很少同时出现，并且这些特征对恶性肿瘤淋巴结转移并无特异性。然而，当所有这些特征均出现时，其有 80% 的可能为恶性淋巴结[66]。有可疑淋巴结转移的肿瘤的 T 分期偏高[67]。超出内镜超声扫描深度的淋巴结不能被探及，这种情况胃大弯比胃小弯常见。EUS 对 M 分期的能力有限，其主要评估肝左叶，左肾上腺，腹水或胸腔积液以及纵隔淋巴结情况。EUS 有时能发现放射影像不能发现的肝转移灶，这种情况并不常见[68]。一项亚洲的研究认为，EUS 在探查腹水方面，相较于腹腔镜或 CT 联合腹部 B 超检查具有更高的灵敏度[69]。在内镜超声探头与胃肠腔外组织及腹腔脏器（如肝脏之间），腹水常可表现为三角形无回声区域，且其形状可随患者体位改变而改变。最后，腹水细胞学阴性并不能排除恶性肿瘤腹膜转移的可能，但内镜超声引导下细针穿刺常能成功地诊断恶性腹水[70]。内镜医师应注意，EUS 穿刺针横贯肿瘤进入腹水可导致腹水细胞学假阳性，且可能导致腹腔种植性转移。

EUS 和 FNA 相关的并发症类似于上消化道（UGI）内镜检查，包括镇静镇痛时的心肺并发症——穿孔、出血以及感染[71]。在一项有关 EUS、FNA 研究（大部分为胰腺病变）的系统回顾性分析中，穿孔、出血、感染以及 EUS-FNA 术后胰腺炎发生率分别为 0.02%（2/10941），0.13%（14/10941），0.05%（5/10941），0.44%（36/8246）[72]。为减少穿孔风险，内镜医师应特别注意通过颈部半盲性插管的性质，以及相较于普通的上消化道内镜，内镜超声的探头相对较硬。与普通上消化道内镜检查相似，内镜超声检查前对抗血小板和抗凝药物的应用取决于其适应证与出血风险的比较。

综上所述，胃癌是全球发病率和病死率较高的一种疾病。胃肠病学的影响已经渗透到包含不同分期的胃癌，内镜医师应该意识到要根据最新循证医学理论进行实践，并为胃癌患者提供多学科诊治服务。

参考文献

1. Ferlay J, Soerjomataram I, Ervik M, et al. GLOBOCAN 2012 v1. 0, Cancer Incidence and Mortality Worldwide：IARC CancerBase No. 11 [Internet]. Lyon, France：International Agency for Research on Cancer, 2013. http：//globocan. iarc. fr. Accessed 22 July 2014.

2. Lin J T. Screening of gastric cancer：who, when, and how. Clin Gastroenterol Hepatol, 2014, 12(1)：135-138.

3. Hamashima C, Shibuya D, Yamazaki H, Inoue K, Fukao A, Saito H, Sobue T. The Japanese guidelines for gastric cancer screening. Jpn J Clin Oncol, 2008, 38 (4)：259-267.

4. Tsubono Y, Nishino Y, Tsuji I, et al. Screening for gastric cancer in Miyagi, Japan：evaluation with a Population-Based Cancer Registry. Asian Pac J Cancer Prev, 2000, 1 (1)：57-60.

5. Asaka M. A new approach for elimination of gastric cancer deaths in Japan. Int J Cancer, 2013, 132 (6)：1272-1276.

6. Cho E, Kang M H, Choi K S, et al. Cost-effectiveness outcomes of the national gastric cancer screening program in South Korea. Asian Pac J Cancer Prev, 2013, 14(4)：2533-2540.

7. Choi K S, Jun J K, Park E C, et al. Performance of different gastric cancer screening methods in Korea：a population-based study. PLoS One, 2012, 7(11)：e50041. doi：10. 1371/journal. pone. 0050041. (Epub 2012 Nov 29).

8. Areia M, Carvalho R, Cadime A T, et al. Screening for gastric cancer and surveillance of premalignant lesions：a systematic review of cost-effectiveness studies. Helicobacter, 2013, 18(5)：325-379.

9 Siegel R, Ma J, Zou Z, et al. Cancer statistics, 2014. CA Cancer J Clin, 2014, 64(1)：9-29.

10. Correa P. Gastric cancer：overview. Gastroenterol Clin North Am, 2013, 42(2)：211-217.

11. Dinis-Ribeiro M, Areia M, de Vries A C, et al. Management of precancerous conditions and lesions in the stomach (MAPS): guideline from the European Society of Gastrointestinal Endoscopy (ESGE), European Helicobacter Study Group (EHSG), European Society of Pathology (ESP), and the Sociedade Portuguesa de Endoscopia Digestiva (SPED). Endoscopy, 2012, 44(1): 74-94.

12. Hirota W K, Zuckerman M J, Adler D G, et al. ASGE guideline: the role of endoscopy in the surveillance of premalignant conditions of the upper GI tract. Gastrointest Endosc, 2006, 63(4): 570-580.

13. de Vries A C, van Grieken N C, Looman C W, et al. Gastric cancer risk in patients with premalignant gastric lesions: a nationwide cohort study in the Netherlands. Gastroenterology, 2008, 134(4): 945-952.

14. Marques-Silva L, Areia M, Elvas L, et al. Prevalence of gastric precancerous conditions: a systematic review and meta-analysis. Eur J Gastroenterol Hepatol, 2014, 26(4): 378-387.

15. Areia M, Amaro P, Dinis-Ribeiro M, et al. External validation of a classification for methylene blue magnification chromoendoscopy in premalignant gastric lesions. Gastrointest Endosc, 2008, 67(7): 1011-1018.

16. Sipponen P, Price A B. The Sydney System for classification of gastritis 20 years ago. J Gastroenterol Hepatol, 2011, 26(Suppl 1): 31-34.

17. Eshmuratov A, Nah J C, Kim N, et al. The correlation of endoscopic and histological diagnosis of gastric atrophy. Dig Dis Sci, 2010, 55(5): 1364-1375.

18. Lim J H, Kim N, Lee H S, et al. Correlation between endoscopic and histological diagnoses of gastric intestinal metaplasia. Gut Liver, 2013, 7(1): 41-50.

19. Rugge M, Capelle L G, Cappellesso R, et al. Precancerous lesions in the stomach: from biology to clinical patient management. Best Pract Res Clin Gastroenterol, 2013, 27(2): 205-223.

20. Vannella L, Lahner E, Osborn J, et al. Risk factors for progression to gastric neoplastic lesions in patients with atrophic gastritis. Aliment Pharmacol Ther, 2010, 31(9): 1042-1050.

21. O'Connor A, McNamara D, O'Moráin C A. Surveillance of gastric intestinal metaplasia for the prevention of gastric cancer. Cochrane Database Syst Rev, 2013, 9: CD009322. doi: 10.1002/14651858.CD009322.pub2.

22. You W C, Li J Y, Blot W J, Chang Y S, et al. Evolution of precancerous lesions in a rural Chinese population at high risk of gastric cancer. Int J Cancer, 1999, 83(5): 615-619.

23. Kim Y J, Park J C, Kim J H, et al. Histologic diagnosis based on forceps biopsy is not adequate for determining endoscopic treatment of gastric adenomatous lesions. Endoscopy, 2010, 42(8): 620-626.

24. Vannella L, Lahner E, Osborn J, et al. Systematic review: gastric cancer incidence in pernicious anaemia. Aliment Pharmacol Ther, 2013, 37(4): 375-382.

25. Pharoah P D, Guilford P, Caldas C. International Gastric Cancer Linkage Consortium. Incidence of gastric cancer and breast cancer in CDH1 (E-cadherin) mutation carriers from hereditary diffuse gastric cancer families. Gastroenterology, 2001, 121(6): 1348-1353.

26. Becker K F, Atkinson M J, Reich U, et al. E-cadherin gene mutations provide clues to diffuse type gastric carcinomas. Cancer Res, 1994, 54: 3845-3852.

27. Fitzgerald R C, Hardwick R, Huntsman D, et al. Hereditary diffuse gastric cancer: updated consensus guidelines for clinical management and directions for future research. J Med Genet, 2010, 47(7): 436.

28. Giardiello F M, Brensinger J D, Tersmette A C, et al. Very high risk of cancer in familial Peutz-Jeghers syndrome. Gastroenterology, 2000, 119(6): 1447-1453.

29. van Lier M G, Wagner A, Mathus-Vliegen E M, et al. High cancer risk in Peutz-Jeghers syndrome: a systematic review and surveillance recommendations. Am J Gastroenterol, 2010, 105: 1258-1264.

30. Beggs A D, Latchford A R, Vasen H F, et al. Peutz-Jeghers syndrome: a systematic review and recommendations for management. Gut, 2010, 59(7): 975-986.

31. Chun N, Ford J M. Genetic testing by cancer site stomach. Cancer J, 2012, 18(4): 355-363.

32. Vasen H F, Möslein G, Alonso A, et al. Guidelines for the clinical management of familial adenomatous polyposis (FAP). Gut, 2008, 57(5): 704-713.

33. Bianchi L K, Burke C A, Bennett A E, et al. Fundic gland polyp dysplasia is common in familial adenomatous polyposis. Clin Gastroenterol Hepatol, 2008, 6(2): 180-185.

34. Ngamruengphong S, Boardman L A, Heigh R I, et al. Gastric adenomas in familial adenomatous polyposis are common, but subtle, and have a benign course. Hered Cancer Clin Pract, 2014, 12(1): 4.

35. Renkonen-Sinisalo L, Sipponen P, Aarnio M. No support for endoscopic surveillance of gastric cancer in hereditary non-polyposis colorectal cancer. Scand J Gastroenterol, 2002, 37: 574-577.

36. Park Y J, Shin K, Park J. Risk of gastric cancer in hereditary nonpolyposis colorectal cancer in Korea. Clin Cancer Res, 2000, 6: 2994-2998.

37. Capelle L G, Van Grieken N C, Lingsma H F, et al. Risk and epidemiological time trends of gastric cancer in Lynch syndrome carriers in the Netherlands. Gastroenterology, 2010, 138(2): 487-492.

38. Vasen H F, Blanco I, Aktan-Collan K, et al. Mallorca group. Revised guidelines for the clinical management of Lynch syndrome (HNPCC): recommendations by a group of European experts. Gut, 2013, 62(6): 812-823.

39. Giardiello F M, Allen J I, Axilbund J E, et al. Guidelines on genetic evaluation and management of Lynch syndrome: a consensus statement by the U. S. Multi-society Task Force on colorectal cancer. Gastrointest Endosc, 2014, 80 (2): 197-220.

40. Nashimoto A, Akazawa K, Isobe Y, et al. Gastric cancer treated in 2002 in Japan: 2009 annual report of the JGCA nationwide registry. Gastric Cancer, 2013, 16(1): 1-27.

41. Japanese Gastric Cancer Association. Japanese gastric cancer treatment guidelines 2010 (ver. 3). Gastric Cancer, 2011, 14(2): 113-123.

42. Yada T, Yokoi C, Uemura N. The current state of diagnosis and treatment for early gastric cancer. Diagn Ther Endosc, 2013, 2013: 241320. doi: 10.1155/2013/241320. (Epub 2013 Feb 28).

43. The Paris endoscopic classification of superficial neoplastic lesions: esophagus, stomach, and colon: November 30 to December 1, 2002. Gastrointest Endosc, 2003, 58 (6 Suppl): S3-43.

44. Choi J, Kim S G, Im J P, et al. Endoscopic prediction of tumor invasion depth in early gastric cancer. Gastrointest Endosc, 2011, 73(5): 917-927.

45. Kim J J, Lee J H, Jung H Y, et al. EMR for early gastric cancer in Korea: a multicenter retrospective study. Gastrointest Endosc, 2007, 66(4): 693-700.

46. Sakai Y, Eto R, Kasanuki J, et al. Chromoendoscopy with indigo carmine dye added to acetic acid in the diagnosis of gastric neoplasia: a prospective comparative study. Gastrointest Endosc, 2008, 68(4): 635-641.

47. Lee B E, Kim G H, Park do Y, et al. Acetic acid-indigo carmine chromoendoscopy for delineating early gastric cancers: its usefulness according to histological type. BMC Gastroenterol, 2010, 10: 97.

48. Uedo N, Fujishiro M, Goda K, et al. Role of narrow band imaging for diagnosis of early stage esophagogastric cancer: current consensus of experienced endoscopists in Asia-Pacific region. Dig Endosc, 2011, 23(Suppl 1): 58-71.

49. Hayee B, Inoue H, Sato H, et al. Magnification narrow-band imaging for the diagnosis of early gastric cancer: a review of the Japanese literature for the Western endoscopist. Gastrointest Endosc, 2013, 78(3): 452-461.

50. Uedo N, Ishihara R, Iishi H, et al. A new method of diagnosing gastric intestinal meta-plasia: narrow-band imaging with magnifying endoscopy. Endoscopy, 2006, 38 (8): 819-824.

51. Fujiwara S, Yao K, Nagahama T, et al. Can we accurately diagnose minute gastric cancers (≤ 5 mm)? Chromoendoscopy (CE) vs magnifying endoscopy with narrow band imaging (M-NBI). Gastric Cancer, 2014 (Jul 9. [Epub ahead of print]).

52. Ajani J A, Bentrem D J, Besh S, et al. Gastric cancer, version 2. 2013: featured updates to the NCCN Guidelines. J Natl Compr Canc Netw, 2013, 11(5): 531-546.

53. Jeon H K, Ryu H Y, Cho M Y, et al. A randomized trial to determine the diagnostic accuracy of conventional vs. jumbo forceps biopsy of gastric epithelial neoplasias before endoscopic submucosal dissection: open-label study. Gastric Cancer, 2013 (Dec 13. [Epub ahead of print]).

54. Fukase K, Kato M, Kikuchi S, et al. Effect of eradication of Helicobacter pylori on incidence of metachronous gastric carcinoma after endoscopic resection of early gastric cancer: an open-label, randomised controlled trial. Lancet, 2008, 372(9636): 392-397.

55. Bang Y J, Van Cutsem E, Feyereislova A, et al. Trastuzumab in combination with chemotherapy versus chemotherapy alone for treatment of HER2-positive advanced gastric or gastro-oesophageal junction cancer (ToGA): a phase III, open-label, randomized controlled trial. Lancet, 2010, 376(9742): 687-697.

56. Lee H L, Eun C S, Lee O Y, et al. When do we miss synchronous gastric neoplasms with endoscopy? Gastrointest Endosc, 2010, 71(7): 1159-1165.

57. ASGE Standards of Practice Committee, Ben-Menachem T, Decker G A, et al. Adverse events of upper GI endoscopy. Gastrointest Endosc, 2012, 76(4): 707-718.

58. Parekh P J. Merrell J1, Clary M1, et al. New anticoagulants and antiplatelet agents: a primer for the clinical gastroenterologist. Am J Gastroenterol, 2014, 109(1): 9-19.

59. Chen Y I, Barkun A N, Soulellis C, et al. Use of the endoscopically applied hemostatic powder TC-325 in cancer-related upper GI hemorrhage: preliminary experience (with video). Gastrointest Endosc, 2012, 75(6): 1278-1281.

60. ASGE Standards of Practice Committee, Banerjee S, Shen B, et al. Antibiotic prophylaxis for GI endoscopy. Gastrointest Endosc, 2008, 67(6): 791-798.

61. Shen L, Shan Y S, Hu H M, et al. Management of gastric cancer in Asia: resource-stratified guidelines. Lancet Oncol, 2013, 14(12): e535-547.

62. Cardoso R, Coburn N, Seevaratnam R, et al. A systematic review and meta-analysis of the utility of EUS for preoperative staging for gastric cancer. Gastric Cancer, 2012, 15 (Suppl 1): S19-26.

63. Puli S R, Batapati Krishna Reddy J, Bechtold M L, et al. How good is endoscopic ultrasound for TNM staging of gastric cancers? A meta-analysis and systematic review. World J Gastroenterol, 2008, 14(25): 4011-4019.

64. Kwee R M, Kwee T C. Imaging in local staging of gastric cancer: a systematic review. J Clin Oncol, 2007, 25 (15): 2107-2116.

65. Kim J H, Song K S, Youn Y H, et al. Clinicopathologic factors influence accurate endosonographic assessment for early gastric cancer. Gastrointest Endosc, 2007, 66(5): 901-908.

66. Bhutani M S, Hawes R H, Hoffman B J. A comparison of the accuracy of echo features during endoscopic ultrasound (EUS) and EUS-guided fine-needle aspiration for diagnosis of malignant lymph node invasion. Gastrointest Endosc, 1997, 45(6): 474-479.

67. Kwee R M, Kwee T C. Imaging in assessing lymph node status in gastric cancer. Gastric Cancer, 2009, 12(1): 6-22.

68. Prasad P, Schmulewitz N, Patel A, et al. Detection of occult liver metastases during EUS for staging of malignancies. Gastrointest Endosc, 2004, 59(1): 49-53.

69. Lee Y T, Ng E K, Hung L C, et al. Accuracy of endoscopic ultrasonography in diagnosing ascites and predicting peritoneal metastases in gastric cancer patients. Gut, 2005, 54(11): 1541-1545.

70. De Witt J, Le Blanc J, McHenry L, et al. Endoscopic ultrasound-guided fine-needle aspiration of ascites. Clin Gastroenterol Hepatol. 2007; 5(5): 609-615.

71. ASGE Standards of Practice Committee, Early D S, Acosta R D, et al. Adverse events associated with EUS and EUS with FNA. Gastrointest Endosc, 2013, 77(6): 839-843.

72. Wang K X, Ben Q W, Jin Z D, et al. Assessment of morbidity and mortality associated with EUS-guided FNA: a systematic review. Gastrointest Endosc, 2011, 73(2): 283-290.

腹腔镜分期手术和腹腔细胞学检查在胃癌中的作用

James P. De Andrade, James J. Mezhir and Vivian E. Strong
葛 杰 译

胃腺癌一旦诊断明确，准确的临床分期对于制定合理的规范的治疗方案至关重要，大多数未达到根治性切除的胃癌患者，病情将持续进展而致局部复发、远处转移，准确的临床分期评估不仅可以帮助医生更好地把握可切除胃癌患者的最佳手术时机，而且有助于避免晚期胃癌不可切除的患者接受不必要的剖腹探查。类似于其他实体肿瘤，组织活检和横截面成像是诊断和分期所必要的。如前所述，组织病理学诊断通常是通过内镜检查获得的，影像学分期通常是通过内镜超声和 CT 和（或）PET-CT 来进行的，这些检查可以发现大多数患者的远处转移病灶。而值得注意的是极少数患者存在腹腔隐匿的肉眼可见转移灶或表现为脱落细胞学阳性（CYT+）。这类患者尽管切除了原发病灶，但总体预后差，因此必须在尝试根治性切除之前进行识别。

腹腔镜分期手术

除了前文所提及的诊疗评估模式，胃腺癌，尤其是进展期患者，推荐通过腹腔镜分期手术进一步评估分期已经写入 NCCN 胃癌指南，但尚未被美国外科医生广泛采用[1]，1998—2005 年间的医疗保险数据回顾性调查显示，接受胃癌手术的患者中只有 7.9% 接受过手术前腹腔镜分期手术[2]。

人造气腹后腹腔镜分期手术是经脐周 10 mm 孔置入 30°腹腔镜结合右上腹辅助操作孔，或可增加左上腹操作孔进行手术的[3]。仔细探查腹膜表面、肝脏、膈肌、肠系膜、网膜有无转移病灶，同时可以在直视或术中超声引导下进行活检，虽然腹腔镜分期往往是在计划行胃切除手术中即时进行，但现在越来越多地被用作新辅助化疗前专门的分期流程。

经全身检查后，CT 是胃癌最普遍使用的分期评估手段，它具有非侵入性和便利的优点。尽管通过 CT 能判断出相当部分无法手术的晚期病例，但它并不是完美的，早期的一些研究显示多达 30%~40% 的胃癌患者在腹腔镜分期手术时发现可见的而术前 CT 未能发现的隐匿性转移病灶[4~10]。在大多数文献引用报道腹腔镜探查发现腹腔转移瘤的准确率超过 90%[11]。

即使高分辨率 CT 广泛运用，但 2006 年的一项研究仍报告 31% 的胃腺癌患者在腹腔镜分期时发现隐匿性转移病灶[12]。对亚组数据分层统计显示，无淋巴结转移征象的胃癌具有较低的腹腔隐匿性转移的风险，或可不必施行腹腔镜分期手术。随访研究显示，内镜超声在鉴别 T3~T4 期病变或淋巴结阳性的患者中可以起到辅助作用，因为这类患者出现隐匿性转移的风险明显增加[13]。

此外，腹腔镜探查发现隐匿转移病灶而终止手术的患者，避免了因接受根治性胃癌切除术发生并发症的风险，根据全美外科手术质量改进学院提供的数据显示：根治性胃切除术后超过三分之一的患者发生显著的术后并发症，围手术期死亡率接近

5%[14]。在腹腔镜分期手术中发现远处转移的患者中，有一半患者不会再接受手术治疗，只有 12% 患者后期需要剖腹探查[15]。

腹腔脱落细胞学检查

腹腔镜分期手术的实用性并不局限于发现隐匿性可见疾病。胃癌腹膜转移的可能机制是由于癌细胞直接从原发灶脱落到腹水中而发生种植，所以在腹腔镜分期手术时对腹水取样进行脱落细胞学检查现在已经成为常规。在探查原发肿瘤或活检可疑病变之前，用适量生理盐水轻轻灌洗腹腔，然后留取腹腔灌洗液进行巴氏染色检测游离肿瘤细胞的存在。新进研究提出对腹水进行基因组水平测试以提

高检出率，尚未达成共识[16, 17]。腹腔灌洗推荐在左上和右上象限进行以提高检出率[18]。

有几项标志性研究已经阐述了无其他远处转移证据接受根治性手术的胃癌患者腹水脱落细胞学检测阳性（CYT+）对于预后的影响[19~23]。这一系列的研究显示，即使在没有可见的远处转移病灶的情况下有 4.4%~11% 的患者腹水脱落细胞学检测阳性。原发肿瘤浸润深度增加尤其是浆膜面受累的病例，CYT+风险明显增加，而且 CYT+病例往往预后很差。大多数研究表明，根治性切除术后 CYT+患者的生存期约为 1 年，腹膜脱落癌细胞检测阴性（CYT-）患者生存期超过 3 年或更长时间（表 10.1）。Bando 等人报告 CYT+患者术后观察期内复发率为 100%。

表 10.1　腹膜脱落癌细胞阳性（CYT+）在胃癌根治术中的应用价值

研究	年份	CYT+例数（%）	与 CYT+相关因素	术后生存	评价
Bonenkamp[19]	1996	20(4.4)	T 分期、腹膜面受累，区域淋巴结受累情况	CYT-:>3 年 CYT+: 1.1 年	
Bando[20]	1999	30 (7.3)	肿瘤组织学特征，CEA，CA199	CYT-：没报道 CYT+：1 年生存 37%，5 年生存为 0	CYT+术后复发率 100%
Kodera[21]	1999	10 (11.0)	肿瘤大小，区域淋巴结受累，临床分期	CYT-：没报道 CYT+：中位生存 386 天	CYT+是最重要的术后生存评估因子
Bentrem[22]	2005	24 (6.5)	T 分期，临床分期	CYT-：98.5 个月 CYT+14.8 个月	CYT+是最重要的术后生存多变量预测因子
Ribeiro[23]	2006	15 (6.8)	T 分期，临床分期	CYT-：61 个月 CYT+：10.5 个月	所有 CYT+患者均 ≥ T3 期

基于这些临床研究，CYT+是胃癌患者生存预后的重要评估指标。因此美国癌症联合委员会（AJCC）考虑将腹水脱落细胞学检查纳入临床分期评估，并将单纯 CYT+归类为远处转移 M1[24]。事实上，单纯 CYT+病例的中位总存活率与腹腔镜下发现腹壁明显转移的病例没有差异[25]。Ribeiro 等人指出肿瘤浸润深度≤T2 的早期病例没有发现 CYT+[23]，这一观点在随后的几项研究中也得到证实。因此与腹腔镜分期手术类似，腹水脱落细胞学检查对于早期胃癌的治疗方案的制定影响不大（图 10.1）。

用化学药物治疗 M1 期 CYT+胃癌可以提高生存率（表 10.2）。Badgwell 等报告接受化疗的 M1 期 CYT+病例较姑息对症治疗病例可以获得 7 个月的生存获益（总计 16.2 个月）[25]。Lorenzen 等人随后的临床试验显示 37% 的 CYT+患者经过化疗后能够转化为 CYT-，化疗后缓解的病例中位存活率较持续 CYT+的患者高（36.1 个月对 9.2 个月）[26]，并且 Mezhir 等人再次证实了这一点[27]。值得注意的是，在 Lorenzen 的研究中，有近四分之一的局部晚期胃癌病例新辅助化疗后从 CYT-进展为 CYT+，尽管原发病灶经新辅助化疗后可以切除。

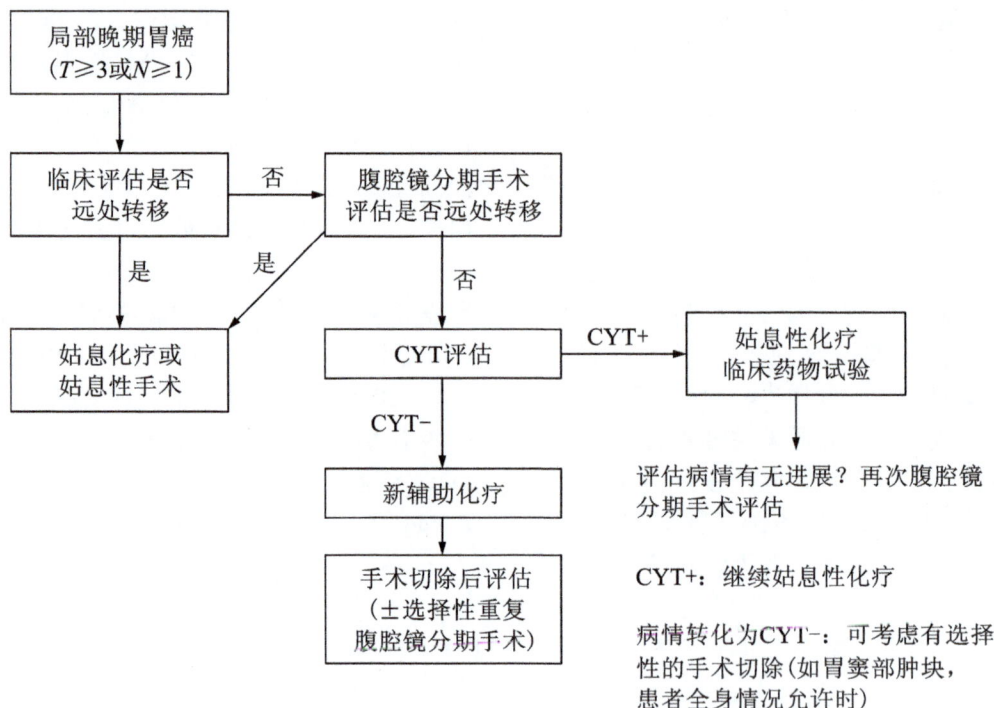

图 10.1　腹腔镜分期手术和腹腔细胞学检查在胃癌患者中的应用
（引自获得 John Wiley and Sons 许可再版[28]）

表 10.2　治疗后腹膜脱落癌细胞阳性(CYT+)患者的转归

研究	年份	$M1_{CYT+}$(例数)	主要结果
Badgwell[25]	2008	39	与单纯姑息疗法相比，化疗明显提高了生存率(16.2 个月 VS 7.2 个月)，CYT+和肉眼可见转移病例的生存率没有差异
Okabe[31]	2009	10	在部分患者中，实施全腹膜廓清，R0 切除，可获得较长时间的根治效果
Kuramoto[31]	2009	88	充分的术中腹腔灌注化疗可极大提高局部可切除 CYT+患者的术后生存
Lorenzen[26]	2010	没报道	化疗可以使37%患者 CYT+转为 CYT- 24%的患者在接受化疗时 CYT-转为 CYT+
Mezhir[32]	2011	93	获得 CYT-转化患者生存期可延长 1.1 年(共 2.5 年)，获得 CYT-转化患者接受 R0 切除后的生存率无明显改善

　　针对胃癌 CYT+患者的治疗是当前的热点话题[28, 29]。除了传统的化疗给药，腹腔化疗越来越引起重视，腹腔化疗的理论基础是根除腹腔游离的肿瘤细胞，防止它们播种到腹膜和腹腔脏器。已经有三项临床试验数据显示对 CYT+患者进行腹腔化疗可以改善总体生存率(HR 0.70, $P < 0.008$)[29]。Kuramoto 等人的一项有意思地随机对照试验提出术中广泛的腹腔灌洗稀释腹腔游离的肿瘤细胞似乎也能提高患者的生存[30]。对于局部可切除的 CYT+病患者中，仅接受手术者，5 年总生存率为 0，而接受手术并进行腹腔化疗的 5 年总生存率为 4.6%，与之形成鲜明对照的是，那些接受手术同时给予 10 L 0.9%氯化钠溶液广泛腹腔灌洗并进行腹腔化疗的病例，其 5 年生存率可高达 43.8%。

　　对于化疗后缓解的 CYT+胃癌患者是否需后续手术治疗目前仍不明确，一些临床试验亚组资料显示，CYT+转化为 CYT-患者接受根治性手术后并不能显著提高其中位生存率[27]。然而，Okabe 等人的小型研究则提示针对 CYT+完全缓解的患者实施 R0 切除可以生存获益。这些观点仍然处于研究观察阶段，当前在大多数中心，胃癌 M1+CYT 患者仅接受姑息性对症手术。

参考文献

1. Ajani A, Bentrem D, Besh S, et al. NCCN clinical practice guidelines in oncology: gastric cancer 2013. Version 2. 2013. www. nccn. org.

2. Karanicolas P J, Elkin E B, Jacks L M, et al. Staging laparoscopy in the management of gastric cancer: a population-based analysis. J Am Coll Surg, 2011, 213(5): 644-651, 51 e1. doi: 10. 1016/j. jamcollsurg. 2011. 07. 018. PubMed PMID: 21872497.

3. Burke E C, Karpeh M S, Conlon K C, et al. Laparoscopy in the management of gastric adenocarcinoma. Ann Surg, 1997, 225 (3): 262-267. PubMed PMID: 9060581; PubMed Central PMCID: PMC1190675.

4. Kriplani A K, Kapur B M. Laparoscopy for pre-operative staging and assessment of operability in gastric carcinoma. Gastrointest Endosc, 1991, 37 (4): 441-443. PubMed PMID: 1833260.

5. Lowy A M, Mansfield P F, Leach S D, et al. Laparoscopic staging for gastric cancer. Surgery, 1996, 119 (6): 611-614. PubMed PMID: 8650600.

6. Stell D A, Carter C R, Stewart I, et al. Prospective comparison of laparoscopy, ultrasonography and computed tomography in the staging of gastric cancer. Br J Surg, 1996, 83(9): 1260-1262. PubMed PMID: 8983624.

7. Asencio F, Aguilo J, Salvador J L, et al. Video-laparoscopic staging of gastric cancer. A prospective multicenter comparison with noninvasive techniques. Surg Endosc, 1997, 11(12): 1153-1158. PubMed PMID: 9373284.

8. D'Ugo D M, Persiani R, Caracciolo F, et al. Selection of locally advanced gastric carcinoma by preoperative staging laparoscopy. Surg Endosc, 1997, 11 (12): 1159-1162. PubMed PMID: 9373285.

9. Romijn M G, van Overhagen H, Spillenaar Bilgen E J, et al. Laparoscopy and laparoscopic ultrasonography in staging of oesophageal and cardial carcinoma. Br J Surg, 1998, 85(7): 1010-1012. doi: 10. 1046/j. 1365-2168. 1998. 00742. x. PubMed PMID: 9692586.

10. Yano M, Tsujinaka T, Shiozaki H, et al. Appraisal of treatment strategy by staging laparoscopy for locally advanced gastric cancer. World J Surg, 2000, 24(9): 1130-1135; discussion 5-6. PubMed PMID: 11036293.

11. Leake P A, Cardoso R, Seevaratnam R, et al. A systematic review of the accuracy and indications for diagnostic laparoscopy prior to curative-intent resection of gastric cancer. Gastric Cancer, 2012, 15 (Suppl 1): S38-47. doi: 10. 1007/s10120-011-0047-z. PubMed PMID: 21667136.

12. Sarela A I, Lefkowitz R, Brennan M F, et al. Selection of patients with gastric adenocarcinoma for laparoscopic staging. Am J Surg, 2006, 191(1): 134-138. doi: 10. 1016/j. amjsurg. 2005. 10. 015. PubMed PMID: 16399124.

13. Power D G, Schattner M A, Gerdes H, et al. Endoscopic ultrasound can improve the selection for laparoscopy in patients with localized gastric cancer. J Am Coll Surg, 2009, 208(2): 173-178. doi: 10. 1016/j. jamcollsurg. 2008. 10. 022. PubMed PMID: 19228527.

14. Bartlett E K, Roses R E, Kelz R R, et al. Morbidity and mortality after total gastrectomy for gastric malignancy using the American College of Surgeons National Surgical Quality Improvement Program database. Surgery, 2014, 156(2): 298-304. doi: 10. 1016/j. surg. 2014. 03. 022. PubMed PMID: 24947651.

15. Sarela A I, Miner T J, Karpeh M S, et al. Clinical outcomes with laparoscopic stage M1, unresected gastric adenocarcinoma. Ann Surg, 2006, 243(2): 189-195. doi: 10. 1097/01. sla. 0000197382. 43208. a5. PubMed PMID: 16432351; PubMed Central PMCID: PMC1448917.

16. Kelly K J, Wong J, Gladdy R, et al. Prognostic impact of RT-PCR-based detection of peritoneal micrometastases in patients with pancreatic cancer undergoing curative resection. Ann Surg Oncol, 2009, 16(12): 3333-3339. doi: 10. 1245/s10434009-0683-2. PubMed PMID: 19763694; PubMed Central PMCID: PMC3275341

17. Fujiwara Y, Okada K, Hanada H, et al. The clinical importance of a transcription reverse-transcription concerted (TRC) diagnosis using peritoneal lavage fluids in gastric cancer with clinical serosal invasion: a prospective, multicenter study. Surgery, 2014, 155(3): 417-423. doi: 10. 1016/j. surg. 2013. 10. 004. PubMed PMID: 24439740.

18. Munasinghe A, Kazi W, Taniere P, et al. The incremental benefit of two quadrant lavage for peritoneal cytology at staging laparoscopy for oesophagogastric adenocarcinoma. Surg Endosc, 2013, 27(11): 4049-4053. doi: 10. 1007/s00464-013-3058-5. PubMed PMID: 23836122.

19. Bonenkamp J J, Songun I, Hermans J, et al. Prognostic value of positive cytology findings from abdominal washings in patients with gastric cancer. Br J Surg, 1996, 83(5): 672-674. PubMed PMID: 8689216.

20. Bando E, Yonemura Y, Takeshita Y, et al. Intraoperative lavage for cytological examination in 1297 patients with gastric carcinoma. Am J Surg, 1999, 178(3): 256-262. PubMed PMID: 10527450.

21. Kodera Y, Yamamura Y, Shimizu Y, et al. Peritoneal washing cytology: prognostic value of positive findings in patients with gastric carcinoma undergoing a potentially curative resection. J Surg Oncol, 1999, 72(2): 60-64; discussion 4-5. PubMed PMID: 10518099.

22. Bentrem D, Wilton A, Mazumdar M, et al. The value of peritoneal cytology as a preoperative predictor in patients with gastric carcinoma undergoing a curative resection. Ann Surg Oncol, 2005, 12(5): 347-353. doi: 10. 1245/ ASO. 2005. 03. 065. PubMed PMID: 15915368.

23. Ribeiro U Jr, Safatle-Ribeiro A V, Zilberstein B, et al. Does the intraoperative peritoneal lavage cytology add prognostic information in patients with potentially curative gastric resection? J Gastrointest Surg, 2006, 10(2): 170-176, discussion 6-7. doi: 10. 1016/j. gassur. 2005. 11. 001. PubMed PMID: 16455447.

24. Edge S, Cancer AJCo. AJCC cancer staging manual. New York: Springer, 2010.

25. Badgwell B, Cormier J N, Krishnan S, et al. Does neoadjuvant treatment for gastric cancer patients with positive peritoneal cytology at staging laparoscopy improve survival? Ann Surg Oncol, 2008, 15(10): 2684-2691. doi: 10. 1245/s10434008-0055-3. PubMed PMID: 18649106.

26. Lorenzen S, Panzram B, Rosenberg R, et al. Prognostic significance of free peritoneal tumor cells in the peritoneal cavity before and after neoadjuvant chemotherapy in patients with gastric carcinoma undergoing potentially curative resection. Ann Surg Oncol, 2010, 17(10): 2733-2739. doi: 10. 1245/s10434-010-1090-4. PubMed PMID: 20490698.

27. Mezhir J J, Shah M A, Jacks L M, et al. Positive peritoneal cytology in patients with gastric cancer: natural history and outcome of 291 patients. Ann Surg Oncol, 2010, 17 (12): 3173-3180. doi: 10. 1245/s10434-0101183-0. PubMed PMID: 20585870.

28. De Andrade J P, Mezhir J J. The critical role of peritoneal cytology in the staging of gastric cancer: an evidence-based review. J Surg Oncol, 2014, 110(3): 291-297. doi: 10. 1002/jso. 23632. PubMed PMID: 24850538.

29. Cabalag C S, Chan S T, Kaneko Y, et al. A systematic review and meta-analysis of gastric cancer treatment in patients with positive peritoneal cytology. Gastric Cancer. 2014. doi: 10. 1007/s10120-0140388-5. PubMed PMID: 24890254.

30. Kuramoto M, Shimada S, Ikeshima S, et al. Extensive intraoperative peritoneal lavage as a standard prophylactic strategy for peritoneal recurrence in patients with gastric carcinoma. Ann Surg, 2009, 250(2): 242-246. doi: 10. 1097/SLA. 0b013e3181b0c80e. PubMed PMID: 19638909.

31. Okabe H, Ueda S, Obama K, et al. Induction chemotherapy with S-1 plus cisplatin followed by surgery for treatment of gastric cancer with peritoneal dissemination. Ann Surg Oncol, 2009, 16 (12): 3227-3236. doi: 10. 1245/ s10434-0090706-z. PubMed PMID: 19777180.

32. Mezhir J J, Shah M A, Jacks L M, et al. Positive peritoneal cytology in patients with gastric cancer: natural history and outcome of 291 patients. Indian J Surg Oncol, 2011, 2 (1): 16-23. doi: 10. 1007/s13193-011-0074-6. PubMed PMID: 22696066; PubMed Central PMCID: PMC3373003.

第三部分

胃切除和术后管理

第 11 章

胃癌内镜下治疗

Yoshihiro Komatsu and Blair Anderson Jobe

欧阳森　译

背　景

胃癌是全世界最常见的肿瘤之一[1]。在美国，胃癌发病率在过去 50 年显著下降。目前每年大约有 22 220 名患者被诊断为胃癌，并且预计有 10 990 人死于该疾病[2]。虽然其发病率有所下降，但病死率仍很高，5 年总生存率为 25%[3]。这也反映了晚期疾病在临床表现和侵袭性生物学上具有相似性。胃癌组织学分型以腺癌为主，常通过内镜检查和组织学评估来确诊。早期胃癌的临床表现多不明显，包括消化不良、上腹痛、早期饱腹感或恶心。因此，通过内镜筛查和监测早期病变至关重要。由于亚洲胃癌发病率高，早期胃癌的筛查主要是通过（X 线）荧光屏图像摄影和内镜检查[4]。

目前，对早期胃癌的定义是病变浸润不超过黏膜下层，无论有无淋巴结转移（T1，任何 N）[5, 6]。早期胃癌 5 年总体生存率超过 90%，而黏膜内癌接近 100%，黏膜下癌是 80% ~ 90%[5, 7~9]。早期胃癌中黏膜内癌淋巴结转移率为 2% ~ 3%，黏膜下癌淋巴结转移率为 20% ~ 30%[10]。因此，累及黏膜固有层但局限于黏膜层的胃癌可行内镜下切除[11]。其主要优点是能够对肿瘤进行完整的组织病理学评估。病理学分析能够帮助我们评估淋巴结转移风险分层及制定后续诊疗计划，其包括病变浸润深度、细胞分化程度及淋巴血管受累范围[12]。

早期胃癌的大体分类

在日本，胃癌的发病率很高，为对特定病变进行内镜描述，因此制定了一种宏观分类法[6]。日本胃癌协会根据肉眼所见将胃癌病变分为 6 类（0 ~ V 型）[6]。0 型病变为浅表性肿瘤，浸润深度不超过黏膜下层，并进一步将此型分为数个亚型。根据这一分型，在 2002 年提出了巴黎分型并达成全球共识[13]。在直径小于 5 mm 的肿瘤中，0-II 的比例为 58%（图 11.1）[14]。0-I 和 IIa 型病变的淋巴结转移风险性低[15]。

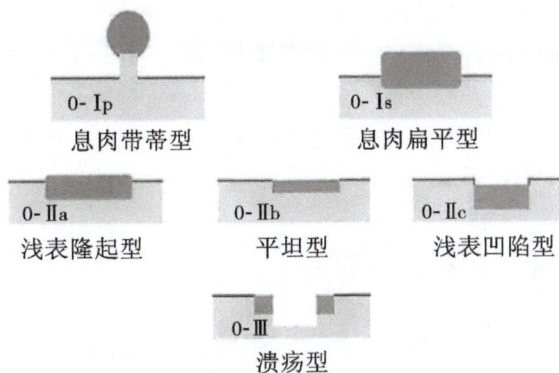

图 11.1　消化道 0 型新生物主要类型示意图
息肉型（Ip 和 Is）、非息肉型（IIa、IIb 和 IIc）和溃疡型（III）[13]。

临床分期

胃癌患者在内镜切除术前应先行内镜超声、CT及PET-CT对病变进行临床分期。无淋巴结转移风险或低风险患者适合行内镜切除术。

在最近一项包含22项研究的Meta分析中，Cardoso等人认为超声内镜对肿瘤T分期的准确度是75%，其中对T3期肿瘤最准确，其次是T4期、T1期和T2期。另外，超声内镜对N分期的准确度、灵敏度和特异度分别为64%、74%和80%[16]。此外，有研究报告认为即使用高频探针（12~20 MHz），超声内镜对T1期肿瘤浸润深度的评估仍不可靠[17, 18]。综上所述，超声内镜在确定肿瘤尤其是表浅病变浸润深度方面准确度较低。因此，超声内镜主要用于排除明显的淋巴结侵犯。

另一方面，以往相关研究表明，氟脱氧葡萄糖–正电子放射断层扫描（FDG-PET）在检测淋巴结侵犯和远处转移方面的特异度高（分别为89%~100%和35%~74%），而灵敏度则不同（分别为21%~40%和35%~74%）[19~21]。Koga等人已经表明，胃内不同位置对葡萄糖的生理摄取量不同[22]。其他研究结果认为，早期胃癌、印戒细胞癌以及低分化腺癌的氟脱氧葡萄糖摄取量较低[23, 24]。因此，FDG-PET主要用于评价胃癌远处转移。

由于超声内镜和FDG-PET对T分期有其局限性，故最终分期只能依靠组织学评估。内镜下病变切除最常用于进行T分期。为更好地分析浸润深度与淋巴结受累之间的关系，黏膜和黏膜下层各自又被细分为3层。黏膜层（m）胃癌和黏膜下层（sm）胃癌，共有6种不同类型：m1~m3（m1病变局限于上皮层；m2病变侵及固有层；m3病变侵及黏膜层但不突破黏膜肌层）和sm1~sm3（黏膜下层分成等份的3部分，图11.2）。

内镜下切除的适应证

目前，早期胃癌内镜下切除已被外界广泛认可，并在日本顺利开展。早期胃癌内镜下切除的最初标准是在EMR对直径大于20 mm的病变不能整体切除的基础上制定的[11, 25]。因此，根据目前相关指南，EMR的指征是：①组织学分化型（高度和/或中度分化和/或乳头状腺癌）；②非溃疡型病变并

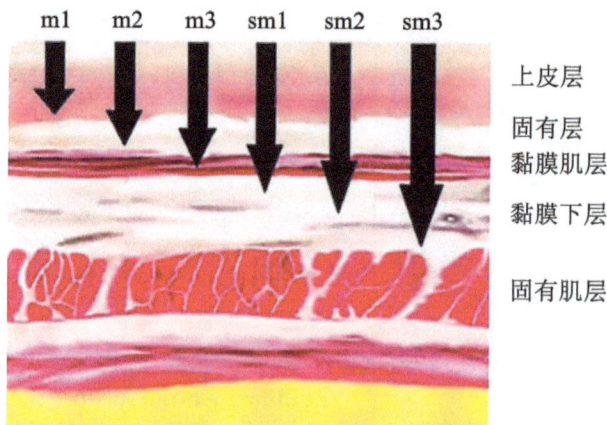

图11.2　胃癌临床分期

为更准确分期，黏膜层和黏膜下层从内向外被细分为6种类型[30]。

且浸润深度局限于黏膜层（T1a）；③肿瘤直径≤20 mm；④无淋巴血管受累[26]。EMR不适用于低分化腺癌或印戒细胞癌。

然而，临床观察表明，胃癌内镜下治疗的适用标准可能过于严格，可能会导致患者行不必要的胃切除手术。为放宽ESD适用标准，Gotoda等人分析了5 000多例胃切除术联合D2淋巴结清扫术患者的相关情况，以确定早期胃癌患者淋巴结转移风险[27]。根据该研究，有四组早期胃癌患者无淋巴结转移风险：①分化型（高分化和/或中分化和/或乳头状腺癌）黏膜内癌，无淋巴结、血管受累，无论有无溃疡型病变和肿瘤直径小于30 mm（n=1230；95% CI 0~0.3%）；②分化型胃腔内腺癌，无淋巴结、血管受累，无溃疡，无论肿瘤大小（n=929；95% CI，0~0.4%）；③未分化（低分化腺癌和/或印戒细胞癌）黏膜内癌，无淋巴结、血管受累，无溃疡，肿瘤直径<30 mm（n=141；95% CI 0~2.6%）；④分化型微小黏膜下癌（sm1），无淋巴结、血管受累，肿瘤直径<30 mm（n=145；95% CI 0~2.5%）[27]。尽管有这些数据，但对于未分化黏膜内癌是否适合行内镜下治疗仍有争议。然而，最近相关研究表明，在310例未分化黏膜内癌（无溃疡或淋巴结、血管受累，肿瘤直径<20 mm）的患者中未发现淋巴结转移（95% CI，0~0.96%）[28, 29]，这表明早期未分化胃癌可行内镜下切除。根据以上研究结果，可以放宽早期胃癌内镜下切除的适用范围，即可包括分化型黏膜内腺癌（m1~m3，无溃疡，无论肿瘤大小或有溃疡但病变

直径≤30 mm)和直径≤30 mm 并位于黏膜下层表浅 1/3 的分化型腺癌(sm1)[30](表 11.1)。此外,以上病变都应无淋巴结、血管受累。

表 11.1　早期胃癌 EMR 和 ESD 的扩大治疗标准

指南标准(EMR)	提议的扩大治疗标准(ESD)
黏膜内肿瘤(M)	黏膜内肿瘤(M)
隆起型病变≤20 mm	无溃疡型病变>20 mm
平坦/凹陷型病变≤10 mm,无溃疡	有溃疡≤30 mm
无黏膜下层浸润征象	黏膜下层病变(sm1)≤ 30 mm
中分化或高分化腺癌	中分化或高分化腺癌
无淋巴结、血管受累	无淋巴结、血管受累

内镜下切除术:EMR 和 ESD

EMR 和 ESD 用于内镜下微创切除胃肠道内的良性及早期恶性病变。EMR 通常用于切除直径小于 20 mm 的病灶,也可用于分片切除较大的病灶。ESD 适用于整体切除直径大于 20 mm 的病灶。由于分片切除复发风险高和组织学分析受限(仅次于放射状切缘),所以整体切除是更为理想的术式[31]。

内镜下黏膜切除术(EMR)

EMR 相关技术包括黏膜下注射切除法、透明帽法和套扎器法(图 11.3)。

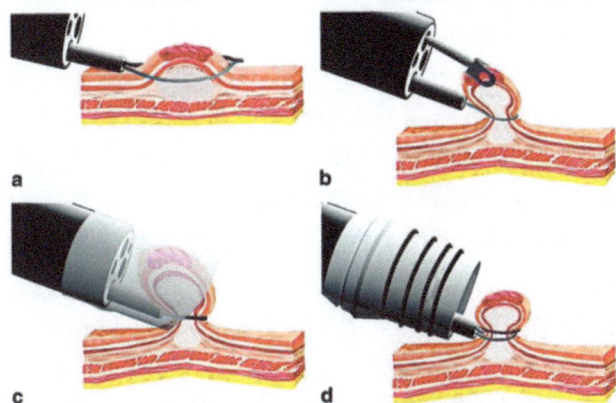

图 11.3　四种常用的 EMR 技术
a. 黏膜下注射切除法;b. 黏膜剥离活检术;c. 透明帽法;d. 套扎器法

黏膜下注射切除法首先在病变基底部黏膜下层注入溶液,形成一个"安全垫"。"安全垫"能使病变隆起,方便病变切除和防止并发症发生(如由机械外力和电切对深层组织损伤导致的穿孔)。然后再用息肉套扎切除的方法,使用单腔内镜套住病灶(图 11.3a)。术中注射的溶液,特别是 0.9%氯化钠注射液,能于几分钟内在黏膜下层扩散,所以重复注射可能是 EMR 成功的必要条件。此外,通过电灼法对病变边缘进行标记能让术者在病变因黏膜下注射溶液变形之后还能准确识别切缘。

黏膜下注射切除法应用之后又发展了黏膜剥离活检术。该技术是使用双腔内镜在钳住病变并将病变拉向内镜的同时进行套扎[32](图 11.3b)。Kondo 等人报道了一种与之不同的技术,即通过体表胃造口使用组织钳钳住并牵拉病灶的同时进行黏膜下切除[33]。

目前,内镜下透明帽切除术(EMR-C)和内镜下套扎器切除术(EMR-L)在美国得到普遍应用。一项随机试验表明,这两项技术治疗早期食管癌具有相同的疗效和安全性[34]。内镜下透明帽切除术也是在黏膜下层注射溶液使病变隆起。专用的黏膜切除设备包含有边缘的塑料帽和特制的新月形电套扎器[35]。套扎器必须展开并放置在内镜末端的塑料帽顶部内缘。一旦内镜发现病灶,吸引器就会将病变吸入透明帽内形成假息肉,接着套扎器套住假息肉基底部并切除病变(图 11.3c)。根据肿瘤大小和位置选取不同尺寸和形状的透明帽(图 11.4)。直帽通常用于胃和结肠的病变,斜帽通常用于食管,因为切除食管病变通常按切线方向进行[35]。

EMR-L 是使用带有套扎装置的透明帽(图 11.3d)。使用该装置是不需要黏膜下注射溶液使病变隆起,而是通过吸引器将病变吸入透明帽中,接着使用套扎环套住病变基底部形成假息肉,最后使用电套扎器切除病变[36]。套扎环有足够的收缩力套住黏膜及黏膜下层,但它还不能套住固有肌层。为避免套扎及切除病变时反复进镜和退镜,最近研出一种多边套扎装置并广泛应用于实践(图 11.5)。该装置包括一个特制的六边套扎器,息肉切除套扎器可以从中通过,并且结扎和切除这一系列操作可以在不退镜的情况下连续进行。

EMR-C 和 EMR-L/EMR-MBL 优点是它们的简便性,只需要使用标准内镜即可完成。然而,EMR 的局限性在于它不能用于整体切除直径大于 2 cm

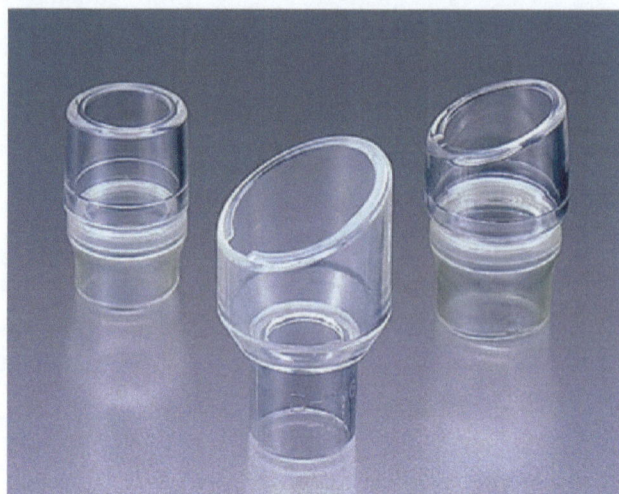

图 11.4   各种不同尺寸及形状的透明帽
左：直形硬帽；中：斜形软帽；右：斜形硬帽

的病变。而且，对大于 2 cm 的病灶进行分片切除会导致局部复发风险增高以及病理分期证据不足[31, 37]。因此有人研发出能够切除较大直径病灶的术式[38, 39]。

内镜黏膜下剥离术（ESD）

内镜黏膜下剥离术（ESD）是由日本研发出来用于整体切除直径大于 20 mm 的病变，是一种使用特制的针刀直接切除黏膜下层的先进内镜切除技术。从日本第一次 ESD 使用绝缘尖刀开始[39]，到现在已经研发各种类型的针刀并投入使用（图 11.6）。病灶整体切除使病变切缘病理学评估更加准确，并且降低了局部复发的风险[41, 42]。ESD 包括数个步骤，而且需要往消化道腔内注入二氧化碳以充盈管腔（图 11.7）。首先用电灼法标记病变边缘（病变周围正常黏膜），这是成功整块切除病变的关键。然后，黏膜下注射液体使病变隆起。在实际操作中，最好使用与肾上腺素（0.01 mg/mL）和靛蓝胭脂红（0.04 mg/mL）混合的透明质酸钠溶液（约 0.5% 溶液），这种混合溶液相较于其他溶液，如 0.9% 氯化钠注射液和甘油，能够在黏膜下层保持较长时间[43, 44]。接下来，用针刀在标记的病变边缘外5 mm 处切开黏膜。一旦切开黏膜并形成进入黏膜下层的通路，便将内镜插入黏膜下层，并利用内镜头端的透明帽保持合适的张力和反张力。然后在黏膜下层使用针刀剥离黏膜下组织及血管。大血管应该使用止血钳进行电凝止血。在手术完成时，不论病灶大小都应将其整块切除，保留一层薄薄的黏膜

下组织覆盖在固有肌层上。为防止术后出血，对肉眼可见的血管应用止血钳进行电凝止血。为使黏膜-黏膜下层和固有肌层之间保持足够的牵引力，黏膜与切口非常重要。应首先部分切开病变近端和远端处黏膜，建立黏膜下通道，利用通道两侧完整黏膜所产生的牵引力将两端开口连接起来。然后从通道将侧面黏膜切开，从而将病变游离出来，并且应从病变近端向远端剥离以便让病变在重力作用下被牵拉。

病理分期

对切除标本进行正确的病理评估是准确诊断和评估转移风险的关键。内镜切除标本后应立即将标本摆放至合适的位置，再将其放入甲醛溶液中浸泡。标本应展开固定在软木板或橡胶板上，并且黏膜面朝向外侧。标本被甲醛溶液固定后，应将标本按间隔 2mm 连续切片，切片方向与标本最近的切缘平齐，以评估标本切缘情况，与此同时也应评估肿瘤浸润深度（T）、细胞分化程度和淋巴结、血管受累情况[6, 45]。

术后管理及其并发症

术后患者应在麻醉监护病房（PACU）进行麻醉复苏治疗直至意识清醒。对于行 EMR 的患者来说，除非有出血、穿孔相关证据，否则不需要接受 X 线胸片或血液检验等检查，并且可以在手术当天出院。相反，对于行 ESD 的患者来说，根据术中及患者情况，可能需要进行 X 线胸片、血液相关检验或上消化道造影等检查。

早期胃癌内镜切除术的并发症包括出血、疼痛和穿孔。术后疼痛通常很轻微并且可以通过药物缓解，如局部麻醉药（利多卡因等）。患者通常需要在术后禁食 12 小时，然后进软食 1 周。至少 6 周内应避免使用非甾体类抗炎药，并且使用质子泵抑制药治疗 8 周，每日 2 次[46]。除此之外，还可以服用 H2 阻滞药和黏膜保护剂（如硫糖铝）等。内镜下病变切除最常见的并发症是出血，行 EMR 和 ESD 的患者出血发生率分别为 8% 和 7%[47]。出血通常发生在术中或术后 24 小时内并常发生在胃部上 1/3 的病灶切除创面。迟发性出血发生在术后 0 ~ 30天，表现为呕血或黑便，应在液体复苏治疗后用止

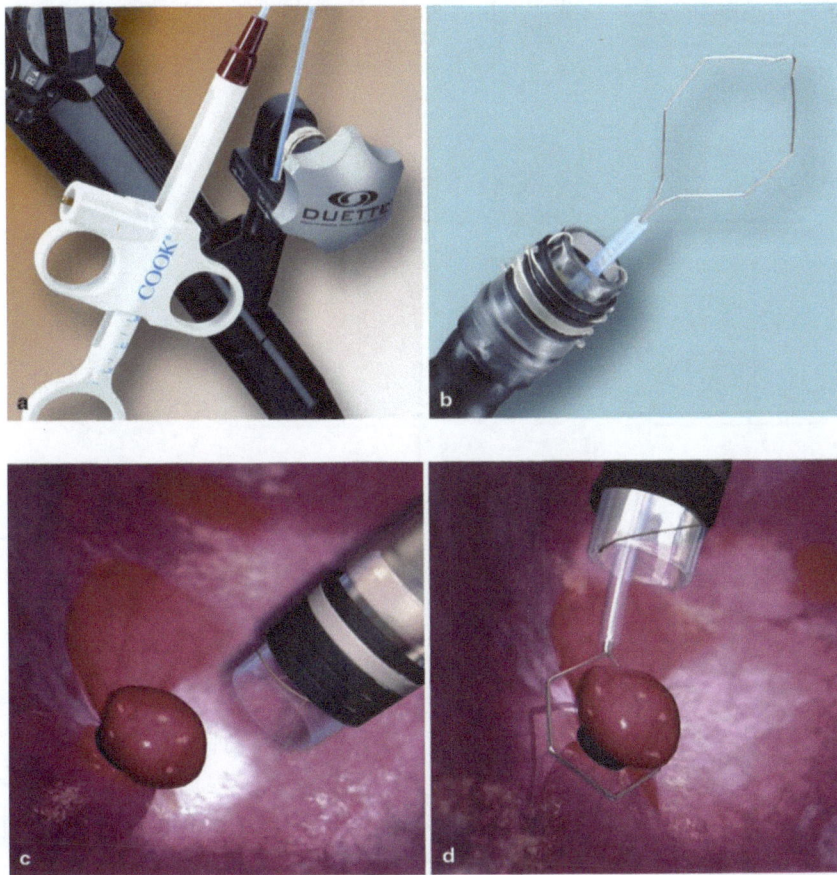

图 11.5　多边黏膜切除装置
a 和 b 多环黏膜切除器；c.套扎后形成的假息肉；d.套扎器套住假息肉基底部并予以切除

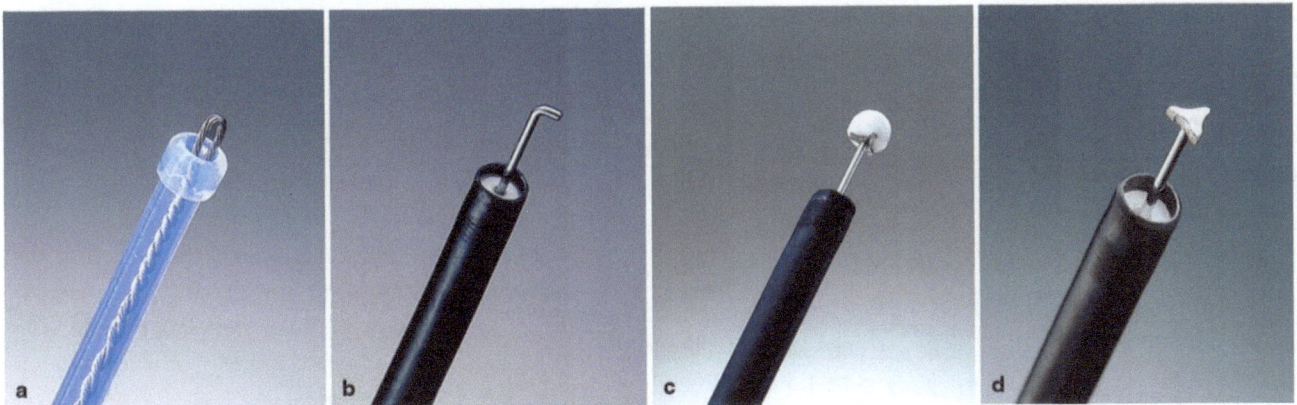

图 11.6　ESD 使用的针刀
a.弹性刀；b.钩刀；c.绝缘头刀（IT 刀）；d.三角头刀（TT 刀）。均得到日本奥林巴斯医疗系统公司批准使用

血钳、氩气激光、血管夹或注射肾上腺素行急诊内镜下治疗[48]。迟发性出血更常见于 ESD 患者，常发生在位于胃部中下 1/3 的直径较大的病灶（>30 mm）切除之后[49]。行 EMR 患者穿孔不常见，但 ESD 患者穿孔风险率高达 4%[47]。直径较小的穿孔可以在内镜下夹闭，但较大的穿孔可能需要急诊手术治疗，以防止发生腹膜炎。

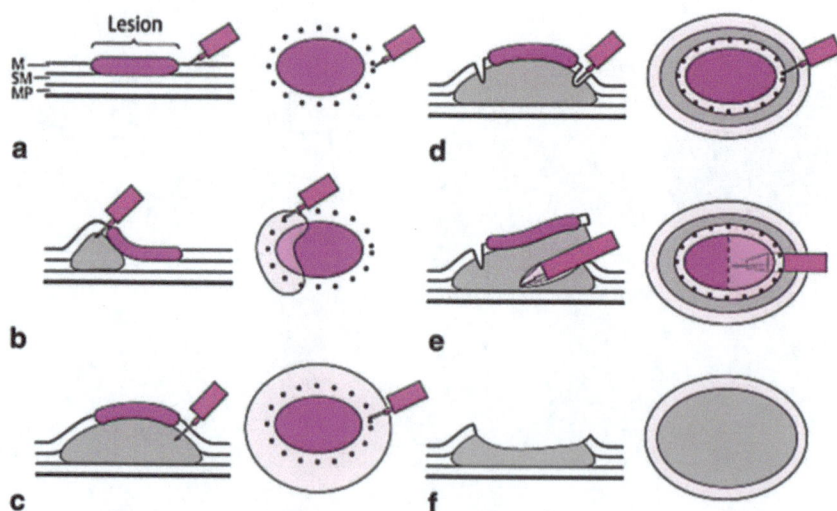

图 11.7　ESD 技术

a. 黏膜标记；b. 黏膜下注射溶液；c. 通过黏膜下注射溶液完全使病变隆起；d. 在病变远端和近端用针刀将黏膜切开；e. 利用透明帽进行黏膜下剥离或建立隧道，随后切开两侧黏膜；f. 完全整块切除病变

内镜下切除的疗效

日本对早期胃癌患者行 EMR 的预后情况进行了大规模研究。根据这些研究数据，内镜下黏膜切除术成为日本早期胃癌标准治疗方法[50, 51]。Kojima 等人回顾了日本 12 家主要研究机构 1 832 例早期胃癌患者行内镜下黏膜切除术的预后情况，结果表明，其疾病特异性生存率为 99%，并发症发生率小（出血和穿孔发生率分别为 1.4% 和 0.5%）。然而，并非所有研究都报道了长期疗效。相关报道认为，病变内镜下切除特别是当病变未能整体切除或切缘阳性时，其局部复发的风险较高（2% ~ 35%）[52]。定期内镜下监测在胃恶性肿瘤内镜切除后非常重要，并且应该告知患者可能需要进行下一阶段干预。在最近一项涉及早期胃癌患者的大型前瞻性研究中，对采用指南标准（n = 635）和扩大治疗标准（n = 625）治疗的患者进行了内镜切除术长期疗效的比较，Gotoda 等人发现两者 5 年生存率分别为 92.4% 和 93.4% 或局部复发率无明显差异[53]。综上所述，早期胃癌内镜下切除的扩大治疗标准是安全、有效并且具有实用性（表 11.1）。

结　论

内镜治疗是一种微创、保留器官功能的消化道癌前病变或早期癌症治疗方法。精确的内镜检查和完整的组织学评估和分期对于确定是否适合内镜治疗至关重要。根据指南标准确定的早期胃癌患者可行内镜下治疗，并且疗效较好。目前，EMR 适用于切除直径小于 20 mm 的病变。但对于直径大于 20 mm 的病变，由于分片切除局部复发率高，可采用 ESD 整体切除病变。由于前期结果较为乐观，所以适当放宽黏膜下内镜治疗的适用指征，但还需要进一步通过前瞻性研究来证明放宽指征的合理性以及 ESD 的实际应用价值。

参考文献

1. Jemal A, Bray F, Center M M, et al. Global cancer statistics. CA Cancer J Clin, 2011, 61(2): 69-90.

2. Siegel R, Ma J, Zou Z, et al. Cancer statistics, 2014. CA Cancer J Clin, 2014, 64(1): 9-29.

3. Retana A, Silverstein T, Wassef W. An update in endoscopic management of gastric cancer. Curr Opin Gastroenterol, 2011, 27(6): 576-582.

4. Hamashima C, Shibuya D, Yamazaki H, et al. The Japanese guidelines for gastric cancer screening. Jpn J Clin Oncol, 2008, 38(4): 259-267.

5. Everett S M, Axon A T. Early gastric cancer in Europe. Gut, 1997, 41(2): 142-150.

6. Japanese Gastric Cancer A. Japanese classification of gastric carcinoma: 3rd English edition. Gastric Cancer, 2011, 14(2): 101-112.

7.　Maehara Y, Orita H, Okuyama T, et al. Predictors of lymph node metastasis in early gastric cancer. Br J Surg, 1992, 79(3): 245-247.

8.　Yasuda K, Shiraishi N, Suematsu T, et al. Rate of detection of lymph node metastasis is correlated with the depth of submucosal invasion in early stage gastric carcinoma. Cancer, 1999, 85(10): 2119-2123.

9.　Okada K, Fujisaki J, Yoshida T, et al. Long-term outcomes of endoscopic submucosal dissection for undifferentiated-type early gastric cancer. Endoscopy, 2012, 44(2): 122-127.

10.　Sano T, Kobori O, Muto T. Lymph node metastasis from early gastric cancer: endoscopic resection of tumour. Br J Surg, 1992, 79(3): 241-244.

11.　Tsujitani S, Oka S, Saito H, et al. Less invasive surgery for early gastric cancer based on the low probability of lymph node metastasis. Surgery, 1999, 125 (2): 148-154.

12.　Gotoda T, Sasako M, Ono H, et al. Evaluation of the necessity for gastrectomy with lymph node dissection for patients with submucosal invasive gastric cancer. Br J Surg, 2001, 88(3): 444-449.

13.　The Paris endoscopic classification of superficial neoplastic lesions: esophagus, stomach, and colon: November 30 to December 1, 2002. Gastrointest Endosc, 2003, 58 (6 Suppl): S3-43.

14.　Xuan Z X, Ueyama T, Yao T, et al. Time trends of early gastric carcinoma. A clinicopathologic analysis of 2846 cases. Cancer, 1993, 72(10): 2889-2894.

15.　Kurihara M, Shirakabe H, Yarita T, et al. Diagnosis of small early gastric cancer by X-ray, endos-copy, and biopsy. Cancer Detect Prev, 1981, 4(1-4): 377-383.

16.　Cardoso R, Coburn N, Seevaratnam R, et al. A systematic review and meta-analysis of the utility of EUS for preoperative staging for gastric cancer. Gastric Cancer, 2012, 15 (Suppl 1): S19-26.

17.　Choi J, Kim S G, Im J P, et al. Is endoscopic ultrasonography indispensable in patients with early gastric cancer prior to endoscopic resection? Surg Endosc, 2010, 24 (12): 3177-3185.

18.　Kim G H, Park do Y, Kida M, et al. Accuracy of high-frequency catheter-based endoscopic ultrasonography according to the indications for endoscopic treatment of early gastric cancer. J Gastroenterol Hepatol, 2010, 25 (3): 506-511.

19.　Tsujimoto H, Sugasawa H, Ono S, et al. Has the accuracy of preoperative diagnosis improved in cases of early-stage gastric cancer? World J Surg, 2010, 34(8): 1840-1846.

20.　Mochiki E, Kuwano H, Katoh H, et al. Evaluation of 18F-2-deoxy-2-fluoro-D-glucose positron emission tomography for gastric cancer. World J Surg, 2004, 28(3): 247-253.

21.　Kim S K, Kang K W, Lee J S, et al. Assessment of lymph node metastases using 18F-FDG PET in patients with advanced gastric cancer. Eur J Nucl Med Mol Imaging, 2006, 33(2): 148-155.

22.　Koga H, Sasaki M, Kuwabara Y, et al. An analysis of the physiological FDG uptake pattern in the stomach. Ann Nucl Med, 2003, 17(8): 733-738.

23.　Alakus H, Batur M, Schmidt M, et al. Variable 18F-fluorodeoxyglucose uptake in gastric cancer is associated with different levels of GLUT-1 expression. Nucl Med Commun, 2010, 31(6): 532-538.

24.　Yamada A, Oguchi K, Fukushima M, et al. Evaluation of 2-deoxy-2-[18F] fluoro-D-glucose positron emission tomography in gastric carcinoma: relation to histological subtypes, depth of tumor invasion, and glucose transporter-1 expres-sion. Ann Nucl Med, 2006, 20(9): 597-604.

25.　Yamao T, Shirao K, Ono H, et al. Risk factors for lymph node metastasis from intramucosal gastric carcinoma. Cancer, 1996, 77(4): 602-606.

26.　Japanese Gastric Cancer A. Japanese gastric cancer treatment guidelines 2010 (ver. 3). Gastric Cancer, 2011, 14 (2): 113-123.

27.　Gotoda T, Yanagisawa A, Sasako M, et al. Incidence of lymph node metastasis from early gastric cancer: estimation with a large number of cases at two large centers. Gastric Cancer, 2000, 3(4): 219-225.

28.　Hyung W J, Noh S H, Lee J H, et al. Early gastric carcinoma with signet ring cell histology. Cancer, 2002, 94 (1): 78-83.

29.　Hirasawa T, Gotoda T, Miyata S, et al. Incidence of lymph node metastasis and the feasibility of endoscopic resection for undifferentiated-type early gastric cancer. Gastric Cancer, 2009, 12(3): 148-152.

30.　Soetikno R, Kaltenbach T, Yeh R, et al. Endoscopic mucosal resection for early cancers of the upper gastrointestinal tract. J Clin Oncol, 2005, 23(20): 4490-4498.

31.　Cao Y, Liao C, Tan A, et al. Meta-analysis of endoscopic submucosal dissection versus endoscopic mucosal resection for tumors of the gastrointestinal tract. Endoscopy, 2009, 41(9): 751-757.

32.　Martin T R, Onstad G R, Silvis S E, et al. Lift and cut biopsy technique for submucosal sampling. Gastrointest Endosc, 1976, 23(1): 29-30.

33.　Kondo H, Gotoda T, Ono H, et al. Percutaneous traction-assisted EMR by using an insulation-tipped electrosurgical knife for early stage gastric cancer. Gastrointest Endosc, 2004, 59(2): 284-288.

34. May A, Gossner L, Behrens A, et al. A prospective randomized trial of two different endoscopic resection techniques for early stage cancer of 173 11 Endoscopic Resection for Gastric Cancer the esophagus. Gastrointest Endosc, 2003, 58(2): 167-175.

35. Inoue H, Endo M, Takeshita K, et al. A new simplified technique of endoscopic esophageal mucosal resection using a cap-fitted panendoscope (EMRC). Surg Endosc, 1992, 6(5): 264-265.

36. Akiyama M, Ota M, Nakajima H, et al. Endoscopic mucosal resection of gastric neoplasms using a ligating device. Gastrointest Endosc, 1997, 45(2): 182-186.

37. Tanabe S, Koizumi W, Mitomi H, et al. Clinical outcome of endoscopic aspiration mucosectomy for early stage gastric cancer. Gastrointest Endosc, 2002, 56(5): 708-713.

38. Ono H, Kondo H, Gotoda T, et al. Endoscopic mucosal resection for treatment of early gastric cancer. Gut, 2001, 48(2): 225-229.

39. Gotoda T, Kondo H, Ono H, et al. A new endoscopic mucosal resection procedure using an insulation-tipped electrosurgical knife for rectal flat lesions: report of two cases. Gastrointest Endosc, 1999, 50(4): 560-563.

40. Yamamoto H, Kawata H, Sunada K, et al. Successful en-bloc resection of large superficial tumors in the stomach and colon using sodium hyaluronate and small-caliber-tip transparent hood. Endoscopy, 2003, 35(8): 690-694.

41. Inoue H, Sato Y, Sugaya S, et al. Endoscopic mucosal resection for early-stage gastrointestinal cancers. Best Pract Res Clin Gastroenterol, 2005, 19(6): 871-887.

42. Yamamoto H. Technology insight: endoscopic submucosal dissection of gastrointestinal neoplasms. Nat Clin Pract Gastroenterol Hepatol, 2007, 4(9): 511-520.

43. Yamamoto H, Yahagi N, Oyama T, et al. Usefulness and safety of 0.4% sodium hyaluronate solution as a submucosal fluid "cushion" in endoscopic resection for gastric neoplasms: a prospective multicenter trial. Gastrointest Endosc, 2008, 67(6): 830-839.

44. Hoppo T, Jobe B A. Endoscopy and role of endoscopic resection in gastric cancer. J Surg Oncol, 2013, 107(3): 243-249.

45. Nunobe S, Gotoda T, Oda I, et al. Distribution of the deepest penetrating point of minute submucosal gastric cancer. Jpn J Clin Oncol, 2005, 35(10): 587-590.

46. Lee S Y, Kim J J, Lee J H, et al. Healing rate of EMR-induced ulcer in relation to the duration of treatment with omeprazole. Gastrointest Endosc, 2004, 60(2): 213-217.

47. Gotoda T. Endoscopic resection of early gastric cancer. Gastric Cancer, 2007, 10(1): 1-11.

48. Okano A, Hajiro K, Takakuwa H, et al. Predictors of bleeding after endoscopic mucosal resection of gastric tumors. Gastrointest Endosc, 2003, 57(6): 687-690.

49. Shiba M, Higuchi K, Kadouchi K, et al. Risk factors for bleeding after endoscopic mucosal resection. World J Gastroenterol: WJG, 2005, 11(46): 7335-7339.

50. Takekoshi T, Baba Y, Ota H, et al. Endoscopic resection of early gastric carcinoma: results of a retrospective analysis of 308 cases. Endoscopy, 1994, 26(4): 352-358.

51. Nishi M, Ishihara S, Nakajima T, et al. Chronological changes of characteristics of early gastric cancer and therapy: experience in the Cancer Institute Hospital of Tokyo, 1950-1994. J Cancer Res Clin Oncol, 1995, 121(9-10): 535-541.

52. Kojima T, Parra-Blanco A, Takahashi H, et al. Outcome of endoscopic mucosal resection for early gastric cancer: review of the Japanese literature. Gastrointest Endosc, 1998, 48(5): 550-554; discussion 554-555.

53. Gotoda T, Iwasaki M, Kusano C, et al. Endoscopic resection of early gastric cancer treated by guideline and expanded National Cancer Centre criteria. Br J Surg, 2010, 97(6): 868-871.

第 12 章

消化道重建：B-I术式，B-II术式，Roux-en-Y 术式，空肠间置，近端胃切除术及储袋构建

Daniel E. Stange and Jürgen Weitz

漆 靖 廖国庆 译

背景介绍

胃癌或其他胃良性病变需行部分胃及全胃切除，术后消化道重建应保证消化道的连续性（图 12.1）[1]，其重建方式多种多样[2~9]。具体采用何种手术方式用于消化道重建则取决于术后的功能结局、术中并发症的发生率及患者的预后。功能结局指患者术后的营养状态及其生活质量；术中并发症的发生率与术式的复杂程度相关，如建立储袋或是否行十二指肠吻合术等，患者的预后情况需综合患者术中并发症的发生率来考虑，推荐对分期越晚的患者行越简单的消化道重建术式。评估不同的消化道重建术式的随机对照试验（RCTs）的实用性在于能够使决策共享，制定个体化方案及开展以循证医学为基础的手术。

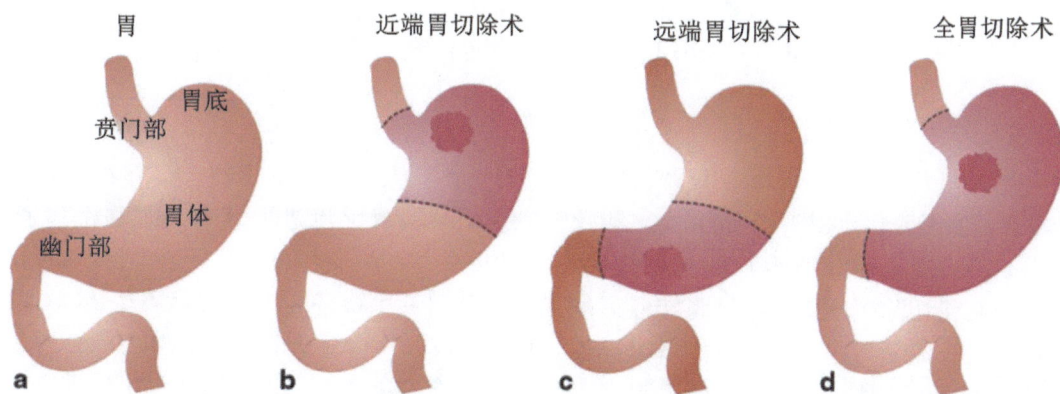

图 12.1 胃的解剖和切除方法
a. 人体胃分为四个部分（贲门部，胃底，胃体，幽门部）；b. 近端胃切除术示意图；c. 远端胃切除术的示意图；d. 全胃切除术示意图

远端胃切除术的消化道重建

消化道重建的方法

远端胃切除术(图 12.1c)指所有保留胃食管结合部的手术,包括胃窦

- Billroth I,以胃-十二指肠吻合为主要特点。
- Billroth II,以残胃-空肠袢吻合为主要特点。
- Roux-en-Y,以残胃-空肠吻合,残胃与离断后的空肠袢吻合,十二指肠空肠袢与离断的空肠行端-侧吻合为主要特点。

Billroth I

首例 Billroth I(B-I)手术报道于 1881 年,以残胃-十二指肠吻合为主要特点(图 12.2a)[10]。这种手术方式最大的优点是保留食物的胃-十二指肠这一生理性通道。然而,B-I 式消化道重建手术的最大限制性在于十二指肠固定,为避免胃-十二指肠吻合口的张力过大,因此切除的胃范围比较局限。然而这种手术方式并不适合大多数侵袭性胃癌,因为肿瘤较大而切除范围较大,无法保证足够的十二指肠残端长度来进行吻合。因此,B-I 式适用于胃良性病变,非侵袭性胃肿瘤及早期胃恶性肿瘤。需注意,这种消化道重建方式尽管在西方国家并不常见,在亚洲国家却较为多见。

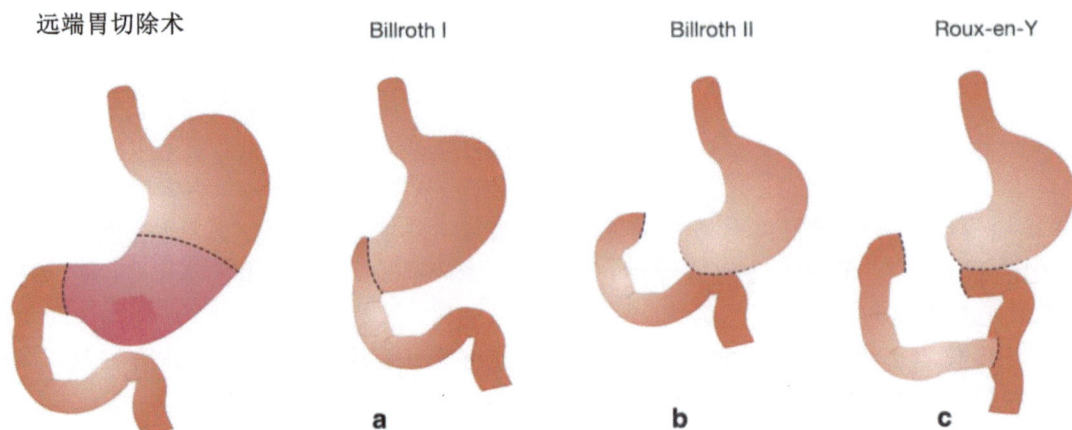

图 12.2 远端胃切除术后的重建方法
a. Billroth I 重建的示意图;b. Billroth II 重建示意图;c. Roux-en-Y 重建示意图

Billroth II

首例 Billroth II(B-II)手术报道于 1885 年,以残胃-空肠袢吻合为主要特点(图 12.2b)[11]。相比于 B-I 式,其优点在于保证了吻合口的无张力性。其最主要的缺点在于切除了幽门,导致胆胰液可能通过非生理性通道反流至胃内。一部分患者可导致输入袢综合征(ALS),系因输入袢发生梗阻引起胆胰液的瘀滞,导致患者腹痛,恶心及呕吐。

Roux-en-Y

首例 Roux-en-Y 手术由 Woelfler 报道于 1883 年[12],随后由 C. Roux 于 1893 年进行推广[13]。Roux-en-Y 式(远端胃切除术后)主要特点为胃-空肠吻合,残胃与正常空肠切下的断端吻合(通常为第二段空肠袢)(图 12.2c)。手术还包括闭合十二指肠残端,上提的空肠袢与引流胆胰液的第一段

空肠袢做第二个吻合。这种手术方式最大的优点在于,因胃与空肠-空肠吻合口存在有距离,从而减少了胆胰液反流进入胃内,这种距离通常不少于 40 cm。手术最大的缺点在于食物不通过十二指肠,这可能是导致多达 10% 患者发生 Roux 淤滞综合征的原因,其特点为胃-空肠吻合口无明显狭窄,而胃内容物在进入空肠输出袢时出现排空障碍。

远端胃切除术后消化道重建方式临床试验资料的总结

一篇文献荟萃分析,联合 3 项随机对照试验(RCTs)用以对比胃癌术后远端胃切除术 B-I 式与 Roux-en-Y 式[14]。此外,该文献还通过 9 项临床观察研究(OCTs)进行荟萃分析,在所有的随机对照试验中并非所有参量均可用。Roux-en-Y 式最明显

的优势在于其胆汁反流（2 项 RCTs，71 vs. 75 例患者）与残胃炎（2 项 RCTs，181 vs. 182 例患者）的发生率明显低于 B-Ⅰ式，而手术时间和住院时间相较于 B-Ⅰ式则有显著的延长（3 项 RCTs，240 vs. 238 例患者）。值得注意的是，Roux-en-Y 式术后反流性食管炎发生率只有一个下降的趋势，而并无显著性的降低（3 项 RCTs，227 vs. 231 例患者）。在 OCTs 中（5 项 OCTs，322 vs. 397 例患者），证实了 Roux-en-Y 式比 B-Ⅰ式能减少反流性食管炎的发生。总而言之，这篇荟萃分析证实了 Roux-en-Y 式相较于 B-Ⅰ式在减少胆汁反流及其相关影响方面具有更高的临床获益。

第二篇文献荟萃分析，通过非恶性及恶性病变患者行远端胃切除术的 RCTs 比较了 B-Ⅰ及 Roux-en-Y 术式[15]。该篇荟萃分析显示在术后并发症及吻合口瘘的发生上两组并无明显意义（4 项 RCTs，185 vs. 189 例患者），同时，相较于 B-Ⅰ式，Roux-en-Y 式能明显地减少了反流相关症状（5 项 RCTs，381 vs. 391 例患者），反流性食管炎（6 项 RCTs，340 vs. 372 例患者）及残胃炎（7 项 RCTs，337 vs. 377 例患者），而对于倾倒综合征的发生两者则无明显差别（5 项 RCTs，361 vs. 391 例患者）。手术时间两者无明显差异（3 项 RCTs，106 vs. 114 例患者），但 Roux-en-Y 式比 B-Ⅰ式明显缩短了住院时间（2 项 RCTs，91 vs. 91 例患者）。

第三篇文献同样对 Roux-en-Y 式与 B-Ⅱ式进行荟萃分析。两者间在总体术后并发症发生上并无明显区别（2 项 RCTs，65 vs. 61 例患者），然而相较于 B-Ⅱ式，Roux-en-Y 式在倾倒综合征（2 项 RCTs，83 vs. 78 例患者），反流相关症状（2 项 RCTs，83 vs. 78 例患者），反流性食管炎（3 项 RCTs，60 vs. 68 例患者）及残胃炎（6 项 RCTs，114 vs. 148 例患者）的发生率则显著下降。

第三项荟萃分析（即第三篇文献荟萃分析），也同时对 B-Ⅰ式与 B-Ⅱ式进行了分析。B-Ⅰ式相较于 B-Ⅱ式能显著地减少总体并发症（4 项 RCTs，738 vs. 280 例患者）及吻合口瘘（3 项 RCTs，708 vs. 248 例患者）的发生，而术中并发症的发生率则无明显差别（3 项 RCTs，697 vs. 258 例患者）。值得注意的是，B-Ⅰ式相较于 B-Ⅱ式拥有更高的局部复发率（2 项 RCTs，71 vs. 75 例患者），而反流相关症状（2 项 RCTs，66 vs. 39 例患者），倾倒综合征（2 项 RCTs，66 vs. 39 例患者），反流性食管炎（3 项

RCTs，68 vs. 67 例患者）及残胃炎（5 项 RCTs，113 vs. 106 例患者）的发生率两者则无明显差异。

远端胃切除术后消化道重建方式的循证建议

如上所述，B-Ⅰ式消化道重建因其受限于残胃与十二指肠吻合口的张力而仅在少部分远端胃切除术中使用。两项关于 B-Ⅰ式与 B-Ⅱ式比较的 RCTs 同样也显示 B-Ⅰ式具有更高的局部复发率，说明为了保证残胃与十二指肠吻合口的无张力性，B-Ⅰ式进行手术切除的边缘及淋巴结清扫范围的选择可能更加局限。尽管 B-Ⅰ式与 B-Ⅱ式在病死率，胆胰液反流的发生率等基本无差别，在西方国家中却很少在胃恶性疾病患者中使用 B-Ⅰ式消化道重建。

无论是 B-Ⅰ式还是 B-Ⅱ式，在预防胆胰液反流的相关症状及所致的后续影响上均不如 Roux-en-Y 式。由于患者的总生存率与肿瘤整体根治性切除相关，且 B-Ⅱ式与 Roux-en-Y 式则没有手术切除范围的相关限制性，两种消化道重建方式的抉择则应基于术后并发症的发生率及后续患者生活质量。同时术中并发症的发生率两者相近，而胆胰液反流相关症状则 B-Ⅱ式显著高于 Roux-en-Y 式，因此推荐在远端胃切除术中行 Roux-en-Y 式消化道重建。

近端胃切除术的消化道重建

消化道重建的方法

近年来，因亚洲人群中大量的早期胃癌被发现，且其淋巴结转移概率较低，相对于全胃切除术需要更局限性进行切除，行近端胃切除术（图 12.1b）的患者较前有了明显的增加[16]。近端胃切除术后消化道重建最开始是由食管-残胃直接吻合，不过这种手术方式导致胃液反流的发生率明显升高[17]。各式各样的手术方式应运而生来防止胃液反流，包括胃底折叠的食管-胃吻合术[18]，构建储袋或不构建储袋的空肠间置术[19, 20]，双通道法消化道重建[21]以及回结肠间置术[22]。到目前为止，仅有一小部分非重复的 RCTs 进行相关术式研究，而且也仅仅分析了一小部分患者[18~21]。值得注意的是，2 个随机对照研究对于是否构建储袋进行研究，结果均支持在行空肠间置术时建议构建储袋[19, 20]。目前至少在亚洲，近端胃切除术逐渐成为治疗早期近端胃癌的标准手术方式，对此希望在未来能有更多的

随机对照试验研究，然而目前对于近端胃切除术消化道如何重建无法提供循证医学上的相关建议。

全胃切除术的消化道重建

消化道重建的方法

全胃切除术（图12.1d）适用于各种类型的胃癌，行远端胃切除或近端胃切除均无法保证肿瘤学安全切缘。例如，T2以上的近端胃腺癌，遗传性（CDH1突变）弥漫型胃癌，以及近端切缘不足的胃印戒细胞癌。下列几种消化道重建方法最为多见：

Roux-en-Y的特点是食管–空肠吻合，残余的食管与上提的空肠袢相吻合，而十二指肠空肠袢与上提的空肠袢相吻合，这种消化道重建方式可以构建或者不构建储袋。

空肠或结肠间置：空肠间置指食管–空肠吻合，而十二指肠则通过与间置的空肠段相吻合，这种手术方式可以同时构建储袋。结肠间置与空肠间置类似，横结肠或者回盲部等均可用于间置。

Roux-en-Y

全胃切除术后Roux-en-Y式与远端胃大部分切除术后Roux-en-Y式类似，由Orr于1947年首次报道[23]。它的技巧与远端胃大部分切除术后Roux-en-Y术式相似，包括残余食管与空肠袢形成食管–空肠吻合，通常经过结肠后（经结肠系膜）或结肠前进行吻合（图12.3a）。因食管–空肠袢的吻合导致空肠袢长度的拉升，使上提的空肠段较胃大部分切除术要长。食管空肠吻合通常行端侧吻合，因而在空肠断端处形成一盲端（空肠残端），这一残端应尽可能地靠近吻合口。

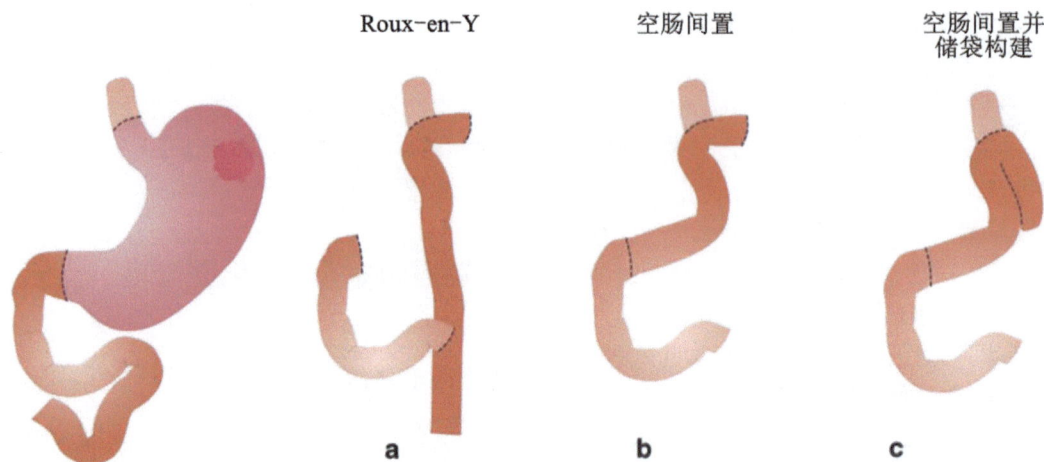

图12.3 全胃切除术后的重建方法
a.Roux-en-Y重建示意图；b.间置空肠术示意图；c.间置空肠伴储袋构建示意图

空肠和结肠间置

为了保持十二指肠在小肠段的连续性，早在1907年便由Roux提出在胃大部分切除术后行空肠间置术[24]。Longmire首次将这种手术方式应用于全胃切除术[25]（图12.3b）。这种术式需屈氏韧带附近的近端空肠有足够的长度（25~30cm），同时该肠管具有足够的动脉供血。两个吻合（近端食管空肠吻合及远端空肠十二指肠吻合）用于消化道重建来保证消化道的连续性。不同部位的结肠也应用于全胃切除术后来代替胃[26,27]。在随机对照试验中发现，结肠间置相较于空肠间置并无明显优势，且对技术的要求更高。

构建储袋的消化道重建

为了既保持胃生理性储存食物的功能，又保证消化道的连续性，Roux-en-Y术式与空肠间置术联合运用用以构建储袋来代替胃。此外，同样结肠间置也可用以构建储袋。大量不同的方法均被报道来构建储袋，并且部分通过随机对照试验进行了评估。

Roux-en-Y与储袋构建

包括J–袋[28,29]，Ω–袋[30]，S–袋[31]及反口储袋[32]在内的多种消化道重建方式通过随机对照试验进行了评估。J–袋构建包括有空肠与空肠侧侧吻合，延长的空肠残端距食管-空肠吻合口约 15～20 cm（图 12.4a）。与 J-袋不同的是，Ω-袋中侧侧吻合并未完全扩展到食管-空肠吻合口处（图 12.4b）。S-袋的构建则是通过在空肠升袢起始处完成 2 次

肠-肠侧侧吻合术（图 12.4c）。反口储袋是指通过对长约 15 cm 的空肠-空肠行逆蠕动的侧侧吻合，来取代以前简单的输入-输出的 Y 型端侧吻合（图 12.4d）。

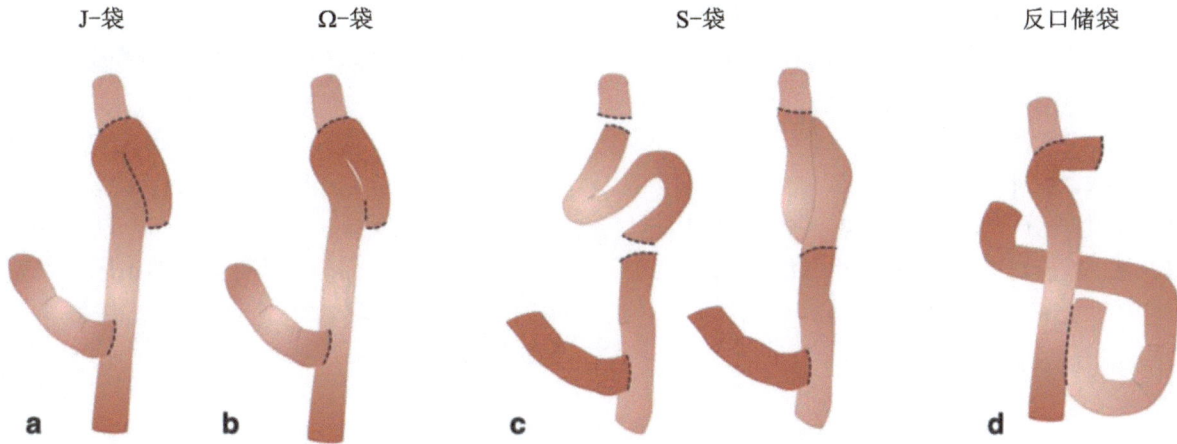

图 12.4　储袋构建的 Roux-en-Y 重建
a. J-袋的原理图；b. Ω-袋示意图；c. S-袋示意图；d. 反口储袋示意图

空肠间置与构建储袋

许多包括构建储袋的应用以保留十二指肠通路的手术方式均已被报道，最早可追溯于 20 世纪 50 年代[33, 34]。目前仅有一项随机对照试验，针对空肠间置联合 J-袋构建这一术式进行了研究。

回盲部间置术

用回盲瓣代替胃贲门括约肌这一设想首先由 Lee[35] 和 Hunnicutt 提出[36]。两位术者均在全胃切除术后采用末端回肠及盲肠间置来进行消化道重建。至今为止，这种技术也是唯一一个已报道的用以尝试在"新胃"与食管之间建立解剖屏障，用以防止胆胰液反流。此外，相比于空肠间置，结肠直径更长，因而其特性相对而言更适用于储存食物。目前没有相关随机对照试验。但是在小型猪试验中，对行远端胃切除术[37] 以及行全胃切除术的动物试验进行前瞻性和回顾性研究[22, 38] 提示，回盲瓣在抗反流过程中发挥了良好的作用。然而，目前对于这类术式的技术要求以及手术相关并发症发生情况仍无随机对照试验来评估。

全胃切除术后消化道重建方式的临床试验资料总结

储袋有无与消化道重建

一项包含 13 项 RCTs 的文献荟萃分析（文献资料检索至 2008 年 10 月）提出了是否需构建储袋[39]。9 项 RCTs 比较了 Roux-en-Y 术后构建储袋与非构建储袋。并非所有的试验都研究了所有的参数。将 7 项关于术中相关并发症的发生率与病死率的 RCTs 进行综合分析，构建储袋组与非构建储袋组相比并无显著意义（187 vs. 200 例患者）。手术时间（3 项 RCTs，58 vs. 44 例患者）及平均住院日（2 项 RCTs，34 vs. 32 例患者）构建储袋组并无明显增加。相比于非构建储袋组，构建储袋组术后 6 个月（2 项 RCTs，33 vs. 29 例患者）及 12 个月（4 项 RCTs，58 vs. 51 例患者）倾倒综合征的发病率显著降低，同时，术后 12～15 个月（2 项 RCTs，19 vs. 18 例患者）反流的发生率显著下降。构建储袋组在术后 3～6 个月的观察中发现其具有更好的食物摄入量（以>或<50% 术前摄入量评估）的趋势，而在术

后 12–15 个月就有明显意义（3 项 RCTs，42 vs. 32 例患者）。生活质量方面，有 2 项 RCTs 采用相同的评分方式，可以将其综合分析。两组相比在术后 6 个月，12 个月及 24 个月并无显著差别（2 项 RCTs，72/52/35 vs. 66/46/33 例患者）。然而，这两项研究均在术后 24 个月及 30–60 个月更支持储袋组，具有显著差异。如果仅将患者在一项试验中的 R0 切除与另一项数据 5 年生存率进行综合分析，结论是构建储袋组具有更好的生活质量（2 项 RCTs，33/22 vs. 29/22 例患者）。

4 项 RCTs 针对回肠间置术储袋（JPI）与无储袋（JI）进行了比较分析，由于研究参数的异源性，只能对其病死率进行分析，结果显示两组并无明显差别（3 项 RCTs，67 vs. 46 例患者）。

保留十二指肠通路

9 项 RCTs 通过对空肠间置保留十二指肠通路而无论储袋（DP）与 Roux-en-Y 消化道重建不保留十二指肠通路而无论储袋（NDP）两组进行了研究分析。在第一篇文献荟萃分析中综合分析了这些研究（文献资料检索至 2012 年 5 月）。4 项 RCTs 可用于分析 DP 组与 NDP 组的术中并发症的发生率（148 vs. 153 例患者），5 项 RCTs 可用于分析两组的患者病死率（169 vs. 176 例患者），结果显示两组在上述数据结果并无显著差异。相较于 NDP 组，DP 组患者手术时间显著延长（6 项 RCTs，207 vs. 222 例患者）。两项研究可以用于分析术后 3 个月及 6 个月体重变化情况（DP 83 vs. NDP 84 例患者），结果显示，DP 组患者体重明显增加，具有统计学意义。4 项 RCTs 通过不同时间点对体重变化进行统计学分析，但无法进行荟萃分析。尽管如此，这些 RCTs 均显示术后超过 12 个月，两组间比较无明显差异。在 3 项 RCTs 中，两组间术后 3、6、12 个月及 24 个月（3 项 RCTs20/20/30/19 vs. 22/22/32/21 例患者）胆胰液反流情况进行比较分析，两者并无显著差异。术后 3、6 个月及 24 个月（3 项 RCTs，95/95/95 vs. 102/102/101 例患者）DP 组倾倒综合征的发生率显著下降，不过术后 12 个月多项研究显示无差异（4 项 RCTs，105 vs. 112 例患者），值得注意的是，如果仅仅只分析那些构建储袋的两组患者，发现两组倾倒综合征的发生率并无显著差异（2 例 RCTs，术后 3，6，24 个月 20/20/19 vs. 30/30/28 例患者以及 3 例 RCTs 术后 12 个月 30

vs. 50 例患者）。因评分系统的不同，因而无法对术后患者的生活质量进行荟萃分析。在 5 项 RCTs 中，仅有一项研究显示 DP 组在术后 6 个月的生活质量有提高（24 vs. 24 例患者），而其他的研究均显示在任何时间段两组均无差异（截止至术后 60 个月）。

全胃切除术后消化道重建方式的循证建议

全胃切除术后两个重要的问题已被文献荟萃分析以及各项 RCTs 提及。建立消化道储袋方面，综合上述数据可发现，至少在第一次术后，在 Roux-en-Y 术式后建立储袋，具有显著的临床获益。反流相关症状，倾倒综合征，进食能力，生活质量比未建立储袋的患者具有明显的获益，而两者相比，术中并发症的发生率与病死率无明显差别。空肠间置术后建立储袋的文献数据显示，建立储袋并不增加患者术中并发症的发生率及病死率，但是倾倒综合征的发生率及生活质量方面目前仍未有足够的证据能得出决定性的结论。保留十二指肠通路方面，空肠间置术（无论是否建立储袋）与 Roux-en-Y 术式相比，术中并发症的发生率及病死率并无明显差异，而其手术时间则明显延长。在空肠间置建立储袋的患者中倾倒综合征与生活质量并无明显获益。目前的研究认为，无论是否保留十二指肠通路，上述术式均为全胃切除术后消化道重建的标准术式

总　结

在本章节中，作者们尽可能地为读者总结了主要的胃手术后消化道重建技术的可用数据，且仅仅展示那些随机对照试验以及可能的文献荟萃分析的数据。不过值得注意的是，文献荟萃分析只能和一个随机对照研究相等同。文献荟萃分析在综合分析前因对每个不同试验使用了严格的选择标准，这通常导致最终入组的试验数量有限以及患者数量较少。须记住，部分结果在数量较少的患者中可能会无差异。当然，尽管循证医学有其优势，治疗过程仍需考虑患者的个体化，同时也应综合考虑患者术前状态、期望寿命，不同消化道重建手术的复杂性及相关术中并发症的发生率。

根据现有数据，作者们提倡在远端胃切除术中采用 Roux-en-Y 术式进行消化道重建。近端胃切除

目前无法提供循证的相关建议。全胃切除术后无论是 Roux-en-Y 术式构建、J-袋或 Ω-袋，还是空肠间置构建储袋，结果是相似的。

参考文献

1. Weitz J, Brennan M. Total gastrectomy with reconstruction options. Op Tech Gen Surg, 2003, 5(1)：23-35.

2. Lawrence W Jr. Reconstruction after total gastrectomy：what is preferred technique? J Surg Oncol. [Editorial Review], 1996, 63(4)：215-220.

3. El Halabi H M, Lawrence W Jr. Clinical results of various reconstructions employed after total gastrectomy. J Surg Oncol. [Review], 2008, 97(2)：186-192.

4. Piessen G, Triboulet J P, Mariette C. Reconstruction after gastrectomy：which technique is best? J Visc Surg. [Review], 2010, 147(5)：e273-283.

5. Lehnert T, Buhl K. Techniques of reconstruction after total gastrectomy for cancer. Br J Surg. [Review], 2004, 91(5)：528-539.

6. Chin A C, Espat N J. Total gastrectomy：options for the restoration of gastrointestinal continuity. Lancet Oncol. [Review], 2003, 4(5)：271-276.

7. Sharma A. Choice of digestive tract reconstructive procedures following total gastrectomy：a critical appraisal. Indian J Surg, 2004, 66(5).

8. Schwarz A, Beger H G. Gastric substitute after total gastrectomy-clinical relevance for reconstruction techniques. Langenbecks Arch Surg. [Meta-Analysis], 1998, 383(6)：485-491.

9. Espat N J, Karpeh M. Reconstruction following total gastrectomy：a review and summary of the randomized prospective clinical trials. Surg Oncol. [Comparative Study Review], 1998, 7(1-2)：65-69.

10. Billroth CAT. Offenes Schreiben an Herrn Dr. L. Wittelshöfer. Wien Med Wochenschr, 1881, 31：161-165.

11. von Hacker V. Zur Casuistik und Statistik der Magenresectionen und Gastroenterostomien. Verh Dtsch Ges Chir, 1885, 14(2)：62-71.

12. Woelfler A. Verh dtsch ges Chir, 1883, 12：22.

13. Roux C. De la gastroenterostomie. Rev Chir, 1893, 13：402-403.

14. Xiong J J, Altaf K, Javed M A, et al. Roux-en-Y versus Billroth I reconstruction after distal gastrectomy for gastric cancer：a meta-analysis. World J Gastroenterol. [Meta-Analysis Review], 2013, 19(7)：1124-1134.

15. Zong L, Chen P. Billroth I vs. Billroth II vs. Roux-enY following distal gastrectomy：a meta-analysis based on 15 studies. Hepatogastroenterology. [Comparative Study Meta-Analysis], 2011, 58(109)：1413-1424.

16. Hiki N, Nunobe S, Kubota T, et al. Function preserving gastrectomy for early gastric cancer. Ann Surg Oncol. [Review], 2013, 20(8)：2683-2692.

17. Stein H J, Siewert R. Surgical approach to adenocarcinoma of the gastric cardia. Op Tech Gen Surg, 2003, 5(1)：14-22.

18. Nakamura M, Nakamori M, Ojima T, et al. Reconstruction after proximal gastrectomy for early gastric cancer in the upper third of the stomach：an analysis of our 13-year experience. Surgery, 2014, 156(1)：57-63.

19. Iwata T, Kurita N, Ikemoto T, et al. Evaluation of reconstruction after proximal gastrectomy：prospective comparative study of jejunal interposition and jejunal pouch interposition. Hepatogastroenterology. [Comparative Study Randomized Controlled Trial], 2006, 53(68)：301-303.

20. Takagawa R, Kunisaki C, Kimura J, et al. A pilot study comparing jejunal pouch and jejunal interposition reconstruction after proximal gastrectomy. Dig Surg. [Comparative Study Randomized Controlled Trial], 2010, 27(6)：502-508.

21. Nomura E, Lee S W, Kawai M, et al. Functional outcomes by reconstruction technique following laparoscopic proximal gastrectomy for gastric cancer：double tract versus jejunal interposition. World J Surg Oncol, 2014, 12：20.

22. Sakamoto T, Fujimaki M, Tazawa K. Ileocolon interposition as a substitute stomach after total or proximal gastrectomy. Ann Surg. [Clinical Trial], 1997, 226(2)：139-145.

23. Orr T G. A modified technic for total gastrectomy. Arch Surg, 1947, 54(3)：279-286.

24. Roux C. L'oesophago-jejuno-gastrosiose, nouvelle operation pour retrecissement infranchissable del'oesophage. Semin Med, 1907, 27：34-40.

25. Longmire W P Jr, Beal J M. Construction of a substitute gastric reservoir following total gastrectomy. Ann Surg, 1952, 135(5)：637-645.

26. State D, Barclay T, Kelly W D. Total gastrectomy with utilization of a segment of transverse colon to replace the excised stomach. Ann Surg, 1951, 134(6)：1035-1041.

27. Moroney J. Colonic replacement and restoration of the human stomach；Hunterian Lecture delivered at the Royal College of Surgeons of England on 24th February, 1953. Ann R Coll Surg Engl, 1953, 12(5)：328-348.

28. Hunt C J. Construction of food pouch from segment of jejunum as substitute for stomach in total gastrectomy. AMA Arch Surg, 1952, 64(5)：601-608.

29. Limo-Basto E. Problemas Da Tecnica Da Gastrectomia Total. Arq Pat, 1956, 18: 206-235.

30. Lawrence W Jr. Reservoir construction after total gastrectomy: an instructive case. Ann Surg, 1962, 155: 191-198.

31. Liedman B, Bosaeus I, Hugosson I, et al. Longterm beneficial effects of a gastric reservoir on weight control after total gastrectomy: a study of potential mechanisms. Br J Surg. [Clinical Trial Randomized Controlled Trial Research Support, Non-U. S. Gov't], 1998, 85 (4): 542-547.

32. Horvath O P, Kalmar K, Cseke L, et al. Nutritional and life-quality consequences of aboral pouch construction after total gastrectomy: a randomized, controlled study. Eur J Surg Oncol. [Clinical Trial Comparative Study Randomized Controlled Trial Research Support, Non-U. S. Gov't], 2001, 27(6): 558-563.

33. Hays R P. Anatomic and physiologic reconstruction following total gastrectomy by the use of a jejunal food pouch. Surg Forum, 1953, 4: 291-296.

34. Moreno A H. Studies on nutritional and other disturbances following operations for cancer of the stomach; with particular reference to the use of a jejunal pouch as a substitute gastric reservoir. Ann Surg, 1956, 144(5): 779-808.

35. Lee C M Jr. Transposition of a colon segment as a gastric reservoir after total gastrectomy. Surg Gynecol Obstet, 1951, 92(4): 456-465.

36. Hunnicutt A J. Replacing stomach after total gastrectomy with right ileocolon. AMA Arch Surg, 1952, 65 (1): 1-11.

37. Metzger J, Degen L P, Beglinger C, et al. Ileocecal valve as substitute for the missing pyloric sphincter after partial distal gastrectomy. Ann Surg. [Evaluation Studies Research Support, Non-U. S. Gov't], 2002, 236 (1): 28-36.

38. Metzger J, Degen L, Harder F, et al. Subjective and functional results after replacement of the stomach with an ileocecal segment: a prospective study of 20 patients. Int J Colorectal Dis, 2002, 17(4): 268-274.

39. Gertler R, Rosenberg R, Feith M, et al. Pouch vs. no pouch following total gastrectomy: meta-analysis and systematic review. Am J Gastroenterol. [Meta-Analysis Review], 2009, 104(11): 2838-2851.

40. Yang Y S, Chen L Q, Yan X X, et al. Preservation versus non-preservation of the duodenal passage following total gastrectomy: a systematic review. J Gastrointest Surg. [Review], 2013, 17(5): 877-886.

第 13 章

淋巴结清扫术——D1，D2 和 D3

Johan L. Dikken and Henk H. Hartgrink

陈子华　译

背景介绍

适当的局部治疗对于胃癌的治疗至关重要。1881 年，当 Theodor Billroth 第一次成功地进行了胃切除术时，他还切除了一些肿大的淋巴结。此后，胃癌的外科治疗取得了重大进展。在对于此类手术有足够经验的医疗中心，术后病死率从最初的近 100% 下降到现在的不到 1%，与此同时，生存率在这些年也有了很大的提高。生存率提高的主要原因之一是手术方法的标准化，包括胃周淋巴结的标准化清扫。胃淋巴结的系统性清扫是治疗胃癌淋巴结转移的有效方法。这种标准化的淋巴结清扫技术是由日本胃癌研究协会研究建立的。

在过去的 30 年里，淋巴结清扫的范围一直是全世界争论的话题。全世界已经进行了许多关于淋巴结清扫范围的研究以及临床试验。标准化的淋巴结清扫术是在日本建立和发展起来的，而在亚洲的其他国家，扩大淋巴结清扫术，包括清扫腹腔干周围的淋巴结，几十年来也已经成为了胃癌治疗的标准程序。与此相反，在西方国家，多年来，医生们会选择进行一种相对范围有限的淋巴结清扫标准，他们只有对直接靠近胃部的淋巴结才进行淋巴结清扫。不过，近期欧洲和美国更新的胃癌治疗指南已经把扩大淋巴结清扫收录入指南[1, 2]。

本章内容主要涉及到胃周淋巴结的解剖；对于不同类型淋巴结清扫方法的说明和解释；淋巴结清扫切除术的研究及其对临床的影响；胃癌相关淋巴结的预测以及预后判定模型的应用等。此外，因为淋巴结清扫范围的争论很大程度上是一种关于胃癌根治手术质量的讨论，故而本章也将对此进行讨论。

胃周淋巴结的解剖

自 1963 年以来，日本胃癌研究协会（JRSGC）已经出版了几版《胃癌研究总则》。在这一系列规约中，对胃癌的外科学和病理学发现和成果都作了详细阐述。这个规约的第一个英文版本是在第 12 版日文版本的基础上编辑，并以论著的形式出版，而第二个英文版本则是作为期刊论文出版的[4]，其中几项关于淋巴引流路径的研究使我们可以清楚地区分出胃周围不同的淋巴结分区。从这些研究中可以清楚地看出，肿瘤的转移会直接"跳跃"至更远处的胃周淋巴结，而不是从最靠近胃的淋巴结开始，然后再传播到远处的淋巴结。

如图 13.1 所示，胃周围淋巴结的位置可以从第 1 组编号到第 16 组。而所有淋巴结组的解剖边界如表 13.1 所示。

区域淋巴结站可以根据原发肿瘤的位置进一步分为 4 站。离肿瘤最近的淋巴结被定义为 N1 站淋巴结，其次是离原发肿瘤较远的 N2 站淋巴结，再然后是 N3 站和 N4 站淋巴结。用 N 表示淋巴结站的命名也取决于原发肿瘤的位置，如表 13.2 所示。

淋巴结清扫术的类型主要取决于被切除的淋巴结位置。在第 1 站淋巴结清扫术(Dl)的局部清扫中，胃与原发肿瘤和胃周淋巴结(N1)会被切除。而在第 2 站淋巴结清扫术(D2)的淋巴结清扫中，靠近左侧胃窦、肝总动脉、脾和左肝十二指肠动脉的淋巴结也会被切除。这种清扫方法适用于近端、中段、远端肿瘤(N2 淋巴结)。在以前的版本中，建议在 D2 的淋巴结清扫时同期进行远端胰腺(胰尾)、脾脏切除术，现在这个规约已经过时，目前的规约只建议在肿瘤侵犯胃大弯时才进行远端胰腺(胰尾)、脾脏切除。而在第 4 站淋巴结清扫术(D4)淋巴结清扫中，N1 和 N2 淋巴结将与主动脉旁淋巴结一起切除。

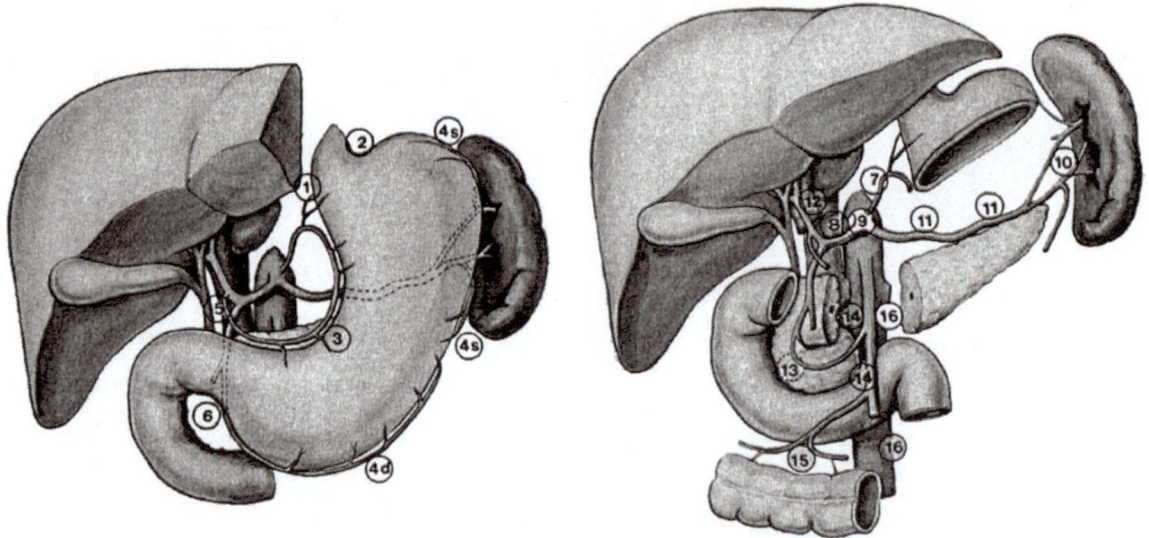

图 13.1　JRSGC(日本胃癌研究会)所描述的淋巴结组

表 13.1　淋巴结分组及其解剖边界[5]

组名	名称	解剖边界
1	贲门右	贲门右侧的胃周淋巴结。沿着胃左动脉的上行支分布，从它的起点到食管裂孔
2	贲门左	贲门左侧的胃周淋巴结
3	胃小弯	淋巴结沿胃左动脉下支，沿胃右动脉远端第一分支分布
4	胃大弯	这站被划分为一个左(s)和一个右(d)两个部分。左侧部分分为近端部分(sa)和远端部分(sb)。4sa 位于胃短动脉周围，4sb 沿胃网膜左动脉分布。4d 沿胃网膜右动脉第 1 支远端
5	幽门上	胃右动脉根部的淋巴结，包括其第一个胃分支
6	幽门下	幽门胃大弯侧的淋巴结。沿胃网膜血管分布从根部到第一个胃分支。静脉的起源位于胃结肠干之后
7	胃左动脉旁	沿胃左动脉分布从它的根部到上行支与下行支的分叉
8	肝总动脉	从腹腔干到胃十二指肠动脉分支的肝总动脉周围的淋巴结
9	腹腔干	腹腔干上的所有淋巴结包括肝总动脉和脾动脉根部的淋巴结
10	脾门	位于脾门的所有淋巴结，界限在胰尾末端。在下极，胃网膜左动脉的第一个胃分支为 10 和 4sb 之间的边界
11	脾动脉	淋巴结沿脾血管向上直到胰尾远端。这些淋巴结分为近端(p)和远端(d)淋巴结
12	肝十二指肠韧带	第 12 组被分为三个部分：①肝固有动脉(12a)；②胆总管旁(12b)；③门静脉后(12p)

续表 13.1

组名	名称	解剖边界
13	胰头后	胰腺后侧，沿胰十二指肠上、下后动脉分布的淋巴结。门静脉为此站的左外侧边界。此站的上边界与 12b 和 12p 会合
14	肠系膜根部	淋巴结沿肠系膜上血管分布。外侧边界为胃结肠干分叉，下边界为空肠静脉分支，上边界以肠系膜上动脉的起源为标志
15	结肠中静脉	横结肠系膜的淋巴结
16	腹主动脉旁	腹主动脉和下腔静脉周围淋巴结。左右边界为左右肾门

表 13.2　根据肿瘤位置淋巴结的分站[4]

淋巴结组	名称	LMU/MUL MLU/UML	LD/L	LM/M/ML	MU/UM	U	E+
第 1 组	贲门右淋巴结	1	2	1	1	1	
第 2 组	贲门左淋巴结	1	M	3	1	1	
第 3 组	胃小弯淋巴结	1	1	1	1	1	
第 4sa 组	胃短血管淋巴结	1	M	3	1	1	
第 4sb 组	胃网膜左淋巴结	1	3	1	1	1	
第 4d 组	胃网膜右淋巴结	1	1	1	1	2	
第 5 组	幽门上淋巴结	1	1	1	1	3	
第 6 组	幽门下淋巴结	1	1	1	1	3	
第 7 组	胃左动脉淋巴结	2	2	2	2	2	
第 8a 组	肝总动脉前淋巴结	2	2	2	2	2	
第 8b 组	肝总动脉后淋巴结	3	3	3	3	3	
第 9 组	腹腔干淋巴结	2	2	2	2	2	
第 10 组	脾门淋巴结	2	M	3	2	2	
第 11p 组	近端脾动脉淋巴结	2	2	2	2	2	
第 11d 组	远端脾动脉淋巴结	2	M	3	2	2	
第 12a 组	肝十二指肠韧带左侧淋巴结	2	2	2	2	3	
第 12b，p 组	肝十二指肠韧带后方淋巴结	3	3	3	3	3	
第 13 组	胰头后淋巴结	3	3	3	M	M	
第 14v 组	肠系膜上静脉淋巴结	2	2	3	3	M	
第 14a 组	肠系膜上动脉淋巴结	M	M	M	M	M	
第 15 组	结肠中动脉淋巴结	M	M	M	M	M	
第 16a1 组	腹主动脉裂孔淋巴结	M	M	M	M	M	
第 16a2，b1 组	腹主动脉旁，中间段淋巴结	3	3	3	3	3	
第 16b2 组	腹主动脉旁，下段淋巴结	M	M	M	M	M	
第 17 组	胰头前淋巴结	M	M	M	M	M	
第 18 组	胰腺下淋巴结	M	M	M	M	M	

续表 13.2

淋巴结组	名称	LMU/MUL MLU/UML	LD/L	LM/M/ML	MU/UM	U	E+
第 19 组	膈肌下淋巴结	3	M	M	3	3	2
第 20 组	食管裂孔淋巴结	3	M	M	3	3	1
第 110 组	下段食管旁淋巴结	M	M	M	M	M	3
第 111 组	膈肌上淋巴结	M	M	M	M	M	3
第 112 组	后纵隔淋巴结	M	M	M	M	M	3

* U 为上 1/3；M 为中 1/3；L 为下 1/3

关于淋巴结清扫范围的随机对照试验

胃癌淋巴结清扫的治疗范围的争论重点一直是如何在最大限度地局部肿瘤切除和可接受的并发症发生率和病死率之间取得平衡。在日本，D2 扩大清扫是几十年来的标准治疗方法，通常由高级别医院的经验丰富的外科医生执刀操作。西方国家的外科医生每年的病例数较低(除了少数几个高患者流量的医疗中心)，而且大多只能进行 D1 局部清扫，这是因为在低患者流量的医院中，淋巴结扩大清扫术的开展往往会带来更高的并发症发生率和病死率。对于这方面，日本的患者长期生存结果与西方国家[6]相比要好很多，于是一些研究小组决定通过临床试验，比较 D1 和 D2 淋巴结切除术。对上述临床试验数据的总结详见表 13.3。

表 13.3 胃癌淋巴结清扫范围的随机研究

试验者	国家	病例数	比较	并发症率	病死率	总生存率
Dent[7]	南非	43	D1 与 D2	—	0 vs.0%	中位随访 3.1 年：82% vs.77%，无统计学意义
Robertson[8]	中国香港	55	D1 与 D2	0 vs.23%	0 vs.3%	随访 4.1 年：46% vs.38%P=0.04
Cuschieri[9, 10]	英国	400	D1 与 D2	28% vs.46% P<0.001	6.5% vs.13% P=0.04	随访 5 年：35%对 vs.33%，无统计学意义
Bonenkamp[11, 13, 14]	荷兰	711	D1 与 D2	25% vs.43% P<0.001	4% vs.10% P=0.004	随访 15 年：21% vs.29%P=0.34 胃癌的特异生存率 48% vs.37%P=0.01
Wu[16]	中国台湾	221	D1 与 D3	7.3% vs.17.1%	—	随访 5 年：53.6% vs.59.5%P=0.041
Sano[18, 19]	日本	523	D2 与 D2+PAND	20.9% vs.28.1% P=0.067	0.8% vs.0.8%	随访 5 年：69.2% vs.70.3%P=0.85
Degiuli[20, 21]	意大利	267	D1 与 D2ᵃ	12.0% vs.17.9% P=0.178	3.0% vs.2.2% P=0.722	随访 5 年：66.5% vs.64.2 P=0.695

ᵃ 为 D2 手术不联合远端胰腺、脾脏切除术；PAND 为腹主动脉旁淋巴结清扫

南非

Dent 等人在 1982 年至 1987 年间在南非进行了第一次研究。在这个随机化的试验中，403 名患者在评估后接受了外科手术。大多数患者因疾病进展而不符合条件，剩下的 43 例患者随机选择了 D1 和 D2 进行治疗。虽然医院住院期间手术患者中没有出现死亡病例。但选择 D2 的患者的手术时间明显更长，输血需求量更大，住院时间更长。在 3.1 年的中位随访时间中，两组患者的生存率无差异。因

此研究者的结论是：不推荐在日常胃癌临床工作中行第 2 站淋巴结清扫术[7]。

中国香港

第二项关于这个议题的随机研究是在中国香港地区进行，并于 1994 年发表。1987 年至 1991 年期间，55 例胃窦癌患者随机进行局部或扩大淋巴清扫术。扩大淋巴结清扫术包括大网膜和小网膜切除、脾切除术、胰尾切除术、腹腔干及其分支的淋巴结清扫、肝门血管的裸化。总共有 8 名外科医生参与完成了所有的手术，其中 3 名外科医生完成了 75% 的手术。虽然参与试验的所有外科医生都在开始临床试验之前接受了系统的培训，并在手术操作中受到严格的监督，但其培训的方法并没有在发表的文章中作系统地描述。术后的病理标本按标准流程进行了处理。

试验中扩大淋巴结清扫组中仅有 1 例患者因术后出现膈下脓肿而死亡。扩大淋巴结清扫组的手术时间显著长于局部淋巴结清扫组（中位数 260 分钟 vs. 140 分钟）；术中出血量也显著高于局部清扫组（600 mL vs. 300 mL）；而扩大淋巴结清扫组的术后并发症指标则是显著高于局部淋巴结清扫组，在扩大清扫组中有 7 名患者因为腹腔脓肿需要再次手术，而这个数字在局部清扫组中为 0。对于局部清扫组，其中位存活时间高于扩大淋巴结清扫组（1511 天 vs. 922 天）。追究扩大淋巴结清扫根治组中膈下脓肿发病率较高的原因可能是因为胰尾切除术。本论文从研究中得出的结论是不支持扩大淋巴结清扫术在胃癌中的常规应用。

英国医学研究理事会（MRC）试验

关于这个议题的五个大型临床试验之一在英国进行[9, 10]。在 1986 年至 1993 年进行的这项试验中，737 名经组织学证实为胃腺癌的患者纳入试验并进行了分期剖腹手术。在这些患者中，有 400 名患者符合研究条件（定义为 I ~ III 期胃癌，不伴结肠下腹主动脉旁淋巴结阳性），他们被随机安排进行胃切除术联合 D1 或 D2 治疗。其中 D2 通常与远端胰腺切除术和脾切除术相结合。参与此项临床试验的所有外科医生在开始试验之前都接受了书本理论知识和实际手术过程录像的培训，但术者在手术过程中并没有严格的监控。

D1 治疗组清扫的淋巴结数量的中位数为 13 个，而这个数字在 D2 组为 17 个。D1 组的手术并发症发生率为 28%，D2 组为 46%。D2 组的术后在院病死率较高（13% vs. 6.5%）。胰尾脾脏切除术对术后发症发生率和病死率均有显著的不良影响。调整对胰尾脾脏切除术的分析后，两组患者的病死率和并发症发生率无显著差异。两组患者的总体生存率（OS）和疾病特异性生存率（DSS）均无差异。作者认为 D2 的扩大清扫术联合胰尾脾脏联合切除与 D1 相比，不能显著提升患者的生存率。但是此次试验中并没有对单独的 D2 的扩大清扫术进行研究。

荷兰胃癌试验（DGCT）

与此同时，在荷兰进行了一场大型的试验[11]。从 1989 年到 1993 年，1 078 名患者被随机安排进行 D1 和 D2 治疗。所有受试者均在术前进行随机分组，并在术中对手术过程进行了充分的监督。在试验的前 6 个月，参与试验的外科医生接受了日本胃癌外科医生的指导。试验开始 6 个月之后，8 名受过专门训练的外科医生中的 1 名作为监督员参加了每一次的 D2 治疗，而研究协调员也作为监督员参加了所有的 D1 治疗的观察。除了为参加试验的外科医生提供理论知识培训及实际手术视频观摩，这次试验还对所有参与的医生定期举行会议，对试验进行讨论。为了进行质量控制，研究者对病理检查时淋巴结的数目和位置进行了规定，并以此制定了研究方案。如果在病理检查中发现非方案规定的淋巴结，则称为"污染"。而如果病理学检查不能在规定的位置发现应该被清扫的淋巴结，则被称为"不履行"。由于"污染"（主要存在于 D1 中）和"不履行"（主要存在于 D2 中）都可能会对研究结果产生影响，所以在研究过程中，这两点都会被严格监控，并反馈给手术医生。在这项研究中，D2 治疗组包含常规的胰尾切除术联合脾切除术。

被排除在试验组之外的患者的主要原因是没有受过训练的外科医生为他们进行了手术（n = 35）。285 例进行手术的患者没有机会进行根治手术，仅行了剖腹探查术。在 1 078 名随机患者中，711 名患者则接受了根治性切除。

D2 治疗组中发现的淋巴结数量的平均值比较高（31.5 枚 vs. 18.4 枚）。D2 组的术后院内病死率高于（10% vs. 4%）。D2 组的并发症发生率也较高（43% vs. 25%）。但对于 5 年总体生存率（34% vs. 33%）或复发率（42% vs. 37%）在 D1 组与 D2 组并没有显著性差异[12]。此外，接受胰尾切除术或脾切除术的患者整体生存率较低。基于这些结果，作者在 1999 年提出 D2 治疗不应该被常规推荐。

随后，经过中位数长达 11 年的术后随访，研究者对 D1、D2 两组患者的生存率进行了重新评估[13]。Dl 组的总体生存率为 30%，而 D2 组为 35%。亚组分析则显示 D2 组的清扫能够使 N2 期的患者获得更好的生存率。所以我们可以得出结论：D2 治疗可能对 N2 期胃癌的患者有益，但这些患者在术前难以提前鉴别出来。

2010 年，一份关于这项研究的新报道被发表，而在这次的报道中随访的中位时间为 15 年[14]。经分析，173 名患者（24%）长期生存并且没有复发（其中 D1 组 82 人，D2 组 91 人），还有 D2 组的 1 名患者虽然复发，但是仍然存活。共有 217 名患者在没有复发的情况下死亡，而 320 名患者则因复发死亡（其中 Dl 组 188 人，D2 组 131 人）。经历 D1 根治性手术的患者 15 年总生存率为 21%，而 D2 组为 29%，但这一差异并不显著。在死亡原因分析中，Dl 组的胃癌相关死亡的发生率明显高于 D2 组（D1 与 D2 的风险比为 0.74）。基于这些新结果，作者得出结论：如果有可能避免术后死亡，胃癌的治疗建议采用 D2 根治性清扫术，而不行远端胰腺切除和脾切除。

Cochrane 综述

2003 年，在上述四项随机研究的基础上有研究者发表了一篇 Cochrane 综述[15]。在这篇综述中，扩大淋巴结清扫术组病死率增加，但并没有发现扩大淋巴结清扫能给患者带来更大的受益。然而，亚组分析则显示在 PT3 阳性肿瘤中，扩大淋巴结清扫术与生存率改善有关。作者于是得出结论，关于胃癌淋巴结清扫的范围的进一步研究应该在有经验的外科医生的帮助下进行，以消除"污染"和"不履行"对临床试验的影响。

中国台湾

当荷兰和英国医学研究理事会试验的结果出来时，有人指出，如果这项试验在单个高病人流量的医学中心进行可能显示 D2 的好处，因为在经验丰富的医学中心，术后病死率通常较低。因此，随后在中国台湾的一家医院进行了一项随机试验[16]，以比较局部和扩大淋巴结清扫术的区别。在 1993

年到 1999 年期间，有 335 名患者进入试验，其中 221 名患者被随机分配进行 D1 和 D3 治疗。所有的手术都是由三位外科医生完成，其中一位外科医生在日本接受培训，另外两位由接受过培训后的外科医生进行培训。术后的病理切片标本都用标准的方法进行了处理。

D3 治疗组的术后并发症发生率较高（17.1% vs 7.3%），这可能和 D3 手术较长的时间和较大的出血量有关。两组都没有术后死亡病例报告。D3 治疗组的 5 年 OS 较高（59.5% vs. 53.6%）。D3 治疗组的疾病特异性生存期（DSS）相较 D1 治疗组也有显著提高。作者的结论是淋巴结扩大清扫术是胃癌治疗的首选方法，并且手术应该由训练有素和经验丰富的外科医生主刀。

日本的研究

尽管在西方国家，第 2 站淋巴结清扫术被称为"扩大清扫"，但日本外科医生会常规行 D2 治疗，并将"扩大"一词用于主动脉旁淋巴结清扫。淋巴结转移通常从胃周淋巴结转移到腹腔干周围的淋巴结。进入体循环前淋巴液引流最后一站是腹主动脉旁淋巴结。因此，摘除这些淋巴结可以看作是预防淋巴结转移转换成全身转移的最后一步。然而，主动脉旁淋巴结清扫需要先进的手术技术，而且术后并发症发生率也会增加。

在日本的一项研究中，研究了第 2 站淋巴结切除术联合或者不联合主动脉旁淋巴结清扫（PAND）手术的效果区别[18, 19]。从 1995 年到 2001 年，来自 24 家医院的 523 名患者在手术中随机选择 D2 或 D2 联合主动脉旁淋巴结清扫。只有主刀过最少 100 例第 2 站淋巴结清扫术的外科医生以及每年此类手术病例数达到或超过 80 例的医疗机构才能入选这次试验。参与此项研究的外科医生们讨论了主动脉旁淋巴结清扫手术的视频。远端胰腺切除术仅对有胰腺累及的患者（11%），而脾切除术与之相反，在大多数手术中都会联合进行。

相较其他手术，主动脉旁淋巴结清扫手术的中位手术时间长了 63 分钟，而且术后出血量也会增加。术后并发症发生率方面，主动脉旁淋巴结清扫组显著高于单纯的 D2 组（28.1% vs. 20.9%）。两组均有 2 例住院病死率（0.8%）。两者的总体生存率和无复发生存率均未发现明显差异，但两组总体生存率均高于西方国家的研究数据（69.2% 和 70.3%）。

在多变量分析中，同样两者的总体生存率没有差异。基于这些结果，作者认为联合主动脉旁淋巴结清扫的 D2 治疗不应该被常规推荐，而且 D2 手术自身也应该在有足够经验的医院进行。

意大利胃癌研究组

为了发现扩大淋巴结清扫对西方国家患者受益的证据，意大利的一个胃癌研究小组最近进行了一项研究，将 D1 与 D2 治疗（仅由有第 2 站淋巴结清扫经验的外科医生主刀）进行了比较[20]。1998 年至 2006 年期间，共有 617 名患者在 5 个专科中心注册进入研究，其中 267 名患者被随机分配进行 D1 或 D2 治疗。这其中 D2 手术不会常规行脾胰联合切除手术。脾脏只有在当肿瘤靠近脾脏时才会行切除手术。而胰尾只在肿瘤侵入胰腺时切除。对病理标本的处理是标准化的。只有专业的外科医生参与了试验，尽管对每个外科医生的工作量并没有进行详细的阐述。

清扫出淋巴结的平均数在 D1 组为 28.2 个，在 D2 组为 37.3 个。在接受 D2 治疗的患者中，有 33.6% 的患者发生了"不履行"，17.3% 的 D1 患者发生了"污染"。虽然 D2 组的术后并发症发生率较 D1 组高（17.9% vs. 12.0%），但并没有显著性差异。同样，两者的术后病死率也无显著差异。在中位随访时间 8.8 年后，两组总体生存率无显著差异。然而，在 PT2 至 T4 和 N 阳性的患者的亚群研究中，D2 组相比 D1 组可获得更高的生存率。

在讨论部分，作者指出，此项试验进展缓慢是因为一些外科医生不愿意将患者纳入"落后"的 D1 试验组中，因此，此次试验在达到最终研究目的前就被终止了。尽管如此，根据已经得到的结果，作者得出结论，对于进展期淋巴结阳性的患者，第 2 站淋巴结清扫术可能是更好的选择。

非随机化研究

除了对这个课题的少数随机研究外，许多关于局部与扩大淋巴结根治术区别的非随机比较及病例系列已经发表。这些研究中有很大一部分通常是单一医学中心的研究，其扩大淋巴结根治的术后病死率很低。这也反映出有较高病例数、手术量，并且通常有着较低术后病死率的高等级医学中心与全美范围内的医疗机构水平，这也是反映与一般水平医院之间的巨大差距。

结　论

总之，关于 D2 淋巴结清扫的作用目前存在广泛的争论。基于最新的研究结果，扩大淋巴结清扫术在西方国家也被认为是一种推荐的对于进展期胃癌的治疗方法，这已经被纳入了欧洲和美国的临床实践指南中[1, 2]。而更进一步的扩大淋巴结清扫（D4）目前仍然不是常规推荐。

脾脏和胰尾切除术

淋巴结清扫术研究的重点一直是哪个淋巴结应该切除或不切除。然而，一些随机研究的亚组分析表明脾切除术和远端胰切除术可能很大程度上与 D2 淋巴结清扫术后的并发症发生率和病死率相关。在日本胃癌研究协会（Japanese Research Society on Gastric Cancer，JRSGC）的规定中，这一规定同样应用于在英国医学理事会（MRC）和荷兰的临床试验中，对于胃上部的所有肿瘤，常规清扫第 10 站淋巴结（脾门淋巴结）是强制要求的，而这种清扫如果不切除脾脏是不可能完成的。这个规定后来被更改至侵犯胃大弯侧的肿瘤需要做此类清扫[21]。

脾切除术联合 D2 胃远端切除术的不良影响可以用残胃缺血的可能性来解释，因为胃左动脉在其起源处切断后，胃短动脉是残端唯一的供血来源。在 D1 胃远端切除术后，这是一个较少出现的问题，胃左动脉此时会在胃周处切断。所以当脾切除不能避免时[23]，可以考虑全胃切除。另一种解释是脾在免疫系统中的作用。远端胰腺切除术的不良影响可能是在发生亚临床胰瘘时，吻合口附近的胰液对近端吻合口的影响。

在 MRC 的临床试验中，胰腺远端切除术对术后并发症发生率和病死率有显著的不良影响[9]。在这项试验中，D2 组中 56% 的患者接受了胰尾切除术和脾切除术，35% 的患者没有接受脾切除术或胰尾切除术。在 D1 组中，这个数字则是 4%（均切除）和 69%（均未切除），27% 仅行脾切除术。在 D1 组中，只有在肿瘤位于胃的近侧，且外科医生认为有必要进行脾切除术才行脾切除术。在 D1 组中，远端胰腺切除术只有在肿瘤直接侵犯到胰腺的情况下才会进行。在多因素分析中，经过调整胰腺脾联合切除，D1 组与 D2 组的并发症发生率和病死率差异不显著。在比较这三组患者的总体存活率时，胰脾切除术组患者的生存率最低，其次是单纯脾切除术组，最后则是不做切除的患者。比较未切除脾脏和胰腺的 D2 清扫组和 D1 清扫组，D2 组的总体存活率更高。然而，作者谨慎地根据这一观察得出结论，因为这只是一个亚组分析。

在荷兰胃癌研究小组的研究中，发表了一篇关于不良结果风险因素的独立报告[23]。711 例符合条件的患者中，58 例仅行脾切除术，107 例行远端胰腺切除术。在单变量分析中，脾切除术和胰切除术均与术后病死率和并发症发生率的增加有关。而经过多变量分析，两者都是手术和整体并发症的重要危险因素，而脾切除术仍然是院内死亡的重要危险因素（相对风险 2.16）。脾切除术对院内死亡的影响要高于单纯的淋巴结清扫。当我们观察荷兰研究组的整体存活率，第 10 组淋巴结转移患者 11 年生存率很低（11%），第 11 组淋巴结转移患者的生存率也很低（8%），提示清扫这些淋巴结的实用性受到质疑[13]。基于这项研究，作者得出结论不做远端胰腺、脾切除术的第 2 站淋巴结切除术可能是首选的治疗方法[24]。

而一些范围较小的随机研究，则研究了胰切除术和/或脾切除术对生存率的影响。在日本的一项研究中，110 名患者被随机分为两组：胃切除术加胰尾切除术组；胃切除术不加胰尾切除术但加脾切除术组。虽然胰腺尾部切除术组的并发症发生率略高，但总体生存率无差异[25]。

在智利的一项试验中，187 名患者在 D2 全胃切除加脾或不加脾切除之间进行随机研究。脾切除术组的并发症发生率明显较高，但术后病死率和总生存率无差异。对此基础上研究，作者认为第 2 站淋巴结清扫术不应该与脾切除术联合使用[26]。

迄今为止发表的规模最大的试验是韩国的试验。207 例患者随机选择联合第 2 站淋巴结清扫的全胃切除术加或不加脾切除术。脾切除术组患者的并发症发生率较高（15.4% vs. 8.7%），但脾切除术组患者的总生存率也较高（54.8% vs. 48.8%），但均未达到具有统计学意义的标准[27]。

在最近的一项 Meta 分析，结合上述度验数据对该课题进行研究。做与不做脾脏切除[28]的术后病死率和总生存率无显著差异。然而，这项 Meta 分析结果并没有纳入大型淋巴结清扫范围试验（MRC 和 DGCT）的数据。

日本 JCOG 0110 对这一问题的研究结果值得关注[29]。

总的来说，我们可以得出这样的结论：在大量的随机研究中，胰腺和脾脏的保留与较低的术后病死率相关，并且脾脏与远端胰腺切除术应该只在这些器官被肿瘤直接侵犯时才被建议进行。

Maruyama Index（MI 指数）

为更好地预测可切除的胃癌淋巴结的累及情况，人们开发了 Maruyama 计算机程序。这个项目包含了 3 843 名在东京国立癌症中心医院接受 D2 胃癌手术的患者的数据。通过输入一些患者和肿瘤的变量，输入的病例数据将与数据库中的患者数据相匹配，进而预测 16 组淋巴结中，每组淋巴结转移的可能性。Maruyama 电脑程序是为了在手术中使用，以确定哪组淋巴结具有较高的转移风险。

未切除的第 1~12 组淋巴结的百分比的总和后来被称为未切除疾病的 Maruyama 指数（MI）[30]。MI 已被用于利用切除的淋巴结相关的详细信息来预测患者的生存率[30, 31]。由于其复杂性，MI 在西方国家并不常用。

胃癌手术的质量保证

在西方国家淋巴结清扫术试验中报道的术后病死率较高的原因通常被归咎于在西方国家医院的患者数量少，外科医生对扩大淋巴结清扫的经验相对较低。一般来说，日本外科医生接触胃癌患者的机会比西方国家的外科医生要高得多，除了一些在大型专业医学中心工作的西方外科医生。

上面叙述过的一些随机试验中，对于参与的患者来说，在手术质量上是有保证的。然而，大多数胃癌患者是在随机研究框架之外接受治疗的。对这些患者来说，在全国范围内提高手术质量是必要的。一些国家和地区已经开始了针对包括胃癌在内的各种癌症提供手术质量保证项目。最常见的质量保证工具是将患者转到患者流量较大的医学中心，并关闭一些小的医学中心以及对相关的医疗质量临床审计。

第一份关于年入院患者数量与医疗成果之间影响的研究报告在 1979 年发表[32]。关于这一课题的另一项具有里程碑意义的研究发表于 2002 年[33]。在这项对于美国大约 250 万例外科手术数据的研究中，对于一些外科手术来说，较高的医院入院人数与降低术后病死率有关。从那时起，许多研究小组就开始研究医院患者流量对胃癌预后的影响，其中大部分研究都证明增加医院患者流量与改善患者的预后相关[33~48]。然而，在各个不同的研究中，高患者流量的定义是不一样的。

2003 年，一项关于胃癌患者入院流量的研究结果导致在多个国家和地区国家级胃癌诊疗中心的建立。例如，在 2003 年之前。丹麦有 37 家医院进行过胃切除术，而在 2003 年后，只有 5 家（大学）医院被允许进行这些手术。这导致术后病死率从 8.2% 降至 2.4%，并且清扫的淋巴结数量也显著增加[37]。

其他欧洲国家也已开始建立国家级胃癌手术诊疗中心。在英国，一项针对许多不同类型癌症的国家健康计划将某一地区的同类患者转诊至同一家医院，从而增加了这些医院的病例数。芬兰、瑞典和荷兰也已开始实行集中转诊制度。在荷兰，胃癌手术集中送往已经进行过大量食管癌根治手术的医院，从而建立了专门针对上消化道肿瘤的诊疗中心。

然而，将医院的患者流量作为转诊的唯一依据也受到了一些人的批评，因为某些患者流量较低的医院其治疗效果并不比一些患者流量较高的医院差[33]。因此，一些研究提倡以治疗效果为依据的转诊，在这种转诊制度中，患者被转诊到效果最好的医院，而不是病人数最多的医院。在荷兰西部，基于治疗效果的转诊已被用于改善食管癌根治手术的治疗效果，并成功使术后病死率从 12% 降低到 4%。有些研究小组一直在寻找与患者预后好相关的流程，并在一些患者预后较差的诊疗中心启用这一流程。当然，对于这一点研究起来是相当困难的，因为许多因素都与患者的预后相关[50]。

一项研究表明，与不进行疗效监控的集中转诊相比，将集中转诊与疗效监控进行结合会为患者带来更好的预后[51]。通过疗效监控，各个在系统内注册的医疗机构的诊疗数据将会被收集，此后医疗从业者将收到关于其绩效的反馈。一些国家已经开始实施国家疗效监控计划。包括英国国家食管癌-胃癌疗效监控计划，美国国家外科质量改进计划，以及欧洲其他几个国家，他们目前正在进行欧洲上消化道肿瘤疗效监控计划（EURECCA Upper GI）。

参考文献

1. Okines A, Verheij M, Allum W, et al. Gastric cancer: ESMO Clinical Practice Guidelines for diagnosis, treatment and followup. Ann Oncol, 2010, 21(Suppl 5): v50-54.
2. Ajani J A, Barthel J S, Bekaii-Saab T, et al. Gastric cancer. J Natl Compr Canc Netw, 2010, 8: 378-409.
3. Japanese Research Society for Gastric Cancer. Japanese classification of gastric carcinoma, First English ed.: Kanehara & Co., Ltd., 1995.
4. Japanese Gastric Cancer Association. Japanese Classification of gastric carcinoma—2nd English edition. Gastric Cancer, 1998, 1: 10-24.
5. Kampschoer G H M, Sasako M, Wetselaar-Whittaker J. Surgical treatment of gastric cancer. Leiden: Leiden University, 1989.
6. Allum W H, Powell D J, McConkey C C, et al. Gastric cancer: a 25-year review. Br J Surg, 1989, 76: 535-640.
7. Dent D M, Madden M V, Price S K. Randomized comparison of R1 and R2 gastrectomy for gastric carcinoma. Br J Surg, 1988, 75: 110-112.
8. Robertson C S, Chung S C, Woods S D, et al. A prospective randomized trial comparing R1 subtotal gastrectomy with R3 total gastrectomy for antral cancer. Ann Surg, 1994, 220: 176-182.
9. Cuschieri A, Fayers P, Fielding J, et al. Postoperative morbidity and mortality after D1 and D2 resections for gastric cancer: preliminary results of the MRC randomised controlled surgical trial. The surgical cooperative group. Lancet, 1996, 347: 995-999.
10. Cuschieri A, Weeden S, Fielding J, et al. Patient survival after D1 and D2 resections for gastric cancer: long-term results of the MRC randomized surgical trial. Surgical Co-operative Group. Br J Cancer, 1999, 79: 1522-1530.
11. Bonenkamp J J, Songun I, Hermans J, et al. Randomised comparison of morbidity after D1 and D2 dissection for gastric cancer in 996 Dutch patients. Lancet, 1995, 345: 745-748.
12. Bonenkamp J J, Hermans J, Sasako M, et al. Extended lymph-node dissection for gastric cancer. N Engl J Med, 1999, 340: 908-914.
13. Hartgrink H H, van de Velde C J, Putter H, et al. Extended lymph node dissection for gastric cancer: who may benefit? Final results of the randomized Dutch gastric cancer group trial. J Clin Oncol, 2004, 22: 2069-2077.
14. Songun I, Putter H, Kranenbarg E M, et al. Surgical treatment of gastric cancer: 15-year follow-up results of the randomised nationwide Dutch D1D2 trial. Lancet Oncol, 2010, 11: 439-1449.

15. McCulloch P, Nita M E, Kazi H, et al. Extended versus limited lymph nodes dissection technique for adenocarcinoma of the stomach. Cochrane Database Syst Rev, 2003, 4: CD001964.

16. Wu C W, Hsiung C A, Lo S S, et al. Randomized clinical trial of morbidity after D1 and D3 surgery for gastric cancer. Br J Surg, 2004, 91: 283-287.

17. Wu C W, Hsiung C A, Lo S S, et al. Nodal dissection for patients with gastric cancer: a randomised controlled trial. Lancet Oncol, 2006, 7: 309-315.

18. Sano T, Sasako M, Yamamoto S, et al. Gastric cancer surgery: morbidity and mortality results from a prospective randomized controlled trial comparing D2 and extended para-aortic lymphadenectomy-Japan Clinical Oncology Group study 9501. J Clin Oncol, 2004, 22: 2767-2773.

19. Sasako M, Sano T, Yamamoto S, et al. D2 lymphadenectomy alone or with para-aortic nodal dissection for gastric cancer. N Engl J Med, 2008, 359: 453-462.

20. Degiuli M, Sasako M, Ponti A. Morbidity and mortality in the Italian Gastric Cancer Study Group randomized clinical trial of D1 versus D2 resection for gastric cancer. Br J Surg, 2010, 97: 643-649.

21. Degiuli M, Sasako M, Ponti A, et al. Randomized clinical trial comparing survival after D1 or D2 gastrectomy for gastric cancer. Br J Surg, 2014, 101: 23-31.

22. Japanese Gastric Cancer Association. Japanese gastric cancer treatment guidelines 2010 (ver. 3). Gastric Cancer, 2011, 14: 113-123.

23. Sasako M. Risk factors for surgical treatment in the Dutch Gastric Cancer Trial. Br J Surg, 1997, 84: 1567-1571.

24. Hartgrink H H, Jansen E P, van Grieken N C, et al. Gastric cancer. Lancet, 2009, 374: 477-490.

25. Furukawa H, Hiratsuka M, Ishikawa O, et al. Total gastrectomy with dissection of lymph nodes along the splenic artery: a pancreas-preserving method. Ann Surg Oncol, 2000, 7: 669-673.

26. Csendes A, Burdiles P, Rojas J, et al. A prospective randomized study comparing D2 total gastrectomy versus D2 total gastrectomy plus splenectomy in 187 patients with gastric carcinoma. Surgery, 2002, 131: 401-407.

27. Yu W, Choi G S, Chung H Y. Randomized clinical trial of splenectomy versus splenic preservation in patients with proximal gastric cancer. Br J Surg, 2006, 93: 559-563.

28. Brar S S, Seevaratnam R, Cardoso R, et al. A systematic review of spleen and pancreas preservation in extended lymphadenectomy for gastric cancer. Gastric Cancer, 2012, 15(Suppl 1): S89-99.

29. Sano T, Yamamoto S, Sasako M, et al. Randomized controlled trial to evaluate splenectomy in total gastrectomy for proximal gastric carcinoma: Japan clinical oncology group study JCOG 0110-MF. Jpn J Clin Oncol, 2002, 32: 363-364.

30. Hundahl S A, Macdonald J S, Benedetti J, et al. Surgical treatment variation in a prospective, randomized trial of chemoradiotherapy in gastric cancer: the effect of undertreatment. Ann Surg Oncol, 2002, 9: 278-286.

31. Peeters K C M J, Hundahl S A, Kranenbarg E K, et al. Low Maruyama index surgery for gastric cancer: Blinded reanalysis of the Dutch D1-D2 trial. World J Surg, 2005, 29: 1576-1584.

32. Luft H S, Bunker J P, Enthoven A C. Should operations be regionalized? The empirical relation between surgical volume and mortality. N Engl J Med, 1979, 301: 1364-1369.

33. Birkmeyer J D, Siewers A E, Finlayson E V, et al. Hospital volume and surgical mortality in the United States. N Engl J Med, 2002, 346: 1128-1137.

34. Callahan M A, Christos P J, Gold H T, et al. Influence of surgical subspecialty training on in-hospital mortality for gastrectomy and colectomy patients. Transactions of the Meeting of the American Surgical Association. Ann Surg, 2003, 121: 322-332.

35. Finlayson E V, Goodney P P, Birkmeyer J D. Hospital volume and operative mortality in cancer surgery: a national study. Arch Surg, 2003, 138: 721-725; discussion 6.

36. Hannan E. The influence of hospital and surgeon volume on in-hospital mortality for colectomy, gastrectomy, and lung lobectomy in patients with cancer. Surgery, 2002, 131: 6-15.

37. Jensen L S, Nielsen H, Mortensen P B, et al. Enforcing centralization for gastric cancer in Denmark. Eur J Surg Oncol, 2010, 36: S50-54.

38. Kuwabara K, Matsuda S, Fushimi K, et al. Hospital volume and quality of laparoscopic gastrectomy in Japan. Dig Surg, 2009, 26: 422-429.

39. Learn P A, Bach P B. A decade of mortality reductions in major oncologic surgery: the impact of centralization and quality improvement. Med Care, 2010, 48: 1041-1049.

40. Lin H C, Xirasagar S, Lee H C, et al. Hospital volume and inpatient mortality after cancer-related gastrointestinal resections: the experience of an Asian country. Ann Surg Oncol, 2006, 13: 1182-1188.

41. Nomura E, Tsukuma H, Ajiki W, et al. Population-based study of relationship between hospital surgical volume and 5-year survival of stomach cancer patients in Osaka, Japan. Cancer Sci, 2003, 94: 998-1002.

42. Smith D L, Elting L S, Learn P A, et al. Factors influencing the volume-outcome relationship in gastrectomies: a population-based study. Ann Surg Oncol, 2007, 14: 1846-1852.

43. Xirasagar S, Lien Y C, Lin H C, et al. Procedure volume of gastric cancer resections versus 5-year survival. Eur J Surg Oncol, 2008, 34: 23-29.

44. Bachmann M O, Alderson D, Edwards D, et al. Cohort study in South and West England of the influence of specialization on the management and outcome of patients with oesophageal and gastric cancers. Br J Surg, 2002, 89: 914-922.

45. Birkmeyer J D, Sun Y, Wong S L, et al. Hospital volume and late survival after cancer surgery. Ann Surg, 2007, 245: 777-783.

46. Enzinger P C, Benedetti J K, Meyerhardt J A, et al. Impact of hospital volume on recurrence and survival after surgery for gastric cancer. Ann Surg, 2007, 245: 426-434.

47. Ioka A, Tsukuma H, Ajiki W, et al. Hospital procedure volume and survival of cancer patients in Osaka, Japan: a population-based study with latest cases. Jpn J Clin Oncol, 2007, 37: 544-553.

48. Thompson A M, Rapson T, Gilbert F J, et al. Hospital volume does not influence long-term survival of patients undergoing surgery for oesophageal or gastric cancer. Br J Surg, 2007, 94: 578-584.

49. Wouters M W, Karim-Kos H E, le Cessie S, et al. Centralization of esophageal cancer surgery: does it improve clinical outcome? Ann Surg Oncol, 2009, 16: 1789-1798.

50. Birkmeyer J D, Sun Y, Goldfaden A, et al. Volume and process of care in high-risk cancer surgery. Cancer, 2006, 106: 2476-2481.

51. Sonnenday C J, Birkmeyer J D. A tale of two provinces: regionalization of pancreatic surgery in Ontario and Quebec. Ann Surg Oncol, 2010, 17: 2535-2536.

第 14 章

开放胃次全切除和全胃切除术及重建方法

Brian Badgwell and Paul F. Mansfield

伍韶斌　译

概　述

本书的前几章已经叙述胃癌的流行病学、病理学分类、分期、辅助治疗及新辅助治疗。准确的胃癌术前分期具有极其重要意义：分期决定需要切除的范围并有助于规范术前的诊疗过程。过去的 20 年，因为消化性溃疡行胃切除术所引起的并发症已经急剧减少，施行远端胃切除和全胃切除术绝大多数用于治疗胃恶性肿瘤。两项前瞻性随机临床试验已经证实了全胃切除术和胃次全切除术在治疗远端胃癌上具有同等作用[1, 2]。尽管如此，近端胃癌的手术方式仍具争议，大多数外科医生倾向施行全胃切除术，以最大可能减少胆汁反流和胃瘫的风险。赞成近端胃切除术的医生认为近端胃手术的并发症发生率和生存率与全胃切除相似[3]。最近的一项系统回顾和文献荟萃分析表明，胃癌患者行近端胃切除术后的肿瘤复发率、反流性食管炎和吻合口狭窄的发生率高于接受全胃切除术的患者[4]。根据目前外科医生喜好，结合近端胃切除术后存在胆汁反流、缺乏生活质量及需要口服药物等不足，医院外科医生目前并不施行近端胃切除手术。本章将重点介绍胃次全切除术切除远端胃癌和全胃切除术治疗近端胃癌的外科技术。

术前评估

术前评估从病史和体格检查开始，包括目前症状、体重减轻、合并症、既往手术史和体格检查。尽管临床教科书中所叙述的检查到远处淋巴结转移，在临床实践中确实很少见到，体格检查还是应该包括锁骨上淋巴结的评估以确定远处淋巴结是否受累。基本的实验室评估应包括完整的血细胞计数、血液生化和肾图检查以及营养指标（通常是白蛋白和前清蛋白水平）的测量。美国综合癌症网络（NCCN）制定的《胃癌治疗指南》是一份长达 93 页的文书，可以指导新近诊断胃癌的检查和治疗方式[5]。所有胃癌患者可能已经进行过上消化道内镜检查和活检诊断。根据术前计划，内镜检查结果应该再评估，可能需要再次内镜检查或行内镜超声（EUS）检查。

胃癌术前分期的方法包括 EUS、计算机断层扫描（computed tomgraphy，CT）、正电子发射计算机断层扫描（positron emission tomography-ct，PET-CT）和诊断性腹腔镜腹腔冲洗等检查。NCCN 目前推荐胸/腹部 CT 和盆腔 CT 作为临床常规检查。如果在先前的影像学检查中没有发现转移性疾病，PET-CT 和 EUS 则不做推荐术前检查。这些诊断性检查可根据本地专家的专业知识、围手术期辅助或新辅助治疗计划而定。因为胃癌的转移概率很高，故应高度重视诊断性腹腔镜检查，按照美国癌症联合委员会新纳入的指标，腹膜脱落癌细胞阳性（CYT+）检查结果都是Ⅳ期胃癌。NCNN 指南推荐对 T3 肿瘤或淋巴结转移阳性患者应考虑做腹腔镜下的腹腔冲洗以指导分期[6]。

新辅助、围手术期、辅助治疗的考虑

胃癌切除后辅助化疗或放疗主要有三种方式；这些方式已在本书的其他章节详细叙述。在这里再简要讨论，因为制定化疗和放疗计划可以影响诊断性腹腔镜手术时机、营养管放置以及术后过程的决定。

第一种方法是辅助放化疗。SWOG 指导的组间研究 0116 是一项临床Ⅲ期试验，纳入 559 例≥T3 肿瘤和/或淋巴结阳性的胃癌患者，在 R0 切除后被随机分成观察组和辅助放化疗组，辅助放化疗组显著减少了整体复发与局部复发[7, 8]。辅助放化疗组可提高存活率，但是值得注意的是放化疗组的患者中只有 65% 完成了所有方案治疗。对于合并出血梗阻的患者、拒绝围手术期治疗或新辅助治疗的患者，先做手术的方法是一个很好的选择。

第二种方法是围手术期化疗。这种方法是基于英国医学研究理事会辅助胃注射化疗（Medical Research Council Adjuvant Gastric Infusional Chemotherapy Trial，MAGIC）试验的结果[9]。在此方案中，患者在术前和术后接受三个周期的表阿霉素、顺铂和氟尿嘧啶治疗。在 MAGIC 试验中，接受化疗的患者总体生存率高于对照组，尽管化疗组的患者中只有 42% 完成了所有方案治疗。MAGIC 研究的方法有几个优点。有一定比例的患者术前至少接受一周期的化疗，即使这些患者不能完成所有既定的治疗。对于施行更广泛第 2 站淋巴结清扫的患者，放疗可能必要性不大也不太有效。此外，MAGIC 的方法不仅允许医生评估患者的治疗反应，而且选择对化疗反应不确定的患者进行手术。

第三种方法是新辅助治疗。在手术切除前进行诱导化疗和放化疗，这种方法是基于美国德克萨斯大学安德森癌症中心[10~12]进行的Ⅱ期试验的结果。这种方法的好处是，由于化疗和放疗是在手术前进行的，所以患者完成所有治疗方案的比例很高。然而，没有研究直接将新辅助治疗与其他两种方法比较。诊断性腹腔镜检查的时机在辅助治疗、围手术期治疗或新辅助治疗中也很重要。如果有指征，腹腔镜检查可以首先在手术（如组间 116 试验）组患者进行充分手术探查之前进行，但是对于围手术期治疗和新辅助治疗的患者，用于诊断性腹腔镜需要进行一次全身麻醉诱导。新辅助治疗的患者在化疗和放化疗诱导时，也应考虑在诊断性腹腔镜手术中放置喂养管，因为喂养管有利于防止放化疗延误。

手术技术

在剖腹探查术前的诊断性腹腔镜

是否在全面探查和手术切除之前进行诊断性腹腔镜检查需要仔细权衡。如果患者在术前化疗或放化疗之前已经进行了诊断性腹腔镜检查，我们的经验是剖腹手术前，仅对有可疑的病变或腹膜播散的高危患者进行重复腹腔镜检查。用开放的置管技术从脐部上方或下方的腹部进腹，用二氧化碳（CO_2）充气。在大多数情况下，行一个 5 mm 的左侧腹部戳孔。如果需要，这个戳孔以后可以用来放置空肠营养管。具体的步骤为：检查所有的腹膜表面；吸出任何腹水并立即进行细胞学分析；腹腔冲洗，如果先前没有执行，此时可以收集腹腔液并进行分析。置入腹腔镜后，也可以活检任何异常的腹膜病变，活检标本的冷冻切片分析通常需要 30 分钟，腹水或冲洗液的细胞学分析通常需要 45 分钟。

剖腹探查术

在行根治性切除术之前，施行详细的剖腹探查。通过腹正中切口进入腹部。如果需要，保留镰状韧带的长度，以便将来在十二指肠残端上放置皮瓣。具体步骤：适当显露腹部，通常使用汤普森拉钩充分探查腹部，并评估腹腔镜中未能直视的区域；考虑保留大网膜，从源自胃网膜右动脉或胃网膜左动脉的区域建立网膜蒂皮瓣，以后用于加固胃空肠吻合或食管空肠吻合口。

胃次全切除术

胃远端和胃窦部肿瘤的患者，可以考虑进行胃次全切除术，并且术前评估显示胃近端可以获得足够的无肿瘤切缘，而且能保留足够的胃用于重建。从横结肠系膜分离大网膜；如果需要，保留源自脾血管的网膜蒂皮瓣的血供。游离大网膜和横结肠系膜之间的无血管平面到胰腺的水平（图 14.1）。

在大弯侧沿胃网膜血管外的胃结肠网膜组织分离到胃近端预切断点。扩大左侧游离范围将有助于胃网膜血管的显露和分离。向下追踪结肠中血管至胃结肠干，辨认胃网膜右血管。通常必须清除淋巴组织和可辨认的淋巴结以利于识别胃网膜血管，并

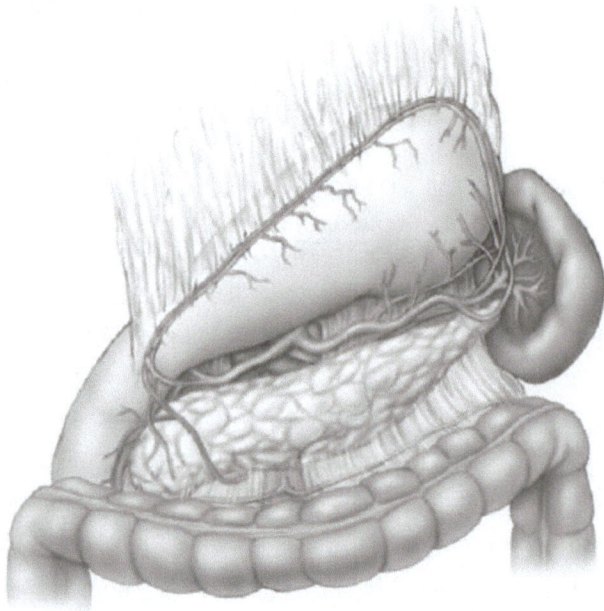

图14.1　胃切除术中游离大网膜和
横结肠系膜之间的无血管平面
（图片来源于 Paul F. Mansfield, MD）

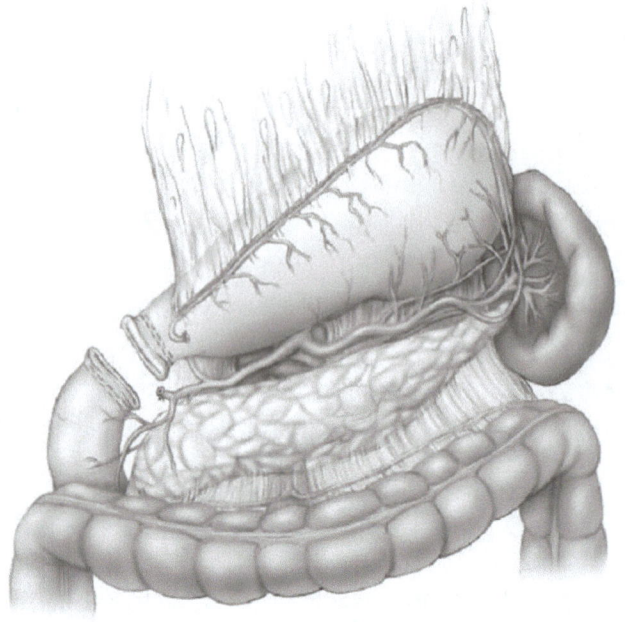

图14.2　胃次全切除术中十二指肠的游离、结扎和切断
（图片来源于 Paul F. Mansfield, MD）

且淋巴组织可以与标本一起向幽门清扫，或者清扫后单独标记。用 2-0 或 3-0 丝线结扎胃网膜静脉和动脉，为确切止血安全，可在动脉的近端另外用 4-0 聚乙烯线（polyprolene）缝合止血。切断胃网膜右血管，游离，结扎，并将胃右血管在接近肝动脉处切断。游离十二指肠，一些小的滋养血管必须结扎和切断。3.5 mm 胸腹（thoracoabdominal，TA）吻合器闭合十二指肠，用刀切断十二指肠。也可以使用胃肠吻合器（gastrointestinal anastomosis，GIA）闭合或者锐器切断十二指肠后手工缝合（图14.2）。

从十二指肠边缘获取标本，并立即送至冷冻切片分析，以记录阴性手术切缘。横断小网膜的薄层无血管组织（图14.3）。在术前影像指导下，注意识别潜在的副肝左或代替的肝左动脉。游离、结扎和切断胃左血管，胃左血管解剖可先将胃向前方和头部拉开。胃左静脉（胃冠状静脉）通常可见在接受胃小弯前后壁分支，然后进入门静脉。用 3-0 丝线结扎胃左静脉。在识别胃左动脉之前将遇到数量不等的腹腔淋巴结组织。胃左动脉最常见于腹腔干的中部。用 2-0 或 3-0 丝线将胃左动脉结扎，并在胃左动脉的近端再用 4-0 聚丙烯线缝合，以确切止血。确定胃近端切断的合适位置，为了获得阴性手术切缘，完整评估术前及治疗前的影像学、内镜检

查结果，术中触诊，并实行术中内镜检查。用 4.8 mmGIA 吻合将近端胃横断。也可以在肠钳之间切开胃，或者用 TA 吻合器闭合胃，用刀切除标本（图14.4）。钉线处移除标本，送交至病理科，并固定标本。在决定是否术中分析胃切缘及环周切缘时，应考虑胃癌组织学类型（肠型与弥漫型）。

在等待病理切片确认近端胃手术切缘组织学是否阴性的同时，清扫 D2 组淋巴结（图14.5），冲洗腹部，确切止血。用 Billroth Ⅱ 式胃空肠吻合术或 Roux-en-Y 胃空肠吻合术进行重建（两者方法在后面描述）。

Billroth Ⅱ 式胃空肠吻合术

一般来说，用 3-0 Lembert 丝线缝合小弯侧吻合口的一部分不但可以加强预防可能存在瘘口的高风险区域，而且可以控制吻合口的大小，因为全胃空肠吻合是不必要的。在横结肠系膜中做一个小口，以结肠后方式进行胃空肠吻合。对于用手工缝合的吻合方式，将小肠的输入襻对胃大弯，将输出襻对应胃小弯。另一种方法是，从胃后壁进行吻合器吻合，将小肠提至胃后壁，3-0 丝线缝合吻合口拐角处。切开胃和小肠，用蓝色或绿色 GIA 进行吻合，并闭合胃肠吻合口的共同开口。

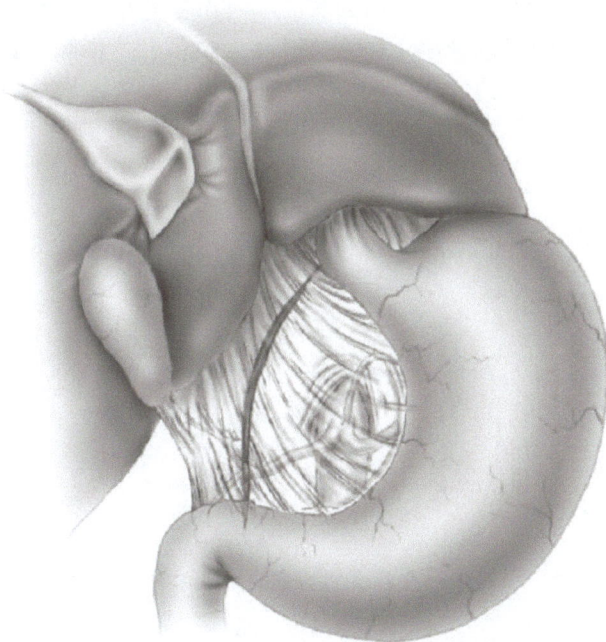

图 14.3 胃次全切除术中小网膜的无血管部分横断
（图片来源于 Paul F. Mansfield, MD）

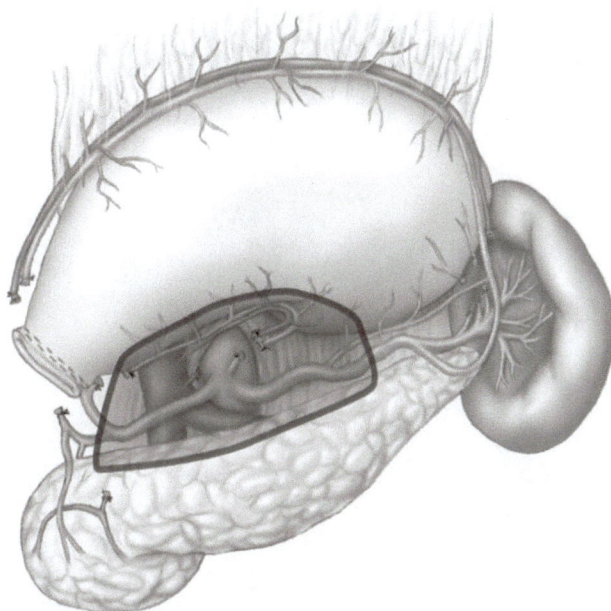

图 14.5 胃次全切除术中第 2 站淋巴结清扫
（图片来源于 Paul F. Mansfield, MD）

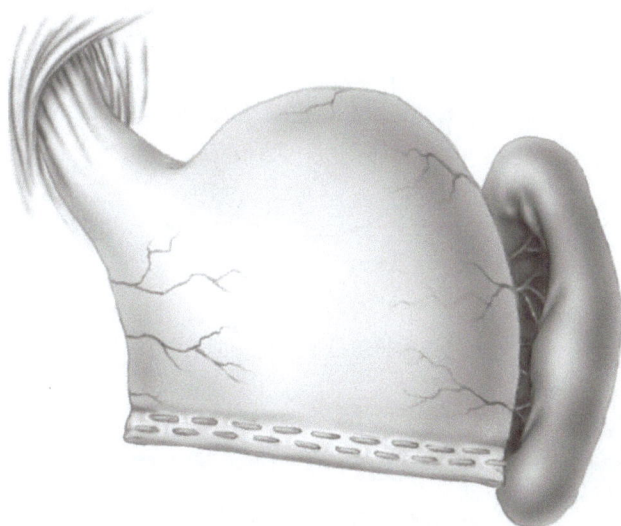

图 14.4 胃次全切除术中胃近端的横断
（图片来源于 Paul F. Mansfield, MD）

胃空肠 Roux-en-Y 吻合术

使用蓝色 GIA 将空肠肠襻切断，该肠襻适合建立在 Treitz 韧带远端（通常约 20 cm）。

使用透照法，识别肠系膜供血血管并决定无张力吻合所需的长度。在结肠中血管左侧的横结肠系膜中做一小口，以通过 Roux 肠襻。确认 Roux 肠襻无张力。建立 60 cm 空肠襻后，用手工缝合或使用

吻合器行空肠、空肠吻合。用 3-0 lembert 丝线缝合胃小弯侧闭合线部分。在确认 Roux 肠襻活性后，进行手工缝合或吻合器行胃空肠吻合术（图 14.6）。

全胃切除术

当术前不能确定胃食管结合部（EGJ）的肿瘤是否需要全胃切除术或 Ivor Lewis 食管切除术时，保持胃网膜右血管和胃右血管的血液供应，直到决定仅行全胃切除且食管边缘阴性为止。沿横结肠系膜分离大网膜；如果需要网膜带血管瓣，保留胃网膜右血管或脾血管的血液供应。结扎胃短血管增加胃大弯侧游离度。横断左三角韧带，把肝脏牵拉至侧方。将食管与左右内侧膈脚之间的附着物分离。横断小网膜。锐性分离食管周围，使食管成为单管状。游离食管以获得所需的足够长度，为了获得足够的食管长度和良好视野，横断膈肌脚，切开前膈肌，或者使用手持拉钩牵引。在食管裂孔处以沙氏钳钳夹以防止食管回缩。横断食管，取食管边缘标本，立即进行冷冻切片分析。移除沙氏钳之前，放置留置缝合线以防止食管壁各层分离，并防止缩回。分离、结扎并切断胃左静脉和动脉。当食管边缘的冷冻切片结果表明不需要行食管切除术后，分离、结扎和切断胃网膜右血管。横断胃右血管，用蓝色 TA 吻合器闭合十二指肠，用刀切断十二指肠；也可以用 GIA 闭合并切断十二指肠。取十二指肠

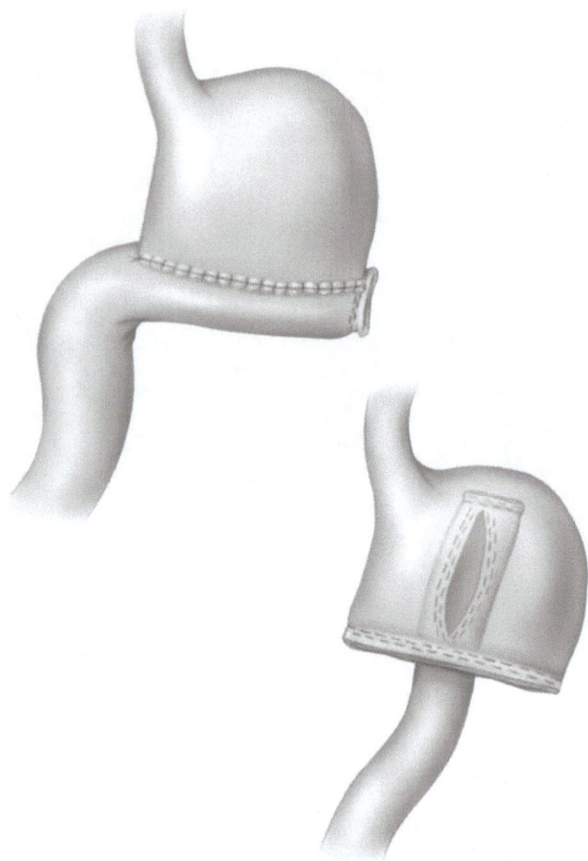

图 14.6 胃次全切除术中的 Roux-en-Y 胃空肠吻合
（图片来源于 Paul F. Mansfield, MD）

切缘标本, 立即进行冷冻切片检测。在等待手术切缘组织学病理切片阴性时, 如果必要, 清除 D2 组淋巴结。冲洗腹腔并确切止血。用 60 cm 的 Roux-en-Y 肠袢进行肠-肠吻合重建。用蓝色 GIA 横断距离 Treitz 韧带远端约 20 cm 的空肠。注意空肠系膜的长度, 选择一个合适的部位, 使其有足够长度, 防止食管空肠吻合口产生张力。在结肠中血管的左侧系膜中做一小口。横断 Roux 肠袢的系膜, 使其无张力进入上腹部。手工缝合或吻合器行空肠-空肠吻合, 使其有 60 cm 的 Roux 肠袢。检查 Roux 肠袢, 确认良好的活力和血液供应。手工缝合或使用吻合器行端侧吻合的食管空肠吻合术（图 14.7）。将鼻胃管置于吻合口远端约 10~15 cm 处。吻合后进行空气测漏试验。再次冲洗腹部, 确切止血。将网膜蒂皮瓣围绕食管空肠吻合口放置, 并将镰状韧带瓣在十二指肠残端处起保护作用。放置引流不仅可诊断和治疗食管空肠瘘, 还有治疗第 2 站淋巴清扫术后胰漏的作用。在离空肠-空肠吻合口 15 厘米的远端肠管放置一根喂养管。做一个小的 Witzel

隧道, 注意不要影响到肠腔, 因为在此平面发生的肠梗阻足以影响空肠-空肠吻合口和十二指肠残端的完整性。在图 14.7 中展示了一种放置营养管而不发生小肠狭窄的替代方法。

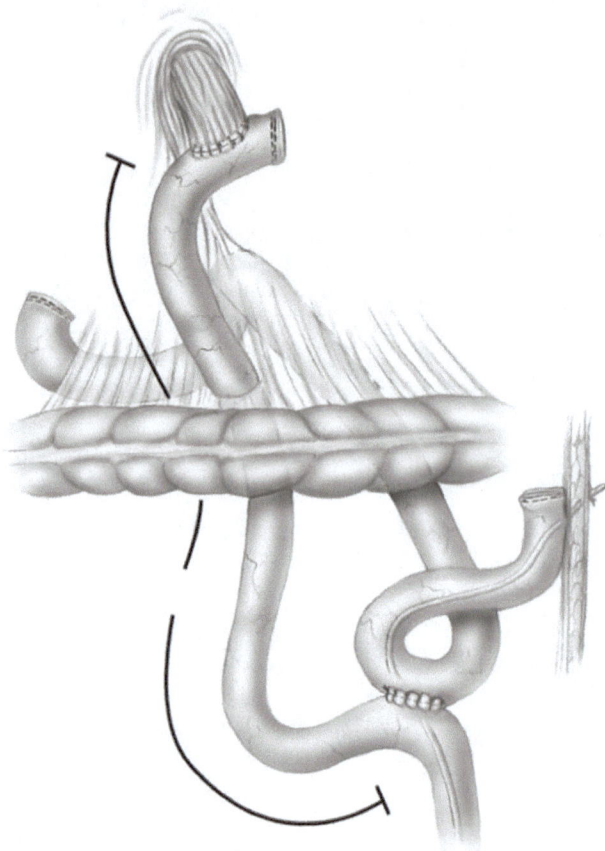

图 14.7 全胃切除术的食管空肠吻合术
（图片来源于 Paul F. Mansfield, MD）

术后管理

在胃次全切除术后, 患者通常需要留置 2 至 3 天的鼻胃管。一旦移除鼻胃管, 患者就可以开始进流质饮食, 逐渐地过渡到普食。全胃切除术后, 患者需要留置 3 天鼻胃管; 如果患者恢复顺利, 则拔除鼻胃管。除非临床怀疑有瘘发生, 一般不进行上消化道造影检查。如果需要, 在术后第 2 天开始进行管饲; 根据患者的临床状况缓慢注入, 密切监测患者腹胀情况或是否能够耐受管饲。根据美国胸科医师学会关于预防非骨科手术患者静脉血栓栓塞的指南, 患者应维持深静脉血栓预防治疗 4 周[13]。

参考文献

1. Gouzi J L, Huguier M, Fagniez P L, et al. Total versus subtotal gastrectomy for adenocarcinoma of the gastric antrum. A French prospective controlled study. Ann Surg, 1989, 209(2): 162-166.

2. Bozzetti F, Marubini E, Bonfanti G, et al. Subtotal versus total gastrectomy for gastric cancer: five-year survival rates in a multicenter randomized Italian trial. Italian Gastrointestinal Tumor Study Group. Ann Surg, 1999, 230(2): 170-178.

3. Harrison L E, Karpeh M S, Brennan M F. Total gastrectomy is not necessary for proximal gastric cancer. Surgery, 1998, 123(2): 127-130.

4. Wen L, Chen X Z, Wu B, et al. Total vs. proximal gastrectomy for proximal gastric cancer: a systematic review and meta-analysis. Hepatogastroenterology, 2012, 59 (114): 633-640.

5. National Comprehensive Cancer Network Guidelines Version 1. Gastric cancer. www. nccn. org(2014).

6. AJCC. Stomach cancer. In: Edge S, Byrd D, Compton C, et al., editors. Cancer staging manual. 7th ed. New York: Springer, 2010.

7. Macdonald J S, Smalley S R, Benedetti J, et al. Chemoradiotherapy after surgery compared with surgery alone for adenocarcinoma of the stomach or gastroesophageal junction. N Engl J Med, 2001, 345(10): 725-730.

8. Smalley S R, Benedetti J K, Haller D G, et al. Updated analysis of SWOG-directed intergroup study 0116: a phase III trial of adjuvant radiochemotherapy versus observation after curative gastric cancer resection. J Clin Oncol, 2012, 30(19): 2327-2333.

9. Cunningham D, Allum W H, Stenning S P, et al. Perioperative chemotherapy versus surgery alone for resectable gastroesophageal cancer. N Engl J Med, 2006, 355(1): 11-20.

10. Ajani J A, Mansfield P F, Crane C H, et al. Paclitaxel based chemoradiotherapy in localized gastric carcinoma: degree of pathologic response and not clinical parameters dictated patient outcome. J Clin Oncol, 2005, 23(6): 1237-1244.

11. Ajani J A, Mansfield P F, Janjan N, et al. Multi-institutional trial of preoperative chemoradiotherapy in patients with potentially resectable gastric carcinoma. J Clin Oncol, 2004, 22(14): 2774-2780.

12. Ajani J A, Winter K, Okawara G S, et al. Phase II trial of preoperative chemoradiation in patients with localized gastric adenocarcinoma (RTOG 9904): quality of combined modality therapy and pathologic response. J Clin Oncol, 2006, 24(24): 3953-3958.

13. Gould M K, Garcia D A, Wren S M, et al. Prevention of VTE in nonorthopedic surgical patients: Antithrombotic therapy and prevention of thrombosis, 9th ed: American College of Chest Physicians Evidence-Based Clinical Practice Guidelines. Chest, 2012, 141 (2 Suppl): e227S-277S.

第 15 章

腹腔镜下胃次全切除和全胃切除联合 D2 淋巴结清扫术

Han-Kwang Yang and DoJoong Park

刘合利　刘　鹏　译

背　景

自从日本学者 Kitano 在 1991 年首先开展早期胃癌行腹腔镜辅助下远端胃切除术后，腹腔镜下胃切除成为了治疗胃癌的一个有效方法[1]。随着手术器械的进步和经验的积累，各种腹腔镜技术和腹腔镜胃切除术已被应用于临床，特别是应用于破坏性较小但技术要求高的手术，如腹主动脉旁淋巴结切除术（PAND）和残胃癌切除术[2~5]。

目前腹腔镜下远端或全胃切除术和重建的趋势是完全腹腔镜下进行，而不是腹腔镜辅助下完成。各种腹腔内吻合方式已被引入临床，如三角吻合术、β 吻合术和使用线性吻合器的重叠方法（overlap）。

腹腔镜下根治性胃切除术的安全性

腹腔镜下胃切除术治疗早期胃癌

早期胃癌行腹腔镜下手术在临床上开展得越来越普遍，这是因为有来源于 6 项前瞻性随机对照试验的强大证据[6~11]。然而，这些临床试验中的大部分有样本量小、单中心，随访时间短的缺陷。

目前两个大型多中心随机对照试验正在进行中，以阐明腹腔镜下胃切除术的长期肿瘤学结果：韩国腹腔镜胃肠手术研究（KLASS）-01 试验和日本临床肿瘤学组（JCOG0912）试验。KLASS-01 试验是第一个多中心随机对照试验，比较开放和腹腔镜下胃切除术患者的远期预后，这些患者来自 15 个中心，胃癌临床分期为 T1~T2N0。试验招募了 2006 到 2010 年期间的 1 416 名胃癌患者，最终结果在 2015 年公布[12]。在 2010 年，JCOG 开展了一项多中心随机对照试验（JCOG 0912），比较了从 33 个机构招募的 920 例 I 期胃癌患者的开放远端胃切除术和腹腔镜辅助远端胃切除术的远期效果[13]。

腹腔镜下胃切除术治疗进展期胃癌

医师们对于腹腔镜下胃切除术治疗进展期胃癌有着巨大的热情。随着外科医师对腹腔镜下胃切除术经验的积累，一些医师将腹腔镜下胃切除术的指征扩展到局部进展期的胃癌。证据显示腹腔镜下胃切除术对进展期胃癌是可行的。Choi 等人进行了 1 项随机对照试验和 9 项非随机对照试验的荟萃分析，分析 1 819 例进展期胃癌（开放组 960 例，腹腔镜组 859 例），发现总体生存率及无病生存率在两组患者中均无统计学差异[14]。Shinohara 等人进行了一个回顾性队列研究，336 例 cT2-T4 胃癌患者行 D2 治疗，其中 150 例行剖腹手术，186 例行腹腔镜下胃切除术。腹腔镜下 D2 手术与开腹手术相比，术中出血量明显减少，住院时间缩短，但并发症和病死率无明显差异。腹腔镜组 5 年无病生存率和总生存率分别为 65.8%

和 68.1%，开放组分别为 62.0% 和 63.7%（两组间比较 $P = 0.737$，$P = 0.968$）。两组在复发形式方面也无明显差异。腹腔镜组肿瘤复发 53 例（28.5%），其中腹膜复发 29 例（54.7%），远处转移或血行复发 23 例（43.4%），局部或淋巴结复发 15 例（28.3%）。开放组复发 34 例（22.7%），其中腹膜复发 17 例（50%），远处转移或血行复发 15 例（44.1%），局部或淋巴结复发 11 例（32.6%）[15]。Park 等人报道了 239 例进展期胃癌腹腔镜下胃切除术的远期疗效[16]。这些患者是多中心回顾性研究的一部分，术前诊断为早期胃癌，经术后病理确诊为进展期胃癌。Ⅰb 期胃癌患者的 5 年总生存率为 90.5%，Ⅱa 期 86.4%，Ⅲa 期 52.8%，Ⅲb 期 52.9%，Ⅲc 期 37.5%，这些生存率与剖腹胃切除术报告的 5 年生存率相当。Lee 等人报道 157 例 cT2N0-T4aN2 期胃癌患者的前瞻性 Ⅱ 期临床试验的近期结果，腹腔镜辅助的远端胃切除组平均收获淋巴结数为 52.7 枚，腹腔镜辅助的全胃切除组的平均淋巴结数为 63.8 枚。总并发症发生率为 25.5%，其中严重（Clavien-Dindo 二级以上）局部和全身并发症发生率分别为 8.3% 和 3.2%。作者认为腹腔镜下 D2 治疗对进展期胃癌是安全的，技术上是可行的，并发症和病死率是可接受的[17]。

关于腹腔镜下胃切除术治疗进展期胃癌的研究，目前在韩国、日本和中国有三个大型的多中心试验正在进行。在韩国，KLASS-02 试验是评估腹腔镜辅助的远端胃切除和 D2 治疗进展期胃癌有效性的 Ⅲ 期研究。估计样本量为 1 050 例，主要观察终点是 3 年无病生存率。为了进行质量控制，所有外科医生的手术必须是标准化且合格的。他们需要提交 6 份未经剪辑的手术录像（3 例腹腔镜手术和 3 例剖腹性手术），要通过独立审阅者的审查。日本腹腔镜手术研究组（JLSG）发起了一项多中心 Ⅱ 期/Ⅲ 期研究，名为 JLSSG 0901，比较腹腔镜辅助的远端胃癌切除术和剖腹性远端胃切除术在 cT2-T4aM0 期胃癌患者中的应用。在招募 180 名患者后开始统计主要并发症的发生率。如果没有因高并发症率而启动"早期的停止规则"，则将继续进行试验，直到招满 500 名患者[18]。最近，中国腹腔镜胃肠外科研究（CLASS）启动了 Ⅲ 期胃癌临床研究，名为 CLASS-01，其研究设计类似于 KLASS-02 试验。

肿瘤学安全性现状

在 1998 年 4 月至 2005 年 12 月间，Kim 和 9 名参与 KLASAS-01 的外科医生进行了 1 477 例腹腔镜手术和 1 499 例剖腹性手术的大规模多中心回顾性临床研究。最近他们报道了随访 70 个月以上的长期结果，结果显示总体生存率、疾病特异性生存率和复发率在剖腹组和腹腔镜组均无统计学差异，无论肿瘤分期如何。在配对分析中，剖腹组的并发症率为 15.1%，腹腔镜组为 12.5%（$P = 0.184$），剖腹组的病死率为 0.3%，腹腔镜组为 0.5%（$P = 1.000$）[19]。

腹腔镜下远端胃切除术的 D2 治疗技巧

大弯侧切除及胃网膜左血管的切除（4sb 和 4d 组淋巴结）

腹腔镜下远端胃切除术的手术阵式和布局可参考图 15.1 所示。建立气腹和 Trocar 置入，手术开始于大网膜的游离，从中心部分开始向左游离。对于早期胃癌患者，大网膜的游离通常距胃网膜弓 3~4 cm（进展期胃癌则行大网膜全切术，即沿横结肠切除），之后继续向着脾脏的下极和胰尾部方向游离，达胃网膜左血管的起始部。胃网膜左血管应该仔细解剖，在其起始部（胰腺前方）用钛夹妥善夹闭后切断（图 15.2a）。将胃网膜左血管弓的断端上提，胃网膜从胃的近端到远端彻底游离。

幽门下区淋巴结清扫术（第 6 组）

大网膜的分离继续向肝曲进行，助手用右手器械上提胃窦部，用左手器械对结肠系膜进行反牵引（图 15.2b）。这个手法改善了术野的显露，使术者能够识别幽门下区的解剖。使用超声刀仔细解剖幽门下区，避免小血管的撕裂，以免造成棘手的出血。胃网膜右静脉在其汇入胃结肠干的位置上被识别、结扎并切断（图 15.2c~e）。胃网膜右动脉也是在其起源于胃十二指肠动脉（gastroduodenal artery，GDA）处切断，然后将幽门下分支游离，以充分暴露十二指肠球部。此后，继续沿着 GDA 解剖，直到 GDA 与肝总动脉汇合的平面（图 15.2f, g）。

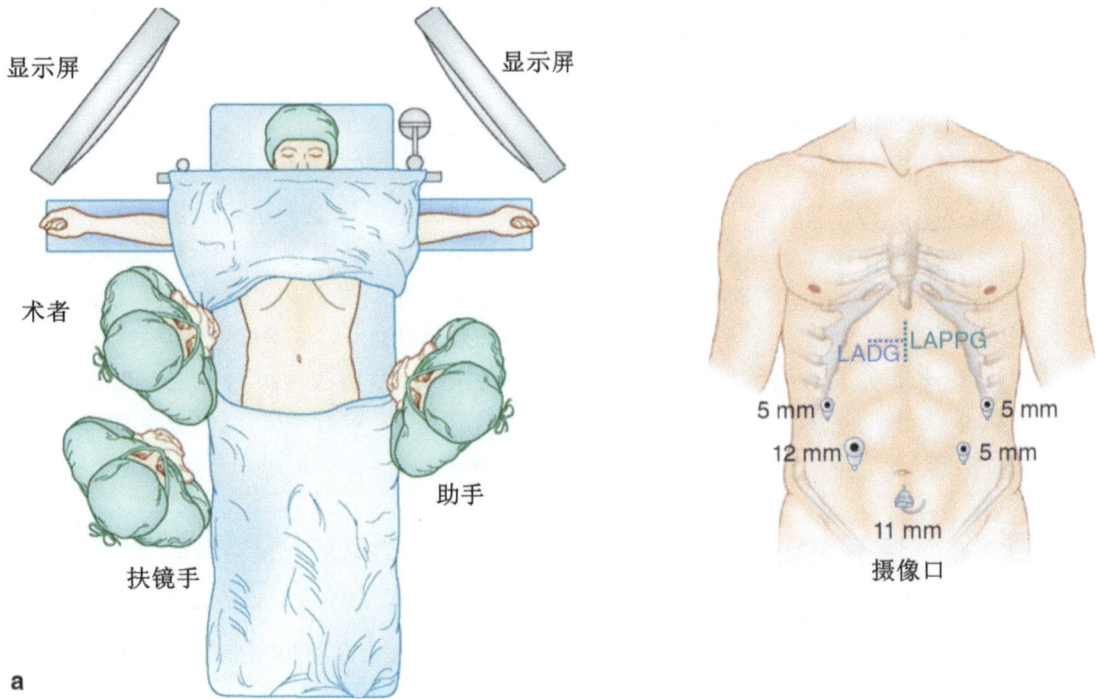

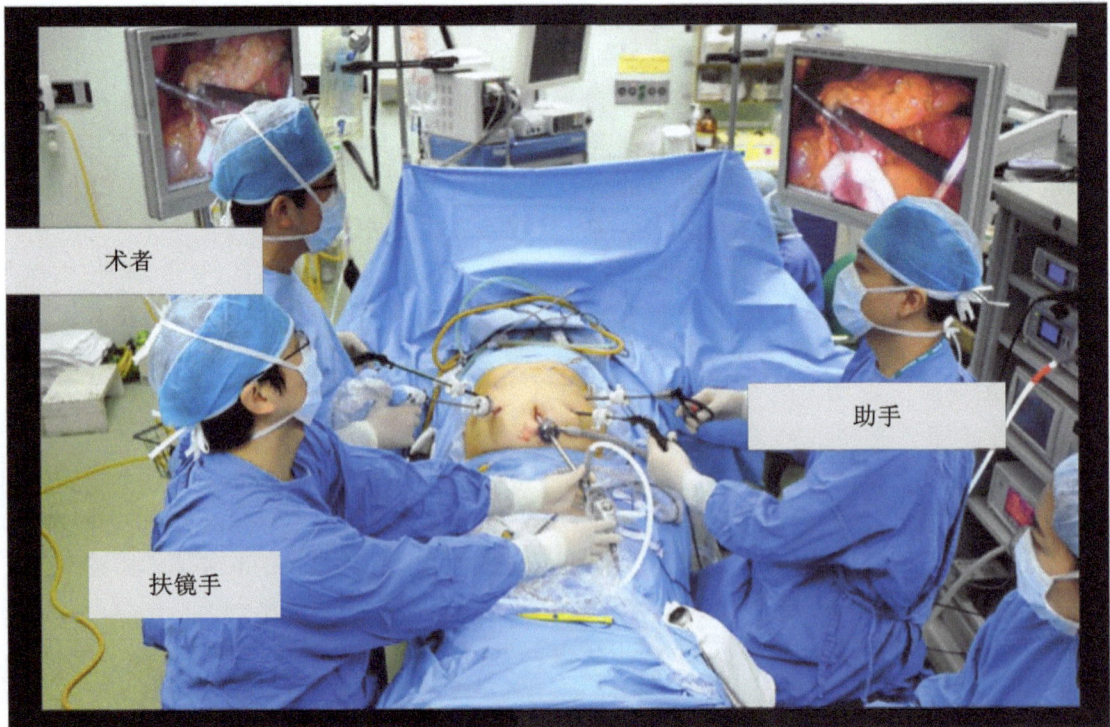

图 15.1 腹腔镜下远端胃切除术阵式与布局

a. 腹腔镜远端胃切除术的体位、医生站位和 Trocar 置入位置；b. 实际操作场景图（LADG：腹腔镜辅助的远端胃切除术；LAPPG：腹腔镜辅助的保幽门胃部分切除术）

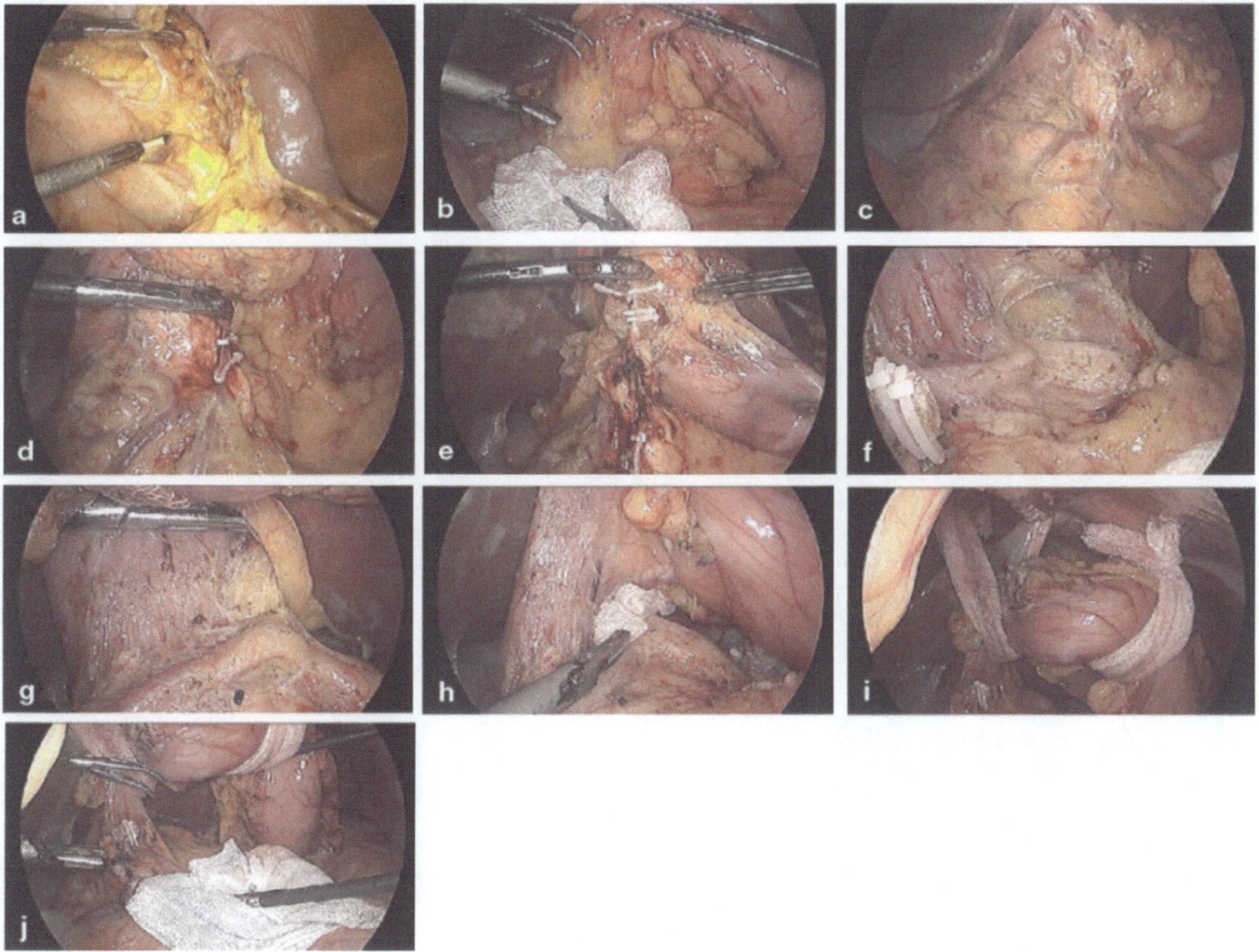

图 15.2　分离胃大弯侧

a. 解剖胃网膜左血管的起始部；b. 幽门下区的显露，助手右手提起胃窦部，左手用纱布向下推结肠系膜，便于网膜与融合结肠系膜的分离；c. 胰头表面和十二指肠降部的显露；d. 胃网膜右静脉的解剖；e. 胃网膜右动脉的解剖；f 和 g 沿胃十二指肠动脉（GDA）解剖显露十二指肠；h. 将纱布置入右胃动脉蒂后方；i 和 j 在胃窦和胃体下部用纱布条悬吊胃，以利于胰上区淋巴结的暴露

在十二指肠球部的后方充分解剖后，将一小块腔镜纱布置入十二指肠的后方（图 15.2h），在进行十二指肠上方解剖时，纱布后方的血管可以得到保护。

如果计划行 Billroth I 式或保留幽门的胃切除术，在这个阶段的解剖过程中，通过腹壁的单丝缝合悬挂胃的方法可以帮助对胰腺上的区域的显露和解剖（图 15.2i，j）[20]。

沿肝固有动脉解剖幽门上淋巴结和肝十二指肠韧带（第 5 组和第 12a 组）。

对于幽门上区的解剖，助手右手抓住胃右动脉蒂，左手用一小块腔镜纱布向下按压幽门部（图 15.3a，b）。胃右动脉与十二指肠的第一部分之间的间隙在纱布的浅面小心地分离，放置在十二指肠下方

的纱布可以作为分离层面的参考（图 15.2h）。一旦打开这个间隙，GDA 就暴露出来了。沿着肝固有动脉右侧分离，淋巴结组织被牵向患者的左侧，以使 12a 组淋巴结被彻底清扫（图 15.3c，d，e，f，g）。在胃右动脉被结扎和切断后，十二指肠球部充分游离后在幽门远端横断，为 Billroth II 式重建做准备。

肝总动脉和腹腔干血管的解剖（第 7、8a 和 9 组淋巴结）

胃左血管蒂被助手的右手小心地抬起，胰腺被助手的左手小心向下按压（图 15.4a，b）。肝动脉的解剖从打开位于胰腺上缘的腹膜开始，用超声刀从肝总动脉到胃后动脉根部。解剖和分离胃左动脉

和静脉后，腹腔干血管周围的所有淋巴结组织均应从后腹膜清扫掉(图 15.4c，d，f)。

脾动脉清扫术(11p 组淋巴结)

在切除胃左动脉后，解剖并除去脾动脉和静脉近端周围的软组织，直达脾动脉的近侧(图 15.4f)。在这一过程中，助手提供一个向下牵引胰腺的力量(使胰腺的上缘外翻)。使用超声刀仔细解剖，以避免脾血管周围丰富的小血管出血。

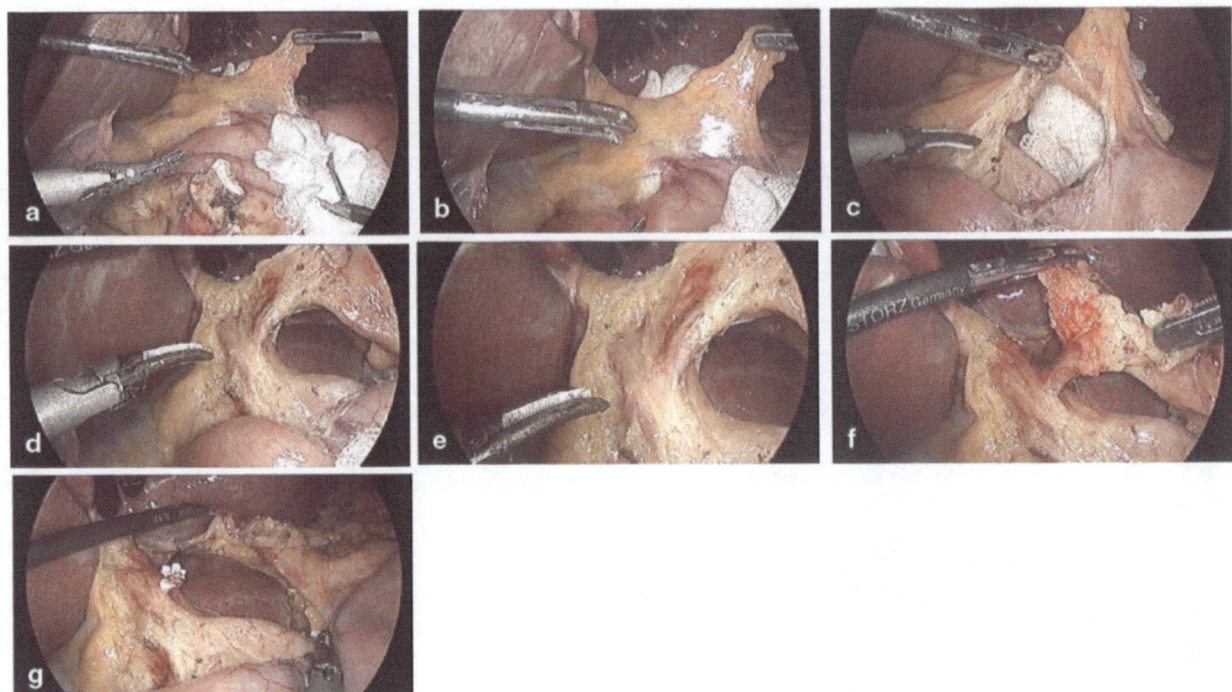

图 15.3　幽门上区的解剖

a~c. 位于胃右动脉后面的纱布(见图 15.2 h)清晰可见并作为一个安全的保护手段去引导十二指肠球部的解剖，也可保护纱布下面的血管，如胃十二指肠动脉等；d~f. 继续解剖肝固有动脉的右侧(12a LN)和胃右动脉(5 LN)；g. 胃右动脉的结扎与横断

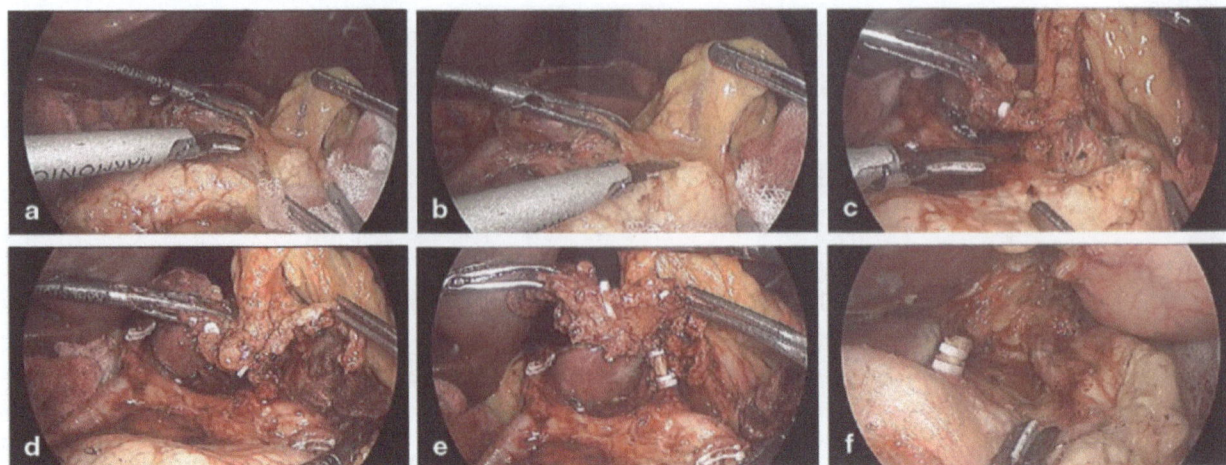

图 15.4　胰上区的解剖

a~e. 为胰腺上区淋巴结的清扫步骤(a)，助手的右手(R)抬起胃左血管蒂，左手(L)用纱布下推胰腺；f. 11p LN 沿脾动脉和静脉解剖清扫

贲门右和胃小弯侧淋巴结的清扫(第 1 组和第 3 组)

贲门右的上界是小网膜的切割线与右侧膈肌脚的交会处。该区域周围所有软组织均应清除,沿小弯侧从近端至远端清扫。如果助手能在这个过程中抬高和对抗胃壁牵引软组织,将会很有帮助(图 15.5a,b,c)。

腹腔镜下全胃切除术的 D2 治疗技术

贲门左和胃短动脉的解剖(第 2 组和第 4sa 组)

腹腔镜全胃切除术时食管需要充分游离和切

断。在横断食管后,助手将远端食管残端和上部胃向尾侧和背侧转起。左膈下动脉的食管贲门支在其起始处被切断,以确保第 2 组淋巴结的完全清扫。继续向膈食管膜和脾膈韧带方向解剖,最后上部胃的后壁与后腹膜的间隙彻底分离。

脾门和脾动脉远端的解剖(第 10 组和第 11 组)

远端脾动脉的解剖从近端脾动脉开始至脾门(图 15.6a)。脾动脉和静脉应充分暴露,血管周围的软组织和脾门用超声刀仔细解剖以避免热损伤导致的术后假性动脉瘤,造成术后大出血(图 15.6b)。

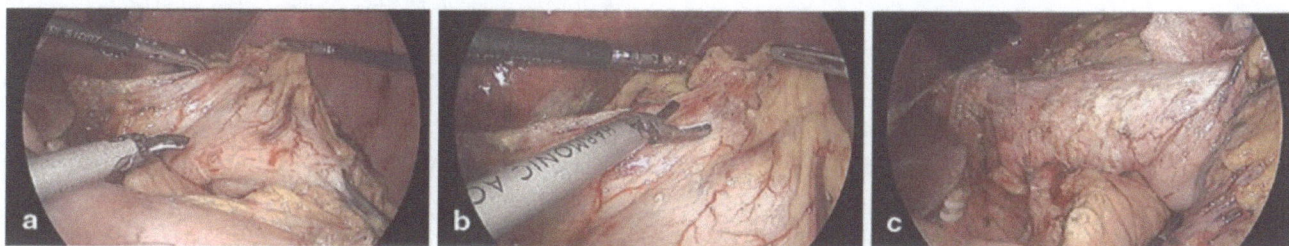

图 15.5　贲门和胃上部的小弯侧淋巴结清扫
a~c 从小弯侧后叶至前叶的清扫

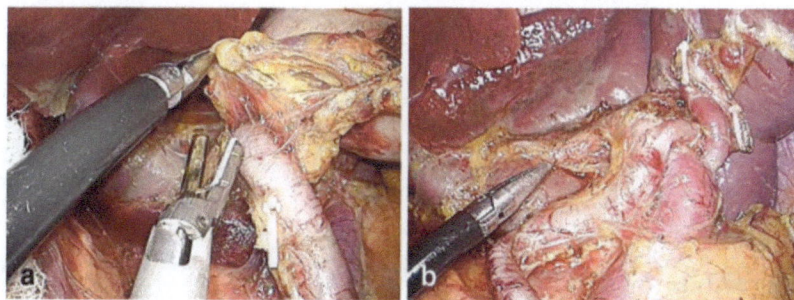

图 15.6　腹腔镜全胃切除伴 D2 治疗
a.脾动脉远端的解剖;b.脾门的解剖

腹腔镜下远端胃切除术后 Billroth I 式重建术

应用 Billroth I 式行胃十二指肠吻合术是腹腔镜远端胃大部切除术后最常见的重建方法之一。Billroth I 式吻合保证了生理性十二指肠通路,避免了胃空肠吻合术后相关并发症,如输入袢综合征或彼得森内疝。应用 Billroth I 式进行胃十二指肠吻合术比使用 Billroth II 式或 Roux-en-Y 式进行的重建相对简单和快速。

改良体外端–端双吻合法

对于改良的体外端–端双吻合法,在右上腹部做 4~5 cm 的横行小切口,取出十二指肠并使用荷包钳。在完成荷包缝合后,在荷包钳的近端用 1 把 Kelly 钳,在荷包钳与 Kelly 钳之间横断十二指肠。将钉砧座置入十二指肠残端,收紧荷包缝合线,固定钉砧座。

远端胃壁切开一个小口，通过小口观察定位肿瘤的钛夹，决定胃的近切缘。在预切线上将胃大弯侧用线性切割闭合器部分切断。通过胃壁开口将管型吻合器的杆插入胃腔，然后将吻合器杆对着十二指肠的方向，旋转出中心针，使中心针从大弯侧的钉合线处穿出。

中心针与十二指肠内的钉砧座对合，收拢管型吻合器并击发，通过双吻合器法完成胃十二指肠吻合术。检查吻合口有无出血后，用另一线形切割闭合器切断胃小弯侧。

这种吻合方法与其他 Billroth Ⅰ式吻合方法相比有许多优点：①它能保证近切缘比其他方法更长；②使残胃的前壁和后壁的张力相等；③残胃不需要额外切开一个小口[21]。

体外端-侧后壁法

体外端-侧后壁法的远端胃切除和钉砧座置入与改良的体外端-端双吻合器法相同。对于胃的近端切除，分两个步骤：①在胃的大弯侧，在近端的预切线处夹两把大直钳，并在两把大直钳之间用手术刀切断；②剩余的小弯侧在预切线处用直线形切割闭合器切断，将胃标本取出，松开原大弯侧的大

直钳，显露出大弯侧裂口，将圆型吻合器通过该裂口置入残胃腔。吻合器中心针穿透残胃的后壁，将管型吻合器收拢，击发，完成端-侧十二指肠胃后壁吻合术，最后使用一个线性闭合器关闭胃大弯侧裂口[22]。

体内三角吻合法

自从 Kanaya 等人报道第一例三角吻合法以来，体内 Billroth Ⅰ式重建方法应用得越来越普遍[23]。三角吻合法是一种功能性的端-端胃十二指肠吻合法。直线型吻合器，具有操作技术简单，吻合口更宽等特点，和体外 Billroth Ⅰ式吻合法相比，手术切口具有更好的美容效果。即使在肥胖患者中，也能获得很好的手术视野。然而，它需要足够长度的十二指肠残端和残胃，所以当肿瘤位于胃角近端或非常接近幽门时不建议使用。

在胃十二指肠充分游离后，通过左下 12 mm 的 Trocar 口引入 60 mm 直线型吻合器，紧贴幽门下方将十二指肠球部横断。钉合方向与传统的肠系膜对肠系膜方向相比更垂直些（从后壁至前壁方向），从而使残端获得良好的血液供应和合适的吻合角度（图 15.7a）。

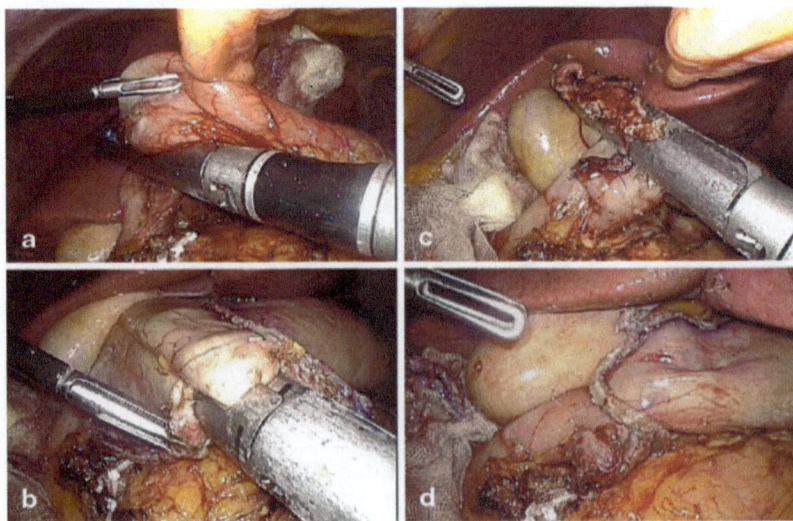

图 15.7　体内 Billroth Ⅰ式三角吻合法
a. 紧贴幽门将十二指肠按从后壁到前壁的方法横断；b. 行胃十二指肠侧侧吻合；c. 使用 60 mm 直线型吻合器闭合共同开口；D. 吻合完毕后的情形

用几个直线型吻合器将胃近端横断后，通过延长的脐部小切口将标本从腹腔中取出。使用腹腔镜电剪或超声刀，在残胃的大弯侧的尖端和十二指肠

残端的后尖部分别打开一个小口。把 45 mm 直线线型吻合器的钉仓臂插入残胃，使残胃旋转显露后壁，把此直线型吻合器的另一臂插入十二指肠残端，将

十二指肠逆时针方向旋转，显露出后壁，形成侧侧(后-后)胃十二指肠吻合(图 15.7b)。在击发吻合器并止血之后，用一个或两个 60 mm 直线型吻合器关闭共同开口(图 15.7 c，d)。闭合前将共同开口两侧间断缝合数针，有助于使共同开口对准对齐。

其他体内 Billroth I 式重建方法

有文章介绍了几种使用管型吻合器行体内 Billroth I 吻合的方法[24~26]。然而，这些技术并不优于三角吻合术，因为体内荷包缝合有一定难度，且体外操作也费时。

腹腔镜下远端胃大部切除术后胃-空肠吻合重建方式

体内 Billroth II 式/Uncut Roux-en-Y 法

在根治性淋巴结切除术和冷冻切片病理确认切缘阴性之后，将距 Treitz 韧带 15～20 cm 的空肠袢用无创伤钳上提到残胃。以逆蠕动的方向摆放小肠，以检查肠系膜是否有张力。使用腹腔镜电钩或超声刀，在残胃的大弯侧的尖端和空肠的对系膜缘上戳孔。通过右下腹 Trocar 引入 60 mm 直线型吻合器。直线型吻合器的钉仓臂插入空肠，然后另一钉仓臂插入胃部。将吻合器击发完成胃空肠吻合术(图 15.8a)。止血后，用另一个直线形闭合器或可吸收线连续缝合关闭共同开口。

然后，以相同的方式，在距胃空肠吻合口下方 25 cm 的输入袢空肠与输出袢空肠做侧-侧吻合(图 15.8b)。在输入袢和输出袢肠壁的对系膜缘上分别戳孔，将直线型吻合器置入腔中，击发吻合，共同开口用另一个直线型吻合器或可吸收线做连续缝合关闭。

关于 Uncut 的 Roux-en-Y 胃空肠吻合术，就是在常规的 Billroth II 方法之后增加 Uncut 的步骤。在输入袢的肠系膜上形成一个小开口，并在胃空肠吻合口和空肠-空肠吻合口之间的空肠上置入并击发无刀片的直线型吻合器(图 15.8c)。

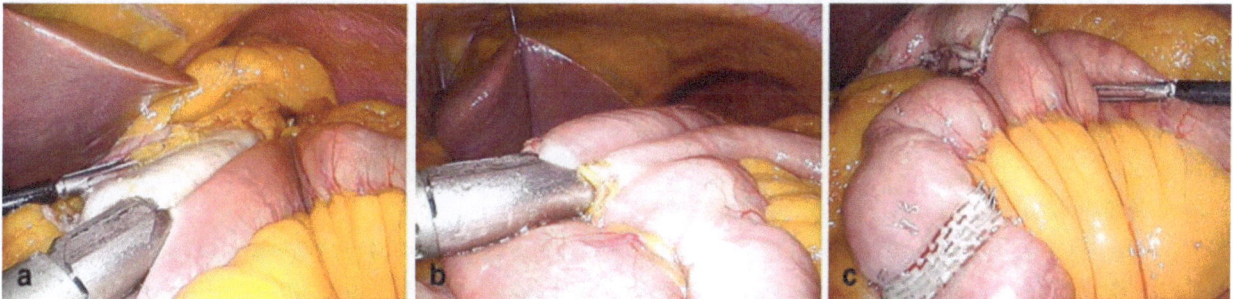

图 15.8　体内 Uncut 的 Roux-en-Y 胃空肠吻合术
a. 使用 60 mm 线性吻合器行逆蠕动方向侧侧胃-空肠吻合术；b. 使用 60 mm 直线型吻合器行侧侧空肠-空肠吻合术；c. 使用 45 mm 无刀片直线型吻合器在输入袢上击发后的情形

体内 Roux-en-Y 吻合法

从 Treitz 韧带以远分离出 15~20 cm 空肠袢，用直线型吻合器切断闭合后将空肠袢向头侧上提达残胃位置。在空肠袢的对肠系膜侧，距断端 5 cm 处戳孔，用于顺蠕动胃空肠吻合，或空肠袢末端戳孔，用于逆蠕动胃空肠吻合术。接下来的胃空肠吻合术和空肠空肠吻合术的方法与体内 Billroth II 式法相同。

腹腔镜全胃切除术后通过 Roux-en-Y 食管空肠吻合术重建

腹腔镜食管空肠吻合术是腹腔镜全胃切除术中最关键和最具挑战性的一步。食管空肠吻合的方法繁多，但至今没有标准的方法。

腹腔镜全胃切除后的重建手术方法分为体外吻合和体内吻合，并进一步分为侧侧吻合(使用直线型吻合器)和端侧吻合(使用管型吻合器)。

体外 Roux-en-Y 法

完成全胃切除术的淋巴结清扫，横断十二指肠后，在上腹部做一个 4~5 cm 长的垂直切口。将标本取出，食管用荷包钳钳夹。完成荷包缝合后，在荷包钳远端再上一把食管钳，在荷包钳与食管钳之间切断食管。将抵钉砧置入食管残端，收紧荷包缝合固定抵钉砧。

横断合适长度的空肠，圆型吻合器通过腹部小切口置入 Roux 袢。中心针穿透空肠与食管中的抵钉砧对接。收拢管型吻合器击发，完成端-侧食管-空肠吻合。取出吻合器后，空肠残端以直线形切割吻合器闭合。

食管空肠造口远端 40 cm 处做空肠-空肠吻合，肠系膜裂孔用连续或间断缝合闭合。

用直线型吻合器在体内行侧-侧吻合

采用直线型吻合器行体内侧侧吻合需要将食管从膈肌脚上游离足够长度，再横断食管。对于体内食管空肠侧侧吻合术，用于吻合的食管残端应至少 50 mm 长，才能用直线型切割闭合器完成。食管在胃食管结合部的近侧用直线形切割闭合器横断。

横结肠和大网膜用非创伤肠钳提起，找到 Treitz 韧带。上段空肠在适当长度处用直线形切割闭合器切断，Roux 袢通过结肠前路径提到食管残端处。

食管空肠吻合方式有两种，包括半环（semi-loop）法和重叠（overlap）法。对于半环法，在 Roux 袢尖端和食管残端戳孔。对于重叠法，在 Roux 袢断端以远 10 cm 的对肠系膜侧和食管残端右侧戳孔。需要仔细显露食管黏膜以避免在黏膜下层中形成假腔。

通过脐部 Trocar 置入 45 mm 直线型吻合器，将线型吻合器的两个臂逐步插入 Roux 袢和食管，击发吻合器，完成吻合，并检查吻合及有无出血。最后，用另一个直线型吻合器或可吸收缝合线关闭共同开口。Roux-en-Y 重建是通过行空肠空肠吻合完成的，这可以通过直线型吻合器在腹腔内行侧-侧吻合完成。

用管型吻合器行体内端-侧吻合术

根治性淋巴结清扫术后，将腹腔镜荷包缝合器（Lab Jack，GielMe-BioToc，首尔，韩国）通过左下腹 12 mm Trocar 导入腹腔。将荷包缝合器的钳口打开，夹住远端食管（图 15.9a）。双直针的荷包线穿过荷包缝合器，一个腔镜牛头钳夹在荷包缝合器远端，在两者之间横断食管。

左下腹壁 Trocar 孔延长至 3~4 cm 的长度，并应用伤口保护器保护切口。通过此切口将标本从腹腔内取出。将管型吻合器的抵钉砧置入腹腔，通过术中冷冻切片证实切缘阴性后，重建气腹。用腹腔镜钉砧抓钳将抵钉砧置入食管残端内，在腹腔镜下收拢荷包缝合线并打结（图 15.9b）。在荷包缝合线近侧再次绕线做结，以加固荷包缝合线。

上段空肠经腹部小切口取出，距 Treitz 韧带 20 cm 横断空肠，将管型吻合器置入 Roux 袢。在体内完成食管空肠端-侧吻合，然后撤出管型吻合器，空肠残端用 60 mm 直线型吻合器闭合（图 15.9c）。

空肠-空肠侧-侧吻合在体外用直线型吻合器完成，空肠-空肠系膜之间的裂孔予以缝合关闭。

经口置入抵钉砧的体内端-侧吻合

目前有一种商用的抵钉砧输送装置（Orvil™；Covidien，曼斯菲尔德、马萨诸塞州、美国），经口将抵钉砧置入食管，方法类似于插胃管。

用直线型吻合器横断食管后，经口置入 Orvil™ 导管。当导管尖到达食管残端时，在食管残端戳一小孔，然后拔出导管直到抵钉砧头抵达食管残端。剪断导管与抵钉砧的连接线，将导管与抵钉砧分离，并从腹腔内拔出。

在距 Treitz 韧带最近的上腹壁上做一个 4 cm 的垂直小切口，随后的 Roux-en-Y 重建与使用管型吻合器的体内端侧吻合相同。

腹腔镜下近端胃切除术后的重建

近端胃癌的发病率近年来逐渐增加，在早期近端胃癌的患者中，近端胃切除术是被广泛接受的保留功能的手术。尽管功能上有获益，如营养改善和预防贫血，但由于反流性食管炎和吻合口狭窄等术后并发症的发生率高，近端胃切除术并没有得到广泛推广。良好的重建方式，如间置空肠和双通道重建可预防近端胃切除术后严重的反流，并且这些手术也可以在腹腔镜下进行。

端-端食管-胃吻合

直接食管胃吻合术因其简单而被广泛应用，但在某些患者中会引起严重的胃食管反流。已经开发了几种方法来代替直接食管胃吻合术，包括抗反流手术、侧-侧吻合术及下食管括约肌保存手术[27~29]。

为了进行体外食管胃吻合术，腹壁做小切口，通过残胃前壁上的戳孔引入管型吻合器。吻合完成后，使用直线型吻合器关闭残胃前壁戳孔[29~31]。

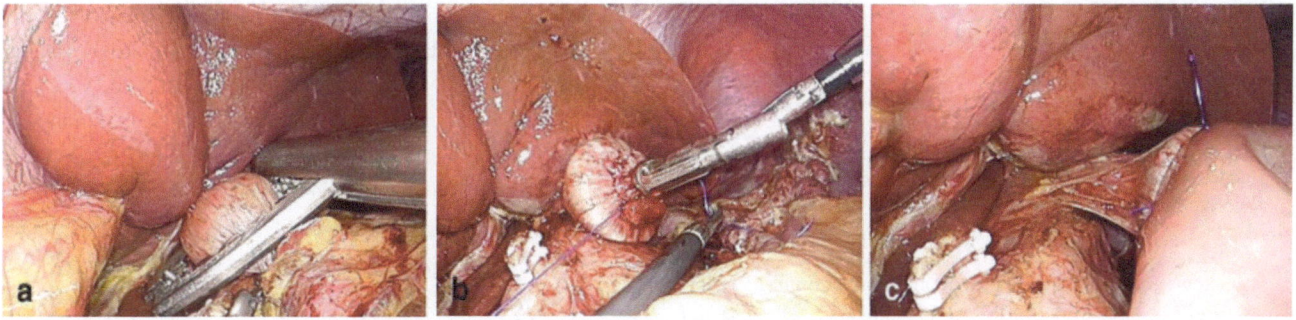

图 15.9　采用管型吻合器在体内行食管空肠吻合

a.应用腹腔镜荷包缝合器夹闭食管；b.食管断端置入抵钉砧，收紧荷包缝合线；c.体内行食管空肠端-侧吻合

Uyama 等介绍了一种腹腔镜下使用直线型吻合器的侧-侧食管胃吻合术（overlap 方法），具体是将食管的后壁与残胃的前壁吻合[27]。

双通道重建

完成食管荷包缝合和淋巴结清扫术后，通过左下腹 Trocar 孔延长的横向小切口取出标本。在保证远切缘安全，胃网膜弓修整后，使用直线型吻合器将近端胃从胃体部位横断。在远端残胃上缝合一针悬吊后重新放回腹腔。

将管型吻合器的抵钉砧置于腹腔内，重新建立气腹。抵钉砧用腹腔镜抵钉砧抓钳置入食管残端内，在腹腔镜下收拢结扎荷包缝合。空肠经腹壁小切口取出，在适当长度处横断。将管型吻合器置入 Roux 祥。在体内完成食管空肠端侧吻合，然后取出管型吻合器，空肠残端用直线型吻合器闭合。

在食管空肠吻合口以远 15 cm 行残胃与 Roux 祥侧侧吻合，在体外用直线型吻合器完成。直线型吻合器的两臂向头侧方向插入残胃和 Roux 祥并击发，共同开口用另一个直线型吻合器闭合。以同样的方式，用直线型吻合器在胃空肠吻合口远端 20 cm 处行空肠-空肠侧-侧吻合。缝合空肠系膜裂孔以防止内疝的发生[32, 33]。

空肠间置术

与双通道重建相比，腹腔镜下空肠间置术是比较复杂的。首先要建立一个带血管蒂的空肠瓣，再完成三个吻合，包括食管空肠吻合，空肠残胃吻合，空肠空肠吻合。因此，很少有报道描述腹腔镜下近端胃切除后采用空肠间置术重建，尽管该手术能有效预防术后反流[33~35]。

最近，Nomura 等介绍了一种改良的腹腔镜手术方法[33]。双通道重建后，在胃空肠吻合口尾侧用无刀片直线型吻合器闭合空肠祥，从而完成间置空肠的建立。

腹腔镜下保幽门胃切除术后的重建

保留幽门的胃切除术联合根治性淋巴结切除术已被用于早期胃癌患者的治疗。相比胃大部切除术，保留幽门功能有如下优点，降低倾倒综合征的风险和降低胃肠功能紊乱的发生率。

腹腔镜辅助下保留幽门的胃切除术作为一种微创、保功能的手术，在术后营养和胆结石发病率方面均优于腹腔镜辅助远端胃切除术[36]。

应用直线型吻合器行体外胃-胃吻合

对于体外胃-胃吻合，需要在腹壁上做一个 5 cm 的正中切口。在保留 3 cm 长的幽门管的前提下，切断远端胃。在近端胃的预切线处，大弯侧用艾伦钳钳夹后，将胃体部分切开，然后用 100 mm 的直线型吻合器切断闭合小弯侧胃体。

使用 3-0 可吸收缝线进行单层连续锁边缝合行胃-胃吻合。吻合完成后将胃放回腹腔[37]。

应用直线型吻合器行体内胃-胃吻合

文献介绍了一种全腹腔镜下保留幽门的胃切除术[38, 39]。使用 60 mm 直线型吻合器在体内完成吻合口，共同开口用另一直线型吻合器闭合。这种技术与三角吻合技术非常相似。

参考文献

1. Kitano S, Maeo S, Shiraishi N, et al. Laparoscopically assisted distal partial gastrectomy for early-stage gastric carcinomas. Surg Technol Int, 1995, Ⅳ: 115-119. Epub 1995/01/01.

2. Son S Y, Lee C M, Lee J H, et al. Laparoscopy-assisted gastrectomy with para-aortic lymphadenectomy after palliative chemotherapy for advanced gastric cancer with isolated para-aortic lymph node metastasis. J Korean Surg Soc, 2013, 84(5): 304-308. Epub 2013/05/07.

3. Shinohara T, Hanyu N, Tanaka Y, et al. Totally laparoscopic complete resection of the remnant stomach for gastric cancer. Langenbeck's Arch Surg, 2013, 398(2): 341-345. Epub 2012/07/11.

4. Nagai E, Nakata K, Ohuchida K, et al. Laparoscopic total gastrectomy for remnant gastric cancer: feasibility study. Surg Endosc, 2014, 28(1): 289-296. Epub 2013/09/10.

5. Son S Y, Lee C M, Jung D H, et al. Laparoscopic completion total gastrectomy for remnant gastric cancer: a single-institution experience. Gastric Cancer, 2015, 18(1): 177-182. Epub 2014/01/31.

6. Kitano S, Shiraishi N, Fujii K, et al. A randomized controlled trial comparing open vs laparoscopy-assisted distal gastrectomy for the treatment of early gastric cancer: an interim report. Surgery, 2002, 131(1 Suppl): S306-311. Epub 2002/02/01.

7. Lee J H, Han H S. A prospective randomized study comparing open vs laparoscopy-assisted distal gastrectomy in early gastric cancer: early results. Surg Endosc, 2005, 19(2): 168-173. Epub 2004/12/08.

8. Kim Y W, Baik Y H, Yun Y H, et al. Improved quality of life outcomes after laparoscopy-assisted distal gastrectomy for early gastric cancer: results of a prospective randomized clinical trial. Ann Surg, 2008, 248(5): 721-727. Epub 2008/10/25.

9. Fujii K, Sonoda K, Izumi K, et al. T lymphocyte subsets and Th1/Th2 balance after laparoscopy-assisted distal gastrectomy. Surg Endosc, 2003, 17(9): 1440-1444. Epub 2003/06/24.

10. Hayashi H, Ochiai T, Shimada H, et al. Prospective randomized study of open versus laparoscopy-assisted distal gastrectomy with extraperigastric lymph node dissection for early gastric cancer. Surg Endosc, 2005, 19(9): 1172-1176. Epub 2005/09/01.

11. Huscher C G, Mingoli A, Sgarzini G, et al. Laparoscopic versus open subtotal gastrectomy for distal gastric cancer: five-year results of a randomized prospective trial. Ann Surg, 2005, 241(2): 232-237. Epub 2005/01/15.

12. Kim H H, Han S U, Kim M C, et al. Prospective randomized controlled trial (phase Ⅲ) to comparing laparoscopic distal gastrectomy with open distal gastrectomy for gastric adenocarcinoma (KLASS 01). J Korean Surg Soc, 2013, 84(2): 123-130. Epub 2013/02/12.

13. Nakamura K, Katai H, Mizusawa J, et al. A phase Ⅲ study of laparoscopy-assisted versus open distal gastrectomy with nodal dissection for clinical stage IA/IB gastric cancer (JCOG0912). Jpn J Clin Oncol, 2013, 43(3): 324-327. Epub 2013/01/01.

14. Choi Y Y, Bae J M, An J Y, et al. Laparoscopic gastrectomy for advanced gastric cancer: are the long-term results comparable with conventional open gastrectomy? A systematic review and meta-analysis. J Surg Oncol, 2013, 108(8): 550-556. Epub 2013/10/12.

15. Shinohara T, Satoh S, Kanaya S, et al. Laparoscopic versus open D2 gastrectomy for advanced gastric cancer: a retrospective cohort study. Surg Endosc, 2013, 27(1): 286-294. Epub 2012/06/27.

16. Park do J, Han S U, Hyung W J, et al. Long-term outcomes after laparoscopy-assisted gastrectomy for advanced gastric cancer: a large-scale multicenter retrospective study. Surg Endosc, 2012, 26(6): 1548-1553. Epub 2011/12/16.

17. Lee J H, Ahn S H, Park do J, et al. Laparoscopic total gastrectomy with D2 lymphadenectomy for advanced gastric cancer. World J Surg, 2012, 36(10): 2394-2399. Epub 2012/06/08.

18. Kodera Y, Fujiwara M, Ohashi N, et al. Laparoscopic surgery for gastric cancer: a collective review with meta-analysis of randomized trials. J Am Coll Surg, 2010, 211(5): 677-686. Epub 2010/09/28.

19. Kim H H, Han S U, Kim M C, et al. Long-term results of laparoscopic gastrectomy for gastric cancer: a large-scale case-control and case-matched Korean multicenter study. J Clin Oncol, 2014, 32(7): 627-633. Epub 2014/01/29.

20. Kong S H, Suh Y S, Han D S, et al. Stomach hanging technique using gauze during laparoscopic gastrectomy. Asian J Endosc Surg, 2012, 5(1): 38-41.

21. Yang H K, Lee H J, Ahn H S, et al. Safety of modified double-stapling end-to-end gastroduodenostomy in distal subtotal gastrectomy. J Surg Oncol, 2007, 96(7): 624-629. Epub 2007/08/22.

22. Lee S I, Choi Y S, Park D J, et al. Comparative study of laparoscopy-assisted distal gastrectomy and open distal gastrectomy. J Am Coll Surg, 2006, 202(6): 874-880. Epub 2006/06/01.

23. Kanaya S, Gomi T, Momoi H, et al. Delta-shaped anastomosis in totally laparoscopic Billroth I gastrectomy: new technique of intraabdominal gastroduodenostomy. J Am Coll Surg, 2002, 195(2): 284-287. Epub 2002/08/10.

24. Omori T, Nakajima K, Nishida T, et al. A simple technique for circular-stapled Billroth I reconstruction in laparoscopic gastrectomy. Surg Endosc, 2005, 19(5): 734-736. Epub 2005/03/11.

25. Ichikawa D, Kubota T, Kikuchi S, et al. Intracorporeal Billroth-I anastomosis using a circular stapler by the abdominal wall lifting method in laparoscopy-assisted distal gastrectomy. Surg Laparosc Endosc Percutan Tech, 2009, 19(5): e163-166. Epub 2009/10/24.

26. Ikeda T, Kawano H, Hisamatsu Y, et al. Progression from laparoscopic-assisted to totally laparoscopic distal gastrectomy: comparison of circular stapler (i-DST) and linear stapler (BBT) for intracorporeal anastomosis. Surg Endosc, 2013, 27(1): 325-332. Epub 2012/06/27.

27. Uyama I, Sugioka A, Matsui H, et al. Laparoscopic side-to-side esophagogastrostomy using a linear stapler after proximal gastrectomy. Gastric Cancer, 2001, 4(2): 98-102. Epub 2001/11/15.

28. Sakuramoto S, Yamashita K, Kikuchi S, et al. Clinical experience of laparoscopy-assisted proximal gastrectomy with Toupet-like partial fundoplication in early gastric cancer for preventing reflux esophagitis. J Am Coll Surg, 2009, 209(3): 344-351. Epub 2009/09/01.

29. Kim D J, Lee J H, Kim W. Lower esophageal sphincter-preserving laparoscopy-assisted proximal gastrectomy in patients with early gastric cancer: a method for the prevention of reflux esophagitis. Gastric Cancer, 2013, 16(3): 440-444. Epub 2012/10/16.

30. Uyama I, Ogiwara H, Takahara T, et al. Laparoscopic and minilaparotomy proximal gastrectomy and esophagogastrostomy: technique and case report. Surg Laparosc Endosc, 1995, 5(6): 487-491. Epub 1995/12/01.

31. Tonouchi H, Mohri Y, Tanaka K, et al. Hemidouble stapling for esophagogastrostomy during laparoscopically assisted proximal gastrectomy. Surg Laparosc Endosc Percutan Tech, 2006, 16(4): 242-244. Epub 2006/08/22.

32. Ahn S H, Jung D H, Son S Y, et al. Laparoscopic double-tract proximal gastrectomy for proximal early gastric cancer. Gastric Cancer, 2014, 17(3): 562-570. Epub 2013/09/21.

33. Nomura E, Lee S W, Kawai M, et al. Functional outcomes by reconstruction technique following laparoscopic proximal gastrectomy for gastric cancer: double tract versus jejunal interposition. World J Surg Oncol, 2014, 12: 20. Epub 2014/01/29.

34. Uyama I, Sugioka A, Fujita J, et al. Completely laparoscopic proximal gastrectomy with jejunal interposition and lymphadenectomy. J Am Coll Surg, 2000, 191(1): 114-119. Epub 2000/07/18.

35. Kinoshita T, Gotohda N, Kato Y, et al. Laparoscopic proximal gastrectomy with jejunal interposition for gastric cancer in the proximal third of the stomach: a retrospective comparison with open surgery. Surg Endosc, 2013, 27(1): 146-153. Epub 2012/06/28.

36. Suh Y S, Han D S, Kong S H, et al. Laparoscopy-assisted pylorus-preserving gastrectomy is better than laparoscopy-assisted distal gastrectomy for middle-third early gastric cancer. Ann Surg. 2014; 259(3): 485-93. Epub 2013/05/09.

37. Hiki N, Kaminishi M. Pylorus-preserving gastrectomy in gastric cancer surgery-open and laparoscopic approaches. Langenbeck's Arch Surg, 2005, 390(5): 442-447. Epub 2005/08/13.

38. Lee S W, Bouras G, Nomura E, et al. Intracorporeal stapled anastomosis following laparoscopic segmental gastrectomy for gastric cancer: technical report and surgical outcomes. Surg Endosc, 2010, 24(7): 1774-1780. Epub 2009/12/30.

39. Kumagai K, Hiki N, Nunobe S, et al. Totally laparoscopic pylorus-preserving gastrectomy for early gastric cancer in the middle stomach: technical report and surgical outcomes. Gastric Cancer, 2015, 18(1): 183-187. Epub 2014/02/01

第 16 章

机器人切除与重建方法在胃次全和全胃切除联合 D2 淋巴结清扫术中的应用

Taeil Son and Woo Jin Hyung

刘合利　刘　鹏　译

背景介绍

胃癌的微创手术（minimally invasive surgery，MIS）在过去几年中取得了许多进展，和传统剖腹手术相比，具有出血少、疼痛轻、肠动力恢复早，住院时间短等优点[1, 2]。然而，尽管大多数人认为腹腔镜胃切除术是一种安全可行的治疗胃癌的方法，但对于大多数外科医生来说，胃癌淋巴结清扫术仍然是一项技术要求很高的手术[3~6]。同时，尽管对包括机器人手术在内的 MIS 适应证缺乏明确界定，MIS 治疗胃癌的指征已经从早期胃癌扩宽到进展期胃癌，其中第 2 站淋巴结（lymph node，LN）的清扫是必不可少的。尽管如此，一些在大样本医疗中心的有经验的外科医生已经证实了机器人下第 2 站淋巴结清扫在根治性胃切除术中是可行性[3, 7~10]。同时，为了克服传统腹腔镜手术的技术局限性，提倡更精准和精细的手术，最近使用机器人手术系统施行的胃切除术越来越多。

手术适应证

迄今为止，机器人下胃切除术的适应证与腹腔镜手术相同[11]。目前，在东方各国，微创的胃癌切除术广泛应用于早期胃癌：胃癌微创手术适应证在东西方国家是不同的[12, 13]。机器人下胃切除术联合限制性淋巴结清扫（D1 或 D1+）适于 cT1N0M0 胃癌，但又不符合内镜治疗的标准，如内镜下黏膜切除术或黏膜下剥离术。机器人下胃切除术联合广泛淋巴结清扫（D2）适于 cT1N1M0，cT2N0M0，cT2N1M0，cT3N0M0，cT3N1M0 胃癌。一般而言，侵犯浆膜的（cT4a）和更晚期的胃癌，以及无法耐受气腹的患者，不适合机器人手术。广泛的淋巴结转移和巨大肿瘤也是机器人手术的禁忌证。然而，在实践中，适应证可以根据外科医生的经验和专业知识而变化。

术前评估和准备

机器人手术患者的术前评估包括病史采集、体格检查和肿瘤特征的全面评估，包括肿瘤的深度、位置、淋巴结状态和远处转移情况。为确定手术方式，术前食管胃十二指肠镜，内镜超声和腹部计算机断层成像（computed tomography，CT）扫描是常规检查。根据一些指南，胸部 CT 扫描与正电子发射计算机断层成像（PET-CT）也是经常要做的检查[14]。在遇到小的、不能触及的早期肿瘤时，需要通过术前内镜下夹钛夹标记或术中内镜引导下确定肿瘤的近端切除线[15~17]。

手术技巧

手术室设置与患者体位

最好将患者置于仰卧位，双臂塞在患者的两

侧。手术台可以倾斜到 15° 的头高位。手术室的设置如下：机器人手术车应定位在靠近手术床的患者头部附近，外科医生助手站在患者左侧，洗手护士站在患者右侧。

打孔，对接，装备

在标准次全胃切除和全胃切除术中，共需要打 5 个套管孔，包括助手的套管孔（图 16.1a）。于脐下戳孔置入 12 mm Trocar，用于安装镜头。1 号臂应放置在患者的左侧腋前线，主要置入马里兰弯头双极钳。2 号臂沿患者的右锁骨中线放置，刚好位于十二指肠尾侧水平，以便于胰腺上区的清扫。该位置便于使用能量装置（超声刀或单极剪刀）和 Cadiere 钳，可在 2 和 3 臂之间交替。一个助手 12 mm 的 Trocar 可以放于患者左锁骨中线与脐下镜头 Trocar 和第 1 臂连线的交点尾侧 2~3 cm 处（图 16.1b）。之后，可将手术车放在手术台上患者头部上方，以对接机器人手臂。

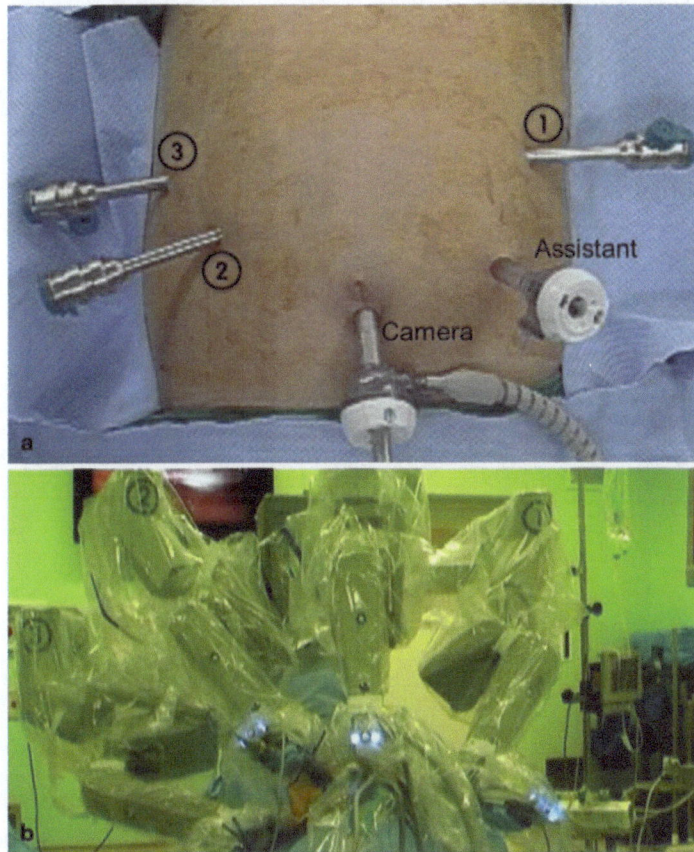

图 16.1　机器人胃切除术
a. 机器人胃切除术的 Trocar 孔放置；b. 对接好后的机器人手臂

肝脏悬吊与术中肿瘤定位

良好的肝脏悬吊是保证清晰手术视野的关键步骤之一。上消化道手术有各种各样的肝脏悬吊方法，其中一个例子是所谓的使用"缝合纱布技术"的肝悬吊术（图 16.2a）[18~20]。无论选择何种方法，肝十二指肠韧带、小网膜和胃食管结合部周围的区域都必须充分显露。在远端胃大部切除术的病例中，在机器人臂对接之前需要将腹腔内肿瘤定位[17]。

为了做到这一点，金属外科夹被放在胃大弯和胃小弯用来大致标记胃的切除线。最终的胃切除线还得通过比较外科夹和术前内镜检查时放置的标记，以及胃内病灶的钛夹之间的位置关系来确定（图 16.2b）。

远端胃大部切除术中第 2 站淋巴结清扫术

游离大网膜

为了将胃结肠韧带游离开，清扫第 4sb 和 4d 组淋巴结，外科医生首先应通过 3 号臂上的 Cadiere 钳

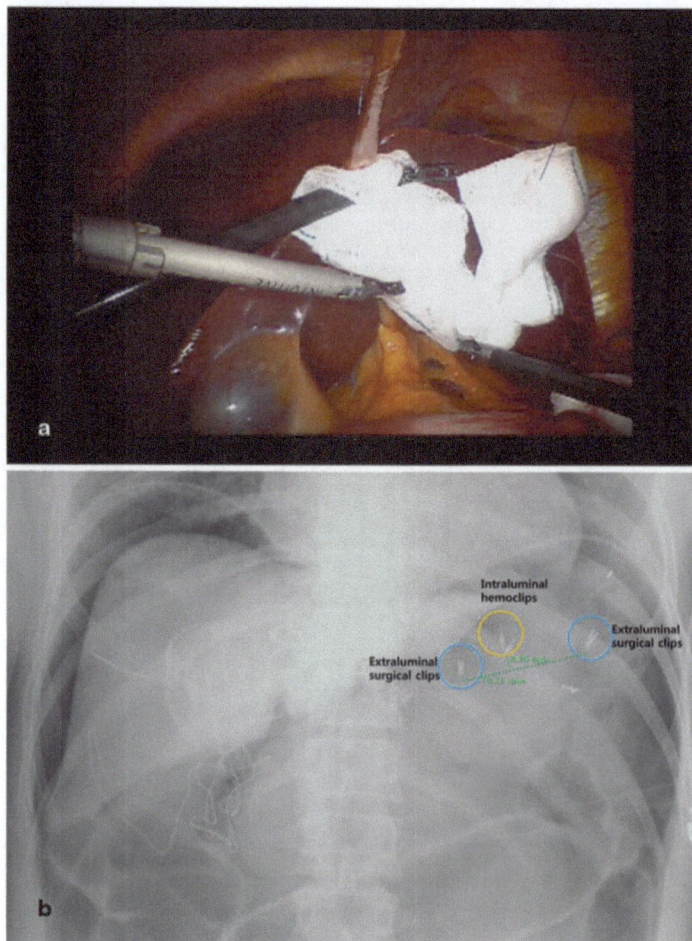

图 16.2 肝脏悬吊与术中肿瘤的定位
a. 采用缝合纱布技术进行肝脏悬吊；b. 术中 X 射线测量胃腔外的
外科夹与胃腔内钛夹间的距离。这个病例需要行全胃切除术

将胃和大网膜组织朝患者头侧牵拉。利用 2 号臂上的能量装置(超声刀或单极剪刀)沿横结肠中段将胃结肠韧带切开，从而进入小网膜腔(图 16.3a)。大网膜进一步朝脾脏下极的方向分离。为了更好地显露小网膜腔，通过 Cadiere 钳重新调整牵引大网膜的位置，同时用 1 号臂上的 Maryland 钳对抗牵引横结肠是必不可少的。通过这种方法，胃网膜左血管可轻易地被辨认，并在其血管根部用钛夹夹闭(图 16.3b)。第 2 站淋巴结清扫通常包括全大网膜切除术，然而，对 cT1 期或 cT2 期的肿瘤，也可以行部分大网膜切除术。在清除完 4sb 组淋巴结后，从预定的近端切除线开始，沿着胃大弯清扫淋巴结及脂肪组织直到胃短血管，完成胃左侧淋巴结的清扫。

幽门下区的解剖

为了完成幽门下区的清扫，应清楚地了解胰头和十二指肠周围血管的解剖结构。在第 3 臂的帮助下，远端胃可以从胰头前方提到腹侧。第 6 组淋巴结埋于淋巴脂肪组织中，其边界起于胃网膜右静脉、胰十二指肠前上静脉(anterior superior pancreaticoduodenal vein，ASPDV)和结肠中静脉，这些血管要仔细辨认和解剖。胃网膜右静脉在其与 ASPDV 的汇合点处夹闭切断(图 16.3c)。随后，在胃十二指肠动脉(gastroduodenal artery，GDA)的末端识别并找到胃网膜右动脉(right gastroepiploic artery，RGEA)，在 RGEA 的根部结扎切断(图 16.3d)。大部分情况下，继续解剖可遇到幽门下动脉，予以分离和结扎切断。此后，将十二指肠后壁与胰腺之间的附着处分离，直达 GDA 根部。

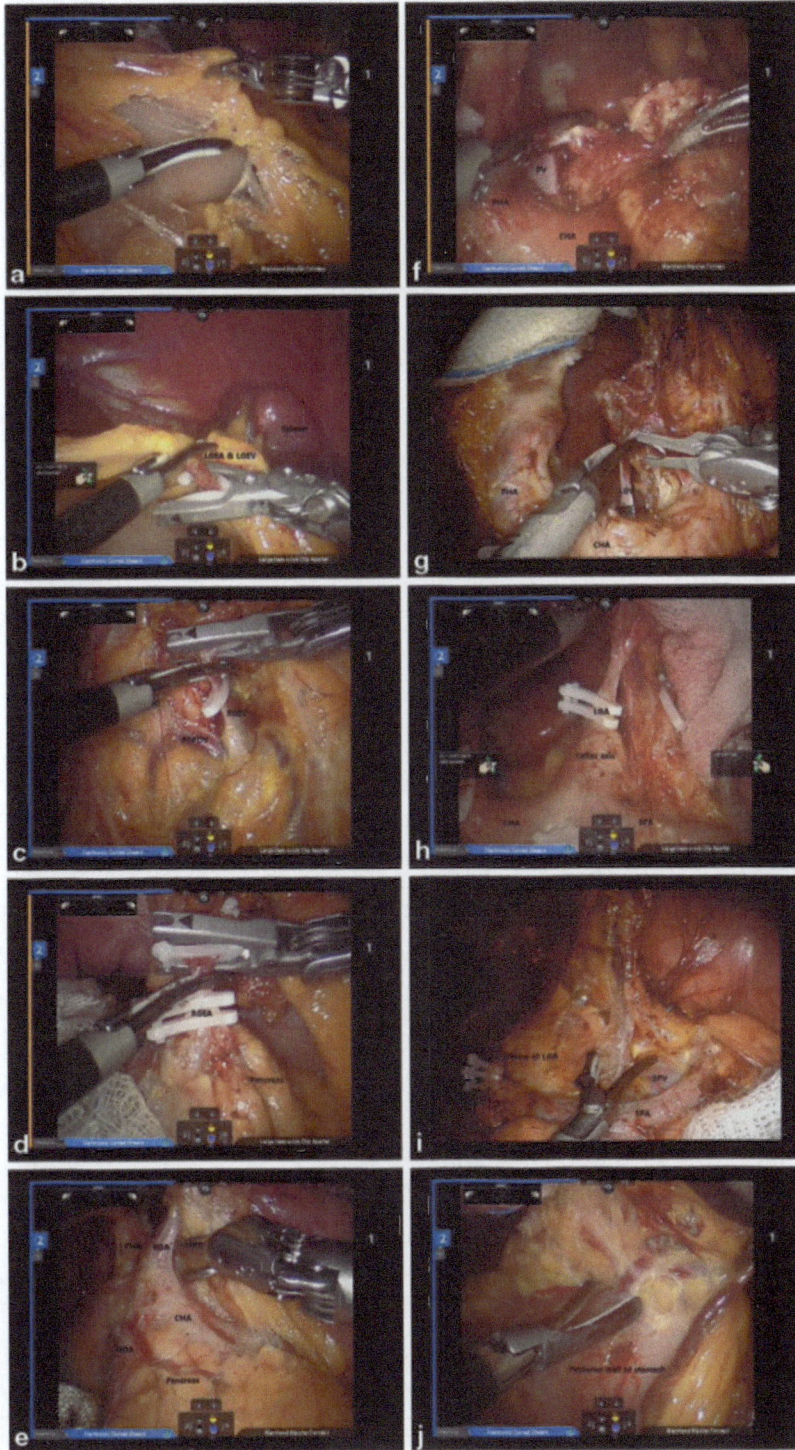

图 16.3　远端胃大部切除术中 D2 淋巴清扫术步骤

a. 切除胃结肠韧带；b. 结扎胃网膜左动脉（LGEA）和胃网膜左静脉（LGEV）；c. 暴露胃网膜右静脉（RGEV）和胰十二指肠前上静脉（ASPDV），并结扎 RGEV；d. RGEA 的分离和结扎；e. 暴露和结扎胃右动脉（RGA）；f. 肝十二指肠韧带的解剖；g. 分离和结扎胃左静脉（LGV）。h 分离和结扎胃左动脉（LGA）；i. 沿着脾动脉（SPA）解剖分离；j. 沿小弯侧解剖分离小网膜

幽门上区的解剖及十二指肠横断

在幽门上区分离时为了防止对肝总动脉（common hepatic artery，CHA）或胰腺实质的意外损伤，将一块 4 cm×4 cm 大小的纱布置入十二指肠后方和胰头之间。然后可以将幽门上方的软组织清除，达幽门远侧约 2 cm，从而为直线型吻合器的插入分离出一条路径。然后，助手使用直线型吻合器将十二指肠球部切断闭合。

胰腺上区的解剖

在十二指肠横断后，将胃右血管牵向患者的左侧，以便在血管上产生适当的张力。然后从肝固有动脉（proper hepatic artery，PHA）右侧面开始解剖，也可以在先前暴露好的 GDA 的引导下开始解剖。然后，在胃右动脉的起点结扎切断（图 16.3 e），这就完成了第 5 组淋巴结的清扫。通过对 PHA 前方和内侧进行解剖，可以清除第 12a 组淋巴结。通过显露门静脉（portal vein，PV）可以确保第 12a 组淋巴结被完全清扫（图 16.3 f）。这时，助手可以向下牵引 CHA 或将 PHA 朝向患者的右侧牵引，以便更好显露 PV。此后，继续围绕 CHA 解剖，清扫第 8a 组淋巴结。然后将 LGA 轻轻地向前牵向腹壁方向，以暴露小弯侧。接下来，找到 LGV，并在其汇入 PV 或 SPV 的部位妥善结扎切断（图 16.3 g）。继续在腹膜后解剖，清扫淋巴脂肪组织。沿着 LGA、腹腔干血管和脾血管分布的淋巴结，分别被命名为第 7 组、9 组和 11p 组。一旦充分解剖显露，在 LGA 的根部结扎切断（图 16.3 h）。继续向腹腔干血管的方向分离解剖，可以将第 9 组淋巴结清扫。接下来，将第 11p 组的淋巴脂肪组织从胰腺的上缘和脾动脉（splenic artery，SPA）上清扫下来，直达 SPA

的中点。通常情况下，胃后动脉是存在的，并且可以作为解剖边界的标志。为确保第 11p 组淋巴结的彻底清扫，建议将 SPA 和 SPV 的前方和上方充分显露（图 16.3 i）。

小网膜的解剖及胃的横断

接下来，从食管膈肌脚至胃预切除线，沿胃小弯侧分离解剖小网膜及淋巴脂肪组织（图 16.3 j）。此时，需要切断绕食管前方向右后方走行的（右侧）迷走神经干。这样就完成了第 1 组淋巴结的清扫。在胃充分游离后，通过清除第 3 组淋巴结周围区域，助手用两个或三个直线型吻合器将胃体横断，完成远端胃大部切除术及第 2 站淋巴结清扫术。

全胃切除术中的第 2 站淋巴结清扫

全胃切除术联合第 2 站淋巴结清扫包括清扫远端脾血管周围淋巴结（第 11d 组）和脾门淋巴结（第 10 组），以及是否切除脾脏。为了防止与脾切除术相关的并发症增加，可以行保留脾脏的第 2 站淋巴结清扫联合全胃切除术。然而，虽然有经验的外科医生可以成功地完成这种手术，但是保脾的脾门淋巴结清扫是很有技术难度的。尽管如此，来自机器人系统的放大 3D 视图和机器人手臂的灵活运动，使得这种复杂和困难的手术操作更容易完成。其具体步骤包括解剖远端脾血管和脾门周围的淋巴结组织。首先，在结扎切断胃网膜左血管后，开始游离胃短血管。将胃短血管在其根部切断，将食管-膈肌韧带分开，充分游离食管。接下来，将脾血管的分支从脾下极向脾上极予以识别和解剖，从脾门向脾血管的近端予以识别和解剖（图 16.4 a 和 b）。

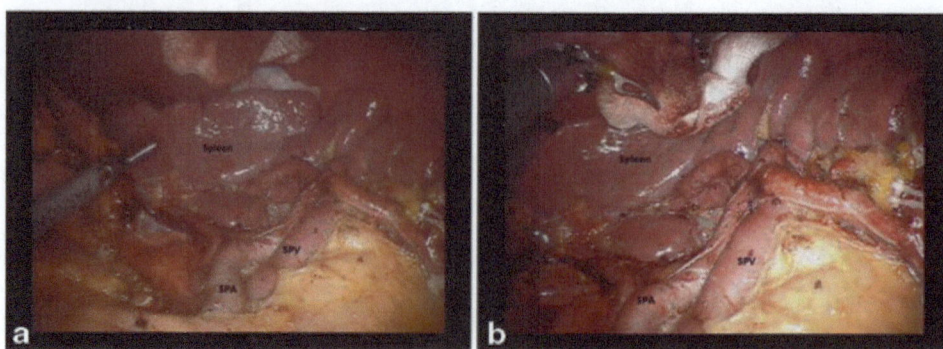

图 16.4　脾门淋巴结清扫后的术野
a. 在保留脾脏的全胃切除术中沿脾动脉和脾门彻底解剖；b. 脾门廓清术完成后的情形

重建方式

根据肿瘤的位置或远端胃大部切除术后残胃的大小，消化道的连续性可以通过胃–十二指肠吻合术（Billroth I）和胃–空肠吻合术（Billroth Ⅱ）来恢复，胃–空肠 Roux-en-Y 吻合术也是一种值得考虑的方式。在全胃切除术中，食管–空肠 Roux-en-Y 吻合术是最常用的重建方式。在全机器人下全胃切除术中，体内吻合可以用吻合器完成，也可用机器人直接缝合吻合[21]。然而，到目前为止，在机器人手术时，体内吻合器吻合均由助手完成。在腹腔镜远端胃次全切除或全胃切除术中使用的几种重建方法也可应用于机器人手术中[22~26]。本文描述了几种机器人远端胃次全切除和全胃切除术后的几种体内吻合方法。

体内胃–十二指肠吻合（Billroth Ⅰ式）

只要适应证符合，体内胃十二指肠吻合是在远端胃大部切除术后恢复消化道连续性的第一选择[27]。外科医生可以用线型吻合器进行胃十二指肠吻合术，也称为三角吻合术[25, 27]。要做到这一点，应使用 45 mm 直线型吻合器将十二指肠从后壁至前壁横断。胃切除术后，在残胃切除线的大弯侧剪开一小孔。十二指肠残端的内侧缘也开一小孔，使用 45 mm 线型吻合器，在胃后壁和十二指肠后壁之间形成一个共同的通道开口，其共同开口用另外两个 45 mm 线型吻合器关闭，与传统的三角吻合相比，已有一些改进。一些外科医师更喜欢在关闭共同开口时一并切除十二指肠残端以前的钉合线。在这个操作期间，线型吻合器可以通过助手的 Trocar 孔插入和使用。

体内胃空肠吻合（Billroth Ⅱ式）

在远端胃大部切除术后不适合行胃十二指肠吻合术时，可行结肠前顺蠕动的体内胃空肠吻合术[22, 27]。在完成切除后，测量残余胃长度，提起空肠袢，以备侧侧吻合。此后，在残胃大弯侧，距胃的切除线约 6 cm 处戳孔，有时需要离断一支胃短动脉。然后，在距 Treitz 韧带 15~20 cm 的空肠对系膜缘戳一小孔。一个 60 mm 的线型吻合器可以从患者左侧助手的 Trocar 孔置入。将胃和空肠依次靠拢。空肠被轻轻地提起达食管裂孔附近，然后用机器人手臂轻轻插入。胃空肠侧–侧吻合完成后，机器人的 2 号臂需要解除对接，8 mm 的 Trocar 应更换成 12 mm Trocar，以便于置入线型吻合器。从

患者右侧 Trocar 置入 60 mm 线型吻合器，关闭共同开口。共同开口的关闭也可通过机器人手工缝合技术来完成。

体内食管空肠 Roux-en-Y 吻合

全胃切除术后常用直线型吻合器行腔内结肠前食管–空肠 Roux-en-Y 吻合术来完成消化道重建。对于食管–空肠 Roux-en-Y 吻合术，腹腔内食管逆时针旋转后用 45 mm 直线型吻合器从腹侧至背侧横断。在食管切除线的背侧戳一小孔，空肠被上提到吻合部位后，在无张力的条件下，将距 Treitz 韧带远端 15~20 cm 处空肠对系膜缘戳一小孔。然后，用 45 mm 直线型吻合器插入两个小孔中，完成侧–侧吻合。随后用 45 mm 直线型吻合器或手工缝合关闭共同开口。然后用直线形闭合器将空肠的输入袢切断。在食管空肠吻合口以远 45~50 cm 处用直线型吻合器完成空肠–空肠侧–侧吻合术。肠系膜间裂孔可用机器人手缝合技术连续缝合关闭。当横断食管，关闭共同开口，行空肠–空肠吻合时，2 号臂应解除对接，换用 12 mm Trocar，以便置入直线形切割吻合器。

术后管理

术后管理包括适当的液体支持、疼痛控制和恢复经口摄入饮食。以下是主要的术后管理策略：无并发症的患者，其胃肠功能通常在 3~5 天内恢复。如果可以耐受，则从术后（postoperative day，POD）第 2 天开始喝水，第 3 天开始进流食，在 POD 第 4 天进食半流软食[28]。如果可以忍受，并且没有并发症迹象，建议患者在 POD 第 5 天出院。若无术后并发症，术后住院时间的中位数为 5 天[28]。

并发症

机器人胃切除术的并发症发生率与腹腔镜胃切除术基本相似[11, 22]。报道的并发症包括伤口并发症、腹腔积液或脓肿、胰腺炎、胰瘘、肠麻痹、肠梗阻、消化道出血，吻合口瘘。一般来说，根治性胃切除术后的并发症与淋巴结清扫的程度有关，因此，D2 淋巴结清扫术较限制性淋巴结清扫可能具有更多的并发症。然而，理论上而言，机器人手术能减少并发症的发生，因为机器人能更彻底和准确地行淋巴结清扫。实际上，机器人胃切除术相关并发症鲜有

报道。然而，值得注意的是，在没有直视的情况下，不要移动腹腔内机器人手臂，以防意外损伤。

结果和结局

许多研究证实了机器人胃癌切除术的可行性和安全性。然而，机器人手术在胃癌治疗中的地位尚不清楚[11, 29~31]。与传统的腹腔镜手术相比，机器人胃切除手术可以获得相似的短期和长期效果，但它具有操作时间长，成本高的缺点。然而，考虑到更高的精度，机器人手术有望能行更彻底和准确的淋巴结清扫，这可能会产生潜在的生存获益和更高的分期准确性。与传统的腹腔镜胃切除术相比，机器人手术还具有出血少，学习曲线短等优点[28, 32~34]。此外，机器人系统还有其他各种功能，例如导航外科手术（Tilepro®）和使用近红外线（NIR）荧光灯图像引导的外科手术正在研究中[35, 36]。虽然这些结果是来自机器人胃切除术的早期经验，但随着经验的积累，机器人辅助系统将显示出更多的优势。同时，有学者指出，当机器人胃切除应用于技术要求更高的手术，如进展期癌症，联合脏器切除和保留功能的胃切除术等手术时，机器人手术将显示出更多的优势[3, 11, 37]。

参考文献

1. Huscher C G, Mingoli A, Sgarzini G, et al. Laparoscopic versus open subtotal gastrectomy for distal gastric cancer: five year results of a randomized prospective trial. Ann Surg, 2005, 241(2): 232-237. Epub 2005/01/15.
2. Kim H H, Hyung W J, Cho G S, et al. Morbidity and mortality of laparoscopic gastrectomy versus open gastrectomy for gastric cancer: an interim report-aphase Ⅲ multi-center, prospective, randomized Trial (KLASS Trial). Ann Surg, 2010, 251(3): 417-420. Epub 2010/02/18.
3. Son T, Lee J H, Kim Y M, et al. Robotic spleen-preserving total gastrectomy for gastric cancer: comparison with conventional laparoscopic procedure. Surg Endosc, 2014, 28: 2606-2615. Epub 2014/04/04.
4. Hyung W J, Lim J S, Song J, et al. Laparoscopic spleen-preserving splenic hilar lymph node dissection during total gastrectomy for gastric cancer. J Am Coll Surg, 2008, 207(2): e6-11. Epub 2008/07/29.
5. Tanimura S, Higashino M, Fukunaga Y, et al. Laparoscopic gastrectomy for gastric cancer: experience with more than 600 cases. Surg Endosc, 2008, 22(5): 1161-1164. Epub 2008/03/07.
6. Lee S E, Ryu K W, Nam B H, et al. Technical feasibility and safety of laparoscopy-assisted total gastrectomy in gastric cancer: a comparative study with laparoscopy-assisted distal gastrectomy. J Surg Oncol, 2009, 100(5): 392-395. Epub 2009/07/15.
7. Patriti A, Ceccarelli G, Bellochi R, et al. Robot-assisted laparoscopic total and partial gastric resection with D2 lymph node dissection for adenocarcinoma. Surg Endosc, 2008, 22(12): 2753-2760. Epub 2008/09/25.
8. Shinohara T, Kanaya S, Taniguchi K, et al. Laparoscopic total gastrectomy with D2 lymph node dissection for gastric cancer. Arch Surg, 2009, 144(12): 1138-1142. Epub 2009/12/23.
9. Lee J H, Ahn S H, Park do J, et al. Laparoscopic total gastrectomy with D2 lymphadenectomy for advanced gastric cancer. World J Surg, 2012, 36(10): 2394-2399. Epub 2012/06/08.
10. Uyama I, Kanaya S, Ishida Y, et al. Novel integrated robotic approach for suprapancreatic D2 nodal dissection for treating gastric cancer: technique and initial experience. World J Surg, 2012, 36(2): 331-337. Epub 2011/12/02.
11. Marano A, Choi Y Y, Hyung W J, et al. Robotic versus laparoscopic versus open gastrectomy: a meta-analysis. J Gastric Cancer, 2013, 13(3): 136-148. Epub 2013/10/25.
12. Japanese Gastric Cancer Association. Japanese gastric cancer treatment guidelines 2010 (ver. 3). Gastric Cancer, 2011, 14(2): 113-123.
13. Katai H, Lim J-S. Indications of laparoscopic gastrectomy for gastric cancer. In: Kitano S, Yang H-K, editors. Laparoscopic gastrectomy for cancer. Springer Japan, 2012.
14. National Comprehensive Cancer Network. Gastric Cancer (Version 2. 2013). http://www.nccn.org/professionals/physician_gls/pdf/gastric.pdf. Accessed 7 April 2014.
15. Hyung W J, Lim J S, Cheong J H, et al. Intraoperative tumor localization using laparoscopic ultrasonography in laparoscopic-assisted gastrectomy. Surg Endosc, 2005, 19(10): 1353-1357. Epub 2005/07/16.
16. Xuan Y, Hur H, Byun C S, et al. Efficacy of intraoperative gastroscopy for tumor localization in totally laparoscopic distal gastrectomy for cancer in the middle third of the stomach. Surg Endosc, 2013, 27(11): 4364-4370. Epub 2013/06/20.
17. Kim H I, Hyung W J, Lee C R, et al. Intraoperative portable abdominal radiograph for tumor localization: a simple and accurate method for laparoscopic gastrectomy. Surg Endosc, 2011, 25(3): 958-963. Epub 2010/08/21.
18. Woo Y, Hyung W J, Kim H I, et al. Minimizing hepatic trauma with a novel liver retraction method: a simple liver suspension using gauze suture. Surg Endosc, 2011, 25(12): 3939-3945. Epub 2011/06/10.

19. Shinohara T, Kanaya S, Yoshimura F, et al. A protective technique for retraction of the liver during laparoscopic gastrectomy for gastric adenocarcinoma: using a Penrose drain. J Gastrointest Surg, 2011, 15 (6): 1043-1048. Epub 2010/09/09.

20. Kinjo Y, Okabe H, Obama K, et al. Elevation of liver function tests after laparoscopic gastrectomy using a Nathanson liver retractor. World J Surg, 2011, 35 (12): 2730-2738. Epub 2011/10/01.

21. Hur H, Kim J Y, Cho Y K, et al. Technical feasibility of robot-sewn anastomosis in robotic surgery for gastric cancer. J Laparoendosc Adv Surg Tech A, 2010, 20 (8): 693-697. Epub 2010/09/03.

22. Song J, Oh S J, Kang W H, et al. Robot-assisted gastrectomy with lymph node dissection for gastric cancer: lessons learned from an initial 100 consecutive procedures. Ann Surg, 2009, 249 (6): 927-932. Epub 2009/05/29.

23. Jeong O, Park Y K. Intracorporeal circular stapling esophagojejunostomy using the transorally inserted anvil (OrVil) after laparoscopic total gastrectomy. Surg Endosc, 2009, 23 (11): 2624-2630. Epub 2009/04/04.

24. Noshiro H, Ohuchida K, Kawamoto M, et al. Intraabdominal Rouxen-Y reconstruction with a novel stapling technique after laparoscopic distal gastrectomy. Gastric Cancer, 2009, 12 (3): 164-169. Epub 2009/11/06.

25. Kanaya S, Kawamura Y, Kawada H, et al. The delta-shaped anastomosis in laparoscopic distal gastrectomy: analysis of the initial 100 consecutive procedures of intracorporeal gastroduodenostomy. Gastric Cancer, 2011, 14 (4): 365-371. Epub 2011/05/17.

26. Okabe H, Obama K, Tsunoda S, et al. Advantage of completely laparoscopic gastrectomy with linear stapled reconstruction: a long-term follow-up study. Ann Surg, 2014, 259 (1): 109-116. Epub 2013/04/04.

27. Lee H W, Kim H I, An J Y, et al. Intracorporeal anastomosis using linear stapler in laparoscopic distal gastrectomy: comparison between gastroduodenostomy and gastrojejunostomy. J Gastric Cancer, 2011, 11 (4): 212-218. Epub 2012/02/11.

28. Woo Y, Hyung W J, Pak K H, et al. Robotic gastrectomy as an oncologically sound alternative to laparoscopic resections for the treatment of early-stage gastric cancers. Arch Surg, 2011, 146 (9): 1086-1092. Epub 2011/05/18.

29. Gutt C N, Oniu T, Mehrabi A, et al. Robot-assisted abdominal surgery. Br J Surg, 2004, 91 (11): 1390-1397. Epub 2004/09/24.

30. Baek S J, Lee D W, Park S S, et al. Current status of robot-assisted gastric surgery. World J Gastrointest Oncol, 2011, 3 (10): 137-143. Epub 2011/11/03.

31. Wall J, Marescaux J. Robotic gastrectomy is safe and feasible, but real benefits remain elusive. Arch Surg, 2011, 146 (9): 1092. Epub 2011/10/27.

32. D'Annibale A, Pende V, Pernazza G, et al. Full robotic gastrectomy with extended (D2) lymphadenectomy for gastric cancer: surgical technique and preliminary results. J Surg Res, 2011, 166 (2): e113-120. Epub 2011/01/14.

33. Caruso S, Patriti A, Marrelli D, et al. Open vs robot-assisted laparoscopic gastric resection with D2 lymph node dissection for adenocarcinoma: a case-control study. Int J Med Robot (MRCAS), 2011, 7 (4): 452-458. Epub 2011/10/11.

34. Eom B W, Yoon H M, Ryu K W, et al. Comparison of surgical performance and short-term clinical outcomes between laparoscopic and robotic surgery in distal gastric cancer. Eur J Surg Oncol, 2012, 38 (1): 57-63. Epub 2011/09/29.

35. Kim Y M, Baek S E, Lim J S, et al. Clinical application of image-enhanced minimally invasive robotic surgery for gastric cancer: a prospective observational study. J Gastrointest Surg, 2013, 17 (2): 304-312. Epub 2012/12/05.

36. Jafari M D, Lee K H, Halabi W J, et al. The use of indocyanine green fluorescence to assess anastomotic perfusion during robotic assisted laparoscopic rectal surgery. Surg Endosc, 2013, 27 (8): 3003-3008.

37. Coratti A, Annecchiarico M, Di Marino M, et al. Robot-assisted gastrectomy for gastric cancer: current status and technical considerations. World J Surg, 2013, 37 (12): 2771-2781. Epub 2013/05/16.

第 17 章

胃手术后早期和晚期并发症的处理

Brian Badgwell, Ryan Day and Thomas Aloia

袁伟杰　译

胃手术因其手术相对复杂,有着较高的并发症发生率、病死率和再住院率。根据术后并发症发生的时间分为早期并发症(术后 30 天内)和晚期并发症。早期并发症主要包括一般普通外科手术后的并发症,如吻合口瘘、伤口感染、脓肿形成、肠梗阻等,以及一般手术后的并发症,如心脑血管意外、呼吸系统并发症以及静脉血栓形成等。无疑,这一系列的并发症将明显增加出院后再住院概率。接受胃切除手术患者术后 30 天内再住院的概率达 10%~20%。而术后远期并发症除了包括一系列早期并发症的迟发表现,还存在胃切除手术后特有的并发症,这就是所谓的胃切除后综合征。它包括胆汁性胃炎、倾倒综合征、输入/输出襻梗阻,Roux 潴留综合征以及迷走神经切断后腹泻。本章主要讨论胃癌切除手术后患者的术后并发症总体发病率和病死率,重点描述胃切除术后早期和晚期并发症的诊断、治疗及手术方法。

术后早期并发症

总体并发症率和病死率临床研究常常能提供关于外科手术并发症发生率和病死率的最高质量的数据。多项关于胃癌患者术后前瞻性研究表明,并发症发生率和病死率在不同报道中大致相同。尽管一些研究表明,为达到胃癌第 2 站淋巴结清扫,切除胰尾和脾脏是必要的,仍然有一些临床随机对照研究比较了区域淋巴结清扫和扩大淋巴结清扫的术后并发症的发生率。从荷兰对 711 位胃癌根治术后患

者的研究结果表明,行第 1 站淋巴结清扫术(D1)患者早期并发症的发生率和病死率为 25% 和 4%,而行 D2 淋巴结清扫术的患者并发症率和病死率为 43% 和 10%[1]。同时,英国医学研究理事会胃癌外科试验显示,接受 D1/D2 胃癌根治术后患者的早期并发症中,得出了与荷兰研究相同的结果。这其中,D1 术后患者早期并发症的发生率和病死率为 28% 与 7%,而 D2 术后患者并发症率和死亡率为 46% 与 13%[2]。意大利的胃癌研究中心进行的一项多中心的前瞻性研究中发现,胃癌患者接受保留胰腺的 D2 治疗术后早期并发症的发生率为 21%,而院内病死率为 3%[3]。而这其中重要的是,接受胃大部分切除的患者院内病死率为 1%,而接受全胃切除的患者院内病死率达 7%。英国医学研究理事会胃癌辅助化疗中心(MAGIC)开展了可切除胃-食管癌患者(单纯行手术切除或手术联合围手术期化疗)术后并发症发生情况的对照研究。研究表明,受试组患者并发症的发生率和病死率为 45% 和 6%,与化疗或单纯手术组的并发症发生率与病死率基本一致[4]。如表 17.1 所示,总结了胃癌患者胃切除术后早期并发症的观察结果,提供了一个总体概况,以便深入地讨论胃切除术后的特殊并发症。一项 Cochrane 综述总结回顾了四项临床随机对照研究,从而评估胃切除手术后留置腹腔引流管对于患者的重要性。研究表明,在一项术后 30 天内病死率为 1.4% 的临床观察报道中,胃癌术后留置或不留置腹腔引流管对于并发症的发生无明显影响[5]。

表 17.1　胃癌患者临床观察研究中术后的并发症率和死亡率[6]

试验名称，年份	并发症率（%）	死亡率（%）	吻合口瘘	再次手术率	住院时间（天）
英国医学研究理事会胃癌外科试验，1996	28~46	7~13	11%~26%	没描述	14
意大利胃癌研究中心，1998	21	3	7%	3%	17
荷兰研究，1999	25~43	4~10	没描述	没描述	14~16
MAGIC 研究，2006	45	6	没描述	没描述	13

程序化数据库，如美国外科医师协会国家手术质量提高计划（ACS NSQIP）和退伍军人国家手术质量提高计划（VA NSQIP）也提供一系列关于胃癌术后 30 天内并发症发生率和病死率的高质量的研究资料。在一项近期的 ACS NSQIP 研究中统计了 2005 年至 2010 年的胃切除患者术后并发症，随访中发现术后严重并发症平均发生率为 24%，术后 30 天内病死率为 4%[6]。其中，接受全胃切除后患者严重并发症发生率和病死率为 29% 和 5%，而胃大部切除术后患者的严重发生率和病死率为 20% 和 3%（表 17.2）。而一项早期的 VA NSQIP 研究项目统计了 1991 年至 1998 年中接受胃切除患者术后 30 天的并发症发生率和病死率为 33% 和 8%[7]。

手术部位感染在接受胃切除手术的胃癌患者总体腹壁浅表感染，深层腹壁感染和腹腔内感染的发生率分别为 6%，1% 和 7%。这其中，接受全胃切除的胃癌患者的上述感染的发生率稍高于接受胃大部切除的胃癌患者[6]。

表 17.2　2005 年至 2010 年接受全胃切除或胃部分切除的胃癌患者术后 30 天内并发症的发生率和病死率

手术方式	严重并发症（%）	病死率（%）	脓毒血症（%）	器官间隙感染（%）	再次手术率（%）	中位住院日（天）
所有胃切除手术	24	5	7	7	8	12
胃大部切除	20	3	6	6	6	12
全胃切除	29	5	9	9	10	13

伤口裂开　1%~2% 患者存在术后伤口裂开。

呼吸系统并发症　术后肺部感染的总体发生率约为 7%。而在美国退伍军人医疗系统治疗的胃癌患者，术后肺部感染的发生率高达 12%[6, 7]。6% 患者术后 48 小时内不能脱离呼吸机或者再次气管插管，而在全胃切除患者这类情况发生率更高。

术后出血　3% 患者发生术后出血，或需输血量达 4 个单位以上[7]。

心血管并发症　有 1%~3% 患者术后出现心跳停搏或心肌梗死。

深静脉血栓形成和肺栓塞　有 1%~2% 患者术后出现深静脉血栓形成。胃大部切除患者术后肺栓塞为 1%，而全胃切除患者术后发生率达 2%[6]。

泌尿系统感染　约 6% 患者术后出现泌尿系统感染。

再次手术　6%~10% 胃癌患者术后需二次手术探查，而这一发生率在全胃切除患者中更高。

胃排空障碍　由于胃周淋巴结清扫损伤了胃小弯区的迷走神经，早期胃排空障碍并不罕见。保守治疗以全肠外营养和胃管鼻饲营养支持治疗为主，辅助以甲氧氯普胺（胃复安）和红霉素促进胃肠道蠕动。内镜检查结果显示 14%~38% 胃次全切除术后患者禁食 12 小时后仍出现胃内食物潴留，但这一比率远远高于临床表现出胃排空障碍症状的发生率[8]。

吻合口瘘　5%~10% 的胃癌患者行全胃切除后出现吻合口瘘[2, 9, 10]。大部分的吻合口瘘可经过保守治疗后治愈。术后吻合口瘘将增加胃癌患者的病死率，且预示预后不良[10, 11]。一项为期 30 年超过 1 000 例的大样本调查发现，保守治疗的吻合口瘘患者病死率为 19%，而接受再次手术治疗的吻合口瘘患者病死率高达 64%[9]。这样高的病死率导致外科医师寻求非手术治疗吻合口瘘的新方法。针对胃或食管切除术后吻合口瘘的患者，内镜下支架置入术不失为一种有效治愈的非手术方法。尽管这项调查样本量少，但结果显示内镜下支架置入治疗吻合口瘘的有效率达到75%～90%[12, 13]。

十二指肠残端瘘　十二指肠残端瘘是胃大部分切除和全胃切除术后常见的并发症，发生率为2%～3%[3, 14, 15]。含多种炎性因子的十二指肠残端漏出物，严重影响了胃癌患者术后的总体生存率[14]。非手术治疗方式包括经皮腹腔穿刺引流术。再次手术修补十二指肠残端往往极少成功，所以一般手术治疗以留置瘘口旁引流管为主。图17.1为胃次全切除术后十二指肠残端瘘患者CT下的影像特点。

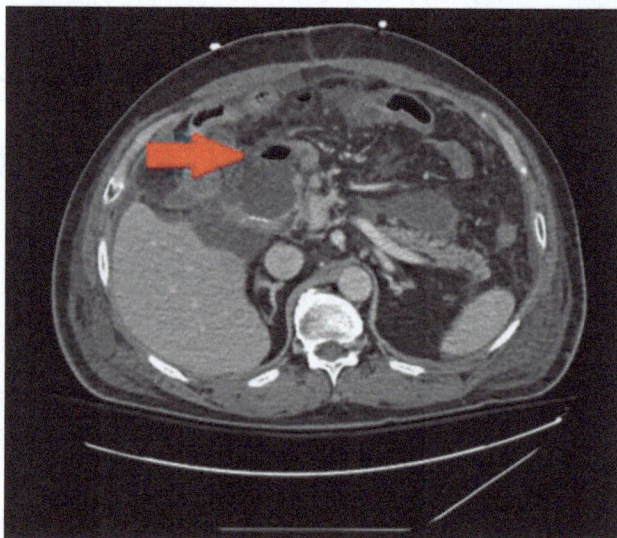

图17.1　胃次全切除术后十二指肠残端瘘患者CT影像特点
红色箭头所示气液相为十二指肠残端钉合线部位。

术后远期并发症

倾倒综合征

倾倒综合征根据发生时间分为早期倾倒综合征和晚期倾倒综合征，根据症状特点分为血管张力型倾倒综合征和胃肠型倾倒综合征。典型的早期倾倒综合征发生于进食后30分钟之内，而晚期倾倒综合征常发生于进食数小时后。早期倾倒综合征的病理机制可能与大量的高渗透性胃内食物快速进入小肠相关。主要表现在，大量高渗食物快速进入小肠，导致相对血容量不足引起的一系列交感神经兴

奋的症状[16]。这其中，大量的胃肠道激素的分泌进入小肠，引起小肠的局部蠕动起到了重要作用。早期倾倒综合征的症状表现主要是恶心、腹痛、腹泻、心动过速和低血压。晚期倾倒综合征主要是由高糖类食物快速进入小肠导致的高糖血症，从而胰岛素分泌水平进行性升高引起的反馈，常发生在餐后2～3小时。这一胰岛素反馈，导致继高血糖后的低血糖症状，主要症状包括头晕、乏力、出冷汗等。血管张力型为主导的倾倒综合征主要症状包括面色潮红、眩晕、心悸和心动过速。胃肠型为主导的倾倒综合征的主要症状包括恶心、呕吐、痉挛性腹痛和腹泻。

诊断

倾倒综合征作为胃切除术后常见的并发症，其诊断主要依赖典型的临床症状和诱导试验（后述）。一项超过1000例胃切除术后患者的大样本调查研究显示，68%患者术后表现出早期倾倒综合征，38%患者表现出晚期倾倒综合征[17]。诱导试验是指患者短时间内口服50 g葡萄糖后，观察患者出现的临床症状[18]。尽管倾倒综合征的诊断标准较之前的诱导试验有所改进，但典型的临床症状依旧是主要的诊断依据。同时，通过调整膳食结构，患者症状得到改善，也能作为一项诊断依据。早期倾倒综合征的患者对于膳食结构调整较晚期倾倒综合征患者敏感。胃切除术后体重显著减轻的患者倾向于发生倾倒综合征[17]。

内科治疗

膳食结构的调整是治疗倾倒综合征的主要措施，也是有效的。患者多进食富含蛋白质和膳食纤维的食物，避免高淀粉（糖）类食物。同时少食多餐，建议每天进食6～8餐，同时控制每餐中流质的体积。患者进食20～30分钟后低坐卧位可以改善血管张力型倾倒综合征发生。对少数膳食治疗无效的顽固性的倾倒综合征，采用奥曲肽治疗可获得良好的效果[19, 20]。肌内注射长效型奥曲肽和皮下注射短效型奥曲肽对于改善术后倾倒综合征均有较好的疗效。但是长效型奥曲肽因只需每月肌内注射一次，而短效奥曲肽需每日注射3次才能维持有效药物浓度，因此长效奥曲肽治疗能使患者更受益。对照研究表明，长效型奥曲肽治疗能提高患者生活质量[20]。奥曲肽治疗的局限在于长程使用后明显的

耐药，同时，不良反应包括胆囊结石形成、腹泻和脂肪泻[21, 22]。

外科治疗

外科治疗倾倒综合征在过去占主导地位。随着消化性溃疡外科手术治疗的减少、倾倒综合征保守治疗的有效性以及胃癌患者的特殊情况，手术治疗极少出现在倾倒综合征的治疗方案中。同时，手术干预对于倾倒综合征治疗的疗效尚没有统一的认识。最常见的手术方式是胃-空肠 Roux-en-Y 吻合。如果患者先前行 Billroth Ⅱ 式胃肠吻合，将输入襻肠段于胃空肠吻合口处横断，再在胃肠吻合口远端 60 cm 处空肠做空肠-空肠吻合。如果患者先前行 Billroth Ⅰ 式胃肠吻合，于胃肠吻合口处将十二指肠闭合，切除部分残胃，再行 Roux-en-Y 术重建消化道。另外，还有一种报道的手术方式可供选择，即取一段空肠，离断两端后，将两断端逆向吻合于胃和十二指肠，解剖基础是利用此段空肠的逆向蠕动，减缓胃排空的速度。然而，绝大部分的报道都是很老旧的病例，所以到现在看来是否有效仍值得商榷[23]。

输入襻梗阻

输入襻梗阻是指输入襻小肠和胃空肠吻合口部位小肠部分或不完全性梗阻。胃空肠吻合环，这一人为的解剖结构包括输入襻空肠（吻合口近端小肠，主要容纳胆汁和胰液经过吻合口进入残胃），输出襻空肠（吻合口远端小肠，主要容纳胆汁、胰液和胃内容物进入远端空肠）。输入襻梗阻常常继发于肠粘连、输入襻内疝、肿瘤复发或者溃疡引起的肠腔狭窄、肠套叠形成等。就输入襻梗阻的预防措施，究竟哪些因素会导致输入襻梗阻还有争议，但多数外科医生认为输入襻太长和采用输入襻对胃小弯吻合时更容易发生输入襻梗阻[24]。结肠后胃肠吻合可以有效预防因粘连引起的输入襻梗阻。但是，由于这一操作使得横结肠系膜的完整性被破坏，又增加了内疝的风险。

诊断

典型的输入襻梗阻的症状是上腹部或者右上腹部间断性绞痛，且胆汁性呕吐后腹痛缓解。胆汁的呕吐常常呈喷射样。术后短时间内发生的输入襻梗阻应与术后胃瘫和肠梗阻鉴别诊断。同时需马上解除梗阻，以防止形成十二指肠残端漏。慢性的输入襻梗阻常常与胆汁逆流性胃炎症状相同。CT 扫描是输入襻梗阻的主要诊断方法，不仅能诊断梗阻的部位，对于有肿瘤病史的患者，还能明确是否由于肿瘤的复发或转移引起梗阻。如图 17.2a，b，一位接受胃次全切除术后的患者由于胃肠吻合口处胃癌复发梗阻引起的输入襻梗阻的 CT 征象。回顾性研究类文献常提及胆管亚氨基二乙酸（hepatobiliary iminodiacetic acid，HIDA）扫描这一检查。由于这一检查用放射性核素标记胆汁，从而能清晰地明确胆汁梗阻在输入襻的部位。内镜检查能够明确梗阻的性质，如残胃癌、肿瘤复发、吻合口溃疡或狭窄。

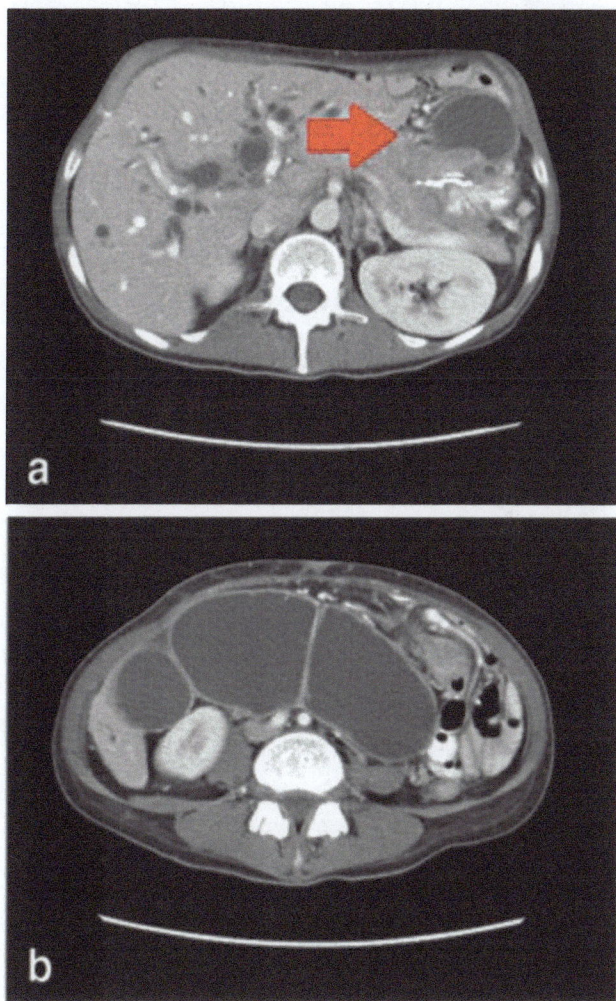

图 17.2　肿瘤复发引起输入襻梗阻的 CT 影像
a. 由于胃肠吻合口处肿瘤复发引起的输入襻梗阻的 CT 影像（红色箭头所示为复发肿瘤）；b. 输入襻梗阻患者十二指肠扩张的 CT 影像

治疗

对于术后迅速发生的输入袢梗阻需要急诊手术治疗。同时，应高度怀疑十二指肠残端漏存在。在非急诊情况下，内科治疗包括鼻胃管置入减压和补液治疗。尽管鼻胃管很难充分地减除输入袢肠管的压力。支架置入和内镜下的扩张也是可选的非手术治疗方式。

手术治疗

通常情况下，有两种术式解除输入袢梗阻，而使用整复术整复现有胃肠吻合口却不在这两种可选术式之内。第一，最简单的术式，在输入袢和输出袢肠段间做一空肠侧-侧吻合，这一吻合通常被称为 Braun 吻合。这种术式创伤小、无小肠离断，因此作为大多数患者的首选术式。尽管在首次手术中选择建立相对较短的输入袢的胃肠吻合能有效防止输入袢并发症的发生，但这种手术方式也使得输入袢短小，使得 Braun 吻合不能完成，从而不能作为治疗输入袢梗阻的常规术式。第二种术式则是改变原有的手术方式，改用 Roux-en-Y 吻合。这一术式将原有的胃肠吻合口旷置，在近胃肠吻合口处离断输入袢，与距胃肠吻合口 60 cm 输出袢肠段做肠-肠吻合。如果患者存在胆汁逆流性胃炎的病史，则这种手术方式应作为首选。

输出袢综合征

输出袢综合征是指 Billroth Ⅱ 式胃肠吻合口及其远端肠段的机械性梗阻。其症状包括肠梗阻的基本症状，如恶心呕吐，腹胀等，还包括特异性症状——胆汁性呕吐，后者需与胃排空障碍，胆汁反流性胃炎以及输入袢梗阻鉴别诊断。良性梗阻多由吻合口溃疡引起的粘连与狭窄造成，而恶性梗阻常见于恶性肿瘤的复发与转移造成。

诊断

CT 和内镜检查常用于诊断和鉴别诊断输出袢梗阻。HIDA 扫描有助于鉴别诊断慢性不全性输出袢梗阻和胆汁反流性胃炎。胃排空检查或者上消化道 X 线透视或造影常用于鉴别诊断输出袢梗阻和胃排空障碍。

内科治疗方法

对于良性的狭窄或梗阻引起的输出袢梗阻，手术治疗是首选方案。对于恶性肿瘤引起的输出袢梗阻，需综合平衡考虑肿瘤的预后，围手术期的风险，手术的范围以及抗肿瘤的治疗等。可供选择的非手术方法有支架置入，胃管置入和抑酸抑酶(如奥曲肽)等治疗。

手术治疗

与输入袢梗阻一样，输出袢梗阻手术方式也很少选择吻合口狭窄整复术。如果患者第一次手术后解剖结构清晰，且行扩大手术的风险较大，可选择在原有吻合口的基础上使用胃肠吻合器，于吻合口的近端或远端扩大已狭窄的吻合口，残胃、空肠切开部位可用间断缝合或用闭合器闭合。对大多数的患者，尤其是高度怀疑存在有胆汁反流性胃炎的患者，应行胃肠吻合口切除，并用 Roux-en-Y 重建消化道。对合并胃排空障碍的患者应考虑行吻合口切除+Billroth Ⅱ 式吻合+Braun 吻合以防止胆汁反流性胃炎的发生。

Roux 潴留综合征

Roux 潴留综合征是残胃功能紊乱或者上段小肠动力不足引起的一系列症候群。主要包括恶心、呕吐和腹痛等症状。Roux 潴留综合征的病理生理学基础是迷走神经切除和近端小肠被切断引起的。近端小肠被切断后，原本有节律性的神经电活动和动作电位将不能传导至远端小肠使之产生协调的节律性肠蠕动。研究表明，接受 Roux-en-Y 吻合的患者的肠道蠕动功能较其他胃肠道重建患者的明显降低。当然，这并不能解释 Roux 潴留综合征的全部症状[25]。胃大部分切除+Roux-en-Y 吻合后一系列胃肠道动力障碍的症状的原因是多因素的。近期很少有研究探讨这一症候群的诊断和治疗措施。这项综合征的研究更适用于过去提倡外科手术治疗消化性溃疡的年代。因为 Roux 潴留综合征不常见于胃癌手术术后，而且几乎不需要再次手术干预。

诊断

Roux 潴留综合征分为早期 Roux 潴留综合征(术后 90 天内)和晚期 Roux 潴留综合征。拟诊 Roux 潴留综合征的患者常见症状为餐后腹痛，恶心呕吐。Roux 潴留综合征是一项排除机械性梗阻，感染等之外的排他性诊断。

早期 Roux 潴留综合征：需与术后胃瘫和术后

肠梗阻鉴别诊断。CT 检查能排除术后机械性梗阻的存在，同时上消化道透视或胃十二指肠镜检查也有助于诊断。只有当 CT 显示正常结果，而患者出现比术后典型胃瘫和肠梗阻持续时间更久的胃瘫症状时，方可诊断为 Roux 潴留综合征。

晚期 Roux 潴留综合征：鉴别诊断应包括吻合口狭窄、粘连性肠梗阻、小肠内疝以及癌性肠梗阻等。CT、上消化道透视造影、胃十二指肠镜和核医学胃排空实验有助于诊断晚期 Roux 潴留综合征。

内科治疗

对于 Roux 潴留综合征，少有手术方法能缓解或治愈。因此，内科治疗为 Roux 潴留综合征的首选治疗方法。缜密的病史询问能找出一些加重餐后症状的因素或者饮食习惯。少量多餐的膳食调整能够有效改善症状。同时，进食流质较固态食物易排空，因而也可以改善症状。在两餐之间进食富含营养的流质是少量多餐并提供足量热卡的关键。甲氧氯普胺和红霉素尽管不选择长程用药，但是它们能短时间内打破患者症状的恶性循环，从而获得良好疗效。

手术治疗

Roux 潴留综合征患者手术治疗大致基于以下两种手术方式：一是切除全部残胃后再行空肠食管吻合；二是空肠营养管置入术。

胆汁反流性胃炎

幽门成形术、胃十二指肠吻合（Billroth Ⅰ 式）和胃空肠吻合（Billroth Ⅱ 式）手术后患者均有可能发生胆汁反流性胃炎。越来越多的证据表明 Roux-en-Y 吻合术式在胃切除术后消化道重建术式中具有独特的优越性，因而被广泛用于胃癌根治术中。所以，与其他胃切除后综合征一样，胆汁反流性胃炎变得像手术治疗消化性溃疡一样越来越罕见。一项来自日本的研究，通过胃内的胆汁监测器和内镜检查发现，Roux-en-Y 吻合术后患者残胃内胆汁逆流显著低于 Billroth Ⅰ/Billroth Ⅱ 式吻合术后患者[26]。另一项长期的随机对照研究消化性溃疡胃切除术后患者预后情况表明，Roux-en-Y 吻合术后的患者的主观感受、内镜检查及活检病理结果均优于行 B Ⅱ 式吻合术后的患者[27]。

胆汁反流性胃炎最常见的症状是腹痛、恶心、胆汁性呕吐，同时内镜检查发现胃液含胆汁以及胃黏膜炎症表现。绝大部分甚至是全部均是远端胃大部切除术+Billroth Ⅰ/Billroth Ⅱ 式术后患者。一旦内镜发现胃液中含有胆汁及胃黏膜炎症，均应首先考虑胆汁反流性胃炎的诊断。当然，考虑胆汁反流性胃炎的手术指征时，应充分考虑其他相关的病因。常见的病因鉴别诊断包括非胆汁性反流、胃瘫、恶性肿瘤引起的溃疡、消化性溃疡、输入袢/输出袢梗阻、粘连性肠梗阻、癌性肠梗阻以及手术引起的慢性腹痛等。

诊断

由于胆汁反流性胃炎鉴别诊断繁多，同时可能合并多种的病因影响，而且不同手术方式将产生不同的预后。因此，外科医生在手术前，应充分考虑患者可能导致胆汁反流性胃炎的病因诊断，并逐一排除可能的鉴别诊断。首先，内镜检查是最基本的诊断方法。如果患者有恶性肿瘤病史，术前应完善胸腹盆腔 CT 扫描，以排除肿瘤复发和转移引起的反流症状。HIDA 扫描有助于追踪胃内胆汁的反流量。总体来说，外科医生在术前应对上消化道在手术后的解剖结构、功能以及梗阻的情况有充分的估计和认识。为排除胃瘫引起的胆汁反流，胃排空试验显得尤为重要。一旦胃瘫被误诊为胆汁反流性胃炎，所行手术将会适得其反。

治疗

考来烯胺（cholestyramine）作为一种胆汁酸结合树脂，常常用于减轻淤胆性肝硬化患者的瘙痒症状。而针对胆汁反流性胃炎患者来说，由于药物进入胃内，迅速被胆汁综合，往往没有疗效。在一项考来烯胺联合海藻酸盐治疗胆汁反流性胃炎的研究中发现，用药后患者的主观症状、内镜检查结果以及活检结果与安慰剂组患者无明显差别[28]。硫糖铝作为一种胃黏膜的保护剂，口服后能在胃黏膜表面形成持续 6 小时的保护膜，以对抗胃酸和胆盐。在一项 23 位患者的小样本研究中，接受 6 个月硫糖铝治疗组患者的主观症状较对照组明显好转，但内镜活检显示胃黏膜的炎症情况与安慰剂组无明显差异[29]。熊去氧胆酸的作用机制是降低胆汁中胆固醇的含量，以及抑制小肠对胆固醇的重吸收。一项 12 例患者的研究报道称，熊去氧胆酸能部分缓解胆汁反流引起的症状[30]。

手术治疗

在外科手术作为消化性溃疡的主要治疗时代，手术治疗胆汁反流性胃炎是最终的方法，有效率维持在47%~91%之间[31~34]。由于Billroth Ⅰ/Billroth Ⅱ式患者术后多数出现不同程度的胆汁反流性胃炎，因此，尽可能推荐Roux-en-Y吻合作为消化道重建的术式。

对于Billroth Ⅰ式吻合术患者，于吻合远端切断十二指肠，再切除部分胃，残胃的容量取决于患者胃瘫的情况。胃切除后残胃越少，术后患者胃瘫症状越轻。对于Billroth Ⅱ式吻合的患者，可选择Braun吻合或者Roux-en-Y吻合作为再次手术的术式。Braun吻合应在Billroth Ⅱ式吻合术患者的输入襻和输出襻之间做吻合，且输出襻吻合口最佳位置应选择在据胃肠吻合口45~60 cm的小肠处，以防止术后再次出现胆汁反流性胃炎。拟再行Roux-en-Y吻合的患者，如果行残胃全部切除，则留足60 cm小肠作为Y襻做吻合，如果不切除残胃，则输入襻肠管在近胃肠吻合口处离断，再与距胃肠吻合口60 cm输出襻远端空肠做吻合。

迷走神经切断后腹泻

迷走神经切断后腹泻是一项病因不明，在少部分迷走神经干切除术后患者出现的一种综合征。虽然迷走神经切断后腹泻不应归咎于胃切除手术，但是这类患者往往同时存在胃部症状，而且与其他胃切除综合征症状密切相关。目前该病的病理生理学机制尚不明确，大多数外科医生认为与内脏神经节律性调节功能紊乱、小肠动力不足、胃酸分泌减少、小肠吸收功能降低、肠道菌群改变等多因素作用相关。

诊断

倾倒综合征同时也发生于胃和迷走神经切除术后患者，因此，倾倒综合征是迷走神经切断后腹泻主要的鉴别诊断。与倾倒综合征不同的是，迷走神经切断后腹泻患者主要表现在与进食无关，且全天发生。少数严重患者出现乏力、血容量不足和营养不良的表现。

治疗

膳食调整是迷走神经切断后腹泻内科治疗的重点，同时应积极问诊发现导致腹泻的食物。通常认为，咖啡因和牛奶是腹泻发生的激惹性食物。增加纤维素饮食有助于治疗腹泻。常见的治疗药物包括洛哌丁胺、苯已哌定和一些抑制肠道细菌过度生长的抗生素等。关于奥曲肽治疗迷走神经切断后腹泻的研究项目已获批准。由于迷走神经切断后腹泻极少选择外科手术治疗，而且症状的改善往往需要数个月的时间，所以在治疗过程中医患双方都要保持足够的耐心。

外科治疗

外科手术曾经是迷走神经切断后腹泻的首选，但现在已极少推荐。最常见的手术方式是取一段约10 cm的空肠，保留血供离断后，再逆向吻合于原处。以期该段小肠的逆向蠕动能减缓肠道蠕动，有助肠道吸收。

参考文献

1. Bonenkamp J J, Hermans J, Sasako M, et al. Extended lymph-node dissection for gastric cancer. N Engl J Med, 1999, 340(12): 908-914.
2. Cuschieri A, Fayers P, Fielding J, et al. Postoperative morbidity and mortality after D1 and D2 resections for gastric cancer: preliminary results of the MRC randomised controlled surgical trial. The Surgical Cooperative Group. Lancet, 1996, 347(9007): 995-999.
3. Degiuli M, Sasako M, Ponti A, et al. Morbidity and mortality after D2 gastrectomy for gastric cancer: results of the Italian Gastric Cancer Study Group prospective multicenter surgical study. J Clin Oncol, 1998, 16(4): 1490-1493.
4. Cunningham D, Allum W H, Stenning S P, et al. Perioperative chemotherapy versus surgery alone for resectable gastroesophageal cancer. N Engl J Med, 2006, 355(1): 11-20.
5. Wang Z, Chen J, Su K, et al. Abdominal drainage versus no drainage post gastrectomy for gastric cancer. Cochrane Database Syst Rev, 2011, 10(8): CD008788.
6. Papenfuss W A, Kukar M, Oxenberg J, et al. Morbidity and mortality associated with gastrectomy for gastric cancer. Ann Surg Oncol, 2014, 21: 3008-3014.

7. Grossmann E M, Longo W E, Virgo K S, et al. Morbidity and mortality of gastrectomy for cancer in Department of Veterans Affairs Medical Centers. Surgery, 2002, 131 (5): 484-490.

8. Kubo M, Sasako M, Gotoda T, et al. Endoscopic evaluation of the remnant stomach after gastrectomy: proposal for a new classification. Gastric Cancer, 2002, 5(2): 83-89.

9. Lang H, Piso P, Stukenborg C, et al. Management and results of proximal anastomotic leaks in a series of 1114 total gastrectomies for gastric carcinoma. Eur J Surg Oncol, 2000, 26(2): 168-171.

10. Sierzega M, Kolodziejczyk P, Kulig J. Impact of anastomotic leakage on long-term survival after total gastrectomy for carcinoma of the stomach. Br J Surg, 2010, 97(7): 1035-1042.

11. Tokunaga M, Tanizawa Y, Bando E, et al. Poor survival rate in patients with postoperative intraabdominal infectious complications following curative gastrectomy for gastric cancer. Ann Surg Oncol, 2013, 20(5): 1575-1583.

12. Alldinger I, Schmitt M M, Dreesbach J, et al. Endoscopic treatment of anastomotic leakage after esophagectomy or gastrectomy for carcinoma with self-expanding removable stents. Hepatogastroenterology, 2014, 61(129): 111-114.

13. Blackmon S H, Santora R, Schwarz P, et al. Utility of removable esophageal covered self-expanding metal stents for leak and fistula management. Ann Thorac Surg, 2010, 89 (3): 931-936 (discussion 936-7).

14. Yoo H M, Lee H H, Shim J H, et al. Negative impact of leakage on survival of patients undergoing curative resection for advanced gastric cancer. J Surg Oncol, 2011, 104 (7): 734-740.

15. McCulloch P, Ward J, Tekkis P P. Mortality and morbidity in gastro-oesophageal cancer surgery: initial results of ASCOT multicentre prospective cohort study. BMJ, 2003, 327(7425): 1192-1197.

16. Ukleja A. Dumping syndrome: pathophysiology and treatment. Nutr Clin Pract, 2005, 20(5): 517-525.

17. Mine S, Sano T, Tsutsumi K, et al. Large-scale investigation into dumping syndrome after gastrectomy for gastric cancer. J Am Coll Surg, 2010, 211(5): 628-636.

18. van der Kleij F G, Vecht J, Lamers C B, et al. Diagnostic value of dumping provocation in patients after gastric surgery. Scand J Gastroenterol, 1996, 31(12): 1162-1166.

19. Li-Ling J, Irving M. Therapeutic value of octreotide for patients with severe dumping syndrome—a review of randomised controlled trials. Postgrad Med J, 2001, 77(909): 441-442.

20. Arts J, Caenepeel P, Bisschops R, et al. Efficacy of the long-acting repeatable formulation of the somatostatin analogue octreotide in postoperative dumping. Clin Gastroenterol Hepatol, 2009, 7(4): 432-437.

21. Didden P, Penning C, Masclee A A. Octreotide therapy in dumping syndrome: analysis of long-term results. Aliment Pharmacol Ther, 2006, 24(9): 1367-1375.

22. Vecht J, Lamers C B, Masclee A A. Long-term results of octreotide-therapy in severe dumping syndrome. Clin Endocrinol (Oxf), 1999, 51(5): 619-624.

23. Sawyers J L, Herrington J L Jr. Superiority of antiperistaltic jejunal segments in management of severe dumping syndrome. Ann Surg, 1973, 178(3): 311-321.

24. Eagon J C, Miedema B W, Kelly K A. Postgastrectomy syndromes. Surg Clin North Am, 1992, 72(2): 445-465.

25. Miedema B W, Kelly K A, Camilleri M, et al. Human gastric and jejunal transit and motility after Roux gastrojejunostomy. Gastroenterology, 1992, 103(4): 1133-1143.

26. Osugi H, Fukuhara K, Takada N, et al. Reconstructive procedure after distal gastrectomy to prevent remnant gastritis. Hepatogastroenterology, 2004, 51(58): 1215-1218.

27. Csendes A, Burgos A M, Smok G, et al. Latest results (12-21 years) of a prospective randomized study comparing Billroth II and Roux-en-Y anastomosis after a partial gastrectomy plus vagotomy in patients with duodenal ulcers. Ann Surg, 2009, 249(2): 189-194.

28. Nicolai J J, Speelman P, Tytgat G N, et al. Comparison of the combination of cholestyramine/alginates with placebo in the treatment of postgastrectomy biliary reflux gastritis. Eur J Clin Pharmacol, 1981, 21(3): 189-194.

29. Buch K L, Weinstein W M, Hill T A, et al. Sucralfate therapy in patients with symptoms of alkaline reflux gastritis. A randomized, double-blind study. Am J Med, 1985, 79(2C): 49-54.

30. Stefaniwsky A B, Tint G S, Speck J, et al. Ursodeoxycholic acid treatment of bile reflux gastritis. Gastroenterology, 1985, 89(5): 1000-1004.

31. Davidson E D, Hersh T. The surgical treatment of bile reflux gastritis: a study of 59 patients. Ann Surg, 1980, 192 (2): 175-178.

32. Capussotti L, Marucci M M, Arico S, et al. Long-term results of surgical treatment for alkaline reflux gastritis in gastrectomized patients. Am J Gastroenterol, 1984, 79 (12): 924-926.

33. Tasse D, Ghosn P O, Gagnon M, et al. Alkaline reflux gastritis: Roux-en-Y diversion is effective. Can J Surg, 1982, 25(3): 337-339.

34. Bondurant F J, Maull K I, Nelson H S Jr, et al. Bile reflux gastritis. South Med J, 1987, 80(2): 161-165.

第 18 章

遗传性弥漫型胃癌

George Poultsides and Jeffrey A. Norton
宋　堃　译

胃癌的发病患者数居全球第四，也是癌症中第二大死因[1]。包括幽门螺杆菌感染和饮食在内的环境因素是胃癌的主要危险因素。但是接近 10% 的胃癌是由遗传因素造成的[2,3]。组织学上胃癌被分为弥漫型和肠型。肠型胃癌通常和环境、年龄等因素相关；而弥漫型胃癌则好发于年轻人，有家族聚集的特点。由于较为常见的肠型胃癌发病率大幅下降，所以胃癌的总发病率是下降的。然而，弥漫型胃癌(印戒细胞癌或皮革胃)的发病率稳中有增。

遗传性弥漫型胃癌(hereditary diffuse gastric cancer, HDGC)是一种遗传性癌症易感综合征，符合以下条件中的一项即可诊断：①2 个及 2 个以上的一级或二级亲属被诊断为弥漫型胃癌，至少有 1 位亲属的诊断年龄小于 50 岁；②3 个及 3 个以上的一级或二级亲属诊断为弥漫型胃癌(与发病年龄无关)。HDGC 的平均发病年龄为 38 岁，是常染色体显性遗传性疾病[4]。

1998 年，E-钙黏蛋白基因 CDH1 的失活性种系突变在 3 个弥漫型胃癌的毛利家庭成员中被发现[5]。CDH1 突变在上述几个家庭中有很高的常染色体显性遗传率，但不是完全外显。发生于年轻人中的临床显性胃癌，患病个体死亡年龄最小的是 14 岁[5]。30%~50% 的 HDGC 患者被发现有 CDH1 种系突变[3,6]。在不同国家种族之间，有超过 50 种的 CDH1 突变被发现[3]。除了胃癌之外，CDH1 种系突变的患者罹患乳腺小叶癌的风险也要比普通人更高[7]。并且，在某些个体中，乳腺癌发病会在胃癌之前。在 HDGC 中，CDH1 是唯一一个被发现存在突变的基因。统计发现，70%~80% 的 CDH1 种系突变个体都会罹患弥漫型胃癌[8]，而实际上这个比例可能还会更高。最近的一项研究证实，系统性广泛胃切除在治疗弥漫型胃癌时是必需的。在切缘阴性的胃癌切除标本中，若做更彻底的检查，还是可以发现有侵袭性肿瘤残留。

CDH1 定位于常染色体 16q22.1 上。它的编码钙离子依赖性细胞黏附糖蛋白，E-钙黏蛋白。功能上，E-钙黏蛋白的主要功能在于维持组织正常形态和影响细胞分化。CDH1 在 HDGC 中扮演着肿瘤抑制基因的角色。它的功能缺失会导致细胞黏附能力下降，继而增加肿瘤细胞增殖、侵袭和转移。CDH1 的种系突变是截短突变。而 CDH1 的错义突变也曾被发现和报道，但这类突变的功能意义目前尚不清楚。在体外的细胞侵袭和集合实验或许可以找出 CDH1 错义突变的功能影响[6]。胃黏膜内，在类似于散发性胃癌中的 CDH1 启动子甲基化的二次打击下，E-钙黏蛋白功能完全缺失(图 18.1)[9]。

有以下的情况推荐进行 CDH1 突变筛查：

☐ 1 名以上的家庭成员罹患弥漫型胃癌。

☐ 没有家族史，但个体在 40 岁以前罹患弥漫型胃癌。

☐ 家庭或个人患有弥漫型胃癌(有 50 岁以下病例)和乳腺小叶癌。

☐ 由病理医生在组织原位发现印戒细胞的患者或者弥漫型胃癌癌旁区域有 Paget 样分布的印戒

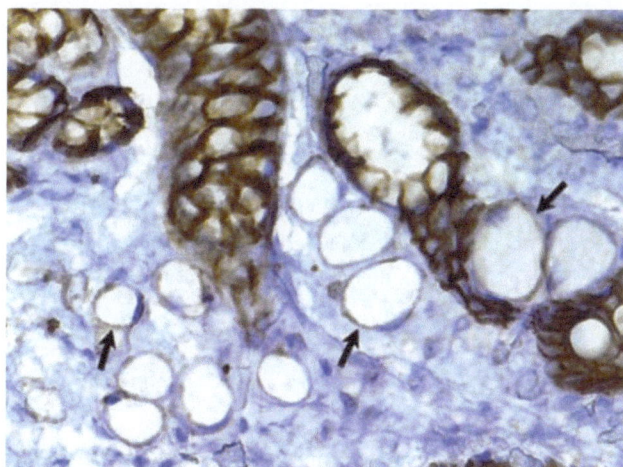

图 18.1　遗传性弥漫型胃癌组织的免疫组化显示

遗传性弥漫型胃癌(HDGC)与 E-钙黏蛋白基因表达缺失有关。HDGC 患者正常细胞 E 钙黏蛋白免疫组化显示棕染,而箭头所指的印戒细胞不表达 E-钙黏蛋白,染色几乎没有棕色[3]。

细胞的患者[2, 10]。

在获得知情同意后,由遗传学家、胃肠病学家、外科医生和肿瘤科医生组成的团队对检测可能出现的结果和治疗措施进行讨论。家庭成员中有罹患 HDGC 的患者或者该患者的亲属因 HDGC 死亡的情况下,应当重点推荐进行基因检测。除了直接测序外,高通量探针扩增技术也推荐用于检测长序列基因重组。如果 CDH1 突变被确定,无症状的家庭成员最好在 20 岁之前进行基因检测[4]。如果家庭成员有弥漫型胃癌但是基因检测 CDH1 没有突变,那么其他成员基因检测的价值很小,因此不推荐其他成员进行 CDH1 突变基因检测。

在发现 CDH1 种系突变的个体中间,目前临床筛查工作做得并不够好。组织学上,弥漫型胃癌的特点是恶性印戒细胞多发浸润,浸润甚至可以发生在正常的黏膜层[11]。因为这些恶性病灶体积小、分布广,所以很难通过随机内镜活检确诊。色觉内镜和正电子发射断层摄影术(PET)有报道被用于诊断 HDGC,但临床上这些检查手段在早期诊断中的作用非常有限。缺乏高度敏感的筛查方法使得 HDGC 的早期诊断成为一个棘手的问题。当患者出现临床症状接受治疗的时候,患者多有弥漫型胃癌或皮革胃,疾病进展到此时预后会非常差(表 18.1)。有病例曾经报道,一些弥漫型胃癌患者内镜活检结果显示是正常的[12]。有临床症状的弥漫型胃癌患者的 5 年生存率仅 10%,大部分患者在 40 岁

之前死亡。

表 18.1　基于 HDGC 患者症状而得出的预后分析

病例数	症状	年龄(范围,岁)	内镜阳性发现(%)	无病生存率(%)	病死率(%)
13	无	48(18~70)	2(15)	100	0(0)
5	有	40(23~52)	5(100)	20	3(60)

确诊时没有症状但存在 CDH1 突变的这类患者预后相对要更好。确诊有癌症并通过全胃切除术治愈的患者中,有症状的类型仅占 20%。无症状的患者没有因胃癌而死亡的病例,但在有症状的患者中病死率达 60%[17]。

由于弥漫型胃癌的高肿瘤外显率、不良预后和缺乏临床筛查方法,因此推荐无症状 CDH1 突变患者进行预防性全胃切除[2]。虽然全胃切除只是作为预防性手段,但切除后的标本病理检查大都能发现多发印戒细胞病灶[3, 12, 13]。这种情况甚至也可以见于做了大量筛查而无阳性发现的患者。这些筛查包括高分辨 CT、PET-CT、染色内镜引导下活检和内镜超声等先进技术[3]。无症状 CDH1 突变携带者的 HDGC 患者,通常行预防性全胃切除,而切除标本的病理分析仅仅显示胃癌为 T1N0。

因为印戒细胞癌在全胃多病灶广泛分布的特点,尤其是贲门处[14],所以预防性全胃切除一定要囊括胃的全部(表 18.2)。此外,术者应该是经验丰富、技术扎实的外科医生,并且对 HDGC 也要非常熟悉。尽管无症状的突变患者的淋巴结通常没有转移,但手术时仍然推荐进行 D2 范围的淋巴结清扫。CDH1 突变患者的最佳手术时机目前尚没有确定。目前广泛得到认同的手术时机是,HDGC 家庭成员中年纪最小患者的诊断年龄向前推算 5 年,以此作为手术时机的参考[2]。

表 18.2　例因 CDH1 突变确诊的
无症状患者中印戒细胞的分布情况

	A	B	C	D	E	F	G	H
贲门	10	12	16	14	5	10	2	1
胃体	3	2	6	3	0	1	0	0
胃窦	2	1	1	2	1	3	1	1

在每位患者中,印戒细胞分布呈多点分布的特点。虽然全胃都有印戒细胞的广泛分布,但最集中的部位为贲门处。这证明全胃切除是很有必要的[14]。

虽然 CDH1 突变患者进行预防性全胃切除或许能挽救生命，但手术本身还是有巨大风险。该术式的总病死率预计在 2%~4% 之间。另外，术后还可能有长期的并发症，如腹泻、倾倒综合征、体重下降和进食困难等[3]。近期一个关于 CDH1 突变患者预防性全胃切除效果的调查研究发现，术后会不同程度地出现一些并发症，比如腹泻发生率为 70%，疲劳发生率为 63%，进食不适感约 81%，反流为 63%，饮食限制为 45%，体型变化为 44%[15]。因为这些并发症和淋巴结无转移的特点，所以有专家建议行剖腹或者腹腔镜下的迷走神经保留胃切除术作为预防性手术。另外，由于 CDH1 突变的外显性是不完全的，有的患者没有胃癌也进行了预防性的全胃切除[14]。

一部分 CDH1 突变患者选择不进行预防性全胃切除，这部分患者应接受密切随访观察，包括一年 2 次的染色内镜活检。开始进行检查的年龄应该比家庭内成员弥漫型胃癌最低诊断年龄早 5 年以上。内镜下活检部位和数量的推荐如下：所有内镜下见到的病灶需要活检，另外 6 块活检组织随机取自以下的部位：胃窦、移行区、胃体、胃底和贲门。大多数癌灶在近端的贲门附近被检测出来。将有针对性地用内镜和随机活检组织仔细地进行检查，同时结合详细的组织学检测，这样便能识别早期病变并且帮助制定胃切除手术决策[16]。另外，因为 CDH1 突变的女性罹患乳腺小叶癌的风险接近 40%，因此这部分女性应当从 35 岁开始就进行乳腺疾病筛查[7]。每年定期进行乳腺 X 线和乳腺 MRI 检测。她们还需要每个月进行自我乳腺体格检查，每 6 个月由医生进行一次乳腺体格检查。

基因导向性胃切除术作为 HDGC 患者一种治疗策略，它的出现代表分子生物学家，遗传病学家，肿瘤病学家，胃肠病学家和外科医生多领域协作的成功。可以预计，其他家族性癌症综合征中相似分子标志物的识别将改变多种肿瘤的早期诊断方法和治疗措施。

参考文献

1. Nadauld L D, Ford J M. Molecular profiling of gastric cancer: toward personalized medicine. J Clin Oncol, 2013, 31: 838.

2. Bardram L, Hansen T V O, Gerdes A-M, et al. Prophylactic total gastrectomy in hereditary diffuse gastric cancer: identification of two novel CDH1 gene mutations-a clinical observational study. Familial Cancer, 2014, 13: 231-242 (Epub).

3. Norton J A, Ham C M, Van Dam J, et al. CDH1 truncating mutations in the E-cadherin gene: an indication for total gastrectomy to treat hereditary diffuse gastric cancer. Ann Surg, 2007, 245: 873.

4. Lynch H T, Grady W, Suriano G, et al. Gastric cancer: new genetic developments. J Surg Oncol, 2005, 90: 114.

5. Guilford P, Hopkins J, Harraway J, et al. E-cadherin germline mutations in familial gastric cancer. Nature, 1998, 392: 402-405.

6. Kaurah P, MacMillan A, Boyd N, et al. Founder and recurrent CDH1 mutations in families with hereditary diffuse gastric cancer. JAMA, 2007, 297: 2360-2372.

7. Benusiglio P R, Malka D, Rouleau E, et al. CDH1 germline mutations and the hereditary diffuse gastric and lobular breast cancer syndrome: a multicenter study. J Med Genet, 2013, 50: 486-489.

8. Gaya D R, Stuart R C, Going J J, et al. Hereditary diffuse gastric cancer associated with E-cadherin mutation: penetrance after all. Eur J Gastroenterol Hepatol, 2008, 20: 1249-1251.

9. Lee K H, Hwang D, Kang K Y, et al. Frequent promoter methylation of CDH1 in non-neoplastic mucosa of sporadic diffuse gastric cancer. Anticancer Res, 2013, 33: 3765.

10. Oliveira C, Sousa S, Pinheiro H, et al. Quantification of epigenetic and genetic 2nd hits in CDH1 during hereditary diffuse gastric cancer syndrome progression. Gastroenterology, 2009, 136: 2137-2148.

11. Carneiro F, Huntsman D G, Smyrk T C, et al. Model of the early development of diffuse gastric cancer in E-cadherin mutation carriers and its implications for patient screening. J Pathol, 2004, 203: 681-687.

12. Huntsman D G, Carneiro F, Lewis F R, et al. Early gastric cancer in young, asymptomatic carriers of germ-line E-cadherin mutations. N Engl J Med, 2001, 344: 1904-1909.

13. Suriano G, Yew S, Ferreira P, et al. Characterization of a recurrent germ line mutation of the E-cadherin gene: implications for genetic testing and clinical management. Clin Cancer Res, 2005, 11: 5401-5409.

14. Rogers W M, Dobo E, Norton J A, et al. Risk-reducing total gastrectomy for germline mutations in Ecadherin (CDH1): pathologic findings with clinical implications. Am J Surg Pathol, 2008, 32: 799-809.

15. Worster E, Liu X, Richardson S, et al. The impact of prophylactic total gastrectomy on health-related quality of life：a prospective cohort study. Ann Surg, 2014, 260：87-93（Epub）.

16. Lim Y C, DiPietro M, O'Donovan M, et al. Prospective cohort study assessing outcomes of patients from families fulfilling criteria for hereditary diffuse gastric cancer undergoing endoscopic surveillance. Gastrointest Endosc, 2014, 1：1-10.

17. Chen Y, Kingham K, Ford J M, et al. A prospective study of total gastrectomy for CDH1-positive hereditary diffuse gastric cancer. Ann Surg Oncol, 2011, 18：2594-2598.

第 19 章

胃切除术后的监测

Domenico D'Ugo, Alberto Biondi, Andrea Tufo, Gianluca Baiocchi and Roberto Persiani

伍韶斌　译

前　言

　　由于肿瘤诊疗技术的不断发展以及癌症患者的生存时间不断延长，使得癌症治疗后监测成为了肿瘤学中极其复杂的问题。后续治疗方案的选择也同样是一个具有挑战性的话题，从理论上来说，应该综合考虑到患者的生存时间、生活质量以及检测负担和花费成本等。

　　癌症患者术后监测的潜在价值在于及时早期发现无症状复发，明确手术后相关并发症并收集预后数据。早期监测到肿瘤复发可能有助于提高肿瘤患者的生存率，因为我们可以在患者病情较稳定时，有足够的机会进行有效的治疗。

　　虽然肿瘤术后监测的价值还存在争议，但目前几乎所有肿瘤的国际治疗指南都推荐术后积极的监测随访[1, 2]。

　　一些随机对照试验和 Meta 分析证实，结肠癌和乳腺癌的术后监测可提高肿瘤的总体生存率[3, 4]。

　　胃癌是目前世界上最常见的恶性肿瘤之一，也是全球癌症中的第二大致死肿瘤，2008 年胃癌新发病例数为 989, 600 例，占总病例的 8%；而胃癌死亡人数为 738, 000 例，占所有癌症总死亡人数的 10%[5]。

　　复发是恶性肿瘤最重要的死亡相关因素，即使经过了根治性胃癌切除手术也是如此。超过 2/3 的胃癌患者会在术后 3 年内复发，而 5 年后的复发率不足 10%。复发性胃癌患者的生存率较低，通常只能进行姑息治疗[6, 8]。

　　绝大多数临床医生会在患者手术后前 3 年进行术后监测随访。然而，目前对于胃癌术后最合适的治疗方案和随访周期却没能达成共识。

　　此外，术后监测是否对于患者精神获益仍值得商榷，但定期随访确实可使患者从中得到安慰。

　　目前各专家之间对于术后监测的推荐方案还存在较大的差异。近些年，随着人们越来越关注循证医学，尤其对于医疗成本与效益的对比更加关注，促使我们开始重新评估监测的意义。

　　迄今为止，所有关于术后推荐的监测方案都是建立于低级别水平证据或是无证据的基础之上，因为目前还缺乏这类随机对照试验。除了将术后复发或死亡作为主要终点之外，很少有其他相关报道，也鉴于复发性胃癌患者的生存率较低，早期积极监测的效果似乎令人怀疑。[9]

　　本章的主要目的是回顾研究胃癌术后随访方案的相关文献。

来自医学文献的证据

　　迄今为止，所有医学文献对于根治性胃癌切除术后患者的最佳随访方案都没能给出高级别证据，各项数据都来自回顾性和观察性研究，因而无法得出确切的结论。我们列出了关于胃癌手术后随访的七项研究和一篇全面的综述 (见表 19-1) 。

表 19-1　医学文献证据

文献	结论
Mikaniet al. [12]	密集的术后随访方案成功地识别癌症早期无症状复发，可以改善无症状组的复发后生存
Bohner et al. [10]	
Tan et al. [11]	密集的术后随访方案成功地识别癌症早期无症状复发，可以改善无症状组的复发后生存 (总体生存率无明显优势)
Kodera et al. [8]	
Bennett et al. [13]	密集的术后随访方案未能早期识别癌症无症状复发，无症状复发和有症状复发在生物学模式上不同，与之相应的生存结果也一样
Kim et al. [14]	
Biliciet al. [9]	

所有的研究都是通过密集的术后随访监测，早期发现肿瘤复发以取得潜在的生存获益。

其中 4 项研究数据表明：密集的术后随访方案有助于成功识别肿瘤无症状复发，并提高了复发后的存活率 (无症状复发先于症状性复发) [11]。尽管如此，其在总体生存率方面却未见明显优势 [8, 10, 12]。同时在这 4 篇文献中仅有两项研究报道密集随访与总体生存率相关，但从预计生存率来看，目前并无证据发现对于是否接受密集随访方案的两组患者之间有显著统计学差异。

基于此目的，来自 Memorial Sloan-Kettering 癌症中心的一项研究显示：在行胃癌根治手术患者中，随访发现肿瘤无症状复发并不早于有症状复发。在该报道中，无症状复发的患者比有症状复发的患者有更好的复发后生存；在他们的结论中，作者认为症状型肿瘤复发和无症状型肿瘤复发模式在生物学行为上可能有所不同，并存在不同的生存结果。这一点与 Kim 等人的结论不谋而合 [14]。在他们的研究结论中，出现症状肿瘤复发患者的总生存率和复发后中位生存率均低于无症状复发患者。该研究报告多变量分析还显示：症状性复发和无病生存期是复发后生存的独立预后指标。最后，该报告还显示无症状患者可从再切除以及复发后化疗中有重大获益。多变量分析提示出现症状是低生存率的唯一独立因素，表明症状性复发患者的肿瘤生物学行为更具有侵袭性。在 Bilici [15] 等人纳入了 173 例胃癌患者的研究结果中发现，症状性肿瘤复发是复发后生存的重要独立因素，而且症状的出现可以被认为是肿瘤具有高侵袭性的生物学标记行为，同

时，这也是胃癌随访期间复发诊断时判断生存率的重要决定因素。

最近 Cardoso 等人系统回顾分析 5 项研究结果共包括 810 例胃癌患者，并评估了胃癌患者术后的随访结果 [16]。

在这项回顾研究中并未发现有任何证据表明患者在术后监测中生存获益，并强调没有关于生活质量问题的研究。因为目前文献研究结果中的主要局限是科研设计和前期偏差，其中观察到的延长存活是由于早期监测复发，而不是对疾病结果的影响。

国际指南和大样本多中心建议

由于主要核心科学协会以及合作组织提出了不同的随访方案，使得许多医疗中心都沿用了过去的常规随访方案，导致我们缺乏更多的后续随访证据。指南应该通常建立在强有力的证据基础之上 (因此是有效且无偏见的)，但目前为止有关术后随访的推荐建议都仅仅基于低级水平证据甚至无证据 (表 19.2)。

美国临床肿瘤学学会 (WWW. ASCO. Org)，外科肿瘤学学会 (WWW. Surgoncol. Org)，安大略癌症护理 (WWW. Cancercare. On. Ca)，英国国立临床规范研究所 (WWW. Nice. Org. Uk)，国际循证医学协作组 (WWW. Cochrane. Org)，消化道外科学会 (WWW. SSAT. Com) 均未就胃癌术后随访提供正式指南或推荐。同样，日本胃癌协会 (JGCA) 的指南也未对随访提供相应建议 [17]。

国家癌症综合网络 (NCCN) 指南推荐对所有患

者进行完整的病史采集和体格检查，于术后第 1~2 年内每 3~6 个月随访一次，第 3~5 年内 6~12 个月随访一次，以后每年随访一次。所有接受手术切除

的胃癌患者还必须同时监测维生素 B_{12} 缺乏和铁缺乏并治疗。[2]

表 19.2　国际指南推荐

国际组织	随访指南
ASCO（美国临床肿瘤学协会）	无指南
JGCA（日本胃癌协会）	无指南
SSO（外科肿瘤学协会）	无指南
CCO（安大略省癌症护理协会）	无指南
NICE（英国国立临床规范研究所）	无指南
CC（科克伦协作组织）	无指南
SSAT（消化道外科学会）	无指南
AUGIS（英国和爱尔兰上消化道医师协会），BSG（英国胃肠病学学会），BASO（英国外科肿瘤学协会）	无指南
NCCN（美国国家综合癌症网络）	术后第 1~2 年每 3~6 个月随访一次，第 3~5 年内 6~12 个月随访一次，以后每年随访一次。有临床指征时再次检测。
ESMO（欧洲医学肿瘤学学会），ESSO（欧洲肿瘤外科学会），ESTRO（欧洲放射肿瘤学学会）	无确定准则，仅在患者行二线化疗及临床试验时随访。
GIRCG（意大利胃癌研究小组）	轻度（风险<10%）：肿瘤标志物和超声每 6 个月复查一次，EGDS（电子内镜）和影像学检查每年一次；CT 在临床提示或标志物上升时； 中度（风险 10%~50%）：每 3 个月复查一次肿瘤标志物，超声每 6 个月复查一次，每年进行 EGDS 和 CT 扫描。 重度（风险>50%）：肿瘤标志物每 3 个月复查一次，CT 扫描每 6 个月复查一次，EGDS 每年复查一次。 术后 5 年每年随访一次，此后出现临床指标异常时检测

欧洲医学肿瘤学学会（ESMO）、欧洲外科肿瘤学学会（ESSO）和欧洲放射肿瘤学学会（ESTRO）的指南指出术后定期随访可以对症处理、心理支持及早期发现复发，虽然没有证据证实改善了最终生存结果。但对行二线化疗以及临床试验的患者而言，术后随访有助于识别并在临床显著恶化之前提早发现。在怀疑有复发或是要进行进一步放化疗时，还需完善实验室以及影像学检查[1]。

英国和爱尔兰上消化道医师协会（AUGIS）、英国胃肠病学学会（BSG）、英国外科肿瘤学协会（BASO）也认为术后规律定期随访将有助于早期识别复发，但并无证据显示任何特定检查或者是随访可以影响总体生存率。内镜检查、横断面成像扫描以及肿瘤标志物都已纳入评估，但却缺乏特异性和

敏感性。

意大利胃癌研究小组（GIRCG）则是根据每位患者计算的风险评分，制定 3 种不同的随访方案（轻度、中度、重度）。其风险评分由逻辑回归模型计算得出；系数 Z 计算为：$Z=-3.888-0.339Z$（肿瘤位于中 1/3）$+0.917$（肿瘤位于上 1/3）$+6.266$（弥漫性分布）$+0.027$（年龄）$+1.075$（PT2）$+2.013$（PT3-T4）$+1.668$（PN1）$+3.056$（PN2）$+4.971$（PN3）-0.848（D2~D3 切除）。参数值的变化是 0（阴性）或 1（阳性），其中年龄视为连续变量。对每位患者而言，系数 Z 所获值包括公式中的 $(-e^Z/1+e^Z) \times 100$，即其风险值从 0 到 100% 不等[19]。

对于轻度风险患者（风险值<10% 或患者年龄

大于 80 岁），建议每 6 个月进行一次腹部超声以及肿瘤标志物检测，每年行内镜、X 线胸片检查一次，出现临床可疑复发或者是肿瘤标志物水平升高行 CT 检查。而中度风险患者（风险值在 10% 到 50% 之间）建议每 3 个月复查肿瘤标志物，然后于 6 个月、18 个月、30 个月行腹部 B 超检查，内镜以及 CT 检查每年一次。高度风险患者（风险值 >50%）则建议每 3 个月复查肿瘤标志物、每 6 个月复查 CT 以及每年复查内镜一次。

经过 5 年的临床监测之后，再根据出现其他的临床指征进行第二癌症筛查（如隐血试验、乳腺 X 线、PSA 等）。

值得注意的是，在各大国际指南中，营养以及生活质量并未纳入考虑。

通过电子邮箱问卷形式，对世界上著名的外科肿瘤专家进行交流，主要的焦点问题在于患者术后随访的方法学。该问卷中许多问题都是通过判断提问（是/否）或者多项选择进行回答，同时还包括几个文本框，允许被调查者参与评论或提供额外建议。

所有受访者的回答都是进行胃癌术后随访监测，但各自方式不尽相同。

首先我们询问进行随访的主要原因，绝大多数受访者（4/6）回答进行术后随访的主要目的是评估患者术后并发症以及评价生活质量，而且多数进行营养评估。其中一个机构（法国里尔大学医院），他们的主要目的是监测早期复发，而另外其他机构亚捷隆大学（Jagiellonian University，克拉科夫，波兰），则回答是为评估治疗预后和/或科研收集数据。

在这 4/6 的受访当中其随访方案主要由 MDT 团队（包括外科医生以及肿瘤医生）执行，但也有两个机构则仅仅由外科医生执行。

就不同阶段疾病的随访频率而言，未见有显著差异。进展期胃癌术后患者第一年平均的随访频率是 3 个月，而早期胃癌患者术后第一年的平均随访频率为 6 个月。术后第 2 到 4 年，随访频率通常是以 6 个月 1 次。在所有案例报道中，术后 5 年随访结束。

表 19-3 总结了受访者的随访方案，几乎所有受访者都认为 CT 扫描是检测所有类型复发的必需选择，而 PET-CT 作为可选方案。

表 19-3 中有一机构随访方案为空白是因为其没有系统的随访方案，在患者出现可疑复发或者临床症状时，没有进行更进一步的影像学检查或者是内镜复查。

随访的基本原理

胃癌术后随访基于 3 个主要目的：①检测残胃中的局部以及远处复发或者异时性转移；②检测长期和手术迟发不良并发症；③为评估疗效以及科研目的收集预后数据。

复发方式

胃癌的复发方式可分为局部复发、腹膜转移复发以及血行转移。局部复发定义为手术切缘以及周围淋巴结复发（包括区域淋巴结、胰腺后方、膈脚后淋巴结、腹主动脉旁淋巴结），或者是手术区域内复发（膈肌和肝脏下方、胰腺上方、腹部切口）。此外，手术切缘分为近端切缘（包括食管下 1/3，残胃和胃肠吻合）和远端边缘（十二指肠残端）；腹膜复发定义为由于腹腔内扩散导致肿瘤复发，包括内脏转移、直肠隐窝、胆总管周围、输尿管周围浸润；血行转移复发是指远处器官中发现任何转移灶[20, 21]。

许多研究者进行胃癌术后复发的时间调查，但其报道的结果并不一致。通常而言 70% 患者会在术后 2~3 年内复发，而超过 90% 的患者术后 5 年内复发[6, 7]。

据报道，早期胃癌术后复发率从 1.3%~12.2% 不等，复发中位时间是 16 个月，并且血行转移扩散是最常见的复发方式[22]。

许多研究者对胃癌复发方式进行分析，数据显示这些复发方式有不同发生率，其原因可归因于患者人群差异、诊断时分期、外科治疗以及复发检测的方式和时间的不同。从文献回顾结果来看，在西方国家，往往是以局部复发方式为主，而在东方国家则不同，更多的是腹膜和血源性复发较为常见[9]。

胃大部分切除术后偶尔残胃中并发第二种原发肿瘤，许多文献都是关于消化性溃疡的胃切除，估计风险与一般非手术人群没有太大的不同[23, 24]。

在所有胃癌患者中，早期胃癌手术后出现第二原发肿瘤更常见，因为这类患者在根治性手术后预后良好。据报道，早期胃癌部分胃切除术后异时性胃癌的发生率为 0.6%~3%[25]。

在肿瘤学临床实践中，当患者自身条件仍能耐受手术或者是其他药物治疗时，早期检测发现复发可以为有效的治疗提供机会。

表19.3 随访方案

术后月份

机构	3	6	9	12	15	18	21	24	30	36	42	48	54	60
纪念斯隆-凯特林癌症中心	HP检测	HP检测，胸腹部CT，内镜，$VitB_{12}$		HP检测，腹部CT，内镜，$VitB_{12}$		HP检测，腹部CT，内镜		HP检测，腹部CT，内镜，$VitB_{12}$		HP检测，腹部CT，内镜，$VitB_{12}$		HP检测，腹部CT，内镜，$VitB_{12}$		HP检测，腹部CT，内镜，$VitB_{12}$
法国里尔大学医院	HP检测，实验室检查，胸腹部CT，CEA，CA 19-9，$VitB_{12}$，上消化道X线片	HP检测，实验室检查，胸腹部CT，CEA，CA 19-9，$VitB_{12}$，PET（可选）		HP检测，实验室检查，胸腹部CT，CEA，CA 19-9，$VitB_{12}$，内镜，PET（可选）		HP检测，实验室检查，胸腹部CT，CEA，CA 19-9，$VitB_{12}$，PET（可选）		HP检测，实验室检查，胸腹部CT，CEA，CA 19-9，$VitB_{12}$，PET（可选）	HP检测，实验室检查，胸腹部CT，CEA，CA 19-9，$VitB_{12}$，PET（可选）	HP检测，实验室检查，胸腹部CT，CEA，CA 19-9，$VitB_{12}$，内镜，PET（可选）	HP检测，实验室检查，胸腹部CT，CEA，CA 19-9，$VitB_{12}$，PET（可选）	HP检测，实验室检查，胸腹部CT，CEA，CA 19-9，$VitB_{12}$，PET（可选）	HP检测，实验室检查，胸腹部CT，CEA，CA 19-9，$VitB_{12}$，PET（可选）	HP检测，实验室检查，CT，CEA，CA 19-9，$VitB_{12}$，内镜，PET（可选）
波兰克拉科夫雅盖隆大学	肝脏超声，X线胸片，内镜	肝脏超声，X线胸片，内镜	肝脏超声，X线胸片，内镜	肝脏超声，X线胸片，内镜				肝脏超声，X线胸片，内镜		肝脏超声，X线胸片，内镜		肝脏超声，X线胸片，内镜		肝脏超声，X线胸片，内镜
加拿大多伦多桑尼布鲁克研究所奥德特癌症研究	HP检测，实验室检查，腹部CT，CA 19-9，$VitB_{12}$，铁离子水平	HP检测，实验室检查，腹部CT，CA 19-9，$VitB_{12}$，铁离子水平		HP检测，实验室检查，腹部CT，CA 19-9，$VitB_{12}$，铁离子水平，内镜		HP检测，实验室检查，腹部CT，CA 19-9，$VitB_{12}$，铁离子水平		HP检测，实验室检查，腹部CT，CA 19-9，$VitB_{12}$，铁离子水平，内镜	HP检测，实验室检查，腹部CT，CA 19-9，$VitB_{12}$，铁离子水平	HP检测，实验室检查，腹部CT，CA 19-9，$VitB_{12}$，铁离子水平	HP检测，实验室检查，腹部CT，CA 19-9，$VitB_{12}$，铁离子水平	HP检测，实验室检查，腹部CT，CA 19-9，$VitB_{12}$，铁离子水平	HP检测，实验室检查，腹部CT，CA 19-9，$VitB_{12}$，铁离子水平	HP检测，实验室检查，腹部CT，CA 19-9，$VitB_{12}$，铁离子水平，内镜
荷兰莱顿大学医学中心	HP检测	HP检测	HP检测	HP检测	HP检测	HP检测	HP检测	HP检测	HP检测	HP检测	HP检测	HP检测	HP检测	HP检测
德国索林根市立医院	无方案													

胃癌复发的患者通常与不可切除的患者相似，因为早期发现复发是非常困难的，特别是腹膜复发（主要复发模式之一）通常在晚期才能诊断。

除了极少数局部区域复发（吻合口和淋巴结）和少部分肝转移适合行根治性切除外，绝大多数患者术后复发不能经手术治愈，任何切除都可能是姑息性手术或无效切除。大多数肝转移患者不适合切除，肝切除术后生存率很低，而腹膜转移的治疗仍在继续研究当中[26, 27]。

化疗被认为是治疗复发性胃癌的主要方法，其目的是提高生存率和生活质量。一些随机试验表明，复发性胃癌患者在接受化疗时通常比最佳支持治疗生存时间长[28~30]。

化疗相关研究发现部分肿瘤可达到肿瘤显著消退，报告的中位总生存时间为 6 个月至 13 个月[17]。

迄今为止，尽管有以上这些积极的结果，但并无明确的证据表明在早期阶段检测到的肿瘤复发予以积极治疗可改善预后。

胃切除术后的长期和晚期效应

术后随访对于评估胃切除术术后相关并发症十分重要。胃切除术后将导致胃肠道解剖和生理发生根本性变化，并且可以导致严重的营养并发症。任何重建手术都应保证胃肠道功能完整，理想状态下还需尽可能提供良好的营养条件以维持患者的生活质量。

约 30% 的患者胃手术后出现喂养障碍，但出现严重症状的患者仅 1%~2%。各症状出现的变化差异较大，其原因可能取决于个体敏感性，许多患者在手术前已经存在的相关合并症，或者也与手术质量等有关。术后出现的主要症状是餐后早饱、食欲不振、味觉改变、反流、消化不良、恶心和/或呕吐、腹泻。根据手术类型（全胃切除术或次全胃切除术）和重建技术（Billroth I 式、Billroth II 式或 Roux-en-Y），会有各种"胃切除术后综合征"（如表 19.4）。倾倒综合征、输入和输出袢循环综合征、Roux-en-Y 瘀滞和胆汁反流会导致食物摄入减少，有时还会导致严重营养不良。[31]

胃切除术后的喂养问题，不管何种重建手术方式，三大物质代谢以及营养障碍都有可能发生，包括贫血、骨病和吸收不良引起的体重减轻。

近 30% 的患者胃切除术后存在小细胞性贫血（缺铁性贫血）或巨幼细胞性贫血（维生素 B_{12} 缺乏）。其中最常见的是缺铁性贫血。胃切除术后，吸收铁所需的胃酸和胃蛋白酶均减少。此外，由于缺乏内因子分泌，在全胃切除术后维生素 B_{12} 缺乏症多见。因此推荐每 3~4 个月肌内注射维生素 B_{12}，作为全胃切除术后维生素 B_{12} 缺乏症患者的标准治疗方法，即使是每日行安全有效的口服替代疗法，仍然建议按上述方案肌内注射维生素 B_{12}[32]。

表 19-4　胃切除术后综合征

胃切除术后综合征	重建方式	症状	治疗
早期倾倒综合征	>B-II	进食后 30 分钟内：恶心，上腹部窘迫，腹泻，血管舒缩症状（头晕，心悸，潮红，发汗）	非手术治疗：饮食调整、生长抑素内药物；手术治疗：Roux-en-Y、B-I 式或是空肠介入
晚期倾倒综合征	>B-II	餐后 1~4 小时：舒血管症状	
碱性反流性胃炎	>B-II	心窝部灼痛、恶心呕吐	非手术治疗：熊去氧胆酸手术治疗：Roux-en-Y 或 Braun 手术
Roux 瘀滞综合征	远端胃 +Roux-en-Y	慢性腹痛，恶心，进食后呕吐加重	手术切除无张力胃
输入袢综合征	B-II	术后前几周：严重的腹痛和非胆汁性呕吐	手术
输出袢综合征	B-II >Roux-en-Y >B-I	术后数月或数年：腹痛和呕吐	手术
迷走神经切断术后腹泻	—	发作性水样腹泻	止泻
营养紊乱	—	贫血、神经系统疾病、痴呆、骨软化	营养支持

胃切除术后骨代谢变化已被人们所熟知，胃切除术被认为是骨质疏松、骨质减少和骨软化的危险因素。胃切除术后出现骨代谢障碍的基本机制是钙、维生素 D 和含乳糖食物摄入不足，再加上吸收和代谢的改变。钙缺乏增加了骨中钙的释放，减少了新生骨基质的钙化。骨质疏松症会在胃手术后 10 年或更长时间内发生发展，这是因为通常骨组织中的钙储存量很大[33]。

体重减轻是胃手术后的一种常见表现。通常发生在胃切除术后，3~6 个月后体重达到最低值。大多数患者无肿瘤复发后，体重会重新增加。12 个月后可增至正常水平。

出院后，患者体重下降的主要原因是由于食欲不振或胃肠功能不正常引起的热量摄入减少。可能导致吸收不良的因素包括：空肠大团食物加速通过，迷走神经功能紊乱，使得食糜通过回盲部的速度加快，以及胃酸分泌减少和胰腺功能不全而引起细菌过度生长[34, 35]。

随访设备

随访检测的主要项目包括：术后病史以及体格检查、血液检测（尤其是肿瘤标志物）、影像学检查、内镜检查。

目前对于胃癌切除术后的随访方案尚无共识，诊断早期复发的最佳方法尚不清楚。虽然在临床检查（实验室检查、影像学和内镜检查）中发现复发性疾病的工具很多，但没有一种工具有较高的肿瘤特异性。

实验室检测

特异性肿瘤标志物通常用于早期诊断复发，因为可以很容易用简单的血液测试来检测出阳性率。但众所周知，它们不是特异性的，并且不能定位复发部位。

我们所熟知的 CEA 和 CA19-9 很容易在进展期胃癌患者血清升高，联合监测 CEA 和 CA19-9 应用于检测进展期胃癌患者术后早期复发。

CEA 和 CA19-9 都具有较高的特异性（分别 79%~100% 和 74%~93.3%），但二者的敏感性较低（分别为 16%~65.8% 和 33.3%~56%）[36, 37]。

最新研究发现联合检测 CEA 和 CA19-9 可将检测术后复发的敏感性增加至 85%。而在前瞻性研究中发现，这两种肿瘤标记物可用于检测复发，特别是在术前就有升高的患者，当然这部分患者占少数[38, 39]。CA19-9 可作为判断胃癌腹膜复发的标志物，而 CEA 则可用来判断肝脏转移[40]。其他肿瘤标志物，如 CA 72-4 和 CA 125，其敏感性明显低于 CEA 和 CA 19-9[41]。

影像学检查

关于影像学检测胃癌复发的报道较少，而且往往局限于对典型发现的描述。

腹部增强 CT 是最常用的检查方法，也被认为是评估癌症复发最可靠的方法，据报道准确率为 60%~70%[14]。然而，到目前为止，仅有很少发表关于胃切除术后 CT 表现的报道。CT 扫描对术后形态改变与肿瘤复发的鉴别价值有限，对发现腹膜及远处淋巴结转移的阳性预测价值较低[42]。PET 通常有助于发现不同胃癌复发形式，例如残胃、区域淋巴结以及部分腹膜的局部复发（图 19-1）；肝脏转移（图 19-2）；远处转移（图 19-3）。这种检查对于检测远处和局部复发时的敏感性为 89.7%，特异性为 85.7%。PET 是一种有优势的成像工具，因为它可以同时评估整个身体，但 PET 也有一些局限，例如在癌症早期、印戒细胞癌或分化程度差的组织中经常出现假阴性病例。对于常规影像学检查模棱两可时 PET 有其独特的优势，因为它可以确认真正的复发[43]。

PET 是检测胃癌肝转移最有效的无创影像学检查方法，其敏感性为 90%，而磁共振成像（MRI）、CT 和超声的敏感性分别为 76%、72% 和 55%[44~46]。

综合 PET-CT 扫描所提供融合影像，将功能和解剖图像结合在一起。这种方法的诊断准确率在 75% 到 97% 之间。根据患者肿瘤标志物检测和其他影像学检查的结果，高度怀疑复发可能时 PET-CT 扫描具有很大的实用价值[47~49]。最近的一项意大利多中心研究检查共包括 814 例胃癌切除术后复发患者，并对其复发率结果进行研究。数据显示，只有 CT 扫描和 ^{8}F-FDGPET 可以识别 90% 以上的复发（分别为 93.6% 和 91.0%）。[50]

所有的影像学研究在诊断腹膜疾病方面的准确性都很低，这是最常见和最令人担心的复发形式之一。钡灌肠已被用于诊断结直肠癌腹膜转移复发等[51]，因此，日本医疗机构在临床高度怀疑腹膜癌时会应用钡灌肠进行进一步确认[9]。

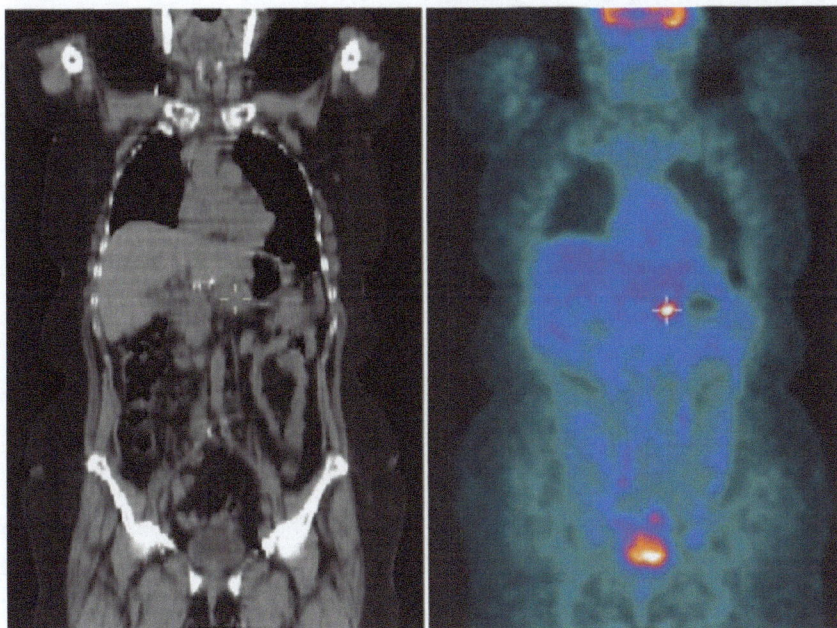

图 19-1 ⁸F-FDGPET/CT 检测胃癌术后复发
⁸F-FDGPET/CT 扫描显示局部进展期胃癌(PT3N1M0)行胃大部切除术后 18 个月胃残端附近有强化。手术探查发现局限性腹膜转移癌

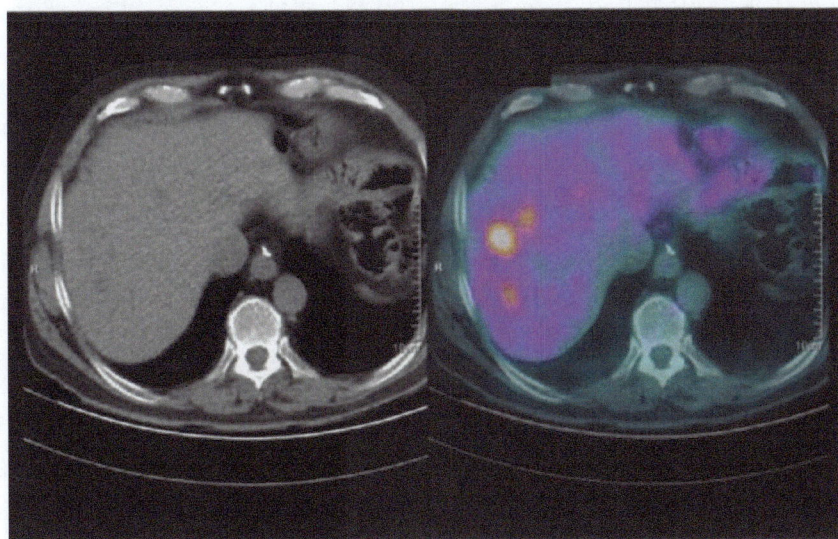

图 19-2 ⁸F-FDGPET/CT 检查进层期胃癌术后所观察到的肝脏转移
⁸F-FDGPET/CT 扫描显示局部进展期胃癌(PT3N0)胃大部切除术后 12 个月有三处肝转移

Inoue 等人最近对已完成全身辅助化疗 6 个月后且具有高风险腹膜复发的胃癌患者进行第二次腹腔镜检查,以评价二次腹腔镜检查的可行性和准确性。该研究结果显示,二次腹腔镜检查对于检测腹膜癌是一种安全有效的方法,特别是需要进一步全身化疗的患者,可以作为早期重新评估腹膜病变的一种手段。[52]

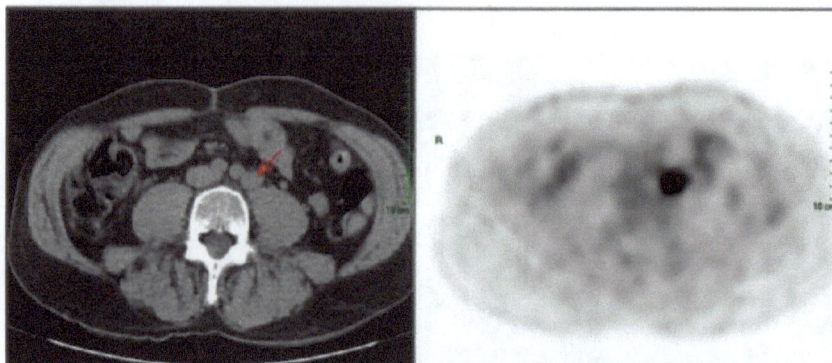

图 19-3　⁸F-FDGPET/CT 检查局部进层期胃癌术后复发的病例影像
局部进展期胃癌(PT2N2M0)全胃切除术 36 个月后复发,CT 显示为单个腹主动
脉旁淋巴结(红色箭头),PET 显示⁸F-FDG 摄取增加

内镜检查

在胃次全切除术后和内镜下治疗早期胃癌术后,均建议随访期间行内镜检查,以避免残胃复发的风险。全胃切除术后的内镜检查主要用于检测手术相关并发症,比如良性狭窄。[53]

因此建议胃部分切除术后终生每年内镜随访检查一次。2/3 的患者将在术后 10 年内出现第二原发胃癌的症状。且初次手术时为多发病变和未分化癌患者的风险较高[54]。

术后对整个残胃仔细地进行内镜检查是必不可少的,尤其是在胃小弯侧和胃后壁周围。当出现黏膜过度增生和萎缩时应进行组织学检查。内镜随访检查对早期诊断第二原发灶具有重要意义。此时早期诊断可提供极佳的无病生存率。然而,当检测到第二原发灶在分期较晚(≥T2)时,即使经过根治性切除术,患者的预后也较差[55~57]。

早期胃癌行黏膜下剥脱术治疗后,患者发生同期或异时性多发性胃癌的风险较高。大型多中心回顾性队列研究显示,同期胃癌的发生率为 9%,其中漏诊率约为 20%,每年的异时性癌的年发病率为 3.5%。通过每年的随访检查,几乎所有的多发性病变都可以通过内镜下切除来治疗[58]。

结 论

据报道,国际上对术后随访监测方案的指南变动,某种程度上反映了我们缺乏完全确凿的证据。因此,大多数指南建议旨在监测疾病的早期复发,

而避免详细说明监测的具体方式、持续时间和频率,因为这些建议没有建立在高级别证据水平的研究基础上。此外,目前有关术后监测文献报道中省略了对于患者术后生活质量的问题,即使大多数专家强调这一问题的重要性,尤其在全胃切除术后。

另一方面,毋庸置疑,从大多数患者和临床医生的角度来看,良好的临床实践不应忽略某种术后监测,通过文献综述和专家回顾分析来看,我们发现,胃癌患者术后随访不仅仅是常规行为,至少通过收集数据的结果和统计分析可证明这一点。此外,与患者焦虑相关的伦理-心理问题还应包括对疾病演变的及时充分地了解。

虽然系统性的回顾已经清楚地表明,与较晚的症状出现才诊断的方式相比,无症状复发的早期诊断并没有带来明显的生存获益,但许多胃癌病例基数大、护理水平高的医疗中心都采用了临床和仪器联合监测的策略,目的是及时发现诊断肿瘤复发,并尽量减少胃切除术后的营养后遗症。

到目前为止,我们还需要在更坚实的基础上制定后续的随访方案,以确定这些检查和检测的可靠性和敏感性,并将其限制在疾病可能复发的时间内。

肿瘤外科学家推测,如果能早期发现复发,将得到可证实的生存优势和/或生活质量提高,患者从而在术后外科监测中获益。是否在临床前阶段,早期发现复发能够改善预后(意味着随访患者的总体预后可能会比未筛查的更好),这代表着一个显然适合于进行随机对照试验的问题,而随机对照试验通常被认为是确定是否原因-结果关系存在于干

预与结果之间的最严谨方法[59]。虽然大型随机试验可以确定某项推荐的随访方案是否有生存效益，但在获得大多数复发方式的有效治疗之前，这不太可能有益。事实上，目前，在高危患者的临床试验中，如果以生存为主要终点，监测策略的有效性就注定是无效的，因为无论何时诊断，复发后的生存期都很差。同时，对于长期预后良好的低风险患者（如早期胃癌）的随访方案需要很长的时间来证明预后的有效性。在这两种情况下，庞大的样本规模、经费和时间几乎都是其不可逾越的障碍。

共识是处理相互矛盾或稀缺的科学证据的替代手段，或处理在某一问题上有相互矛盾的证据。共识的重点在于不存在一致意见，因为缺乏科学证据是达不成共识的。共识的方法克服了在小组或委员会的决策中常有的一些缺点，这些缺点就是个人或一个组织占据绝对主导。共识方法试图去评估同意的程度并解决分歧[60]。目前，在我们看来，通过共识的会议，选择一个适当的设计和方案，可能是最佳的方法，并能充分实施胃癌患者的随访。

参考文献

1. Waddell T, Verheij M, Allum W, et al. Gastric cancer: ESMO-ESSO-ESTRO Clinical Practice Guidelines for diagnosis, treatment and follow-up. Ann Oncol, 2013, 24 (Suppl 6): vi57-63.

2. Ajani J A, Barthel J S, Bekaii-Saab T, et al. NCCN gastric cancer panel: gastric cancer. J Natl Compr Canc Netw, 2010, 8: 378-409.

3. Renehan A G, Egger M, Saunders M P, et al. Impact on survival of intensive follow up after curative resection for colorectal cancer: systematic review and meta-analysis of randomized trials. BMJ, 2002, 324(7341): 813.

4. Smith T J, Davidson N E, Schapira D V, et al. American Society of Clinical Oncology 1998 update of recommended breast cancer surveillance guidelines. J Clin Oncol, 1999, 17: 1080-1082.

5. Jemal A, Bray F, Center M M, et al. Global cancer statistics. CA Cancer J Clin, 2011, 61: 69-90.

6. Shiraishi N, Inomata M, Osawa N, et al. Early and late recurrence after gastrectomy for gastric carcinoma. Univariate and multivariate analyses. Cancer, 2000, 89: 255-261.

7. Katai H, Maruyama K, Sasako M, et al. Mode of recurrence after gastric cancer surgery. Dig Surg, 1994, 11: 99-103.

8. Kodera Y, Ito S, Yamamura Y, et al. Follow-up surveillance for recurrence after curative gastric cancer surgery lacks survival benefit. Ann Surg Oncol, 2003, 10: 898-902.

9. Whiting J, Sano T, Saka M, et al. Follow-up of gastric cancer: a review. Gastric Cancer, 2006, 9: 74-81.

10. Böhner H, Zimmer T, Hopfenmüller W, et al. Detection and prognosis of recurrent gastric cancer—is routine follow-up after gastrectomy worthwhile? Hepatogastroenterology, 2000, 47: 1489-1494.

11. Tan I T, So B Y. Value of intensive follow-up of patients after curative surgery for gastric carcinoma: J Surg Oncol, 2007, 96: 503-506.

12. Mikani K, Yamashita Y, Maekawa T, et al. Surveillance program for recurrence after curative gastric cancer surgery. Chir Gastroenterol, 2007, 23: 392-398

13. Bennett J J, Gonen M, D'Angelica M, et al. Is detection of asymptomatic recurrence after curative resection associated with improved survival in patients with gastric cancer? J Am Coll Surg, 2005, 201: 503-510.

14. Kim J H, Jang Y J, Park S S, et al. Benefit of post-operative surveillance for recurrence after-curative resection for gastric cancer. J Gastrointest Surg, 2010, 14: 969-976.

15. Bilici A, Salman T, Oven Ustaalioglu B B, et al. The prognostic value of detecting symptomatic or asymptomatic recurrence in patients with gastric cancer after a curative gastrectomy. J Surg Res, 2013, 180: 1-9

16. Cardoso R, Coburn N G, Seevaratnam R, et al. A systematic review of patient surveillance after curative gastrectomy for gastric cancer: a brief review. Gastric Cancer, 2012, 15(Suppl 1): 164-167.

17. Japanese Gastric Cancer Association. Japanese Gastric Cancer Treatment Guidelines 2010 (ver. 3). Gastric Cancer, 2011, 14: 113-123.

18. Allum W H, Blazeby J M, Griffin S M, et al. Guidelines for the management of oesophageal and gastric cancer. Gut, 2011, 60: 1449-1472.

19. Marrelli D, Morgagni P, de Manzoni G, et al. Italian Research Group for Gastric Cancer (IRGGC). Prediction of recurrence after radical surgery for gastric cancer. A scoring system obtained from a prospective multicenter study. Ann Surg, 2005, 241: 247-255.

20. Eom B W, Yoon H, Ryu K W, et al. Predictors of timing and patterns of recurrence after curative resection for gastric cancer. Dig Surg, 2010, 27: 481-486.

21. Yoo C H, Noh S H, Shin D W, et al. Recurrence following curative resection for gastric carcinoma. Br J Surg, 2000, 87: 236-342.

22. Salem A, Hashem S, Mula-Hussain L Y, et al. Management strategies for locoregional recurrence in early-stage gastric cancer: retrospective analysis and comprehensive literature review. J Gastrointest Cancer, 2012, 43: 77-82.

23. Tersmette A C, Offerhaus G J, Tersmette K W, et al. Meta-analysis of the risk of gastric stump cancer: detection of high risk patient subsets for stomach cancer after remote partial gastrectomy for benign conditions. Cancer Res, 1990, 50: 6486-6489.

24. Lundegardh G, Adami H O, Helmick C, et al. Stomach cancer after partial gastrectomy for benign ulcer disease. N Engl J Med, 1988, 319: 195-200.

25. Nozaki I, Nasu J, Kubo Y, et al. Risk factors for metachronous gastric cancer in the remnant stomach after early cancer surgery. World J Surg, 2010, 34: 1548-1554.

26. Sakamoto Y, Ohyama S, Yamamoto J, et al. Surgical resection of liver metastases of gastric cancer: an analysis of a 17-year experience with 22 patients. Surgery, 2003, 133: 507-511.

27. Jensen E H, Tuttle T M. Preoperative staging and postoperative surveillance for gastric cancer. Surg Oncol Clin N Am, 2007, 16: 329-342.

28. Murad A M, Santiago F F, Petroianu A, et al. Modified therapy with 5-fluorouracil, doxorubicin and methotrexate in advanced gastric cancer. Cancer, 1993, 72: 37-41.

29. Glimelius B, Ekstrom K, Hoffman K, et al. Randomized comparison between chemotherapy plus best supportive care with best supportive care in advanced gastric cancer. Ann Oncol, 1997, 8: 163-168.

30. Pyrhoenen S, Kuitunen T, Nyandoto P, et al. Randomized comparison of 5-fluorouracil, epidoxorubicin, and methotrexate (FEMTX) plus supportive care with supportive care alone in patients with non-resectable gastric cancer. Br J Cancer, 1995, 71: 587-591.

31. Eagon J C, Miedema B W, Kelly K A. Postgastrectomy syndrome. Surg Clin North Am, 1992, 72: 445-465.

32. Kim H I, Hyung W J, Song K J, et al. Oral vitamin B12 replacement: an effective treatment for vitamin B12 deficiency after total gastrectomy in gastric cancer patients. Ann Surg Oncol, 2011, 18: 3711-3717.

33. Tovey F I, Hall M L, Ell P J, et al. Postgastrectomy osteoporosis. Br J Surg, 1991, 78: 1335-1337.

34. Tovey F I, Hobsley M. Post-gastrectomy patients need to be followed up for 20-30 years. World J Gastroenterol, 2000, 6: 45-48.

35. Bae J M, Park J W, Yang H K, et al. Nutritional status of gastric cancer patients after total gastrectomy. World J Surg, 1998, 22: 254-260.

36. Marrelli D, Pinto E, De Stefano A, et al. Clinical utility of CEA, CA 19-9, and CA 72-4 in the follow-up of patients with resectable gastric cancer. Am J Surg, 2001, 181: 16-19.

37. Patriti A, Graziosi L, Baffa N, et al. Postoperative follow-up of gastric adenocarcinoma with neoplastic markers and 18-FDG-PET/CT. Ann Ital Chir, 2007, 78: 481-485.

38. Takahashi Y, Takeuchi T, Sakamoto J, et al. The usefulness of CEA and/or CA19-9 in monitoring for recurrence in gastric cancer patients: a prospective clinical study. Gastric Cancer, 2003, 6: 142-145.

39. Ikeda Y, Mori M, Kajiyama K, et al. Indicative value of carcinoembryonic antigen (CEA) for liver recurrence following curative resection of stage II and III gastric cancer. Hepatogastroenterology, 1996, 43: 1281-1287.

40. Choi S R, Jang J S, Lee J H, et al. Role of serum tumor markers in monitoring for recurrence of gastric cancer following radical gastrectomy. Dig Dis Sci, 2006, 51: 2081-2086.

41. Lai I R, Lee W J, Huang M T, et al. Comparison of serum CA72-4, CEA, TPA, CA19-9 and CA125 levels in gastric cancer patients and correlation with recurrence. Hepatogastroenterology, 2002, 49: 1157-1160.

42. Kim K W, Choi B I, Han J K, et al. Postoperative anatomic and pathologic findings at CT following gastrectomy. Radiographics, 2002, 22: 323-236.

43. Jadvar H, Tatlidil R, Garcia A A, et al. Evaluation of recurrent gastric malignancy with [F-18]FDG positron emission tomography. Clin Radiol, 2003, 58: 215-221.

44. Kinkel K, Lu Y, Both M, et al. Detection of hepatic metastases from cancers of the gastrointestinal tract by using noninvasive imaging methods (US, CT, MR imaging, PET): a meta-analysis. Radiology, 2002, 224: 748-756.

45. Stahl A, Ott K, Weber W A, et al. Correlation of FDG uptake in gastric carcinomas with endoscopic and histopathological findings. J Nucl Med, 2001, 42: 78P-79P.

46. Park M J, Lee W J, Lim H K, et al. Detecting recurrence of gastric cancer: the value of FDG PET/CT. Abdom Imaging, 2009, 34: 441-447.

47. Sun L, Su X H, Guan Y S, et al. Clinical role of 18F-fluorodeoxyglucose positron emission tomography/computed tomography in post-operative follow up of gastric cancer: initial results. World J Gastroenterol, 2008, 14: 4627-4632.

48. Sim S H, Kim Y J, Oh D Y, et al. The role of PET/CT in detection of gastric cancer recurrence. BMC Cancer, 2009, 9: 73.

49. Ozkan E, Araz M, Soydal C, et al. The role of 18F-FDG-PET/CT in the preoperative staging and post-therapy follow up of gastric cancer: comparison with spiral CT. World J Surg Onc, 2011, 9: 75.

50. Baiocchi G L, Marrelli D, Verlato G, et al. Follow-up after gastrectomy for cancer: An appraisal of the Italian research group for gastric cancer. Ann Surg Oncol, 2014, 21 (6): 2005-2011 (Epub Feb 14 2014).

51. Meyers M A, McSweeney J. Secondary neoplasms of the bowel. Radiology, 1972, 105: 1-11.

52. Inoue K, Nakane Y, Michiura T, et al. Feasibility and accuracy of second look laparoscopy after gastrectomy for gastric cancer. Surg Endosc, 2009, 23: 2307-2313.

53. Lee S Y, Lee J H, Hwang N C, et al. The role of follow-up endoscopy after total gastrectomy for gastric cancer. Eur J Surg Oncol, 2005, 31: 265-269.

54. Fujita T, Gotohda N, Takahashi S, et al. Relationship between the histological type of initial lesions and the risk for the development of remnant gastric cancers after gastrectomy for synchronous multiple gastric cancers. World J Surg, 2010, 34: 296-302.

55. Ohashi M, Katai H, Fukagawa T, et al. Cancer of the gastric stump following distal gastrectomy for cancer. Br J Surg, 2007, 94: 92-95.

56. Greene F L. Management of gastric remnant carcinoma based on the results of a 15-year endoscopic screening program. Ann Surg, 1996, 223: 701-708.

57. Kikuchi S, Sato M, Katada N, et al. Efficacy of endoscopic surveillance of the upper gastrointestinal tract following distal gastrectomy for early gastric cancer. Hepatogastroenterology, 2003, 50: 1704-1707.

58. Kato M, Nishida T, Yamamoto K, et al. Scheduled endoscopic surveillance controls secondary cancer after curative endoscopic resection for early gastric cancer: a multicentre retrospective cohort study by Osaka University ESD study group. Gut, 2013, 62: 1425-1432.

59. Sibbald B, Roland M. Understanding controlled trials: why are randomised controlled trials important? BMJ, 1998, 316: 201.

60. Jones J, Hunter D. Consensus methods for medical and health services research. BMJ, 1995, 311: 376-378.

第 20 章

胃癌的外科试验研究

Daniel Reim, Alexander Novotny and Christoph Schuhmacher

裴海平　译

尽管最近胃癌在多模式治疗概念上取得了进展，但外科手术仍然是治疗这种常见致命疾病的主要手段，因此，充分的肿瘤切除对于患者来说至关重要，用来提高患者的生存和生活质量。不仅需要根治性的淋巴结清扫，而且减少手术创伤，以减少免疫反应被认为是至关重要的，而这些免疫反应可能不利于患者的肿瘤预后。

近年来进行的几项试验，研究了淋巴结清扫、腹腔镜手术的作用以及新的技术发展等相关问题。本章将介绍过去进行的最重要的试验发展情况，并对未来进行展望。

淋巴结清扫范围

为了了解东亚国家和西方国家外科医生在淋巴结清扫方面的不同理念，就必须对现有的数据进行批判性地回顾。欧洲和美国人对第 2 站淋巴结切除术（D2）的保留主要是基于迄今为止 6 项随机对照试验（RCT）的数据，这些数据比较了第 1 站淋巴结清扫术（D1）和第 2 站淋巴结切除术（D2）[1~8]。其中有 5 个试验来自西半球。这些试验的结果以前曾广泛报道过。Dent 等人的第一次试验显示，D1 在住院时间、发病率和输血次数方面具有优势，而住院病死率和总体生存率在两组之间具有可比性[1]。Robertson 等人在另一项试验中将 D1 胃大部切除术与 D3 全胃切除术合并胰脾切除术进行了比较，结果显示 D1 组生存率明显提高[8]。两个最重要的

试验之一：荷兰胃癌组的随机对照试验，比较 D1 和 D2 对胃癌患者的影响[7]。这项试验包括 711 例在随机分组后进行 D1 或 D2 的患者。最后，D2 患者的并发症率（43% vs. 25%，$P<0.0001$）和死亡率（10% vs. 4%，$P = 0.004$）明显高于对照组（$P < 0.05$）。高并发症率和病死率后来归因于大多数患者接受了胰远端切除和/或脾切除。长期随访数据发表了 11 年和 15 年的随访，在总体生存率上没有显著差异，但 D2 组的癌症相关死亡显著降低（37% vs.48%，$p=0.01$）。这说明患者在 D2 的术后能存活下来的情况下，对患者的整体生存是可能获益的[9]。这一事实导致了西方国家指导方针的普遍建议，即如果在专门的中心进行肿瘤手术，接受 D2 治疗时，以保留胰腺尾部和脾脏作为治疗标准。另一个重要的试验是英国医学研究委员会对 400 名患者进行了相同结果的研究[2]。在此，并发症率和病死率也有所上升：46% vs. 28%（$P<0.001$）的并发症率支持 D1，13% vs. 6.5%（$P=0.04$）的病死率也支持 D1。据报道，D1 和 D2 治疗的 5 年生存率无明显差异（D1 为 33%，D2 为 35%）。D2 淋巴结清扫没有生存获益是由于在 D2 切除的患者中有 56% 的患者进行了胰尾、脾切除术，而 D1 组则为 4%，这一事实解释了其并发症率和病死率较高的原因。DeGiuli 等人对意大利胃癌研究组试验的 Interims 分析首次证明了在保留胰腺的情况下 D2 是安全可行的[3~5]。与以前的试验相比，在 D2 组中，外科手术的并发症率和病死率可以降低到 16.7% 和 3.1%。

尽管如此，这项试验的最终结果并不支持 D2 的普遍适用性。意大利试验中的亚组分析表明，晚期癌症患者从 D2 中获益。然而，这项试验首次揭示了一个令人印象深刻的结果，即 5 年总生存率 65%，这是高于任何其他已发表的欧洲试验。在这一特定群体中，人们注意到了一项重大的生存效益。由于根据 20 世纪 80 年代末的 Maruyama 数据，D1 不被认为是治疗的选择，到目前为止还没有东亚国家的试验。有一项中国台湾前瞻性随机试验将 D1 和 D3 胃切除术进行比较，结果显示接受 D3 手术患者 5 年疾病特异性生存率（DSS）明显升高：59.5% vs. 53.6%（$P=0.041$），D3 组 R0 切除后复发率显著降低，D3 组为 40.3%，D1 组为 50.6%[6]。一项 Meta 分析对这些试验进行了回顾分析，总结了在这 6 项随机对照研究中治疗的 1 876 名患者[10]。共 946 例患者进行 D1 治疗，D2 治疗为 930 例。结果显示，D1 有利于缩短住院时间（$P=0.0036$），减少术后并发症 58%（$P=0.0002$），减少吻合口瘘 60%（$P<0.0001$），减少再手术率 67%（$P=0.006$），减少术后 30 天病死率 41%（$P=0.0054$）。5 年生存率无显著性差异（$P=0.7662$）。结论：根据这些数据，"比较 D1 和 D2 手术的最佳临床证据并不支持 D2 切除。"另一个 Meta 分析忽略了 Dent 等人来自巴西的试验[11]得出了同样的结论：D1 组术后并发症率和病死率较低，住院时间也较短。他们发现 D2/D3 组的局部复发率明显降低（$P=0.02$），复发后病死率较低（$P=0.04$）。尽管如此，5 年生存率的统计获益并未达到（$P=0.40$）。回顾性分析的资料（$n=$ 1 904）显示 T3+肿瘤的患者行 D2 清扫有更长存活的趋势，但 5 年生存率无统计学差异（$P=0.10$）[12]。最后，我们必须指出，所有的 RCTs 和 Meta 分析都未能证明 D2 手术患者的生存优势。然而，韩国和日本的研究显示出获益的趋势。

扩大淋巴结清扫术：D2+主动脉旁淋巴结清扫术（PAND）

由于 D1 手术被认为不足以治疗东亚国家的胃癌患者，更多的 RCTs 已被用于评估更激进的淋巴结清扫范围。日本临床肿瘤学组（JCOG）发表了一项重要的研究，对 523 例 D2 和 D2+主动脉旁淋巴结清扫术（PAND）患者进行了比较，认为 D2+PAND 组手术相关并发症（28.1% vs. 20.9%，$P=0.07$）高于 D2 组，在无复发生存和 5 年总体生存率并无优势（$P=0.85$）[13]。在日本、韩国和中国台湾进行的另一项试验证实了这些结果[14]。令人感兴趣的是，波兰随机对照试验的初步数据显示 275 例随机化患者术后并发症发生率没有差异[15]。来自 RCT 的生存数据正被急切地等待着。从 2010 年开始的一项 Meta 分析[16]，对总共 4 个 RCT 的 1 120 例患者进行了分析，发现 5 年生存率没有统计学上的差异（$P=0.55$）。有趣的是，当 D2+PAND 被实施时，只有腹膜阴性亚组显示出 5 年生存获益（$P=0.04$）。在浆膜阳性肿瘤患者中，仅包括 Sasako 的研究，显示 D2 组的有生存优势（$P=0.02$）。所有其他结果显示 D2 组手术时间短（$P<0.0001$），出血量少（$P<0.0001$），而术后并发症率与病死率具有可比性（$P=0.98$）。作者的结论是 D2+PAND 清扫可以安全地进行，但却不能提高生存效益。长期的分析和结果还在等待中，这个结果甚至可能改变 D2+PAND 的价值。

从西方国家试验中得出的结论

欧洲外科医生将不得不提出这样一个问题："为什么西方的试验未能证明生存的益处？尽管手术是由非常熟练的外科医生进行的。"在荷兰随机对照试验中，与来自东亚国家经验丰富的外科医生一起进行了培训课程[7]。这些专家甚至参加了在这些试验中进行的第一次手术，并提供了宝贵的建议，以保证这次试验的质量。一个主要的方面原因可能是欧洲中心的病例数少，即使是经验丰富的治疗中心，与韩国或日本的医院相比病例数仍然很少，因此，D2 手术的手术技巧和能力在欧洲外科医生是有欠缺的。另一个原因可能是欧洲国家患者和东亚国家患者的身体体质有所不同。在西方国家，由高热量食物摄入而引起的肥胖是一个重要问题。此外，与肥胖有关的合并症在西方国家患者中比在韩国或日本患者更常见。糖尿病、严重冠心病、外周血管疾病和代谢综合征在欧洲国家，特别是在美国的发病率过高[17]。这些合并症可能对试验结果产生了影响，迄今为止还没有得到评估。由于内脏脂肪过多，对各自淋巴结的检查可能会很困难，因此在各自的试验中不符合各自的治疗方案似乎更有可能。荷兰的试验表明，84% 的人没遵守手术流程，这使得对研究结果的解释变得困难[18]。此外，鉴于这些结果，正确的 N 分期可能不正确，因为当获取到的淋巴结数量增加时，就会发生分期变化[19]。因此，这一阶段采用的结果可能无法与东亚国家集体进行直接比较。除了这些事实，荷兰的试验报告只有66%的手术有根治意图[18]。在东亚国家的患者中，由于全国范围的筛查和早期发现，手术大多是针对早期胃癌患者进行的[20, 21]。在西方国家指南中不推荐筛选方案，因为与全国筛查计划的巨大费用相比，并无获益[22]。这就是为什么大多数患者都处于肿瘤进展期，有相关伴随症状，甚至有与疾病相关的体重减轻和恶病质。这表明，与东亚国家的患者相比，西方国家的患者因进展性疾病和合并症，其手术条件要差。

至少在欧洲，对胃癌患者的D2清扫问题仍然存在争议。前瞻性RCTs的Meta分析显示，进行D2清扫的欧洲国家患者生存并无获益。有几组试验表明，如果胰腺和脾脏在手术过程中得到保留，D2是安全的，不会增加患者的风险。然而，15年的随访数据显示，D2胃癌患者术后生存率有显著提高[9]。东亚国家的试验表明，与西方国家的数据相比，经验丰富的外科医生实施高质量手术和严格遵守D2清扫可以明显改善患者生存率。对更广泛的淋巴结清扫(D2+)的前瞻性试验并没有生存获益。结论是，在西方国家的医疗中心进行手术时，应建议保留胰腺和脾脏的D2清扫，同时该中心要有足够的病例数和经验。

预防性的胃网膜囊切除术和脾切除术

胃网膜囊切除术是切除胰腺表面和横结肠系膜前覆盖的腹膜层，被认为是进展期胃癌根治术的附加手术。来自日本的Imamura和他的同事对210例RCT患者的术后并发症率和病死率进行了调查。作者认为术中失血量增加是唯一显著不同的因素。两组主要并发症，如吻合口瘘、胰瘘、腹腔脓肿形成及病死率无明显差异。因此，作者得出结论，胃网膜囊切除术是一种安全的手术[23]。对3年总体生存期的Interim分析显示了一些生存获益，尤其是对腹膜癌细胞检测阳性胃癌患者。然而，这些结果没有统计学意义。因此，对于腹膜癌细胞检测阳性的癌症患者，网膜囊切除目前不作为一种标准手术[24]。

在韩国RCT中，探讨了为了切除第10组淋巴结，而行预防性脾切除的作用。Yu等人随机选择207例因近端胃癌行胃切除术的患者。在本试验

中，预防性脾切除没有改善患者术后的总体生存状况[25]。另一项来自日本的试验是在500名患者身上进行的，但结果尚未公布(Sasako M, JCOG 0110, NCT 00112099)。因此，到目前为止预防性脾切除可能并不推荐。

前哨淋巴结的概念

尽管东亚外科医生坚持广泛的淋巴结清扫，但仍在努力评估前哨淋巴结在不适合内镜下切除的早期胃癌患者中的作用。恶性黑色素瘤和乳腺癌对前哨淋巴结概念进行研究，目前已成为减少手术创伤的标准方法。所有浸润深度超过PT1bSM1的患者均有淋巴结转移的风险，据报道其风险高达25%。因此，一些东亚国家的外科医生提出了识别前哨淋巴结的原则，这可能会提供更多关于淋巴结可能扩散的信息，并通过减少术后并发症来改善手术效果。到目前为止，最严峻的挑战是肿瘤的安全性。几项回顾性分析证明了前哨淋巴结检测的可行性和安全性。然而，在最近的一段时间里，只公布了两项前瞻性试验，且显示出相互矛盾的结果。

由日本Miyashiro等人报告的第一项试验显示，T1胃癌患者术中组织学检查，前哨淋巴结假阴性率很高[26]。这项前瞻性试验的主要终点是评估前哨淋巴结活检的可行性和准确性。本试验用吲哚菁绿(ICG)染色法检测前哨淋巴结，再对该淋巴结进行解剖和分析。随后，所有患者均接受标准化淋巴结清扫术。所有参与的机构都通过了一段培训期，以便在这一过程中获得技术经验。ICG注射前哨淋巴结胃癌检出率接近98%。然而，由于根据安全和监测委员会的建议，46%的假阴性率很高，试验已初步停止。作者的结论是，单个前哨淋巴结的活检并不能排除淋巴结转移。作者进一步指出，造成这种情况的原因是冷冻切片和石蜡切片之间的差异，仅有5名患者的短期学习时间，以及外科医生对手术缺乏经验。

另一项前瞻性研究也是由日本外科医生进行的。Kitagawa等人发表了一项多中心胃癌II期研究，使用双示踪内镜注射技术对前哨淋巴结绘图的安全进行了分析[27]。在这个试验中，采用与Miyashiro研究不同的前哨淋巴结检测程序。在这里，使用Tc99m标记的胶体和在胃肿瘤周围注射异硫丹蓝染料进行双重定位。前哨淋巴结检出率为

97.5%。诊断准确率为 99%，假阴性率为 7%。作者的结论是，前哨淋巴结定位可能被认为是安全和可行的，甚至可以与黑色素瘤和乳腺癌试验的数据媲美。作者进一步指出，进展期胃癌（>cT1）不适用于这种方法，因为在进展期胃癌患者中，假阴性率明显升高。

　　这些试验的结果明显相反。差异原因可能与不同的前哨淋巴结检测方法和在第一次试验中有限的培训周期有关。Kitagawa 试验的训练周期为 30 名患者，而在 Miyashiro 试验中，只有 5 名患者。进一步的研究调查了前哨淋巴结的概念，引入了一个更长的培训周期，在此期间，由独立的审查员对手术进行评估，医生得到认可后才可以继续这项研究。最近从韩国发起的 Senorita 试验（NCT 01804998）对前哨淋巴结活检进行了质量控制研究。所有的 15 个试验中心都必须完成一段时间的培训，履行特殊的要求，在获批准后才能参加临床试验。Senorita 试验是一项多中心的胃癌Ⅲ期 RCT 试验，共招收 580 名患者。试验干预方法与目前发表的日本试验不同。在此，对前哨淋巴结的附着床也进行解剖，以减少假阴性活检的发生率，排除淋巴结转移后，楔形切除原发肿瘤。本试验是第一次大规模应用前哨淋巴结定位和胃保留手术治疗早期胃癌患者，将是批准或拒绝这种不适合内镜下切除的早期胃癌治疗概念的里程碑式试验。这项试验的主要终点是 3 年的总体生存率。有关术后结果的短期结果预计将在 2017 年公布。

　　综上所述，前哨淋巴结清扫的数据还不能转化为临床实践。来自日本的两项前瞻性试验的数据是相互矛盾的。此外，肿瘤学安全性还没有在随机对照的胃癌Ⅲ期试验中得到证实。也许 Senorita 试验的结果可能会在将来阐明这一问题。另外，前哨淋巴结切除和保胃手术的作用在整合到临床实践之前，必须得到西半球国家的验证。

微创手术

　　自日本北野（Kitano）于 1994 年首次推出腹腔镜辅助胃切除术以来，人们开始努力将微创手术引入临床实践[28]。这一改革的驱动力主要来自韩国和日本。由于国家筛检项目中早期胃癌的检出率较高，因此建立了较小的侵袭性治疗方法。在过去的 20 年里，发表了大量的回顾性分析，这些分析显示

了潜在的好处，如缩短住院时间、减少术后疼痛和降低总体发病率。然而，从过去十年开始，前瞻性的区域性试验才开始进行。

　　第一项比较开放和腹腔镜手术治疗胃癌的随机研究是 2002 年由微创胃癌手术的先驱发表的[29]。本试验将 28 例患者随机分为开放组和腹腔镜辅助远端胃切除术组，结果显示腹腔镜组患者疼痛控制更好，失血少，胃肠功能恢复早，肺功能受损少。另一项来自韩国的前瞻性试验显示，47 例早期胃癌患者中也有类似的结果[30]。研究者们还报告了 14 个月的随访结果，结果显示在生存方面两组之间没有统计学差异。关于欧洲腹腔镜手术评估的第一项前瞻性研究是由 Huscher 等人发表的[31]。在试验中共有 59 名患者被随机分为两组。有趣的是，该试验中不仅包括早期胃癌患者，也包括进展期胃癌患者。结果显示开放组与腹腔镜组的 5 年生存率无差异。此外，在淋巴结切除方面无统计学差异。因此，作者认为腹腔镜远端胃切除术是一种安全的手术方法。韩国开展的第一次研究剖腹或腹腔镜胃切除术后生活质量的试验报告中[32]，在 2003 年和 2005 年之间的 164 名患者随机分组。研究者发现，微创远端胃切除术不仅与术中出血、减少镇痛药用量、术后住院时间有关，而且与术后生活质量有关。当患者接受腹腔镜手术时，试验者显示出对疲劳、慢性疼痛、情绪/社会/症状评分、食欲减退、睡眠紊乱、饮食限制、焦虑和身体形象等方面的显著改善。该 RCT 的长期结果显示在无统计学差异的情况下，腹腔镜手术有极好的生存数据（5 年无病生存率：98.8%（腹腔镜手术）和 97.6%（开放手术），$P=0.514$）。然而，在随访结束后，短期的生活质量的获益结果是不可重复的[33]。2010 年，韩国开展了第一个多中心胃癌Ⅲ期临床试验。本研究报告了迄今为止最大群体的安全性分析[34]。来自韩国各地 13 个中心的 342 例术前Ⅰ期胃癌患者。中期评估显示，开放组和腹腔镜组的并发症率和病死率没有差异。因此，这项试验一直持续到 1 416 名患者被完全招募。这次试验的最后结果预计将在不久的将来公布。有趣的是，日本外科医生还没有发表关于腹腔镜手术对早期胃癌的影响的Ⅲ期试验。然而，JCOG 0912 试验在日本 33 个中心完成了 920 名患者的试验，目前还处于后续阶段，2017 年前可能不会有结果[35]。

　　首次关于腹腔镜手术对进展期胃癌患者疗效的

前瞻性研究是由中国团队发表的[36]。此 RCT 随机将 123 例患者随机分为剖腹或腹腔镜两种途径。研究者发现腹腔镜组手术时间明显延长，肺部感染明显减少，对肿瘤学的安全性无影响。另一项韩国关于腹腔镜评估的前瞻性 II 期研究报告中，2008 年至 2012 年间共 204 名患者接受了治疗，本研究包括 cT2N0 至 cT3N2 分期胃癌患者。7% 的病例采用剖腹手术。根据手术类型（远端胃切除术或全胃切除术），平均住院时间为 6~9 天。远端胃切除组可获取 52 个淋巴结，全胃切除组 64 个淋巴结，显示了足够的肿瘤学安全性。根据 Clavien-Dindo 分类，并发症发生率为 3%~8%。因此，作者认为腹腔镜手术治疗晚期胃癌是安全可行的[37]。

基于上述试验的影响，未来的试验将对进展期胃癌患者腹腔镜手术的结果进行大规模评估。韩国腹腔镜胃肠外科研究小组（KLASS）发起了一项大规模的前瞻性研究，对韩国 11 个中心 2012 年以来接受 cT2 至 cT4aN+/−远端胃癌治疗的患者（NCT 01283893）进行了随机研究。主要的研究终点是 3 年总体生存。为了确保手术熟练，每位普通外科医生都必须参加类似上述 Senorita 试验的质量控制研究。潜在的参与者必须向一个独立的评审员委员会提交一定数量的未经编辑剪辑加工的视频，该委员会对手术的熟练程度进行评估。只有当评审委员会批准了提交的录影带时，申请人才可进行第 III 期研究。这一程序强调了外科试验中足够的外科技术的重要性，并进一步提高实验者确保每位患者的安全性的意识。日本腹腔镜手术研究组还于 2010 年启动了一项关于进展期远端胃癌腹腔镜手术的 II/III 期联合试验，目标样本为 500 名患者（JLSSG0901：Adv. GC-LAP/ OPEN，P II/III，JPRN-UMIN000003420）。第 II 期的主要终点是胰瘘，第 III 期的主要终点是无复发生存（RFS）。

一个尚未解决的问题是，在接受术前/新辅助化疗治疗进展期胃癌的患者中进行腹腔镜手术的可行性。到目前为止，还没有可靠的数据。这对于西半球国家的患者来说是一个重要的问题，因为新辅助或围手术期化疗被认为是晚期胃病治疗的标准。来自日本的 LANDSCOPE 试验将评估这些患者的安全性和可行性[38]。本阶段 II 期试验共招募 80 例 cT4acN0-3 期远端胃癌患者接受新辅助化疗，主要终点为 3 年生存率。欧洲唯一的 STOMACH 试验是在不久之前提出的。然而，目前还没有关于设计和理论的具体数据。

几乎所有上述试验都涉及远端胃恶性肿瘤。然而，腹腔镜手术对全胃切除术的影响还没有在 RCTs 中得到评估. 到目前为止，只有一项注册的韩国试验对腹腔镜全胃切除术治疗早期胃癌的安全性和有效性进行了研究（Klass-03，NCT 01584336）。主要终点是术后并发症率和病死率。腹腔镜下全胃切除术治疗进展期胃癌的作用至今仍未完全明确。

结论是，关于腹腔镜手术在早期胃癌治疗中的适用性，有来自前瞻性 RCTs 令人信服的数据。腹腔镜在全胃切除术和进展期胃癌手术中的作用仍不明确，需要等待东亚国家大量有希望的试验的最终发表。然而，如果这些结果直接搬到西半球国家的患者身上，这也是有问题的。此外，对于位于胃食管结合部的胃癌的腹腔镜手术治疗效果没有任何数据，而胃食管结合部是欧洲和美国胃癌患者的好发位置。

机器人外科

机器人辅助手术是一个很有潜力的新技术，是利用三维可视化技术克服传统腹腔镜手术的缺点，手术器械的活动范围增加，以及能将人传导到器械的震颤过滤掉。一些回顾性分析研究中，是关于达芬奇机器人胃癌手术的适用性研究。然而，机器人胃癌手术的 RCT 的实施是很艰巨的。在东亚国家，随机化患者是一个很大的问题，因为当地的卫生保健系统中，潜在的患者要为自己的机器人手术系统付费。在西半球国家，由于胃癌的发病率不断下降，积累进入试验的患者难度很大。世界卫生组织国际临床试验注册平台共有九项 II 期试验评价机器人辅助胃切除术的作用。最大的研究是一个前瞻性的多机构登记，目标样本量为 1 700 名患者（NCT01309256）。来自日本的一个相对较大的 II 期试验评估了自 2012 年以来的机器人胃癌手术，主要终点是术后腹腔内感染并发症（吻合口瘘、胰腺相关感染和腹腔内脓肿）的发生率。在数据库中尚没有机器人胃癌手术的 III 期试验的登记。

转移性胃癌的非根治性手术

胃癌多模式治疗的最新发展，尤其是新的化疗及分子治疗，显著改善了肿瘤反应。因此，近些年来，非根治性手术正逐渐成为可能。非根治性胃切除的意义、转移灶完全性缓解、腹膜种植转移的减瘤手术继以腹腔内化疗等已经开启了随机对照临床研究的新领域。

联合抗肿瘤药物的胃癌腹腔内转移治疗

腹膜是胃癌扩散的常见途径，同时也是肿瘤复发的常见部位。腹膜-血浆屏障的存在使腹腔内应用高剂量的亲水性抗肿瘤药物成为可能，因为对于同种药物而言，其腹膜渗透率通常低于血浆清除率[39]。由于腹膜向血浆的渗透率降低，因此这些药物的全身浓度随之降低，从而使毒性反应降低[40]。因此，对于胃癌腹腔内转移，直接的给药途径就显得极为迫切。大量的研究评估了常温及温热细胞毒性药物或靶向药物腹腔内给药联合或不联合减瘤手术的意义，目前仍有一些该领域正在进行临床试验，我们在接下来的章节中进行总结。

腹腔内化疗

基于卵巢癌中的良好结果，目前正在进行的日本的Ⅱ期临床试验 INPACT 旨在评估紫杉醇腹腔内给药与紫杉醇静脉给药在高危腹膜转移的胃癌患者（第 3 型胃癌且肿瘤直径>8 cm 或第 4 型胃癌或其他类型胃癌高度怀疑浆膜侵犯或腹膜种植）中的意义[42]。腹腔内化疗采用腹腔置管途径给药，分别于手术当天及术后 15、22、29、43、50 天及 57 天给予 60 mg/m[2] 剂量的紫杉醇。在静脉给药组，在相同给药日期予以 80 mg/m[2] 剂量的紫杉醇静脉输注。上述治疗结束后的 2~3 周，则按照亚洲标准两组均开始予以进展期胃癌的系统性化疗（S-1 单药或 S-1 联合顺铂）。首要研究终点是 2 年总生存率（OS）。次要研究终点包括不良反应事件发生率、无进展生存期以及总生存期。

Kuramoto 等人进行了一项评估广泛腹腔灌洗（extensive peritoneal lavage，EIPL）联合腹腔内化疗在腹腔灌洗液中阳性但肉眼观腹膜阴性（CY+/P-）胃癌中意义的随机对照临床研究[43]。入组患者 88 例，EIPL 采用 10×1 L 盐水。顺铂则以 100 mg/kg 体重的剂量溶于 500 mL 生理盐水在术后或手术+EIPL 后进行腹腔内给药。患者被随机分配至单纯手术组、手术+腹腔内化疗组（IPC）或手术+腹腔内化疗+EIPL（EIPL-IPC）组。所有患者均接受了 5-FU 衍生物口服化疗。EIPL-IPC 组的 5 年总生存率（43.8%）明显高于 IPC 组（4.6%，P<0.0001）与单纯手术组（0%，P<0.0001）。单因素及多因素分析显示 EIPL 是最重要的预后因子。

这促使了一项评估单纯 EIPL 在≥T3 期胃癌患者中意义的研究正在进行[44]。该研究比较胃 D2 手术关腹前用<3 L 生理盐水与总计 10 L 生理盐水灌洗腹腔对预后的影响，其首要研究终点为无病生存。

腹腔内免疫治疗

在一项最新的Ⅰ期或Ⅱ期研究中，研究者探索了双抗药物，卡妥索单抗（catumaxomab，anti-EpCAM×anti-CD3）在上皮细胞黏附分子（EpCAM）阳性的腹膜转移癌中作用，转移癌来源于胃癌、结直肠癌或胰腺癌[45]。EpCAM 在超过 90% 的胃肠道肿瘤细胞中高表达[46]。尽管其也在正常上皮组织中表达，但对于腹腔中的肿瘤细胞却有特殊意义，因为腹膜细胞为间皮来源，不表达 EpCAM。因此，卡妥索单抗结合至肿瘤细胞中的 EpCAM 和 T 淋巴细胞中的 CD3。其完整的 Fc 区域由两个同型免疫球蛋白构成，可以结合至辅助细胞，如单核细胞、巨噬细胞及树突状细胞上的 I 类及Ⅲ类 Fc 受体，进而造成有效的肿瘤细胞杀伤[47, 48]。研究中卡妥索单抗的安全性是可以接受的，从腹膜转移癌确诊算起，中位总生存期为 502 天[45]。另一项Ⅱ期或Ⅲ期随机对照研究入组了 258 例 EpCAM+肿瘤导致的恶性腹水患者，其中 66 例为胃癌患者。相比于对照组，卡妥索单抗组患者的无穿刺生存期延长。另外，前瞻性计划分析发现胃癌患者的总生存期明显延长（71 天 vs. 44 天，P=0.0313）[49]。在另一项Ⅱ期研究中，研究者专门评估了卡妥索单抗在 55 例原发灶已切除的胃癌患者的安全性，发现免疫治疗对术后并发症并无影响。然而由于随访周期短及入组患者病例数少，免疫治疗的效果无法评价。研究新辅助化疗及胃切除术后卡妥索单抗腹腔免疫治疗的单臂试验（IP-CAT-GC-03）仍在进行（http://www. fresenius. com/documents/GC02 _ 231208-e. pdf）。目前正在入组的法国Ⅱ期试验（ⅡPOP 研究）则评估卡妥索单抗腹腔灌注在局限性腹膜转移（PCI≤12）行完全性减瘤手术的胃癌患者中的意义[50]。患者被随机分配至卡妥索单抗 100ug 或 140ug 累积剂量组。该试验的首要研究终点为 2 年总生存。

细胞减灭术及温热腹腔内化疗

细胞减灭术及温热腹腔内化疗（HIPEC）在胃癌腹膜转移治疗中的良好效果是 Yang 等人在进行了一项Ⅲ期试验中得到了证实[51]。患者被随机分配至单纯完全性减瘤手术组（$n=34$）或完全性减瘤手术+HIPEC 组（$n=34$），其中 HIPEC 为 120 mg 顺铂+30 mg 丝裂霉素 C 加入 6000 mL0.9% 氯化钠注射液以 43℃ 持续腹腔灌注 60～90 分钟。接受HIPEC 组的患者中位生存期明显延长，但也仅为11 个月（95%CI 10～11.9 个月），对照组则为 6.5个月（95%CI 4.8～8.2 个月）（$p=0.046$）。

所谓的 GYMSSA 试验（NCT00941655）则评估胃切除+转移瘤切除+系统化疗（FOLFOXIRI 方案）与单纯系统化疗（FOLFOXIRI）的安全性及有效性。该试验为单中心试验，且随机入组患者仅 16 例。试验的首要研究终点为总生存期[52]。目前，尚无研究结果报道。由日本和韩国开展的一项较大的试验（JPRN-UMIN000001012）在随机入组 164 例患者后因安全与监督独立委员会的建议而停止。在该研究中，对仅存在单个不可根治因素（肝转移、腹膜种植转移或腹主动脉旁淋巴结转移）的患者，进行非根治性胃切除+D1 切除+化疗与单纯化疗的比较。初步的中期分析结果显示进行手术的患者预后较差。综合这些研究考虑，尽管回顾性分析的结果较为乐观，目前也许并不推荐非根治性胃切除手术。

目前正在进行的试验有：评估术前化疗后减瘤手术联合或不联合 HIPEC 在胃癌及胃食管结合部腺癌中意义的德国 GAS-TRIPEC 试验（NCT02148988）；评估 HIPEC 在治疗前腹腔镜分期探查时发现游离肿瘤细胞的胃癌患者中优势的德国 HIPEC-Stomach 试验（NCT01683864），该研究中，患者被随机分配至新辅助化疗+胃切除组或新辅助化疗+胃切除+HIPEC 组；以及实质上探讨同样问题的法国 GASTRICHIP 研究（NCT01882933）[53]以及来自荷兰的所谓的 PERI-SCOPE 试验（EUCTR2013-000138-37-NL）。

消化道重建

过去几十年，对多种消化道重建技术进行了评价。然而，重建的类型主要取决于胃切除的模式，同时受胃癌部位的影响。胃癌在东亚地区不同于西半球地区，由于亚洲地区远端胃癌发生率高，重建方式多采用简单的 Billroth-Ⅰ 术式。

储袋重建

全胃切除后进行储袋重建似乎是恢复胃肠道功能、改善生活质量以及减少全胃切除术后倾倒综合征的重要方法，因为其可以模拟生理情况下的储存功能。之前的一些研究探讨过这一话题，相应的研究结果被 Gertler 等人在一篇荟萃分析的报道中进行了总结[54]。总体来说，储袋重建与 Roux-en-Y 重建在并发症率及病死率方面并无显著差异。而且，储袋重建患者的手术时间以及住院时间均无明显延长。然而，在储袋重建组，术后 12 个月的倾倒综合征以及心窝灼热发生率则明显降低。储袋重建的另一个优势为食物摄入量及体重增加得到改善，不过，这种优势并无统计学差异。所有这些改善似乎与生活质量的改善有关，但这种效应只在胃癌根治术后 2 年能够观察到。

最近的一些主要来自日本的试验计划评估储袋重建的可能优势。然而，研究结果的异质性很大。Ikeguchi 等人的研究显示全胃切除行储袋重建的患者术后体重恢复较快，然而该研究随机入组的患者仅有 29 例[55]。而 Iwahashi 的入组 44 例患者的前瞻性研究却发现储袋重建并无特殊优势[56]。

最近一项日本的研究探讨了储袋的最佳大小。Tsujimoto 及其同事将患者随机分配至长袋重建组与短袋重建组。试验结果显示短袋重建更能改善每餐的摄入以及术后体重的恢复[57]。

针对肿瘤位于上 1/3 胃的早期胃癌患者，近端胃切除的概念促进了一些以减少全胃切除为研究目的的临床试验，尤其是在日本与韩国。这些研究主要比较近端胃切除后比较空肠间置与 Roux-en-Y 重建，空肠间置与储袋间置的差别。来自韩国的入组 51 例患者的最早的试验结果显示在手术时间、住院时间、术后并发症率方面，空肠间置术技术是安全的，同时在减少胃切除后症状及患者营养状况方面具有统计学优势[58]。Iwata 等人进一步发现如果在食管与剩余胃之间用空肠做一个储袋，食物摄入、每餐容量以及体重增加等会得到显著改善[59]。该研究结果在最近的 Takagawa 及其同事进行的随机入组 38 例患者的试验中得到了进一步证实[60]。

Ishikawa 等人比较了 Roux-en-Y 重建与传统的

Billroth I 式重建在 50 例远端胃切除患者中的差异[61]。研究结果发现胃瘀滞的时间在 Roux-en-Y 组明显长于 Billroth I 式组，然而两组间长期的反流性食管炎发生率并无明显差异。Roux-en-Y 组的十二指肠返流得到显著改善。然而，Roux-en-Y 组患者的住院时间显著延长。因此，作者认为对于接受远端胃切除的患者，应当推荐 Billroth I 式吻合作为重建优先选择。

Takiguchi 等人最近进行了一项比较 Roux-en-Y 与 Billroth I 式重建的随机研究共入组了 332 例患者[62]，研究的首要终点是生活质量。作者发现生活质量（通过 EORTC QLQ-C30 问卷进行评定）在两组远端胃切除后不同重建方式患者中并无明显差异，然而，Billroth I 式重建组中的反流症状更为常见，但该组患者的术后住院时间明显缩短，原因主要是 Roux-en-Y 组患者的恶心、呕吐及禁食时间较 Billroth I 式组明显延长，不过两组间的术后病死率并无明显差异[62, 63]。随访 1 年的结果显示 Roux-en-Y 重建在改善营养状况及体重方面并无明显优势[64]。

目前仅有一项比较 Roux-en-Y 与 Billroth I 以及 Billroth II 重建方式的前瞻性随机对照试验，共入组 159 例远端胃切除的患者。研究结果显示 RY 组中胆汁反流明显减少。与先前研究相似，两组间患者的生活质量指数及营养状况并无明显差异。有趣的是，研究发现无论采用何种重建方式，腹腔镜手术较剖腹手术均能在术后住院期间显著改善患者生活质量[65]。

总之，许多试验试图评估胃癌患者胃切除后胃肠道重建的最佳方式。西方国家的试验结果显示在预计可长期生存的患者中储袋重建更有优势，然而，东亚的研究结果却并无明确证据支持全胃切除后行储袋重建。在韩国及日本广泛采用的 Billroth I 式重建方式却并不适用于西方国家患者，因为西方国家患者中胃癌更常见于胃上半部分。因此，并不能确定适用于全球范围内的重建方式。不过，由于术后情况尚可，Roux-en-Y 重建可能作为所有行全胃切除患者的有效方式。预计可长期生存的患者可能从储袋重建中获益。仍需要进一步的研究评估完全性腹腔镜重建的潜在优势。

胃癌围手术期管理的试验

不仅是手术操作的优化，在减少胃癌患者术后并发症率及病死率方面，术后现代治疗的概念也被认为起着重要作用。接下来的章节我们将对最近进行的评估包括快速康复理念在内的现代模式的临床研究进行介绍。

自 2001 以年来，韩国的 Kim 及其同事进行的一项评估胃癌术后留置引流管意义的试验入组了 170 例患者并被根据手术方式（胃次全或全胃切除）随机分配至引流组或非引流组[66]。研究发现对于术后超过 30 天的患者，留置引流管并不能带来明显获益。而 Chile 等人于 2005 年进行的一项入组 60 例患者的随机对照试验显示留置引流甚至导致术后并发症率显著升高、住院时间显著延长[67]。另一个前瞻性研究的热点则是全胃切除术后鼻空肠管的营养。Doglietto 等人入组了 237 例患者并将其随机分配至留置鼻胃管组与无鼻胃管组[68]。研究结果显示两组间食管空肠吻合口瘘发生率并无明显差异，同时，在严重手术并发症、病死率、流质饮食开始时间、住院时间、术后疼痛以及腹胀等方面亦无显著差异。因此，研究者认为对于择期胃癌手术，不推荐留置鼻胃管。来自中国 Li 等人的入组 161 例患者的研究进一步证实了这一结论[69]。鼻胃管留置组患者的术后住院时间显著延长。

围手术期预防性使用抗生素被认为有利于减少手术部位感染（surgical site infections，SSI）。三个均来自日本的独立的前瞻性 RCTs 对该观点进行了研究。Mohri 等人的研究入组了 501 例患者并被随机分配至接受单次剂量组或多次剂量组[70]，首要研究终点为 SSI。研究发现多次剂量抗生素的使用并不能减低 SSI。该研究结果被 Haga 等人 325 例样本量的研究以及 Imamura 等人 355 例样本量的研究证实[71, 72]。

一些研究对胃癌患者免疫营养的补充进行了研究。富含 Ω-3 脂肪酸（Omega-3 fatty acids，O3FA）的营养物质被认为可以通过减轻炎症免疫反应而减少术后并发症。最早的试验报道来自于英国。该研究随机入组了 221 例患者，结果显示尽管实验组中 O3FA 的血浆浓度较对照组显著增高，但两组间的术后并发症率及病死率并无限制差异，并且，实验组中单核细胞及活化 T 淋巴细胞上总的 HLA-DR 的表达量并无显著增加[73]。该研究结果被一项日本的入组 244 例行择期胃癌手术且营养状况良好的患者的研究所证实[74]。相反，一项来自中国的入组 73 例营养不良胃癌患者的研究发现，补充富含精氨酸营养物质可以显著改善胃切除术后患者的总生存、疾病无进展生存，增加术后第 7 天患者的 CD4+T 细胞、NK 细胞以及 IgM、IgG 水平[75]。一项最新的意大利的研究则评估了精氨酸联合 O3FA 的意义。Marano 等人发现精氨酸联合 O3FA 显著降低术后感染并发症、吻合口瘘的发生，显著缩短住院时间[76]。有趣的是，精氨酸联合 O3FA 组中 CD4+T 细胞却显著减少。然而，这些优势并未转化为病死率的下降。

另一项有趣的试验则研究了对全胃切除的胃癌患者术后补充胃饥饿素的意义。胃饥饿素被认为可以增加食欲、改善胃切除术后食物摄入。来自日本的 Adachi 等人进行的 II 期试验入组了 21 例胃癌术后患者并将其随机分配至安慰剂组与胃饥饿素组。研究发现短期内补充胃饥饿素可以显著减轻体重丢失并显著改善食物摄入[77]。

中国的一项入组 67 例患者的前瞻性研究对根治性胃切除术后的疼痛管理进行了评估。研究比较了患者自控的硬膜外镇痛与静脉内镇痛的差异，结果显示硬膜外给药可以显著降低疼痛评分、缩短胃肠功能恢复时间以及住院时间[78]。

Schietroma 等人则评估了氧疗在减少吻合口瘘方面的价值。研究共入组了 171 例患者并被随机分配至 30% 与 80% 吸入氧气浓度（FiO_2）组，氧疗从麻醉诱导开始持续至术后 6 小时[79]。结果显示高浓度给氧可以显著降低 49% 的吻合口裂开发生率。

胃切除术后由于迷走神经分支被切断，胆结石的发生率被认为会增高。然而，同时行胆囊切除被认为可能会增加术后并发症发生率。来自意大利的 CHOLEGAS 研究评估了额外常规胆囊切除的意义。初步结果显示同时性胆囊切除并不增加围手术期并发症率及治疗费用[80]。

围手术期护理的最新发展催生了快速康复理念。这种术后护理得到了很好的评估并被证实在结直肠手术、血管手术以及骨科手术中具有良好的临床安全性。因此，亦有研究评估了快速康复手术的理念在胃癌手术中的应用。该理念涵盖了早期试验的结果，如不留置引流管及鼻空肠管、使用硬膜外麻醉、早期活动、肠内营养以及现代麻醉输液管理

等。一项来自中国的研究显示快速康复手术理念能缩短住院时间、减少发热、促进早期肠蠕动、减少住院费用，最重要的是，能提高患者出院时的生活质量评分。而且，相较于传统护理组，快速康复组中由 IL-6、TNF-α 及 CRP 代表的炎症反应明显减轻[81]。不过，研究中的手术方式本质上是不同的：快速康复组进行的是腹腔镜手术，而传统护理组进行的则是开腹手术。这点也许是争论的关键，因为腹腔镜手术可以减轻手术创伤。Chen 等人进行的另一项随机入组 88 例患者的研究则或多或少证实了这些研究结果[82]。韩国的一项入组 47 例患者的研究忽略了比较开腹与腹腔镜手术可能带来的偏差。同样，快速康复组住院时间更短，但在肠道蠕动恢复时间及疼痛强度方面两组间却无明显差异。最重要的是，EORTC-QoL 问卷调查显示快速康复组患者的术后生活质量得到了显著改善[83]。最近，Feng 等人的研究显示在接受开放性根治性手术的胃癌患者中，快速康复组的肠蠕动恢复时间显著缩短，术后疼痛显著减少，术后住院时间显著缩短，住院花费亦显著减少[84]。

总之，围手术期治疗理念相关的研究被认为是现代胃癌手术方面的重大进步。传统的理念，如放置引流管、保守管理等已经被取代。快速康复治疗被认为是安全可行的。目前，这些治疗能否最终被转化为良好的预后还是有待明确的。

胃贲门癌

对于外科医生来说，主要见于西方国家的近端胃癌的手术治疗仍是重大的挑战。一个主要的问题是位于胃食管结合部的肿瘤是应当经腹手术还是剖胸手术。日本的一项入组 167 例患者的研究发现剖胸手术相较于剖腹手术并无明显优势[85]。另外，研究结果显示剖胸手术组患者的并发症率增高。这些研究结果得到了 Dutch 等人的随机入组了 220 例患者的研究所证实[86]。不过，亚组分析显示，剖胸手术在 Siewert I 型胃食管结合部癌中具有一定优势。

表 20.1　目前征募的胃癌外科学试验

试验 ID	标题	主要发起者	注册时间	网页链接
NCT01065688	胃癌行远端胃切除术后消化道重建试验	和歌山医科大学（日本）	08/02/2010	http://clinicaltrials.gov/show/NCT01065688
NCT01375738	通过重建方式改善胃癌患者的糖尿病	延世大学（韩国）	27/05/2011	http://clinicaltrials.gov/show/NCT01375738
NCT01456598	进展期胃癌行腹腔镜下第 2 站淋巴结清扫胃次全切除术的效果评价	亚洲医科大学（韩国）	11/10/2011	http://clinicaltrials.gov/show/NCT0145659
NCT01528059	胃癌合并 2 型糖尿病次全切除后 Roux-en-Y 重建与 Billroth II 重建对比研究	郑峰	02/02/2012	http://clinicaltrials.gov/show/NCT01528059
NCT01742806	生物可吸收纤维蛋白黏合剂（NEOVEIL®）对胃癌微创切除术后引流管影响的临床研究	延世大学（韩国）	20/11/2012	http://clinicaltrials.gov/show/NCT01742806
NCT01838109	胃大部分切除术后口服营养补品的研究	首尔国立大学医院（韩国）	10/04/2013	http://clinicaltrials.gov/show/NCT01838109
NCT00757640	胃癌行胃切除联合预防性胆囊切除研究	意大利胃癌研究组（意大利）	20/09/2008	http://clinicaltrials.gov/show/NCT00757640
NCT00677456	胃切除后四种重建方式的评价	唐都医院（中国）	12/05/2008	http://clinicaltrials.gov/show/NCT00677456
NCT00992199	可切除局部进展期胃癌腹腔内辅助化疗的随机对照研究	复旦大学（中国）	08/10/2009	http://clinicaltrials.gov/show/NCT00992199
NCT00164918	胃次全切除后常规经鼻胃肠减压的意义	香港大学（中国）	12/09/2005	http://clinicaltrials.gov/show/NCT00164918
NCT00452751	胃癌腹腔镜手术与剖腹手术比较：前瞻性随机试验	国家癌症中心（韩国）	26/03/2007	http://clinicaltrials.gov/show/NCT00452751
NCT01836991	进展期远端胃癌 D2 与 D2+根治术治疗比较	浙江肿瘤医院（中国）	17/04/2013	http://clinicaltrials.gov/show/NCT01836991
NCT00741676	进展期远端胃癌行腹腔镜辅助远端胃切除与剖腹远端胃切除对比研究	韩国天主教大学（韩国）	25/08/2008	http://clinicaltrials.gov/show/NCT00741676
NCT01179750	剖腹胃癌手术中使用超声刀与单极电刀的对比研究	三星医学中心（韩国）	27/07/2010	http://clinicaltrials.gov/show/NCT01179750
NCT01804998	腹腔镜前哨淋巴结活检III期多中心试验	国家癌症中心（韩国）	04/03/2013	http://clinicaltrials.gov/show/NCT01804998
NCT01657175	食管或胃癌术后生活质量研究	斯科纳地区（瑞典）	29/06/2012	http://clinicaltrials.gov/show/NCT01657175
NCT01257711	胃癌手术 Billroth II 与 Roux-en-Y 重建比较研究	国家医疗保健组（新加坡）	08/06/2010	http://clinicaltrials.gov/show/NCT01257711
NCT02164448	腹腔镜胃切除患者术中输注右美托咪啶对术后肠蠕动的影响	延世大学（韩国）	09/06/2014	http://clinicaltrials.gov/show/NCT02164448
NCT01996059	功能性空肠间置改善全胃切除术后患者营养状况	孙逸仙大学（中国）	19/11/2013	http://clinicaltrials.gov/show/NCT01996059
NCT01433861	腹腔镜辅助近端胃切除与腹腔镜辅助全胃切除	首尔国立大学盆唐医院（韩国）	10/09/2011	http://clinicaltrials.gov/show/NCT01433861
NCT02064803	不可切除及梗阻性远端胃癌治疗的胃分区操作	圣保罗市癌症研究中心（巴西）	31/01/2014	http://clinicaltrials.gov/show/NCT02064803
NCT02123407	通过碳纳米粒子收获进展期胃癌淋巴结的临床研究	北京大学（中国）	21/04/2014	http://clinicaltrials.gov/show/NCT02123407
NCT02158988	细胞减灭术（CRS）联合或不联合腹腔热灌注化疗（HIPEC）在胃癌伴腹膜转移治疗中的意义	柏林查理特大学（德国）	04/05/2014	http://clinicaltrials.gov/show/NCT02158988

试验 ID	标题	主要发起者	注册时间	网页链接
NCT02140034	胃癌治愈性胃切除术后广泛腹腔灌洗：随机对照试验	国立大学医院(新加坡)	14/05/2014	http://clinicaltrials.gov/show/NCT02140034
NCT02120885	个体化体力活动干预对行微创胃切除术胃癌患者的影响：前瞻性随机对照Ⅲ期试验	延世大学(韩国)	31/03/2014	http://clinicaltrials.gov/show/NCT02120885
NCT02168426	生物膜防止肠梗阻的随机对照研究	比亚韦斯托克医科大学(波兰)	26/09/2012	http://clinicaltrials.gov/show/NCT01704664
EUCTR2011-004405-25-DE	胃癌患者防止腹膜转移研究——HIPEC_Stomach	蒂宾根大学医院(德国)	06/01/201	https://www.clinicaltrialsregister.eu/ctr-search/search? query=eudract_number:2011-004405-25
EUCTR2005-004280-31-GB	高温腹腔化疗——胃癌——胃癌腹腔热灌注化疗(HIPEC)	邓迪大学(英国)	22/09/2005	https://www.clinicaltrialsregister.eu/ctr-search/search? query=eudract_number:2005-004280-31
EUCTR2006-006088-22-DE	胃癌包括胃食管结合部腺癌伴腹膜转移患者术前化疗后行细胞减灭术联合腹腔热灌注化疗(HIPEC)的前瞻性多中心Ⅲ期临床试验	柏林查理特大学(德国)	14/02/2011	https://www.clinicaltrialsregister.eu/ctr-search/search? query=eudract_number:2006-006088-22
NCT01471132	胃癌伴腹膜转移患者行奥沙利铂联合紫杉醇连续腹腔热灌注化疗(HIPEC)	柏林大学(德国)	01/11/2011	http://clinicaltrials.gov/show/NCT01471132
NCT01544413	早期胃癌前哨淋巴结活检质量控制研究	国家癌症中心(韩国)	16/02/2012	http://clinicaltrials.gov/show/NCT01544413
NCT01642953	胃癌术后早期康复	亚洲医科大学(韩国)	14/07/2012	http://clinicaltrials.gov/show/NCT01642953
NCT01926743	腹腔镜或机器人胃切除术中应用近红外荧光成像评估淋巴结完全清扫	延世大学(韩国)	18/08/2013	http://clinicaltrials.gov/show/NCT01926743
NCT01584336	临床Ⅰ期胃癌腹腔镜辅助全胃切除：KLASS-03	顺天乡大学医院(韩国)	22/04/2012	http://clinicaltrials.gov/show/NCT01584336
NCT01283893	第2站淋巴结清扫规范及手术质量控制：KLASS-02-QC	延世大学(韩国)	24/01/2011	http://clinicaltrials.gov/show/NCT01283893
NCT01319084	机器人胃切除中采用 TileproTM 程序的多功能术中屏幕视听指导系统的发展	延世大学(韩国)	18/03/2011	http://clinicaltrials.gov/show/NCT01319084
NCT01643811	胃切除吻合对早期胃癌患者糖尿病及高血压的影响	国家癌症中心(韩国)	11/07/2012	http://clinicaltrials.gov/show/NCT01643811
NCT01919242	胃癌行胃切除术后疾病发生率及死亡率：前瞻性队列研究	延世大学(韩国)	07/08/2013	http://clinicaltrials.gov/show/NCT01919242
NCT01714622	胃癌手术对代谢综合征及胰岛素抵抗治疗效果评价的前瞻性队列研究	延世大学(韩国)	17/10/2012	http://clinicaltrials.gov/show/NCT01714622
CTRI/2013/08/003882	局部进展期胃癌患者围手术期化疗后 D2 与 D3 手术操作效果比较	塔塔纪念医院(印度)	06-08-2013	http://www.ctri.nic.in/Clinicaltrials/pmaindet2.php?trialid=6992
JPRN-UMIN000000596	术前运动减少合并代谢综合征胃癌患者手术风险的随机Ⅱ期试验	AEGES 研究组(日本)	07/02/2007	http://www.umin.ac.jp/ctr/index.htm
JPRN-UMIN000001544	可吸收缝合材料在消化道手术中抗手术部位感染临床效果的多中心前瞻性随机试验	九州大学医学科学研究生院手术与科学部(日本)	01/01/2009	http://www.umin.ac.jp/ctr/index.htm

试验 ID	标题	主要发起者	注册时间	网页链接
JPRN-UMIN000002938	围手术期和长期营养管理在胃癌手术老年患者中的效果	金泽医科大学肿瘤外科（日本）	25/12/2009	http://www.umin.ac.jp/ctr/index.htm
JPRN-UMIN000003364	胃癌远端胃切除保留迷走神经腹腔支的效果评价：前瞻性随机对照 II 期试验	大阪大学医学研究院胃肠外科（日本）	23/03/2010	http://www.umin.ac.jp/ctr/index.htm
JPRN-UMIN000003420	进展期胃癌腹腔镜手术与开腹手术比较的随机对照试验（JLSSG0901：Adv. GC-LAP/OPEN，P II／III）	日本腹腔镜手术学习组（JLSSG，日本）	31/03/2010	http://www.umin.ac.jp/ctr/index.htm
JPRN-UMIN000003688	评估 SS/SE 胃癌网膜囊切除术的 III 期试验（JCOG1001，BURSECTOMY PHASE III）	日本临床肿瘤组（JCOG，日本）	01/06/2010	http://www.umin.ac.jp/ctr/index.htm
JPRN-UMIN000005421	进展期胃癌保留网膜胃切除的随机 II 期试验	神奈川医院（日本）	11/04/2011	http://www.umin.ac.jp/ctr/index.htm
JPRN-UMIN000005907	评估 SS/SE/SI 胃癌患者术中广泛腹腔灌洗的 III 期试验（CCOG 1102，extensive lavage phase II）	中部临床肿瘤组（CCOG，日本）	08/07/2011	http://www.umin.ac.jp/ctr/index.htm
JPRN-UMIN000006380	评估围手术期使用富 EPA 免疫营养的倍力素对行全胃切除的 T2-T4a 胃癌患者影响的 III 期试验	非营利组织 KSATTS（日本）	21/09/2011	http://www.umin.ac.jp/ctr/index.htm
JPRN-UMIN000007457	腹腔镜胃切除术后经腹横肌平面阻滞与试验塞来昔布的临床评估	关西医科大学（日本）	01/04/2012	http://www.umin.ac.jp/ctr/index.htm
JPRN-UMIN000007755	减少孔径手术的自由进出、纤细孔径效果评价：前瞻性研究	昭和大学北横滨医院消化疾病中心（日本）	13/04/2012	http://www.umin.ac.jp/ctr/index.htm
JPRN-UMIN000008056	胃癌患者术后早期要素饮食的营养介入（ELENTAL）效果评价的随机 III 期试验	KSES（日本）	30/05/2012	http://www.umin.ac.jp/ctr/index.htm
JPRN-UMIN000009163	胃癌患者全胃切除时附加胆囊切除优势评价的随机 III 期试验	和歌山医科大学第二外科（日本）	25/10/2012	http://www.umin.ac.jp/ctr/index.htm
JPRN-UMIN000010568	评估可切除胃癌患者使用富 EPA 营养品的术后生活质量及体重变化的随机临床试验	吉奇医科大学附属医院（日本）	23/04/2013	http://www.umin.ac.jp/ctr/index.htm
JPRN-UMIN000013768	腹腔镜远端胃切除中 V-Loc 180 效果评价的 III 期试验	大阪医科大学（日本）	21/04/2014	http://www.umin.ac.jp/ctr/index.htm
ChiCTR-TRC-13004004	胃食管结合部腺癌近端胃切除术中保留胃窦的空肠间置双腔重建与传统消化道重建对长期生活质量及预后影响的比较：前瞻性随机对照研究	川北医学院附属医院（中国）	2013-12-19	http://www.chictr.org/en/proj/show.aspx? proj = 5774
ChiCTR-TRC-13003632	胃癌术后效果：网膜囊切除 vs. 非网膜囊切除	第四军医大学西京医院（中国）	2013-09-27	http://www.chictr.org/en/proj/show.aspx? proj = 5672
ChiCTR-TRC-13003619	全胃切除效果：早期经口进食 vs. 延迟经口进食	第四军医大学西京医院（中国）	2013-09-23	http://www.chictr.org/en/proj/show.aspx? proj = 5644
ChiCTR-TRC-13003615	远端胃切除效果：胃肠减压 vs. 非胃肠减压	第四军医大学西京医院（中国）	2013-09-22	http://www.chictr.org/en/proj/show.aspx? proj = 5640
ChiCTR-TRC-13003614	腹腔镜远端胃切除效果：胃肠减压 vs. 非胃肠减压	第四军医大学西京医院（中国）	2013-09-22	http://www.chictr.org/en/proj/show.aspx? proj = 5641
ChiCTR-TRC-13003613	腹腔镜远端胃切除效果：早期经口进食 vs. 延迟经口进食	第四军医大学西京医院（中国）	2013-09-22	http://www.chictr.org/en/proj/show.aspx? proj = 5646
ChiCTR-TRC-10001611	快速康复外科（FTS）改善胃癌患者术后恢复：与传统术后护理比较的随机对照试验	青岛大学医学院附属医院（中国）	2011-10-10	http://www.chictr.org/en/proj/show.aspx? proj = 1685
ChiCTR-TRC-10001517	术前经口进食富含碳水化合物流质缓解根治性胃切除术后患者胰岛素抵抗的研究	青岛大学医学院附属医院（中国）	2011-09-16	http://www.chictr.org/en/proj/show.aspx? proj = 1435

试验 ID	标题	主要发起者	注册时间	网页链接
ChiCTR-TRC-11001440	胃癌患者围手术期快速康复理念与传统术后早期康复的随机对照研究	第四军医大学西京消化疾病医院(中国)	2011-07-29	http://www.chictr.org/en/proj/show.aspx? proj=1481
ChiCTR-TRC-10001434	胃癌根治性远端胃切除 Billroth-I 与 Roux-en-Y 重建的长期生活质量比较:前瞻性随机对照试验	四川大学华西医院(中国)	2011-07-27	http://www.chictr.org/en/proj/show.aspx? proj=1417
CTRI/2009/091/000071	胃癌患者局部胃切除或姑息性短路手术中非切断 Roux-en-Y 胃空肠吻合与标准 Roux-en-Y 胃空肠吻合效果比较的临床试验	韦洛尔基督教医学院(印度)	02-04-2009	http://www.ctri.nic.in/Clinicaltrials/pmaindet2.php? trialid=343
JPRN-UMIN000000476	胃癌行前哨淋巴结活检对淋巴结转移诊断价值的多中心临床试验	前哨淋巴结导航外科日本协会(日本)	01/09/2006	http://www.umin.ac.jp/ctr/index.htm
JPRN-UMIN000001787	采用前哨淋巴结导航的早期胃癌限制性手术	国防医学院外科(日本)	19/03/2009	http://www.umin.ac.jp/ctr/index.htm
JPRN-UMIN000002386	使用微型 γ 相机评估消化道前哨淋巴结的研究	千叶大学(日本)	26/08/2009	http://www.umin.ac.jp/ctr/index.htm
JPRN-UMIN000003339	上 1/3 胃早期肿瘤治疗流程的前瞻性队列研究	大阪多中心临床研究组(日本)	16/03/2010	http://www.umin.ac.jp/ctr/index.htm
JPRN-UMIN000008624	胃癌标本亚甲蓝辅助的淋巴结切除	神奈川癌症中心胃肠外科(日本)	05/08/2012	http://www.umin.ac.jp/ctr/index.htm
NCT01725789	Ferinject® 在急性等容性贫血(FAIRY)胃切除患者中的评价——比较急性等容性贫血患者胃切除后静脉应用羧基麦芽糖铁(Ferinject®)与安慰剂的患者单盲随机对照 II 期研究	国家癌症中心(韩国)	03/11/2012	http://clinicaltrials.gov/show/NCT01725789
EUCTR2013-000138-37-NL	细胞减灭术及腹腔热灌注化疗在胃癌患者腹膜转移中的应用	NKI-AvL	25/09/2013	https://www.clinicaltrialsregister.eu/ctr-search/search? query=eudract_number:2013-000138-37

最终总结

总之,目前有许多探讨胃癌治疗效果改进的试验。WHO 的国际临床试验登记平台暂时列出了 561 项正积极招募的试验,不过其中只有 74 项研究将手术作为胃癌治疗干预的一部分(表 20.1)。然而,大部分试验是评估新的化疗方案以及药物对胃癌的影响。手术相关的试验必须成为研究焦点,因为对于胃癌,手术是目前唯一可能的治愈手段。评估围手术期化疗的试验结果差异表明手术质量控制的重要性。与 KLASS 及 SENORITA 研究相似,研究者应当在开展 III 期研究之前积极评估质量控制研究的实施。只有标准的、充足的手术切除才能去除对围手术期干预价值的怀疑。而且,有一点必须予以注意,即大部分手术相关的试验及创新来源于东亚地区,也就是韩国和日本。在不久的将来,中国应该在开展现代手术研究中扮演重要角色。因此,这些试验的研究结果能否应用于西方国家仍有待明确。由于西方国家的胃癌发生率明显低于东亚地区,西方国家研究者应当启动多国合作试验来证实或反对东亚地区试验的研究结果。

参考文献

1. Dent D M, Madden M V, Price S K. Randomized comparison of R1 and R2 gastrectomy for gastric carcinoma. Br J Surg, 1988, 75(2): 110-112.
2. Cuschieri A, Weeden S, Fielding J, et al. Patient survival after D1 and D2 resections for gastric cancer: long-term results of the MRC randomized surgical trial. Surgical Co-operative Group. Br J Cancer, 1999, 79 (9-10): 1522-1530.
3. Degiuli M. Survival of early gastric cancer in a specialized European center. Which lymphadenectomy is necessary? World J Surg, 2006, 30(12): 2193-2203.

4. Degiuli M, Sasako M, Ponti A, et al. Survival results of a multicentre phase II study to evaluate D2 gastrectomy for gastric cancer. Br J Cancer, 2004, 90(9): 1727-1732.

5. Degiuli M, Sasako M, Ponti A, et al. Morbidity and mortality after D2 gastrectomy for gastric cancer: results of the Italian gastric cancer study group prospective multicenter surgical study. J Clin Oncol, 1998, 16(4): 1490-1493.

6. Wu C W, Hsiung C A, Lo S S, et al. Nodal dissection for patients with gastric cancer: a randomised controlled trial. Lancet Oncol, 2006, 7(4): 309-315.

7. Bonenkamp J J, Songun I, Hermans J, et al. Randomized comparison of morbidity after D1 and D2 dissection for gastric-cancer in 996 Dutch patients. Lancet, 1995, 345 (8952): 745-748.

8. Robertson C S, Chung S C, Woods S D, et al. A prospective randomized trial comparing R1 subtotal gastrectomy with R3 total gastrectomy for antral cancer. Ann Surg, 1994, 220(2): 176-182.

9. Songun I, Putter H, Kranenbarg EM-K, et al. Surgical treatment of gastric cancer: 15-year follow-up results of the randomised nationwide Dutch D1D2 trial. Lancet Oncol, 2010, 11(5): 439-449.

10. Memon M A, Subramanya M S, Khan S, et al. Meta-analysis of D1 versus D2 gastrectomy for gastric adenocarcinoma. Ann Surg, 2011, 253(5): 900-911.

11. Lustosa S A, Saconato H, Atallah A N, et al. Impact of extended lymphadenectomy on morbidity, mortality, recurrence and 5-year survival after gastrectomy for cancer. Meta-analysis of randomized clinical trials. Acta Cir Bras, 2008, 23(6): 520-530.

12. McCulloch P, Niita M E, Kazi H, et al. Gastrectomy with extended lymphadenectomy for primary treatment of gastric cancer. Br J Surg, 2005, 92(1): 5-13.

13. Sasako M, Sano T, Yamamoto S, et al. D2 lymphadenectomy alone or with para-aortic nodal dissection for gastric cancer. N Engl J Med, 2008, 359(5): 453-462.

14. Yonemura Y, Wu C C, Fukushima N, et al. Randomized clinical trial of D2 and extended paraaortic lymphadenectomy in patients with gastric cancer. Int J Clin Oncol, 2008, 13(2): 132-137.

15. Kulig J, Popiela T, Kolodziejczyk P, et al. Standard D2 versus extended D2 (D2+) lymphadenectomy for gastric cancer: an interim safety analysis of a multicenter, randomized, clinical trial. Am J Surg, 2007, 193(1): 10-15.

16. Wang Z, Chen J Q, Cao Y F. Systematic review of D2 lymphadenectomy versus D2 with para-aortic nodal dissection for advanced gastric cancer. World J Gastroenterol, 2010, 16(9): 1138-1149.

17. Kolovou G D, Anagnostopoulou K K, Salpea K D, et al. The prevalence of metabolic syndrome in various populations. Am J Med Sci, 2007, 333(6): 362-371.

18. Bunt A M, Hermans J, Boon M C, et al. Evaluation of the extent of lymphadenectomy in a randomized trial of Western-versus Japanese-type surgery in gastric cancer. J Clin Oncol, 1994, 12(2): 417-422.

19. Feinstein A R, Sosin D M, Wells C K. The Will Rogers phenomenon. Stage migration and new diagnostic techniques as a source of misleading statistics for survival in cancer. N Engl J Med, 1985, 312(25): 1604-1608.

20. Hamashima C, Saito H, Nakayama T, et al. The standardized development method of the Japanese guidelines for cancer screening. Jpn J Clin Oncol, 2008, 38(4): 288-295.

21. Lee K S, Oh D K, Han M A, et al. Gastric cancer screening in Korea: report on the national cancer screening program in 2008. Cancer Res Treat, 2011, 43(2): 83-88.

22. Moehler M, Al-Batran S E, Andus T, et al. German S3-guideline "diagnosis and treatment of esophagogastric cancer". Z Gastroenterol, 2011, 49(4): 461-531.

23. Imamura H, Kurokawa Y, Kawada J, et al. Influence of bursectomy on operative morbidity and mortality after radical gastrectomy for gastric cancer: results of a randomized controlled trial. World J Surg, 2011, 35(3): 625-630.

24. Fujita J, Kurokawa Y, Sugimoto T, et al. Survival benefit of bursectomy in patients with resectable gastric cancer: interim analysis results of a randomized controlled trial. Gastric Cancer, 2012, 15(1): 42-48.

25. Yu W, Choi G S, Chung H Y. Randomized clinical trial of splenectomy versus splenic preservation in patients with proximal gastric cancer. Br J Surg, 2006, 93(5): 559-563.

26. Miyashiro I, Hiratsuka M, Sasako M, et al. High false-negative proportion of intraoperative histological examination as a serious problem for clinical application of sentinel node biopsy for early gastric cancer: final results of the Japan Clinical Oncology Group multicenter trial JCOG0302. Gastric Cancer, 2014, 17(2): 316-323.

27. Kitagawa Y, Takeuchi H, Takagi Y, et al. Sentinel node mapping for gastric cancer: a prospective multicenter trial in Japan. J Clin Oncol, 2013, 31(29): 3704-3710.

28. Kitano S, Iso Y, Moriyama M, et al. Laparoscopy-assisted Billroth I gastrectomy. Surg Laparosc Endosc, 1994, 4 (2): 146-148.

29. Kitano S, Shiraishi N, Fujii K, et al. A randomized controlled trial comparing open vs laparoscopy-assisted distal gastrectomy for the treatment of early gastric cancer: an interim report. Surgery, 2002, 131(1 Suppl): S306-311.

30. Lee J H, Han H S, Lee J H. A prospective randomized study comparing open vs laparoscopy-assisted distal gastrectomy in early gastric cancer: early results. Surg Endosc, 2005, 19(2): 168-173.

31. Huscher C G, Mingoli A, Sgarzini G, et al. Laparoscopic versus open subtotal gastrectomy for distal gastric cancer: five-year results of a randomized prospective trial. Ann Surg, 2005, 241(2): 232-237.

32. Kim Y W, Baik Y H, Yun Y H, et al. Improved quality of life outcomes after laparoscopy-assisted distal gastrectomy for early gastric cancer: results of a prospective randomized clinical trial. Ann Surg, 2008, 248(5): 721-727.

33. Kim Y W, Yoon H M, Yun Y H, et al. Long-term outcomes of laparoscopy-assisted distal gastrectomy for early gastric cancer: result of a randomized controlled trial (CO-ACT 0301). Surg Endosc, 2013, 27(11): 4267-4276.

34. Kim H H, Hyung W J, Cho G S, et al. Morbidity and mortality of laparoscopic gastrectomy versus open gastrectomy for gastric cancer: an interim report—a phase III multicenter, prospective, randomized Trial (KLASS Trial). Ann Surg, 2010, 251(3): 417-420.

35. Nakamura K, Katai H, Mizusawa J, et al. A phase III study of laparoscopy-assisted versus open distal gastrectomy with nodal dissection for clinical stage IA/IB gastric cancer (JCOG0912). Jpn J Clin Oncol, 2013, 43(3): 324-327.

36. Cai J, Wei D, Gao C F, et al. A prospective randomized study comparing open versus laparoscopy-assisted D2 radical gastrectomy in advanced gastric cancer. Dig Surg, 2011, 28(5-6): 331-337.

37. Lee J H, Son S Y, Lee C M, et al. Morbidity and mortality after laparoscopic gastrectomy for advanced gastric cancer: results of a phase II clinical trial. Surg Endosc, 2013, 27(8): 2877-2885.

38. Yoshikawa T, Fukunaga T, Taguri M, et al. Laparoscopic or open distal gastrectomy after neoadjuvant chemotherapy for operable gastric cancer, a randomized phase II trial (LANDSCOPE trial). Jpn J Clin Oncol, 2012, 42(7): 654-657.

39. Dedrick R L, Flessner M F. Pharmacokinetic problems in peritoneal drug administration: tissue penetration and surface exposure. J Natl Cancer Inst, 1997, 89(7): 480-487.

40. Sugarbaker P H, Mora J T, Carmignani P, et al. Update on chemotherapeutic agents utilized for perioperative intraperitoneal chemotherapy. Oncologist, 2005, 10(2): 112-122.

41. Markman M, Kennedy A, Webster K, et al. Paclitaxel administration to gynecologic cancer patients with major cardiac risk factors. J Clin Oncol, 1998, 16(11): 3483-3485.

42. Kodera Y, Imano M, Yoshikawa T, et al. A randomized phase II trial to test the efficacy of intra-peritoneal paclitaxel for gastric cancer with high risk for the peritoneal metastasis (INPACT trial). Jpn J Clin Oncol, 2011, 41(2): 283-286.

43. Kuramoto M, Shimada S, Ikeshima S, et al. Extensive intraoperative peritoneal lavage as a standard prophylactic strategy for peritoneal recurrence in patients with gastric carcinoma. Ann Surg, 2009, 250(2): 242-246.

44. Misawa K, Mochizuki Y, Ohashi N, et al. A randomized phase III trial exploring the prognostic value of extensive intraoperative peritoneal lavage in addition to standard treatment for resectable advanced gastric cancer: CCOG 1102 study. Jpn J Clin Oncol, 2014, 44(1): 101-103.

45. Strohlein M A, Lordick F, Ruttinger D, et al. Immunotherapy of peritoneal carcinomatosis with the antibody catumaxomab in colon, gastric, or pancreatic cancer: an open-label, multicenter, phase I/II trial. Onkologie, 2011, 34(3): 101-108.

46. Went P, Vasei M, Bubendorf L, et al. Frequent high-level expression of the immunotherapeutic target Ep-CAM in colon, stomach, prostate and lung cancers. Br J Cancer, 2006, 94(1): 128-135.

47. Riesenberg R, Buchner A, Pohla H, et al. Lysis of prostate carcinoma cells by trifunctional bispecific antibodies (alpha EpCAM × alpha CD3). J Histochem Cytochem, 2001, 49(7): 911-917.

48. Ruf P, Lindhofer H. Induction of a long-lasting antitumor immunity by a trifunctional bispecific antibody. Blood, 2001, 98(8): 2526-2534.

49. Heiss M M, Murawa P, Koralewski P, et al. The trifunctional antibody catumaxomab for the treatment of malignant ascites due to epithelial cancer: results of a prospective randomized phase II/III trial. Int J Cancer, 2010, 127(9): 2209-2221.

50. Goéré D, Gras-Chaput N, Aupérin A, et al. Treatment of gastric peritoneal carcinomatosis by combining complete surgical resection of lesions and intraperitoneal immunotherapy using catumaxomab. BMC Cancer, 2014, 14: 148.

51. Yang X J, Huang C Q, Suo T, et al. Cytoreductive surgery and hyperthermic intraperitoneal chemotherapy improves survival of patients with peritoneal carcinomatosis from gastric cancer: final results of a phase III randomized clinical trial. Ann Surg Oncol, 2011, 18(6): 1575-1581.

52. Kerkar S P, Kemp C D, Duffy A, et al. The GYMSSA trial: a prospective randomized trial comparing gastrectomy, metastasectomy plus systemic therapy versus systemic therapy alone. Trials, 2009, 10: 121.

53. Glehen O, Passot G, Villeneuve L, et al. GASTRICHIP: D2 resection and hyperthermic intraperitoneal chemotherapy in locally advanced gastric carcinoma: a randomized and multicenter phase III study. BMC Cancer. 2014; 14: 183.

54. Gertler R, Rosenberg R, Feith M, et al. Pouch vs. no pouch following total gastrectomy: meta-analysis and systematic review. Am J Gastroenterol, 2009, 104 (11): 2838-2851.

55. Ikeguchi M, Kuroda H, Saito H, et al. A new pouch reconstruction method after total gastrectomy (pouch-double tract method) improved the postoperative quality of life of patients with gastric cancer. Langenbecks Arch Surg, 2011, 396(6): 777-781.

56. Iwahashi M, Nakamori M, Nakamura M, et al. Evaluation of double tract reconstruction after total gastrectomy in patients with gastric cancer: prospective randomized controlled trial. World J Surg, 2009, 33(9): 1882-1888.

57. Tsujimoto H, Sakamoto N, Ichikura T, et al. Optimal size of jejunal pouch as a reservoir after total gastrectomy: a single-center prospective randomized study. J Gastrointest Surg, 2011, 15(10): 1777-1782.

58. Yoo C H, Sohn B H, Han W K, et al. Proximal gastrectomy reconstructed by jejunal pouch interposition for upper third gastric cancer: prospective randomized study. World J Surg, 2005, 29(12): 1592-1599.

59. Iwata T, Kurita N, Ikemoto T, et al. Evaluation of reconstruction after proximal gastrectomy: prospective comparative study of jejunal interposition and jejunal pouch interposition. Hepatogastroenterology, 2006, 53(68): 301-303.

60. Takagawa R, Kunisaki C, Kimura J, et al. A pilot study comparing jejunal pouch and jejunal interposition reconstruction after proximal gastrectomy. Dig Surg, 2010, 27 (6): 502-508.

61. Ishikawa M, Kitayama J, Kaizaki S, et al. Prospective randomized trial comparing Billroth I and Roux-en-Y procedures after distal gastrectomy for gastric carcinoma. World J Surg, 2005, 29 (11): 1415-1420; (discussion 1421).

62. Takiguchi S, Yamamoto K, Hirao M, et al. A comparison of postoperative quality of life and dysfunction after Billroth I and Roux-en-Y reconstruction following distal gastrectomy for gastric cancer: results from a multi-institutional RCT. Gastric Cancer, 2012, 15(2): 198-205.

63. Imamura H, Takiguchi S, Yamamoto K, et al. Morbidity and mortality results from a prospective randomized controlled trial comparing Billroth I and Roux-en-Y reconstructive procedures after distal gastrectomy for gastric cancer. World J Surg, 2012, 36(3): 632-637.

64. Hirao M, Takiguchi S, Imamura H, et al. Comparison of Billroth I and Roux-en-Y reconstruction after distal gastrectomy for gastric cancer: one-year postoperative effects assessed by a multi-institutional RCT. Ann Surg Oncol, 2013, 20(5): 1591-1597.

65. Lee M S, Ahn S H, Lee J H, et al. What is the best reconstruction method after distal gastrectomy for gastric cancer? Surg Endosc, 2012, 26(6): 1539-1547.

66. Kim J, Lee J, Hyung W J, et al. Gastric cancer surgery without drains: a prospective randomized trial. J Gatrointest Surg, 2004, 8(6): 727-732.

67. Alvarez Uslar R, Molina H, Torres O, et al. Total gastrectomy with or without abdominal drains. A prospective randomized trial. Rev Esp Enferm Dig, 2005, 97 (8): 562-569.

68. Doglietto G B, Papa V, Tortorelli A P, et al. Nasojejunal tube placement after total gastrectomy: a multicenter prospective randomized trial. Arch Surg, 2004, 139(12): 1309-1313; (discussion 1313).

69. Li C, Mei J W, Yan M, et al. Nasogastric decompression for radical gastrectomy for gastric cancer: a prospective randomized controlled study. Dig Surg, 2011, 28(3): 167-172.

70. Mohri Y, Tonouchi H, Kobayashi M, et al. Randomized clinical trial of single-versus multiple-dose anti-microbial prophylaxis in gastric cancer surgery. Br J Surg, 2007, 94 (6): 683-688.

71. Haga N, Ishida H, Ishiguro T, et al. A prospective randomized study to assess the optimal duration of intravenous antimicrobial prophylaxis in elective gastric cancer surgery. Int Surg, 2012, 97(2): 169-176.

72. Imamura H, Kurokawa Y, Tsujinaka T, et al. Intra-operative versus extended antimicrobial prophylaxis after gastric cancer surgery: a phase III, openlabel, randomised controlled, non-inferiority trial. Lancet Infect Dis, 2012, 12 (5): 381-387.

73. Sultan J, Griffin S M, Di Franco F, et al. Randomized clinical trial of omega-3 fatty acid-supplemented enteral nutrition versus standard enteral nutrition in patients undergoing oesophagogastric cancer surgery. Br J Surg, 2012, 99 (3): 346-355.

74. Fujitani K, Tsujinaka T, Fujita J, et al. Prospective randomized trial of preoperative enteral immunonutrition followed by elective total gastrectomy for gastric cancer. Br J Surg, 2012, 99(5): 621-629.

75. Zhao H, Zhao H, Wang Y, et al. Randomized clinical trial of arginine-supplemented enteral nutrition versus standard enteral nutrition in patients undergoing gastric cancer surgery. J Cancer Res Clin Oncol, 2013, 139 (9): 1465-1470.

76. Marano L, Porfidia R, Pezzella M, et al. Clinical and immunological impact of early postoperative enteral immunonutrition after total gastrectomy in gastric cancer patients: a prospective randomized study. Ann Surg Oncol, 2013, 20(12): 3912-3918.

77. Adachi S, Takiguchi S, Okada K, et al. Effects of ghrelin administration after total gastrectomy: a prospective, randomized, placebo-controlled phase Ⅱ study. Gastroenterology, 2010, 138(4): 1312-1320.

78. Zhu Z, Wang C, Xu C, et al. Influence of patient-controlled epidural analgesia versus patient-controlled intravenous analgesia on postoperative pain control and recovery after gastrectomy for gastric cancer: a prospective randomized trial. Gastric Cancer, 2013, 16(2): 193-200.

79. Schietroma M, Cecilia E M, Carlei F, et al. Prevention of anastomotic leakage after total gastrectomy with perioperative supplemental oxygen administration: a prospective randomized, double-blind, controlled, single-center trial. Ann Surg Oncol, 2013, 20(5): 1584-1590.

80. Bernini M, Bencini L, Sacchetti R, et al. The cholegas study: safety of prophylactic cholecystectomy during gastrectomy for cancer: preliminary results of a multicentric randomized clinical trial. Gastric Cancer, 2013, 16(3): 370-376.

81. Wang D, Kong Y, Zhong B, et al. Fast-track surgery improves postoperative recovery in patients with gastric cancer: a randomized comparison with conventional postoperative care. J Gastrointest Surg, 2010, 14(4): 620-627.

82. Chen Hu J, Xin Jiang L, Cai L, et al. Preliminary experience of fast-track surgery combined with laparoscopy-assisted radical distal gastrectomy for gastric cancer. J Gastrointest Surg, 2012, 16(10): 1830-1839.

83. Kim J W, Kim W S, Cheong J H, et al. Safety and efficacy of fast-track surgery in laparoscopic distal gastrectomy for gastric cancer: a randomized clinical trial. World J Surg, 2012, 36(12): 2879-2887.

84. Feng F, Ji G, Li J P, et al. Fast-track surgery could improve postoperative recovery in radical total gastrectomy patients. World J Gastroenterol, 2013, 19(23): 3642-3648.

85. Sasako M, Sano T, Yamamoto S, et al. Left thoracoabdominal approach versus abdominal-transhiatal approach for gastric cancer of the cardia or subcardia: a randomised controlled trial. Lancet Oncol, 2006, 7(8): 644-651.

86. Omloo J M, Lagarde S M, Hulscher J B, et al. Extended transthoracic resection compared with limited transhiatal resection for adenocarcinoma of the mid/distal esophagus: five-year survival of a randomized clinical trial. Ann Surg, 2007, 246(6): 992-1000; (discussion 1000-1).

第四部分

胃癌的新辅助治疗与辅助治疗，靶向治疗

第 21 章

新辅助治疗和辅助治疗——策略和临床试验——西方观点

Geoffrey Y. Ku and David H. Ilson

陈晋湘　译

引　言

胃癌是美国一种少见但恶性程度极高的肿瘤，2014 年共有 22,220 例患者被诊断为胃癌，死亡 10,990 例[1]。与美国的相对低发病率相比，胃癌在东亚部分地区流行，新发病例占全球每年约 100 万病例的一半以上[2]。尽管发病率较高，但东亚地区胃癌患者的预后似乎更好[3]。

美国过去 50 年来胃癌的发病率显著下降，但原发肿瘤的位置也发生了变化。以前占主导地位的远端胃癌已经不常见，而自 1976 年以来美国男性胃贲门和胃食管结合部（GEJ）胃癌的发病率每年增加了 4%~10%[4,5]。

流行病学因素的改变导致近端胃癌的发病率增加。流行病学证据显示，幽门螺杆菌感染与胃癌的发生、发展起着不可忽视的作用[6]。在美国因为幽门螺杆菌感染率下降导致胃癌发病率下降。另一方面，因为胃食管反流病[7]和肥胖[8]发病率增加使得近端胃癌和胃食管结合部胃癌变得更常见。

对于局部晚期胃癌，手术仍然是最有效的治疗手段。目前围绕局部晚期胃癌术前术后的辅助放疗与化疗开展了大量的研究工作，结果表明部分辅助放化疗治疗能够改善患者的预后。作为一项重要的解释，我们的实践模式与美国国立综合癌症网络的指南保持一致，这些研究结论仅适用于 Siewert Ⅲ 型胃食管结合部肿瘤和胃腺癌[9]。Siewert Ⅰ 型肿瘤起源于远端食管并从上方向下侵犯胃食管结合部，而 Ⅲ 型肿瘤是从下方向上侵犯食管的胃贲门肿瘤；而 Ⅱ 型肿瘤才是真正的胃食管结合部肿瘤。对于食管下端肿瘤和 Siewert Ⅰ 型/Ⅱ 型胃食管结合部腺癌，术前放化疗是比较有效的治疗手段[10]，但上述方法和疾病并不是本综述重点介绍的内容。

亚洲结果

在讨论西方国家进行的相关研究之前，我们应该强调，东亚地区仅接受手术治疗的患者生存率（60%~70%）远远高于美国（下文所述的 Intergroup 116 研究中的 40%[11]），甚至超过已经开展了扩大 D2 淋巴结切除术的欧洲国家（47% 的 5 年总生存率）[12]。我们研究团队之前将纪念斯隆-凯特琳癌症中心的单一机构经验与韩国首尔圣玛丽医院的经验进行比较[13]，我们发现韩国患者年龄越小，越可能患有远端肿瘤（而相对应的美国患者越年轻，近端肿瘤发病率越高）。此外，韩国早期肿瘤患者比例更高，手术时清扫到的淋巴结数目更多。尽管控制了这些和其他已知的预后因素，但韩国患者始终具有较高的疾病特异性存活率（HR1.3；95% CI 1.0~1.6；$P = 0.008$）。这种存活率的改善可能预示着东亚地区的胃癌具有潜在的生物学差异，从而导致患者预后更好。因此，必须在某种程度上谨慎地将东亚地区的研究结果进行比较。

术前化疗

基于在英国进行的一项Ⅲ期随机试验——医学研究委员会辅助胃部推注化疗（MAGIC）试验结果[14]，目前欧洲国家胃癌的主流治疗策略是围手术期化疗，并且在美国越来越得到普及。该试验招募503例可切除的胃、食管下段、胃食管结合部腺癌患者，随机分为单纯手术组和围手术期化疗组。分别接受术前和术后各3个疗程的表阿霉素、顺铂、5-FU（ECF方案）。化疗组5年生存率明显提高（36% vs. 23%，$P=0.009$），该方案也因此确定为胃癌的标准化疗方案。

另外一项在法国同期进行的Ⅲ期试验FFCD9703也证实了该结论[15]。该研究将224例胃食管腺癌患者随机分为两组，一组在围手术期接受5-FU联合顺铂化疗6个周期，另外一组单纯手术。结果表明，化疗组5年无病生存率（DFS：34% vs. 19%，$p=0.003$）和5年总生存率（OS：38% vs. 24%，$p=0.02$）都优于单纯手术组。虽然对待不同临床试验之间的比较必须谨慎，但这两项Ⅲ期研究结果均显示围手术期化疗能使患者获益。同样的，5-FU/联合铂类药物的组合也是围手术期化疗的一种选择，特别是对于那些不适合或无法耐受蒽环霉素的患者。

另一方面，最近欧洲EORTC 40954试验将术前新辅助化疗（5-FU+亚叶酸+顺铂）与单纯手术进行随机对照研究，共入组144例胃食管结合部腺癌和胃腺癌患者[16]。由于病例较少，试验结论准确性有限，以及未发现两组间生存率的差异，此试验已被叫停。这些数据总结在表21.1中。

表21.1　胃腺癌和胃食管结合部腺癌术前或围手术期化疗Ⅲ期试验结果

治疗方案	病例数	R0 切除率	病理完全缓解率	生存率		局部复发率	参考文献
				中位生存期	总体生存		
围手术期 ECF+手术	250	69	0	24 个月	5 年生存率 36%	14%	Cunningham et al. [14]
手术	253	66	不适用	20 个月	5 年生存率 23%	21%	
围手术期 5-FU/顺铂+手术	109	87	未提及	未提及	5 年生存率 24%	24%	Ychou et al. [15]
手术	110	74	不适用	未提及	5 年生存率 24%	26%	
围手术期 5-FU/LV/顺铂+手术	72	82	7.1%	64.6 个月	2 年生存率 73%	未提及	Schumacher et al. [16]
手术	72	67	不适用	52.5 个月	2 年生存率 70%		

术后放化疗

美国胃癌的标准治疗方案是依据 Intergroup 116 试验的结果，即根治性切除联合术后放化疗[11]。该试验将566例胃癌患者随机分成单纯手术组和术后辅助化疗组和放化疗组（化疗方案：5Fu+甲酰四氢叶酸），结果显示辅助放化疗组的3年生存率显著提高（51% vs. 40%，$P=0.005$）。

尽管得出了明确的结论，但是该研究仍频繁受到质疑，因为研究中有54%患者接受的手术淋巴清扫范围不够，没有达到D1和D2根治手术的标准。

有人认为，由于辅助放化疗的最大作用是减少局部肿瘤复发，因此上述研究中放疗的作用只是弥补了外科手术的不足。如果进行更完整的D1或D2手术切除，患者可能无法从辅助放疗中获益。

基于 Intergroup 116 的试验结果，Cancer and Leukemia Group B 发起并完成了 80101 试验，旨在明确术后化疗的重要性。该试验招募了546名胃癌患者，比较了氟尿嘧啶、亚叶酸+放疗这一标准治疗方案与氟尿嘧啶、放疗+表柔比星、顺铂和氟尿嘧啶序贯治疗方案的疗效，研究成果以摘要的形式展示，结果表明与5-FU单药相比，增加蒽环类或铂类药物并未能延长 3 年无病生存期（47% vs. 46%）和总生存期（52% vs. 50%）[17]。这些结果实际上也与 Intergroup 116 试验的辅助放化疗组的结果相同。以上研究结果表明，5-FU 单药联合放疗仍然是一种标准治疗方案，特别是对于接受过胃癌

手术根治而 D1 或 D2 不足的患者。虽然 ECF 方案仍然是没有接受过围手术期放疗患者的标准治疗方案，但在上述两项临床试验中显示辅助化疗中加入顺铂和表柔比星未能提高生存率，不应将 ECF 用作辅助化疗方案。这些结果总结在表 21.2 中。

表 21.2　胃腺癌和胃食管结合部腺癌术后放疗化Ⅲ期试验结果

治疗方案	病例数	无病生存率		总生存率		局部复发率	参考文献
		中位生存期	总生存率	中位生存期	总生存率		
手术	275	19 个月	3 年生存率 31%	27 个月	3 年生存率 41%	29%	MacDonald et al. [11]
术后 5FU/LV→5FU/放疗→5FU/LV	281	30 个月	3 年生存率 48%	36 个月	3 年生存率 50%	19%	
术后 5FU/LV→ 5FU/放疗→5FU/LV	280	30 个月	3 年生存率 46%	36.6 个月	3 年生存率 50% 5 年生存率 41%	未提及	Fuchs et al. [17]
术后 ECF→ 5FU/放疗→ECF	266	28 个月	3 年生存率 47%	37.8 个月	3 年生存率 52% 5 年生存率 44%	未提及	
卡培拉滨/顺铂	228	未提及	3 年生存率 74%	未提及	未提及	8.3%	Lee et al. [18]
卡培拉滨/顺铂→放化疗→卡培拉滨/顺铂	230	未提及	3 年生存率 78%	未提及	未提及	4.8%	

D2 胃切除术后放疗

韩国的一项胃癌辅助放化疗（ARTIST）试验探讨胃癌 D2 切除术后辅助放疗能否受益的问题。这项研究将 458 名接受过 D2 切除的 IB 期~Ⅳ期胃癌患者随机分为两组，228 名患者接受 6 个周期的辅助化疗，口服卡培他滨联合顺铂；另外一组 230 名患者治疗方案为开始 2 周期的卡培他滨联合顺铂治疗，中间采用口服卡培他滨联合局部照射，然后再加用 2 周期的口服卡培他滨联合顺铂（表 21.2[18]）。当然，这项研究必须在西方国家的背景下谨慎解读，但它确实可以提供对放疗获益的深入了解。结果显示，两组患者间 3 年无病生存期无明显差异（78.2% vs. 74.2%，P = 0.09）。值得一提的是，在 396 例淋巴结转移阳性的患者的亚组分析中发现，放化疗组的 3 年无病生存期有所提高（77.5% vs. 72.3%，P = 0.04）。此外，两组的区域或转移复发率并无差异。基于这些结果，针对淋巴结转移阳性的胃癌患者的 ARTIST-Ⅱ

（NCT01761461）试验正在紧锣密鼓地进行。除了随机接受放化疗或单独化疗外，全身化疗还将包括另外一种 5-FU 前体药 S-1 或铂类化合物奥沙利铂。不幸的是，尽管 3 年无病生存期提高了 5%，ART-IST 试验的结果并未提供将放疗纳入患者根治术后辅助治疗的确切证据。对于淋巴结转移阳性的患者从放疗中获益这一点似乎有悖常理，因为这类患者比淋巴结阴性的患者发生远处转移的风险更高，因此，从改善局部区域病情的设计方案来预计，仅能少量获益。最后，即使有人对这一人群采取辅助放化疗策略，但仍完全不清楚全身化疗是否应该用氟尿嘧啶联合铂类药物，因为 CALGB 80101 阴性结果已经显示在氟尿嘧啶的基础上加入顺铂（和蒽环类）无法使患者获益。除了 ARTIST-Ⅱ 临床试验，荷兰的 CRITICS 试验（NCT00407186）和澳大利亚 TOPGEAR 试验（NCT01924819）也试图明确分别在术后和术前化疗的基础上加上放化疗能否使患者获益。

术后化疗

在现代尚无大型的美国或欧洲研究机构评估术后单纯辅助化疗方案的疗效。然而，较早的研究确实研究了这种方案。在 1974 年至 2001 年间的 17 项随机研究中，对 3838 名患者进行了个体患者数据荟萃分析；大多数这些研究收录病例数小于 200，分布在美国，欧洲和亚洲[19]。荟萃分析结果揭示了在总生存率方面的显著提高（HR 0.82；95%CI 0.76~0.90；P<0.001）和无病生存期的延长（HR 0.82；95%CI 0.75~0.90，P<0.001）。转化过来，即 5 年总生存率增加了 6%。

东亚地区的标准治疗方案是手术后的辅助化疗，部分是因为这样做比单纯手术效果更好。迄今为止，东亚地区可切除胃癌的两项试验已发现胃癌根治术后联合氟尿嘧啶或与氟尿嘧啶+铂类药物组合是有益的。同样，这些研究的结果是否可以完全推广至西方国家的人群尚不清楚，其结果总结在表 21.3 中。

在日本进行 TS-1 用于胃癌的辅助化疗试验（ACTS-GC）的研究中，在入组的 1059 例行 D2 根治术后Ⅱ期、Ⅲ期胃癌患者中，以替吉奥（S-1）持续化疗 12 个月与观察组比较[20]，结果显示，S-1 组 5 年总生存率显著提高（71.7 vs. 61.1%，HR 0.67；95%CI 0.54-0.83）[21]。

第二项试验是在胃癌（CLASSIC）试验中进行的卡培他滨联合奥沙利铂辅助化疗研究，在东亚地区共入选了 1 035 名Ⅱ期-ⅢB 期患者，515 名仅接受 D2 手术治疗，520 名在 D2 术后辅以卡培他滨联合奥沙利铂化疗，用以探究是否可使患者获益。更新的生存数据证实接受化疗的患者的 5 年总生存率显著改善（78% vs. 69%，HR 0.66，P=0.0015）；5 年无病生存期也有所改善（68% vs. 53%，HR 0.58，P<0.0001）[23]。另一方面，最近在日本发表的 SAMIT 研究结果显示，在氟尿嘧啶单药基础上添加紫杉醇无法使患者获益[24]。将经过手术治疗后 1433 名伴有肿瘤分期为 T4a 或 T4b 的患者随机分组接受单独的口服氟尿嘧啶，或辅助紫杉醇随后口服氟尿嘧啶，结果显示辅助紫杉醇组的 3 年无病生存期没有得到改善（57.2% vs. 54.0%，P=0.273），这表明在未经选择的人群中进行更多的化疗可能不是一种有效的策略。

表 21.3　胃癌术后化疗Ⅲ期试验结果

治疗方案	病例数	生存率		局部复发率	参考文献
	（例）	中位生存期	总生存率	%	
手术	530	未达到	5 年生存率 61%	2.8	Sakuramoto et al.[20]；Sasako et al.[21]
手术+S-1	529	未达到	5 年生存率 72%	1.3	
手术	515	未达到	5 年生存率 78%	44	Bang et al.[22]；Noh et al.[23]
手术+卡培他滨/奥沙利铂	520	未达到	5 年生存率 69%	21	
替吉奥加氟尿嘧啶或者 S-1	723	未提及	3 年生存率 54%	未提及	Tsuburaya et al.[24]
紫杉醇→替吉奥加氟尿嘧啶	710	未提及	3 年生存率 57%	未提及	

结　论

胃癌仍然是一个重要的全球健康问题，在西方国家近端胃癌和胃食管结合部胃癌将成为一种趋势。在过去的 15 年中，在西方国家进行的Ⅲ期研究显示除手术外的其他辅助治疗有明显的益处。在美国，两种经过验证的治疗策略是围手术期化疗（基于 MAGIC 试验）或术后放化疗（基于 Intergroup

116 研究）。鉴于两种方法都能改善患者预后（总生存率提高 10%~15%），我们倾向于围手术期化疗。这种方法基于以下假设：接受前期手术的患者有发生早期转移性疾病的风险；胃癌是一种中度化学敏感性疾病；前期化疗可能控制微小转移病灶。

在我们的患者人群中，辅助放疗的益处仍然不明确，而其中第 2 站淋巴结清扫是标准术式；部分或全胃切除术后的辅助化疗可能导致较差的治疗耐受性，甚至可能无法完成疗程内的所有辅助治疗。

相比之下，东亚地区的治疗标准是早期手术和辅助化疗，其中口服 1 年氟尿嘧啶或 6 个月氟尿嘧啶联合铂类药物，与单独手术相比总生存率同样提高 10%~15%。鉴于所有这些方法的绝对获益的大小与基于研究的比较基本相同，围手术期或术后辅助治疗策略就没有明显的差异。因此，可能比化疗时机更重要的是患者至少在围手术期接受氟尿嘧啶联合铂类药物或在辅助用药中添加氟尿嘧啶（基于上述研究的结果）。术后辅助治疗中是否应在氟尿嘧啶基础上添加铂类化合物或在术前或术后化疗后是否增加放疗，以求进一步改善预后，这些问题都有望在未来几年内得到阐明。此外，正在进行和计划进行的研究，例如 MAGIC-B 研究，在可切除的胃或胃食管结合部腺癌的围手术期治疗中，对比了贝伐单抗的加入是否让患者获益，贝伐单抗是一种抗血管内皮生长因子的抗体。这些临床研究整合了相关领域研究热点，这些热点可能是与预测预后或预测化疗和/或靶向药物敏感性的生物标记物。

参考文献

1. Siegel R, Desantis C, Jemal A. Colorectal cancer statistics, 2014. CA Cancer J Clin, 2014, 64：104-117.
2. Ferlay J, Shin H R, Bray F, et al. Estimates of worldwide burden of cancer in 2008：GLOBOCAN 2008. Int J Cancer, 2010, 127：2893-2917.
3. Macdonald J S. Gastric cancer：Nagoya is not New York. J Clin Oncol, 2011, 29：4348-4350.
4. Crew K D, Neugut A I. Epidemiology of upper gastrointestinal malignancies. Semin Oncol, 2004, 31：450-464.
5. Devesa S S, Fraumeni J F Jr. The rising incidence of gastric cardia cancer. J Natl Cancer Inst, 1999, 91：747-749.
6. An international association between Helicobacter pylori infection and gastric cancer. The EUROGAST study group. Lancet, 1993, 341：1359-1362.
7. Rubenstein J H, Taylor J B. Meta-analysis：the association of oesophageal adenocarcinoma with symptoms of gastro-oesophageal reflux. Aliment Pharmacol Ther, 2010, 32：1222-1227.
8. Hampel H, Abraham N S, El-Serag H B. Meta-analysis：obesity and the risk for gastroesophageal reflux disease and its complications. Ann Intern Med, 2005, 143：199-211.
9. Rudiger Siewert J, Feith M, Werner M, et al. Adenocarcinoma of the esophagogastric junction：results of surgical therapy based on anatomical/topographic classification in 1002 consecutive patients. Ann Surg, 2000, 232：353-361.
10. van Hagen P, Hulshof M C, van Lanschot J J, et al. Preoperative chemoradiotherapy for esophageal or junctional cancer. N Engl J Med, 2012, 366：2074-2084.
11. Macdonald J S, Smalley S R, Benedetti J, et al. Chemoradiotherapy after surgery compared with surgery alone for adenocarcinoma of the stomach or gastroesophageal junction. N Engl J Med, 2001, 345：725-730.
12. Bonenkamp J J, Hermans J, Sasako M, et al. Extended lymph-node dissection for gastric cancer. N Engl J Med, 1999, 340：908-914.
13. Strong V E, Song K Y, Park C H, et al. Comparison of gastric cancer survival following R0 resection in the United States and Korea using an internationally validated nomogram. Ann Surg, 2010, 251：640-646.
14. Cunningham D, Allum W H, Stenning S P, et al. Perioperative chemotherapy versus surgery alone for resectable gastroesophageal cancer. N Engl J Med, 2006, 355：11-20.
15. Ychou M, Boige V, Pignon J P, et al. Perioperative chemotherapy compared with surgery alone for resectable gastroesophageal adenocarcinoma：an FNCLCC and FFCD multicenter phase Ⅲ trial. J Clin Oncol, 2011, 29：1715-1721.
16. Schuhmacher C, Gretschel S, Lordick F, et al. Neoadjuvant chemotherapy compared with surgery alone for locally advanced cancer of the stomach and cardia：European Organisation for Research and Treatment of Cancer randomized trial 40954. J Clin Oncol, 2010, 28：5210-5218.
17. Fuchs C, Tepper J, Niedzwiecki D, et al. Postoperative adjuvant chemoradiation for gastric or gastroesophageal junction（GEJ）adenocarcinoma using epirubicin, cisplatin, and infusional（CI）5-FU（ECF）before and after CI 5-FU and radiotherapy（CRT）compared with bolus 5-FU/LV before and after CRT：Intergroup trial CALGB 80101. J Clin Oncol, 2011, 29. ［abstr 4003］.
18. Lee J, Lim do H, Kim S, et al. Phase Ⅲ trial comparing capecitabine plus cisplatin versus capecitabine plus cisplatin with concurrent capecitabine radiotherapy in completely resected gastric cancer with D2 lymph node dissection：the ARTIST trial. J Clin Oncol, 2012, 30：268-273.
19. Group G, Paoletti X, Oba K, et al. Benefit of adjuvant chemotherapy for resectable gastric cancer：a metaanalysis. JAMA, 2010, 303：1729-1737.
20. Sakuramoto S, Sasako M, Yamaguchi T, et al. Adjuvant chemotherapy for gastric cancer with S-1, an oral fluoropyrimidine. N Engl J Med, 2007, 357：1810-1820.
21. Sasako M, Sakuramoto S, Katai H, et al. Five-year outcomes of a randomized phase Ⅲ trial comparing adjuvant chemotherapy with S-1 versus surgery alone in stage Ⅱ or Ⅲ gastric cancer. J Clin Oncol, 2011, 29：4387-4393.

22. Bang Y J, Kim Y W, Yang H K, et al. Adjuvant capecit-abine and oxaliplatin for gastric cancer after D2 gastrectomy (CLASSIC): a phase III open-label, randomised con-trolled trial. Lancet, 2012, 379: 315-321.

23. Noh S, Park S, Yang H, et al. Adjuvant Capecitabine and Oxaliplatin (XELOX) for gastric cancer after D2 gastrecto-my: final results from the CLASSIC trial. Ann Oncol, 2013, 24: O-0007. [abstr].

24. Tsuburaya A, Yoshida K, Kobayashi M, et al. Sequential paclitaxel followed by tegafur and uracil (UFT) or S-1 ver-sus UFT or S-1 monotherapy as adjuvant chemotherapy for T4a/b gastric cancer (SAMIT): a phase III factorial ran-domised controlled trial. Lancet Oncol, 2014, 15: 886-893.

第22章

辅助治疗和新辅助治疗：东方的标准治疗和临床试验

Mitsuru Sasako
刘　盛　译

东方辅助治疗的现行标准

原则

基于多项临床试验结果[1~3]，通过放疗或手术来治疗胃癌，这种良好的局部控制方式已经得到广泛的认可。D2 淋巴结清扫相比于 D1 淋巴结清扫或 D1+显示出更好的局部控制率[4,5]。即使是相对早期的胃癌，其淋巴结转移率也较高，因此预防性的应用 D2 治疗 Ⅰb 期或更晚期的胃癌是非常合理的[6]。

东亚国家的标准治疗

在东方国家的胃癌患者第 2 站淋巴结清扫术是被普遍接受的治疗方法，在胃癌高接诊量的医疗机构，行第 2 站淋巴结清扫术，严重的病死率并没有增加，并发症率也仅轻度升高。基于这种手术实践，辅助治疗不包括放射治疗。根据这一领域的两项关键研究结果[7,8]，术后的辅助化疗是标准的治疗方案。

术后辅助治疗的优势是不需要接受任何辅助的治疗的患者（Ⅰ期）可以避免不必要的毒性药物治疗。这同时也是术前或围手术期辅助治疗的薄弱环节。在 MAGIC 围手术期化疗试验中，单纯手术组中 8.3%患者为 T1 期，也就意味着接受了围手术期的化疗组的患者中有相似比例的患者接受了不必要

的毒性药物治疗，存在过度治疗[9]。Ⅰ期胃癌患者接受手术后预后良好，这些患者中隐匿性残留癌细胞的概率非常低（小于 10%），而这些残留癌细胞正是辅助治疗的目标[10]。与西方国家不同，韩国和日本的胃癌 Ⅰ 期患者比例超过 50%，因此这一概念对于患者和医疗经济来说非常重要[11,12]。

术后标准化疗方案

替吉奥（S-1）用于胃癌辅助化疗试验（ACTS-GC）研究显示，Ⅱ期和Ⅲ期胃癌（日本分类[13]）使用 S-1 单药比手术组在患者的总体生存率（OS）和无复发生存率（RFS）有显著的提高。全组患者的危险比（HR）分别为 0.669（95% CI：0.540~0.828），Ⅱ期、ⅢA 期、ⅢB 期患者分别为 0.509、0.708、0.791[8]。辅助使用单药主要是减少腹膜转移（HR 0.687），淋巴结和局部复发（0.505），但是在远处转移方面没有显著性差异（HR 0.86）。基于这些结果，S-1 单药疗法作为标准辅助治疗在东亚国家被广泛接受。

CLASSIC 研究显示，Ⅱ期和Ⅲ胃癌（UICC TNM 分类[14]）使用希罗达+奥沙利铂有着更好的无病生存期（DFS）和总生存率（OS）。整体患者的无病生存期的危险比是 0.56（95%CI：0.44~0.72），Ⅱ期、ⅢA 期、ⅢB 期分别为 0.55、0.57、0.57[7]。这些结果经 5 年随访证实[15]。全组的总生存率的危险比为 0.66（95%CI：0.51~0.85），Ⅱ期、ⅢA 期、Ⅲ

B 期分别为 0.54、0.75 和 0.67。无病生存期的危险比为 0.58(95% CI：0.48~0.72)。双药联合化疗主要降低血行转移(HR 0.61)，淋巴结和局部复发(HR 0.51)，而不是腹膜复发(HR 0.87)，这与 S-1 单药治疗有明显的对比。基于这些结果，XELOX 是韩国、中国和中国台湾的标准疗法之一。这项研究有两个缺点：第一，高比例的患者未接受预先计划治疗(单独手术组 11%，化疗组 19%)；第二，在生存曲线(OS 和 DFS)中可以看到异常大量的截尾病例，这表明该实验缺乏稳健的统计分析。

其他临床问题

1. 是否更强烈的辅助治疗会更加有效？

在 ACTS-GC 研究中显示，随着分期增加伴随着更加糟糕的风险比，所以对于Ⅲ期胃癌患者选择更强的化学治疗。从理论上讲，更强有力的化疗要优于单药治疗，但是 D2 胃切除术后这种治疗的可行性(耐受性)更差，可能破坏化疗效果。

2. 术后化疗加上术前化疗是否可以提高患者总生存率？

术前化疗(新辅助化疗)的利与弊见表格 22.1。与结肠癌不同，胃癌患者术后经口摄入化疗药可能受到影响。因此，术前新辅助化疗最重要的益处是患者对多药联合的高强度化疗的耐受性高。新辅助治疗在胃癌中的另一个重要益处是胃癌手术并发症的发生率高于结直肠癌，手术并发症可能妨碍术后辅助化疗的早期开始。

表 22.1 术前新辅助化疗与术后辅助化疗

化疗内容	术前新辅助化疗	术后辅助化疗
原发病灶	期待缩小 延迟切除 最小的播撒	已经切除 早期切除 肿瘤细胞播撒
微转移	早期治疗 外科影响较小	延迟治疗 被手术刺激而生长？
肉眼可见转移	可能存在远处转移(M1)	仅有微转移
肿瘤负荷	大肿瘤负荷	小肿瘤负荷
药物体内运输	更好	受损
疗效判断	经常是可评估的	不可能
患者选择	较少的信息	最多的信息
对细胞毒性药物的耐受性	好	差
对外科手术的影响	在化疗期间生长 细胞毒性可能取消手术 细胞毒性可能延迟手术 可能增高手术并发症 可能增高手术病死率	没有影响

3. 在 D2 手术后，化疗基础上加上放疗是否有益？

INT0116 研究的最新分析表明，本试验中放化疗主要减少局部复发，但不减少全身复发。这些数据支持这一治疗是有效的是在接受 D0，D1 手术后，但不是在 D2 手术后[16]。在 INT0116 研究的结果发表后，一个韩国组进行了胃癌Ⅲ期研究，以比较辅助放化疗与单纯手术加化疗(XELOX)(ART-IST 试验)[17]。虽然有一个亚组显示这种治疗有轻微获益，主要终点并没达到[17]。D2 术后放化疗没被接受为胃癌的有效辅助治疗，但放射治疗在进展期胃癌 D2 手术后的作用仍值得探讨。

目前亚洲进行的Ⅲ期临床试验正解决这些问题（表 22.2）

1. D2 术后比较两种辅助化疗方案

（1）S-1+奥沙利铂（SOX）对比 S-1 单药（PO-TENT 研究）。

（2）卡培他滨+奥沙利铂（XELOX）对比 XELOX+多西紫杉醇（Doc）。

（3）S-1 对比 S-1+多西紫杉醇。

2. 新辅助化疗（NAC）附加效果的评价

（1）术前新辅助化疗多西紫杉醇+SOX 方案+D2 术后 S-1 辅助化疗对比 D2 术后 S-1 辅助化疗。

（2）术前新辅助化疗 SOX 方案+D2 术后 SOX 辅助化疗，对比 D2 术后 SOX 辅助化疗。

（3）术前新辅助化疗 SOX 方案+D2 术后 SOX，随后 S-1 单药，对比 D2 术后 SOX 辅助化疗，或对比 D2 术后 XELOX 辅助化疗。

（4）术前新辅助化疗 XELOX 方案+D2 术后 XELOX 对比 D2 术后 XELOX 辅助化疗。

3. 辅助化疗基础上加放射治疗是否有作用

（1）手术+S-1 对比 手术+SOX，或对比手术+SOX+放疗（ARTIST Ⅱ试验）。

（2）新辅助化疗 XELOX+手术+术后 XELOX 对比术前同步或非同步放疗。

（3）手术+XELOX 对比 手术+XELOX+放疗。

表 22.2　最近关于新辅助化疗与辅助化疗的随机研究

名称	试验注册号	对照组	试验组 1	试验组 2	国家	发起者
1-（1）POTENT	NCT01795027	S-1	SOX	–	中国	大学
1-（2）	NCT01935778	XELOX	XELOX+Doc	–	韩国	医院
1-（3）START-2	UMIN000010337	S-1	S-1+Doc		日本	合作组
2-（1）PROUDY	NCT01515748	S-1	DSOX 术前治疗+外科手术+术后 S-1	–	韩国	医药公司
2-（2）RESONANCEC	NCT01583361	SOX	术前 SOX 新辅助+外科手术+SOX	–	中国	医院
2-（3）	NCT01534546	XELOX	SOX	SOX 术前新辅助+外科手术+SOX+S-1	中国	大学
2-（4）	NCT01665274	XELOX	XELOX 术前辅助化疗+外科手术+XELOX	–	中国	大学
3-（1）ARTIST Ⅱ	NCT01761461	SOX	S-1	SOX+S-1 联合放疗+SOX	韩国	医院
3-（2）	NCT01815853	围手术期 XELOX	术前放化疗（XELOX）+手术+XELOX	–	中国	大学
3-（3）	NCT01711242	XELOX	XELOX 联合放疗	–	中国	大学

参考文献

1. Wu C W, Hsiung C A, Lo S S, et al. Nodal dissection for patients with gastric cancer: a randomized controlled trial. Lancel Oncol, 2006, 7: 309-315.

2. Songun I, Putter H, Kranenbarg E M, Sasako M, van de Velde CJ. Surgical treatment of gastric cancer: 15-year follow-up results of the randomized nationwide Dutch D1D2 trial. Lancet Oncol, 2010, 11: 439-449.

3. Macdonald J S, Smalley S R, Benedetti J, et al. Chemoradiotherapy after surgery compared with surgery alone for adenocarcinoma of the stomach or gastroesophageal junction. N Engl J Med, 2001, 345: 725-730.

4. Sasako M. Gastric cancer—Eastern experience. Surg Oncol Clin N Am, 2012, 21: 71-77.

5. Sasako M, Saka M, Fukagawa T, Katai H, Sano T. Surgical treatment of advanced gastric cancer: Japanese perspective. Dig Surg, 2007, 24: 101-107.

6. Sasako M. Principles of surgical treatment for curable gastric cancer. J Clin Oncol, 2003, 21(23s): 274-275.

7. Bang Y J, Kim Y W, Yang H K, et al. for the CLASSIC trial investigators. Adjuvant capecitabine and oxaliplatin for gastric cancer after D2 gastrectomy (CLASSIC): a phase Ⅲ open-label randomized controlled trial. Lancet, 2012, 379: 315-321.

8. Sasako M, Sakuramoto S, Katai H, et al. Five-year outcomes of a randomized phase Ⅲ trial comparing adjuvant chemotherapy with S-1 versus surgery alone in stage Ⅱ or Ⅲ gastric cancer. J Clin Oncol, 2011, 29: 4387-4393.

9. Cunningham D, Allum W H, Stenning S P, et al. Perioperative chemotherapy versus surgery alone for resectable gastroesophageal cancer. N Engl J Med, 2006, 355: 11-20.

10. Sano T, Sasako M, Kinoshita T, et al. Recurrence of early gastric cancer. Follow-up of 1475 patients and review of the Japanese literature. Cancer, 1993, 72 (11): 3174-3178.

11. Nashimoto A, Akazawa K, Isobe Y, et al. Gastric cancer treated in 2002 in Japan: 2009 annual report of the JGCA nationwide registry. Gastric Cancer, 2013, 16: 1-27.

12. Jeong O, Park Y K. Clinicopathological features and surgical treatment of gastric cancer in South Korea: the results of 2009 nationwide survey on surgically treated gastric cancer patients. J Gastric Cancer, 2011, 11: 69-77.

13. Japan Gastric Cancer Association. Japanese classification of gastric carcinoma. 2nd English ed. Gastric Cancer, 1998, 1: 10-24.

14. International Union Against Cancer (UICC). TNM classification of malignant tumours. 7th ed. Singapore: Wiley-Blackwell, 2009.

15. Noh S H, Park S R, Yang H K. Adjuvant capecitabibe plus oxaliplatin for gastric cancer after D2 gastrectomy (CLASSIC): 5-year follow-up of an open-label, randomised phase Ⅲ trial. Lanect Oncol, 2014, 15: 1389-1396.

16. Smalley S R, Benedetti J K, Haller D G, et al. Update analysis of SWOG-directed intergroup study 0116: a phase Ⅲ trial of adjuvant radiochemotherapy versus observation after curative gastric cancer resection. J Clin Oncol, 2012, 30: 2327-2333.

17. Lee J, Lim D H, Kim S, et al. Phase Ⅲ trial comparing capecitabine plus cisplatin versus capecitabine plus cisplatin with concurrent Capecitabine radiotherapy in completely resected gastric cancer with D2 lymph node dissection: the ARTIST trial. J Clin Oncol, 2012, 30: 268-273.

第 23 章

胃癌的放射治疗

Carla Hajj andKaryn A. Goodman

裴 谦 译

前 言

胃癌的主流治疗仍然是手术切除，然而，一旦肿瘤突破黏膜下层，淋巴结转移的风险将会增高并且5年总生存率可能会下降至20%~30%[1, 2]。在接受根治性胃切除后的患者中，胃瘤床局部或区域复发、吻合口复发以及区域淋巴结复发约为40%~65%[3~6]。大部分患者并不能单独依靠手术得到治愈，尽管辅助治疗带来的获益得到了广泛的认可，然而目前并没有公认的联合治疗方案，尤其是在常规进行D2切除的国家，几乎任何一种辅助治疗联合手术都是合理的。在这一章中，我们将重点讨论放射治疗在手术可切除的局部进展期胃癌中的意义。

辅助放化疗

胃手术辅助试验(the gastric surgical adjuvant Trial, INT-0116)是于1991年启动的一项Ⅲ期随机试验，其启动的背景是早期的辅助治疗试验并没能发现辅助治疗联合手术较单纯手术更能带来生存获益。试验纳入的为接受了R0切除的胃腺癌或胃食管结合部(GEJ)腺癌患者。尽管推荐的胃切除方式为扩大的第2站淋巴结清扫术，试验并没有将淋巴结清扫范围作为纳入的条件。对手术记录的回顾发现仅有54例(10%)患者接受的是标准的D2切除术，199例(36%)患者为D1切除，大部分患者(54%)则为D0切除，即并未将受累淋巴结全部切除。

共556例患者被随机分配至手术联合术后放化疗组(281例)或单纯手术组(275例)。辅助治疗方案包括5-氟尿嘧啶(425 mg/单位体表面积 m^2/天)+甲酰四氢叶酸钙(20 mg/单位体表面积 m^2/天)共5天，随后进行放疗，放疗期间的前4天及最后3天给予调整剂量的氟尿嘧啶和甲酰四氢叶钙酸。放疗完成1个月后，继续予以2个周期的5天化疗方案，即5-氟尿嘧啶(425 mg/m^2/d)+甲酰四氢叶酸钙(20 mg/m^2/d)，2周期化疗间的间隔为1个月。

放疗总剂量为4500cGy，25个分割，每个分割剂量180cGy。放射野包括瘤床及区域淋巴结，即胃周、腹腔、局部腹主动脉旁、脾周、肝十二指肠、肝门部以及胰十二指肠淋巴结。对于GEJ肿瘤患者，贲门旁淋巴结及食管周围淋巴结亦应包含在放射野中。

在中心审核放疗方案计划后，35%的病例与原定方案存在或多或少的偏移，不过大部分都在治疗开始之前予以了纠正。然而，试验中心最终的审核仍发现6.5%的治疗方案中存在较多偏差，且这些有偏差的放疗方案与较差的预后相关。对原定治疗方案依从性欠佳可能反映了对术后腹腔解剖的不熟悉，但也可能与对大野放疗的潜在毒性较高的担心有关[8]。

MacDonald等人与2001年报道了INT0116试验的研究结果，结果显示胃癌术后放化疗可以带来明显的生存获益，这也证明了放疗在胃癌辅助治疗中起着重要作用[7]。该试验中的患者术后区域复发风险较高（2/3 以上患者病理分期为 T3 期~T4 期，85%患者存在淋巴结转移）。单纯手术组中的中位总生存期为 27 个月，而手术联合放化疗组中则为 36 个月。10 年以上随访的最新结果显示辅助放化疗可以带来持续的无进展生存以及总生存获益[9]。试验组，即手术联合放化疗组的局部及区域复发率分别为 2%及 22%，而在对照组，即单纯手术组，则分别为 8%及 39%，这表明辅助放化疗可以灭活局部及区域亚临床复发病灶，从而避免肿瘤复发并最终降低病死率。而远处转移率在两组间则无明显差异，这提示总生存的进一步提高将可能来自于系统性肿瘤控制的改善。

仅有约 64%的患者按照预期完成了放化疗。3 例（1%）患者死于放化疗毒性反应；在放化疗组，41%的患者出现了 3 级毒性反应，32%的患者则出现了 4 级毒性反应。血液毒性和胃肠道毒性是最常见的。考虑到放化疗带来的明显局部控制及生存获益，其晚期毒性效应包括继发性恶性肿瘤是可以被接受的。在放化疗组，共有 21 例患者（代表 25 个不同的肿瘤）出现了继发性肿瘤，而在对照组则仅有 8 例（$P = 0.21$）。该研究确立了术后放化疗在 Ib~Ⅳ期（M0）可切除胃癌及 GEJ 腺癌中的标准治疗地位。INT-0116 研究亦表明在美国 D0 切除是胃癌切除行淋巴结清扫的最常见模式。在最新的报道中，研究的作者评论道"INT-0116 反映了北美胃切除手术的真实世界"。

即使如此，该试验没有得到全球范围内对该研究的认可，则是源于研究中 90%以上的患者仅接受了有限的淋巴结清扫（D0 或 D1）。第 2 站淋巴结清扫（D2）需要根据肿瘤的部位进行胃周淋巴结、腹腔淋巴结、脾周或脾门淋巴结、肝动脉旁淋巴结以及贲门淋巴结切除，是在亚洲、欧洲国家最为认可的手术操作方式。

尽管人们认为广泛的淋巴结清扫能通过清除亚临床肿瘤病灶带来生存获益，然而其在胃癌中价值并未得到证实。截至目前，并没有Ⅲ期试验显示第 2 站淋巴结清扫能够带来生存获益。因此，术后放疗可以弥补手术的不足这一观点并未得到证实。事实上，一项韩国的大型系列研究提示即使在行 D2 切除的胃癌患者中，术后放疗同样能降低复发、提高生存[10]。纪念斯隆－凯特林癌症中心

（MSKCC）的一个研究小组对 R0 切除的胃癌的早期复发模型进行了观察。从 1985 年 7 月到 2000 年 6 月，共有 1 172 例患者进行了 R0 切除。这些患者大部分进行的是扩大淋巴结清扫（81%患者行 D2 或更广泛的清扫）。在这 1 172 例患者中，496 例（42%）出现了复发，其中 367 例（74%）患者有完整的复发相关数据。54%的患者出现了局部或区域复发。然而对于进行 D2 切除的患者，其局部或区域复发率并未下降[11]。

辅助放化疗对比单化疗

大量的荟萃分析显示辅助化疗能给胃癌患者带来生存获益[12~15]。"胃癌辅助放化疗（adjuvant chemoradiation therapy in stomach cancer, ARTIST）试验"的研究目的是比较两种辅助治疗方案间的差异，即卡培他滨+顺铂（XP）组与卡培他滨+顺铂+放疗（XRT）及卡培他滨（XP/XRT/XP）组[16]。进行了 R0 切除及扩大的第 2 站淋巴结清扫术的Ⅱ期/Ⅲ期胃癌患者被随机分配至单纯辅助化疗组（6 周期 XP 卡培他滨 2000 mg/（$m^2 \cdot d$），$d_{1~14}$，顺铂 60 mg/m^2，d_1，每 3 周重复）与辅助放化疗组（2 周期 XP，继以 45Gy 放疗及卡培他滨 1650 mg/（$m^2 \cdot d$）同步化疗共 5 周，最后再行 2 周期 XP 化疗）。排除标准包括：Ia 期或 Ib（T2aN0）期、显微镜下阳性切缘、M1 淋巴结受侵以及远处转移。

放射野包括瘤床、吻合口、十二指肠残端、区域淋巴结及近端与远端切缘各延长 2 cm。术后的残胃并常规包含在放射野内。采用前后平行放置照射野。放疗总剂量为 45Gy，每天分割照射 180cGy，5 周以上完成。

顺从性非常高，在单纯化疗组约 75.4%（172/228）的患者完成了预期治疗方案，在放化疗组这一比例为 81.7%（188/230）。最常见的影响方案修改的治疗相关不良反应是中性粒细胞减少（化疗组 58 例，放疗组 41 例）。

中位随访时间为 53.2 个月，预期的 3 年 DFS 率在放化疗组与化疗组间分别为 78.2%和 74.2%（$P = 0.0862$）。在 XP 化疗的基础上加入放化疗并不能显著改善 DFS。然而，亚组分析显示对于手术时即有病理学淋巴转移的患者（396 例，86%），放化疗较单纯化疗能显著改善 3 年 DFS（77.5% vs. 72.3%，$p = 0.0365$），多因素分析结果同样具有显

著统计学意义。

长期以来，术后放疗用于 D2 切除的胃癌颇受争议，原因是传统观点认为单纯 D2 切除就足以控制局部及区域复发。然而，ARTIST 研究显示术后放疗不仅能够被很好地耐受，还能显著改善进行 R0 切除及 D2 淋巴结清扫的病理学淋巴结阳性的胃癌患者的 DFS。

这些研究结果应该予以谨慎解读，毕竟是来自亚组分析。后续研究即 ARTIST-Ⅱ研究计划评估放疗在行 D2 切除的淋巴结阳性胃癌中的意义。

术前放化疗

术前放化疗常用于 GEJ 癌，但在胃癌中并不是标准的治疗方案。术前治疗能够促进术前肿瘤降期，并允许在肿瘤周围组织未被手术影响的情况下进行辅助治疗。除此之外，完整的肿瘤呈现有利于更精准、更有效的放射野勾画。最后，术前治疗能够提供一个窗口期以便在大手术前对进展迅速的肿瘤进行观察。安德森癌症中心的Ⅲ临床研究数据显示胃癌的术前放化疗能够带来很好的 R0 切除率、可喜的初步生存结果及可控的毒性反应[17]。术前放化疗后的病理反应对胃癌患者的总生存有预测价值[18]。放疗肿瘤小组（Radiation Therapy Oncology Group，RTOG）进行的一项Ⅱ期临床研究（RTOG 99-04）旨在评估术前放化疗在局限性胃癌中的价值[19]。

研究中患者先接受 2 周期 5-氟尿嘧啶+甲酰四氢叶酸+顺铂的诱导化疗，随后进行同步放化疗。放射野包括整个胃、任何胃周的侵犯以及胃周、腹腔干、肝门区、胃十二指肠、脾周、胰腺上方、胰十二指肠后方淋巴结。对于侵犯贲门或 GEJ 癌，放射野包括食管下段 5 cm，同样，对于胃十二指肠结合部的病灶，放射野则包括十二指肠近端 5 cm。计划的放疗总剂量为 45Gy，每日分割剂量为 180cGy，5 周以上完成。放疗技术采用三维适形放疗。同步化疗方案为 5-氟尿嘧啶 300 mg/m²/d 静脉滴注，及 5 周中的每周一紫杉醇 45mg/m² 静脉滴注。放化疗结束后 5~6 周考虑行胃切除手术。如果患者进行的是 R0 切除，则术后不再进行治疗。如果进行的是 R1 甚至 R2 切除以及肿瘤出现远处转移，则需要进行姑息治疗。

共有 2 个机构参与了这项研究，入组了 49 例患者，其中 43（88%）例患者可评估。在 32 例有明确淋巴结清扫范围信息的患者中，16 例（50%）进行了 D2 切除。Ⅰb 期、Ⅱ期及Ⅲ期患者的比例分别为 12%、37%、及 52%。病理完全缓解（pCR）率及 R0 切除率分别为 26% 及 77%。手术质量的提升使 50% 的患者进行了 D2 切除，这可能是因为手术也是研究的一部分。中位随访期为 21.6 个月，中位生存为 23.2 个月，1 年总生存率为 72%。R0 切除可带来良好的总生存。18 例患者的放疗总体规划出现了变动，这主要是由于放射肿瘤科医师出于治疗的谨慎态度对放射野的范围进行了缩小。21% 的患者出现了 4 级毒性反应，但没有治疗相关性死亡。考虑到各种顺序的辅助治疗均能带来获益，应该设计一项比较胃癌术前放化疗与术后放化疗的随机试验。

围手术期化疗联合或不联合放疗

尽管一些Ⅲ期随机试验[20, 21]和一项所有已发表的荟萃分析显示术前化疗并不会带来生存获益，"医学研究委员会胃癌辅助输注化疗试验（Medical research council adjuvant gastric Infusional chemotherapy，MAGIC）"结果却使围手术期 ECF（表柔比星-顺铂-5-氟尿嘧啶）方案化疗成为可切除低位食管癌及胃癌的标准治疗[23]。

在 MAGIC 研究中，化疗方案由术前 3 周期及术后 3 周期的表柔比星（50 mg，d1，静滴）+顺铂（60 mg/m²，第 1 天，静脉滴注）+5-氟尿嘧啶（200 mg/m²/d，持续静脉滴注，第 1 天，连续用药 21 天）组成。患者被随机分配至围手术化疗+手术组（250 例）或单纯手术组（253 例）。围手术化疗组切除的标本较单纯手术组明显缩小且侵袭能力下降。中位随访 4 年发现，围手术期化疗组较单纯手术组的总生存率及无进展生存率均显著提高，两组间的 5 年生存率分别为 36% 与 23%（P=0.009）。大部分肿瘤位于远端胃，不过约 25% 的患者病灶位于食管或 GEJ。42 例患者进行了 D2 切除术。仅有 42% 的患者完成了所有的化疗。

目前正在进行的"胃癌诱导化疗后放化疗（the chemoradiotherapy after induction chemotherapy of cancer in the stomach，CRITICS）研究"旨在比较围手术期单纯化疗（表柔比星+顺铂+卡培他滨）与化疗（表柔比星+顺铂+卡培他滨）继以同步放化疗（5 周总计 45Gy 放疗+每周顺铂+每日卡培他滨）在 D1 及更广泛切除胃癌患者中的意义。该研究是在

MAGIC 研究的基础上评估增加术后放化疗能否进一步带来获益。

"胃癌及胃食管结合部腺癌的术前治疗试验（the trial of preoperative therapy for gastric and esophagogastric junction adenocarcinoma，TOPGEAR）"是一项比较术前放化疗与术前化疗在可切除胃癌中的意义的国际性Ⅲ期随机试验，是由澳大利亚胃肠道实验小组（Australasian Gastro-Intestinal Trials Group，AGITG）、跨塔斯曼放射肿瘤学小组（Trans Tasman Radiation Oncology Group，TROG）、欧洲肿瘤研究及治疗组织（European Organisation for Research and Treatment of Cancer，EORTC）以及加拿大国家癌症协会临床试验小组（National Cancer Institute of Canada［NCIC］Clinical Trials Group）牵头的跨国合作研究。可切除胃癌或 GEJ 腺癌的患者被随机分配至单纯术前化疗组（3 周期 ECF 方案，如同 MAGIC 试验）或术前放化疗组（2 周期 ECF 后继以 45Gy 放疗+5-氟尿嘧啶同步化疗）。术后两组中的患者均进行 3 周期 ECF 辅助化疗。该试验分两部分进行。第一部分（Ⅱ期研究）计划纳入 120 例患者以评估试验的可行性以及术前放化疗的有效性及安全性。第二部分（Ⅲ期研究）计划再纳入 632 例患者，即总计 752 例患者。第一部分的首要研究终点为病理完全缓解率，第二部分则为总生存率。该试验包括生活质量及生物学亚组研究。除此之外，该试验还制定了严格的质量保证计划，具体内容包括试验中心对放疗计划以及手术技术的实时审核。

胃癌及胃食结合部肿瘤的管理

由于几乎任何一种辅助治疗联合手术都是有效的，胃癌管理的决策过程变得越发复杂。美国癌症联合委员会/国际防癌联合会（American Joint Committee Cancer/International Union Against Cancer，AJCC/IUCC）第 7 版食管癌分期指南，将所有的肿瘤中心位于胃近端 5 cm 以内的胃食结合部（GEJ）肿瘤划归为远端食管癌[24]。GEJ 肿瘤的临床特征、生物学行为以及切除术后的生存均与远端食管癌相似[25]。Siewert Ⅰ型与Ⅱ型患者参考 NCCN 食管癌指南进行术前放疗。对于 Siewert Ⅲ型肿瘤，NCCN 指南则表示根据临床情况按照胃癌或食管癌进行治疗。在 MSKCC，Siewert Ⅲ型肿瘤则典型地按照胃癌进行治疗。

如果患者按照 MAGIC 协议开始诱导化疗，放疗常常会被忽略，即使患者被建议去看放射肿瘤科医师，也往往属于个案情况。如果患者先进行手术切除，则推荐进行 INT 0116 试验基础上的术后放化疗。两种方法都是有效的，但放疗开始的最佳时机仍需要论证。MAGIC 与 INT 0116 试验显示了相似的获益（风险比接近 0.75）。两个试验中患者的分配情况是存在少许差异的，在 INT 0116 试验中，患者在接受 R0 切除后进行随机分配，而在 MAGIC 试验中，患者则在术前即进行了随机分配。在美国，手术医生更倾向于直接手术，因此 INT 0116 试验中的患者情况更能代表大体胃癌人群。

在 MSKCC 的胃癌标准则倾向于参照 MAGIC 试验进行术前化疗，在切缘阳性以及阳性淋巴结对术前化疗并无明显反应的情况下，则考虑进行放疗。首选的化疗是 EOX 方案（表柔比星、奥沙利铂）而非 ECF 方案。对于局部进展期胃癌（例如 pT3 期，pT4 期，或淋巴结病理学阳性（pN+）亦考虑进行辅助放化疗。但我们机构并不常规使用术前放化疗，因为目前并无随机对照研究支持这一方式。

放疗计划及技术

胃癌的放疗存在技术挑战并且可引起明显的毒性反应。放射肿瘤学医师应当熟悉原发肿瘤或手术野的放射线照射技术。而且，在治疗过程中给予足够的营养支持以及其他支持治疗是很重要的。对于可控制的急性毒性反应应当避免中断治疗或减少放射剂量。

患者应该进行 CT 扫描以制定放射治疗计划，患者应该取仰卧位并抬高上肢固定于特定装置中，从而保证每日设置的可重复性。通常，患者需要在模拟每日治疗之前禁食 2~3 小时，从而达到剩余胃或肠容积的可重复性。如果临床允许，建议使用静脉或口服对比剂。静脉对比剂有利于勾画淋巴结，口服对比剂则有利于勾画食管、剩余胃及十二指肠残端。

在 MSKCC，患者接受的是调强放射治疗（IMRT），该技术允许对兴趣区域进行高剂量放射线的选择性照射，而在向临近的正常组织，例如心脏、肺、肾以及肝等组织过渡时则能够下调放射剂量（图 23.1）。目前，NCCN 强烈推荐使用 3D 放疗及 IMRT。

无论是术前还是术后放疗，一个重大的挑战是腹腔内脏器随着呼吸运动沿着头尾方向以 2 cm 以上的幅度进行移动。过去采用肿瘤或术后野周围大边缘的方式抵消运动带来的影像。最近，新的运动管理技术可以抵消呼吸运动，例如呼吸门控技术。当肿瘤或术野在某一位置时，通过在呼吸周期的特定时间转动射线束，该技术可以减少放射野边缘进而减少对正常组织的照射，从而限制治疗相关的毒性[26]。为了方便确定在呼吸周期合适的时间转动射线束，可以放置每日治疗前 X 射线下可视的射线无法穿透的标记物或手术用夹子，从而确保肿瘤或术野在放射野之内。

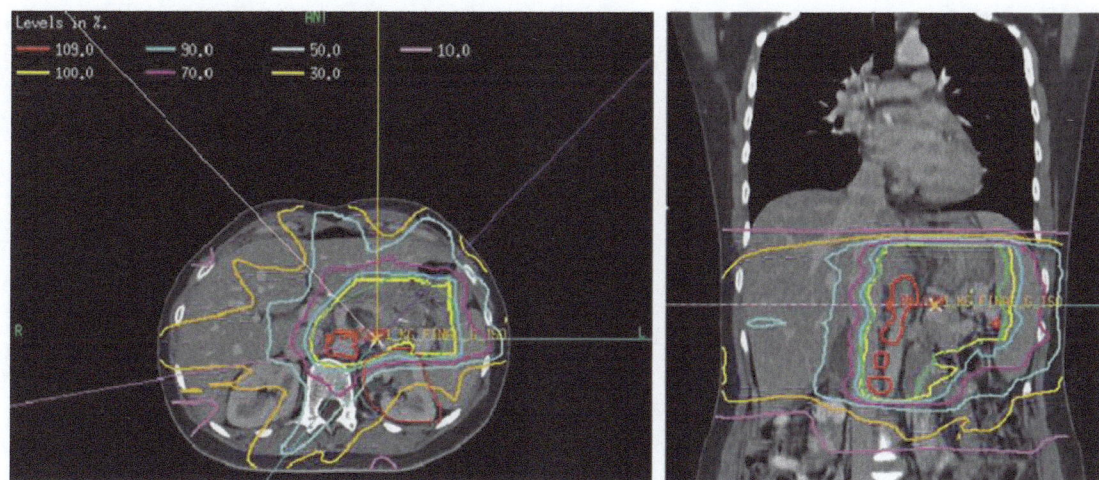

图 23.1　放疗计划的横断位与冠状位图像显示等剂量线

在进行调强放射治疗时，其中术后瘤床与区域淋巴结为高剂量射线照射，而正常结构则尽量减少照射

胃癌辅助放疗的临床靶区体积取决于原发肿瘤的位置以及受累淋巴结的情况。肿瘤直接扩散以及淋巴回流的多样性和广泛性迫使放射肿瘤学医师进行大放射野照射，以期覆盖潜在复发的区域，这也造成了高比例的急性或迟发的毒性反应发生率。另外，老的研究例如 INT 0116 是在 2D 计划时代开展的，通常采用前后野照射，因此造成大范围的高敏感腹腔脏器的不必要照射。为此，多项研究评估了 3D 适形放疗和 IMRT 放疗的可行性及安全性[27~30]。手术方式取决于原发肿瘤的部位及侵犯程度。对于侵犯贲门或近端 1/3 的胃癌，推荐行全胃切除及 Roux-en-Y 吻合术。在这种术式中，在胃左动脉，胃右动脉的根部分别将其离断，将整个胃从 GEJ 至幽门下方的十二指肠进行移除。对于侵犯胃窦、幽门或远端 1/3 的胃癌，则胃次全切除是可行的。在这种术式中，常将胃左动脉从其根部离断，然而，不同于全胃切除，由于近端胃被完整保留，因此贲门左右两侧淋巴结以及部分胃小弯及胃大弯侧淋巴结不会被手术切除[31]。

靶区中包括的淋巴结位点取决于 T 分期、N 分期以及原发肿瘤的部位。如果淋巴结是病理学阴性（pN0），靶区则推荐包括胃周淋巴结即可。对于 pT4b 期患者，肿瘤侵犯的临近组织相关的淋巴结也应被包括在靶区中。如果淋巴结是病理学阳性（pN+），则包括的淋巴结区域取决于胃原发肿瘤的位置。对于近端胃癌，靶区则推荐包括胃周、腹腔干、脾周淋巴结，根据物理师的自行决策，也可以包括胰十二指肠、肝门部、食管周围以及纵隔淋巴结。对于远端胃癌，则推荐包括胃周、腹腔干、胰十二指肠、肝门部以及脾周淋巴结，脾门淋巴结亦可包括在内。计划靶区体积是在临床靶区体积的基础上扩展边界勾画而成，从而弥补脏器运动及设置的不确定性。靶区通常是比较大的，因此会将肾、肠以及肝的重要部分包括在内。

预期的放射剂量为 45Gy，每日分割剂量为 180cGy，如果有肿瘤残留，则剂量调整为 50.4～54Gy，每分割剂量为 180cGy。放疗的同时给予口服卡培他滨或静脉滴注 5-氟尿嘧啶。

总　结

总之，放疗仍然是胃癌辅助治疗的重要组成部分。放射计划及照射的重大进展可能在最小化毒性反应的同时让腹部放疗更加有效。正在进行的临床试验将进一步明确放疗在胃癌中的价值，进而有助于鉴别能从放疗中获益的高危患者。

参考文献

1. Sue-Ling H M, Johnston D, Martin I G, et al. Gastric cancer: a curable disease in Britain. BMJ, 1993, 307 (6904): 591-596.
2. Siewert J R, Bottcher K, Roder J D, et al. Prognostic relevance of systematic lymph node dissection in gastric carcinoma. German Gastric Carcinoma Study Group. Br J Surg, 1993, 80(8): 1015-1018.
3. Gunderson L L, Sosin H. Adenocarcinoma of the stomach: areas of failure in a re-operation series (second or symptomatic look) clinicopathologic correlation and implications for adjuvant therapy. Int J Radiat Oncol Biol Phys, 1982, 8(1): 1-11.
4. McNeer G, Vandenberg H, Jr., Donn FY, Bowden L. A critical evaluation of subtotal gastrectomy for the cure of cancer of the stomach. Ann Surg, 1951, 134(1): 2-7.
5. Thomson F B, Robins R E. Local recurrence following subtotal resection for gastric carcinoma. Surg Gynecol Obstet, 1952, 95(3): 341-344.
6. Landry J, Tepper J E, Wood W C, et al. Patterns of failure following curative resection of gastric carcinoma. Int J Radiat Oncol Biol Phys, 1990, 19(6): 1357-1362.
7. Macdonald J S, Smalley S R, Benedetti J, et al. Chemoradiotherapy after surgery compared with surgery alone for adenocarcinoma of the stomach or gastroesophageal junction. N Engl J Med, 2001, 345(10): 725-730. doi: 10.1056/NEJMoa010187.
8. Chung H T, Shakespeare T P, Wynne C J, et al. Evaluation of a radiotherapy protocol based on INT0116 for completely resected gastric adenocarcinoma. Int J Radiat Oncol Biol Phys, 2004, 59(5): 1446-1453. doi: 10.1016/j.ijrobp.2004.01.001.
9. Smalley S R, Benedetti J K, Haller D G, et al. Updated analysis of SWOG-directed intergroup study 0116: a phase III trial of adjuvant radiochemotherapy versus observation after curative gastric cancer resection. J Clin Oncol, 2012, 30(19): 2327-2333. doi: 10.1200/JCO.2011.36.7136.
10. Kim S, Lim D H, Lee J, et al. An observational study suggesting clinical benefit for adjuvant postoperative chemoradiation in a population of over 500 cases after gastric resection with D2 nodal dissection for adenocarcinoma of the stomach. Int J Radiat Oncol Biol Phys, 2005, 63(5): 1279-1285. doi: 10.1016/j.ijrobp.2005.05.005.
11. D'Angelica M, Gonen M, Brennan M F, et al. Patterns of initial recurrence in completely resected gastric adenocarcinoma. Ann Surg, 2004, 240(5): 808-816.
12. Janunger K G, Hafstrom L, Glimelius B. Chemotherapy in gastric cancer: a review and updated meta-analysis. Eur J Surg, 2002, 168(11): 597-608.
13. Panzini I, Gianni L, Fattori P P, et al. Adjuvant chemotherapy in gastric cancer: a meta-analysis of randomized trials and a comparison with previous meta-analyses. Tumori, 2002, 88(1): 21-27.
14. Mari E, Floriani I, Tinazzi A, et al. Efficacy of adjuvant chemotherapy after curative resection for gastric cancer: a meta-analysis of published randomised trials. A study of the GISCAD (Gruppo Italiano per lo Studio dei Carcinomi dell'Apparato Digerente). Ann Oncol, 2000, 11(7): 837-843.
15. Group G, Paoletti X, Oba K, et al. Benefit of adjuvant chemotherapy for resectable gastric cancer: a meta-analysis. JAMA, 2010, 303(17): 1729-1737. doi: 10.1001/jama.2010.534.
16. Lee J, Lim do H, Kim S, et al. Phase III trial comparing capecitabine plus cisplatin versus capecitabine plus cisplatin with concurrent capecitabine radiotherapy in completely resected gastric cancer with D2 lymph node dissection: the ARTIST trial. J Clin Oncol, 2012, 30(3): 268-273. doi: 10.1200/JCO.2011.39.1953.
17. Ajani J A, Mansfield P F, Janjan N, et al. Multi-institutional trial of preoperative chemoradiotherapy in patients with potentially resectable gastric carcinoma. J Clin Oncol, 2004, 22(14): 2774-2780. doi: 10.1200/JCO.2004.01.015.
18. Lowy A M, Mansfield P F, Leach S D, et al. Response to neoadjuvant chemo-therapy best predicts survival after curative resection of gastric cancer. Ann Surg, 1999, 229(3): 303-308.
19. Ajani J A, Winter K, Okawara G S, et al. Phase II trial of preoperative chemoradiation in patients with localized gastric adenocarcinoma (RTOG 9904): quality of combined modality therapy and pathologic response. J Clin Oncol, 2006, 24(24): 3953-3958. doi: 10.1200/JCO.2006.06.4840.
20. Hartgrink H H, van de Velde C J, Putter H, SongunI, et al. Neo-adjuvant chemotherapy for operable gastric cancer: long term results of the Dutch randomised FAMTX trial. Eur J Surg Oncol, 2004, 30(6): 643-649. doi: 10.1016/j.ejso.2004.04.013.

21. Schuhmacher C, Gretschel S, Lordick F, et al. Neoadjuvant chemotherapy compared with surgery alone for locally advanced cancer of the stomach and cardia: European Organisation for Research and Treatment of Cancer randomized trial 40954. J Clin Oncol, 2010, 28(35): 5210-5218. doi: 10. 1200/ JCO. 2009. 26. 6114.

22. Wu E, Xu G, Wang H, et al. Neoadjuvant chemotherapy versus none for resectable gastric cancer. Cochrane Database Syst Rev, 2007, (4): CD005047. doi: 10. 1002/ 14651858. CD005047. pub2.

23. Cunningham D, Allum W H, Stenning S P, et al. Perioperative chemotherapy versus surgery alone for resectable gastroesophageal cancer. N Engl J Med, 2006, 355(1): 11-20. doi: 10. 1056/NEJMoa055531.

24. Rice T W, Rusch V W, Ishwaran H, et al. Cancer of the esophagus and esophagogastric junction: data-driven staging for the seventh edition of the American Joint Committee on Cancer/International Union Against Cancer Cancer Staging Manuals. Cancer, 2010, 116(16): 3763-3773. doi: 10. 1002/cncr. 25146.

25. Leers J M, DeMeester S R, Chan N, et al. Clinical characteristics, biologic behavior, and survival after esophagectomy are similar for adenocarcinoma of the gastroesophageal junction and the distal esophagus. J Thorac Cardiovasc Surg, 2009, 138(3): 594-602 (discussion 601-602). doi: 10. 1016/j. jtcvs. 2009. 05. 039.

26. Santoro J P, Yorke E, Goodman K A, et al. From phase-based to displacement-based gating: a software tool to facilitate respiration-gated radiation treatment. J Appl Clin Med Phys, 2009, 10(4): 132-141.

27. Ringash J, Khaksart S J, Oza A, et al. Post-operative radiochemotherapy for gastric cancer: adoption and adaptation. Clin Oncol (R Coll Radiol), 2005, 17(2): 91-95.

28. Ringash J, Perkins G, Brierley J, et al. IMRT for adjuvant radiation in gastric cancer: a preferred plan? Int J Radiat Oncol Biol Phys, 2005, 63(3): 732-738. doi: 10. 1016/j. ijrobp. 2005. 03. 013.

29. Lohr F, Dobler B, Mai S, et al. Optimization of dose distributions for adjuvant locoregional radiotherapy of gastric cancer by IMRT. Strahlenther Onkol, 2003, 179(8): 557-563.

30. Wieland P, Dobler B, Mai S, et al. IMRT for post-operative treatment of gastric cancer: covering large target volumes in the upper abdomen: a comparison of a step-and-shoot and an arc therapy approach. Int J Radiat Oncol Biol Phys, 2004, 59(4): 1236-1244. doi: 10. 1016/j. ijrobp. 2004. 02. 051.

31. Wo J Y, Yoon S S, Guimaraes A R, et al. Gastric lymph node contouring atlas: a tool to aid in clinical target volume definition in 3-dimensional treatment planning for gastric cancer. Pract Radiat Oncol, 2013, 3(1): e11-19. doi: 10. 1016/j. prro. 2012. 03. 007.

第 24 章

胃癌的靶向治疗和新药：对未来的展望

Georgios D. Lianos, Alberto Mangano, Stefano Rausei, Aikaterini Lianou, Zoi Anastasiadi, Gianlorenzo Dionigi and Dimitrios H. Roukos

王祎楠　译

简　介

　　胃癌是一种侵袭性疾病，尽管近年来它的发病率有所下降，但仍是第四大最常见的癌症，也是全世界第三大癌症相关的死因。外科手术是唯一可能治愈胃癌的方法，但尽管有手术方式的优化（R0 切除）、放射治疗和细胞毒性化疗，胃癌的 5 年生存率依然很低[1]。

　　据报道，每年有 90 万名患者被诊断出胃癌。约 25% 的患者可通过在当前标准治疗的基础上加用曲妥珠单抗（赫赛汀）获益。R0 切除和多模式辅助治疗后的 5 年生存率约为 40%。尽管Ⅱ期和Ⅲ期的胃癌患者进行了围手期的辅助化疗，以 5 年复发率或病死率衡量的整体治疗失败率在西方患者中超过 60%。美国胃癌患者标准放疗、化疗后的结果也不尽如人意，与西方其他国家相比，日本患者较高的 5 年生存率（60%）可以用标准化的第 2 站淋巴结切除术和不同的肿瘤生物学来解释[2, 3]。

　　靶向治疗为胃癌患者更好的预后提供了潜在的可能[4]。在过去的 10 年中，一些针对重要下游信号关键组分的药剂已被开发出来，并获得了美国食品和药物管理局（Food and Drug Administration, FDA）的批准用于一系列的癌症治疗[4]。对各种类型癌症分子通路的最新深入了解，为发现新兴的激动人心的靶向治疗方法铺平了道路[5]。

　　在这一章中，我们将讨论关于治疗这种侵袭性疾病的靶向药物的最新科学进展，并提出在这一议题上对未来的展望。

胃癌指南

　　胃癌是世界上第三大癌症死因。毫无疑问，准确的分期对于肿瘤预后的估计至关重要。最近，日本胃癌协会（Japanese Gastric Cancer Association, JGCA）发布了最新版的指南。在西方国家，国际抗癌联盟（International Union against Cancer, UICC）和美国癌症联合委员会（American Joint Committee Cancer, AJCC）都提出了原发灶 - 淋巴结 - 转移灶（tumor-node-metastasis, TNM）分期系统。最近，JGCA 新版的 TNM 分类系统与 UICC 第 7 版的 TNM 分类系统达成了一致。最有意义的修改是采用了 TNM 提出的分期，并简化了淋巴结清扫术的定义。总之，UICC、AJCC 和 JGCA 为建立一种用于胃癌治疗的"通用语言"做出了巨大的努力[6, 7]。

　　这一"通用语言"提出，对于 Tis 或 T1a 期的肿瘤患者，建议进行内镜下黏膜切除术[7, 8]。再者，不论淋巴结情况如何，手术是 T_{1b-2} 期或更晚期肿瘤治疗的基础。T_{1b-3} 期肿瘤推荐足够的胃切除术以保证显微镜下切缘阴性，而 T4 期的肿瘤需要完整切除相关受侵组织或器官。对于 D2 淋巴结清扫术，淋巴结清扫无疑是多年来在东亚对于可治胃癌的标准疗法。相反，在西方国家，D2 淋巴结清扫术直到最近才成为一种推荐的手术方案[9]。

另一个关键领域是化疗。日本的指南与欧洲和美国［国家综合癌症网络（National Comprehensive Cancer Network，NCCN）］的指南不同[10]。在辅助化疗中，日本强烈推荐Ⅱ期和Ⅲ期的胃癌患者在 D2 切除后使用 S-1 治疗。在 ACTS-GC 试验中，使用 S-1 治疗的患者比仅接受手术治疗的患者表现出明显更佳的存活率。在西方国家，单纯手术对于大多数患者来说是不够的[11]。与 MAGIC 试验的结果一致，对于原发灶 T2 期及以上的胃癌患者，不论淋巴结情况如何，NCCN 建议用表柔比星、顺铂联合 5-氟尿嘧啶的方案或其改良方案行围术期化疗（1 类证据）。

此外，术前放化疗经评估后也可用于这些Ⅱ期和Ⅲ期胃癌的患者（2B 类证据）。对于未接受术前治疗的入选患者（不论有无淋巴结转移的 T3 期和 T4 期胃癌患者，肿瘤分化较差、伴淋巴管及神经浸润的年龄小于 50 岁的 T2N0 胃癌患者），推荐其接受术后放化疗（在基于氟尿嘧啶的放化疗前后，使用 5-氟尿嘧啶±甲酰四氢叶酸钙或卡培他滨化疗）[10]。此外，根据东部地区 CLASSIC 试验的结果，对于 D2 胃切除术后 T3 期和 T4 期的胃癌患者，不论有无淋巴结转移，术后化疗方案均应包括卡培他滨和奥沙利铂。此外，对于 M1 期或不可切除的胃癌，NCCN 推荐多西他赛、顺铂联合 5-氟尿嘧啶的治疗方案或其改良版的治疗方案，而在日本，S1 联合顺铂的治疗方案被广泛应用[10, 12]。对于 HER2/neu 阳性的患者考虑积极化疗联合曲妥珠单抗（赫赛汀）[13, 14]。为了突出现有的差异，我们可提及西方国家的生存率在辅助放化疗和新辅助化疗后似乎有所提高，而这一结论在日本还未被证实。尽管胃癌的治疗、管理和化疗方案在日本和西方国家之间存在差异，但肿瘤的不同生物学行为似乎影响了这些患者的整体生存率。东亚国家和西方国家之间胃癌的生物学和肿瘤学差异可以用人种间的遗传变异和全基因组功能来解释。对胃癌患者遗传变异的解释应包括在当地地域遗传背景中[7, 15]。

ERBB/HER/EGFR 表皮生长因子受体家族

1962 年和 1978 年表皮生长因子（epidermal growth factor，EGF）及表皮生长因子受体（epidermal growth factor receptor，EGFR）的发现均为分子肿瘤的新时代开辟了道路[16]。然而，这些基础研究成果向临床的成功转化仅发生在过去的十年中。ERBB/HER 或 EGFR 家族的代表是 4 个具有相似结构属性的受体酪氨酸激酶。这 4 个激酶分别是 HER1（EGFR）、HER2、HER3 和 HER4，每一个都包含一个胞外配体结合域，一个跨膜域，以及一个胞内酪氨酸激酶域[16, 17]。配体与 EGFR 的胞外域结合后形成同源二聚物（结合另一个 EGFR）或异源二聚物（结合 ERBB 家族的另一成员）。据报道，在肠道和肾组织中可见 EGFR 的正常表达，而在许多肿瘤中已记录到 EGFR 的过度表达。

值得注意的是，EGFR 过度表达在胃癌中达到了 44%，在胃食管结合部附近这一概率上升到了 64%。据报道，胃食管结合部与较差的分化组织学，增加的侵袭度及更差的预后有关。HER2 的扩增和过度表达在乳腺癌和胃癌的发生、发展和转移中起着核心作用[17]。HER2 的状态被认为是重要的预测因素。HER2 阳性的乳腺癌或胃癌患者比 HER2 阴性的患者的存活率要低得多。因此，这个重要的受体是一个潜在的治疗靶点，通过这种方式，EGF 受体家族的关键活动可以在胞内或胞外被新研发的药物抑制[17, 18]。特别的是，针对胞外结合域的单克隆抗体（monoclonal antibodies，mAbs）抑制配体结合和随后的胞内酪氨酸激酶域活化。另一方面，EGFR 途径的酪氨酸激酶抑制药（tyrosine kinase inhibitors，TKIs）通过阻断 ATP 结合位点在受体的胞内域中表现出活性[17, 19]。

抗 EGFR 单克隆抗体

到目前为止，3 种针对 EGFR 的单克隆抗体（西妥昔单抗、帕尼单抗和马妥珠单抗）在胃癌患者的临床试验中进行了评估。

西妥昔单抗（爱必妥®，美国纽约 Imclone Systems 公司生产）

据报道，西妥昔单抗是一种部分人源化的鼠类抗 EGFR 单克隆抗体。此药被 FDA 批准用于伊立替康难治的转移性结直肠癌。该药物联合标准细胞毒性化疗作为晚期胃癌一线治疗的疗效已在几个Ⅱ期非随机试验中进行了研究[20]。这些研究报道的总体生存率（overall survival，OS）介于 9~16 个月。随机Ⅱ期研究 CALGB80403/ECOG 1206 比较了西妥昔单抗联合三种细胞毒性化疗方案（伊立替康-

顺铂,甲酰四氢叶酸钙-5-氟尿嘧啶-奥沙利铂[FOLFOX方案],以及表柔比星-顺铂-5-氟尿嘧啶[ECF方案])在进展期食管贲门癌患者中的疗效。ECF-C和FOLFOX-C方案的应答率均>50%,OS相当。然而,与ECF-C相比,FOLFOX-C方案大于3级的毒性反应较少(78% vs.61%)。观察到的OS并没有显著高于单独使用细胞毒性化疗方案时的OS[21]。与西妥昔单抗相比,马妥珠单抗和帕尼单抗联合细胞毒性化疗用于晚期胃癌时,与潜在的疗效下降和毒性增加有关[22]。

西妥昔单抗应答标志物

EGFR在胃癌患者中的表达与患者对西妥昔单抗反应的关系尚不清楚:两个联合甲酰四氢叶酸钙-5-氟尿嘧啶-伊立替康(FOLFIRI)和FOLFOX化疗方案的试验并未表现出EGFR阳性与患者对西妥昔单抗反应之间的相关性,而另一项联合FOLFOX化疗方案的试验展现出EGFR阳性患者高达100%的整体反应率(overall response rate,ORR)[23]。然而,在结直肠癌患者中,EGFR过表达并不能预测西妥昔单抗或帕尼单抗的潜在益处。此外,在结直肠癌中,K-ras基因突变发生在40%的患者中,且与对西妥昔单抗和帕尼单抗无效密切相关,然而,K-ras基因突变在胃癌中是罕见的,且与对这些药物的耐药性无关[24]。

马妥珠单抗(EMD72000,默克公司生产)

马妥珠单抗是一种人源性抗EGFR单克隆抗体,随机Ⅱ期MATRIX试验探讨了马妥珠单抗联合表柔比星-顺铂-卡培他滨(ECX)化疗方法在晚期食管贲门癌一线治疗中的疗效[25]。马妥珠单抗-ECX组表现出了较差的无进展生存期(progression free survival,PFS)及总生存期(overall survival,OS)分别为(4.8个月 vs.7.1个月)及(9.4个月 vs.12.2个月),虽然差异无统计学意义,但提示我们在随机对照试验的设计中,评估新药联合常规化疗疗效的必要性[25]。

抗EGFR酪氨酸激酶抑制药(埃罗替尼-达沙替尼)

埃罗替尼(特罗凯®,美国加尼福利亚,Genetech公司生产)和吉非替尼(艾瑞莎®,英国伦敦,阿斯利康公司生产)是可口服的针对EGFR的酪氨酸激酶抑制药(tyrosine kinase inhibitors,TKIs),这两种新型药物均已被批准用于转移性非小细胞肺癌的治疗,其中应答常见于EGFR基因活化突变的患者[26]。此外,埃罗替尼联合吉西他滨的化疗方案也被批准用于胰腺癌的治疗。

这两种药物在治疗晚期胃癌的疗效评估中都得到了有争议的阴性结果。在一个Ⅱ期二线试验中,有30名早期进展的胃癌患者接受了埃罗替尼的治疗,只报道了两例应答,这两例均是EGFR阳性的鳞癌[27]。此外,腺癌的中位进展时间仅1.6个月。在一线试验中,单用埃罗替尼治疗胃及贲门腺癌的ORR分别为0和9%,这两组的中位OS分别为4个月和7个月[28]。类似的,吉非替尼在一线和二线试验中,显示的ORR仅3%~11%,中位OS为4~6个月。由于这些原因,埃罗替尼和吉非替尼到目前为止都没有广泛用于晚期胃癌的治疗。

以HER2为靶点:现有的证据

最近,FDA批准了超过35种抗癌药物,大约有150种药物在临床前和临床试验阶段,旨在发现更有效的治疗方法[30]。

在绝大多数情况下,这些抗癌药物针对的是单个特定的基因突变或扩增。这些药物通过抑制单细胞信号通路,可使被认为是癌症标志的病理细胞增殖、生存、生长、凋亡、入侵、血管生成、新陈代谢和转移复发、恢复正常[31]。尽管单基因靶向法的激增,制药工业和公共部门也进行了密集的研究和大量的投资,但这些单信号转导通路抑制药的疗效在大多数情况下都不显著。这些努力仅被转化成有转移的患者几周或几个月生存期的延长,但如果我们考虑到目前可用的靶向治疗的大量限制,这也并不奇怪[32]。

对可用的靶向药物原发或继发耐药的原因,包括,这些药物短暂的抗肿瘤活性,缺乏对患者及肿瘤异质性的考虑,对转录通路动力学的关注甚少,对肿瘤原癌基因及分子网络如何调节基因表达缺乏全面考虑[33]。

目前,这些药物中最重要的是曲妥珠单抗[34]。

曲妥珠单抗(赫赛汀®,Genetech公司生产):一个转化胜利

毫无疑问,靶向治疗是抗癌"战役"中的主要希望，也是迈向个性化医疗的一大步。伴随着曲妥珠单抗在临床中的成功，药物开发呈现出过度热情并大量快速增长[35]。

HER2（ERBB2）在胃癌中的过表达是易变的，据说在贲门癌中表达最高（20%~30%），在弥漫型胃癌中最低（6%），在胃远端的肠型胃癌中居中（10%~15%）[36]。

曲妥珠单抗是一种完全人源化的单克隆抗体，连接于受体的胞外域，通过阻碍 HER2 受体，抑制二聚化，以及诱导抗体依赖的细胞毒作用（antibody-dependent cellular cytotoxicity，ADCC）发挥作用，增加了受体的内吞作用，并可能参与了抗血管生成作用[37]。在针对 HER2 胞外结构域的小鼠单克隆抗体被生产出来，并在细胞株和异种移植中进行了评估后，曲妥珠单抗在 20 世纪 90 年代被开发出来[38]。

临床数据

尽管与胃癌有关的特定基因通路的信息很少，但 HER2 在胃癌中是扩增和过度表达的。值得注意的是，研究人员逐渐将 HER2 作为胃癌的一个重要的生物标志物，研究指出，在 7%~34% 的胃癌中 HER2 扩增或过度表达主要在肠型、贲门和近端胃癌中[39]。

Cortés-Funes 等人提出了一项 II 期研究的初步结果，研究包括 21 名初次化疗的 HER2 过表达的局部晚期或转移性胃癌患者。曲妥珠单抗的负荷剂量为 8mg/kg，维持剂量为 6mg/kg，顺铂的剂量为 $75 \, mg/m^2$，21 天为一周期，直至出现病情进展、不可耐受的毒性反应或同意退出。应答率为 35%，其中 17% 的患者达到疾病稳定。药物耐受性良好，没有观察到 4 级毒性反应，最常见的 3 级毒性反应是虚弱、恶心或呕吐、腹泻、食欲下降和中性粒细胞减少。

Egamberdiev 等人提出了另一项 II 期研究的初步结果，研究包括 16 名胃癌患者，曲妥珠单抗 6 mg/kg 一次联合顺铂 $100 \, mg/m^2$，第 1~3 天 +5- 氟尿嘧啶（5-Fu）$1000 \, mg/m^2$，第 1~3 天 + 亚甲酰四氢叶酸钙 $100 \, mg/m^2$，第 1~3 天，每 3 周一次。根据作者的报告，联合治疗组的客观应答率为 54.5%，对比单纯化疗组的患者仅为 33.3%，而这两组患者的中位缓解时间分别为 8.3 个月及 5.2 个月。在最近由 Grálvalos 等人进行的 II 期研究中，曲妥珠单抗负荷剂量 8mg/kg，维持剂量 6mg/kg+顺铂

$75 \, mg/m^2$，每 3 周为一周期的方案，被用于治疗初次化疗的不可切除的 HER2 过表达的晚期或转移性胃或食管贲门癌患者。228 名入组患者中有 22 名（9.6%）HER2 过表达。总体应答率为 32%，64% 的患者达到了疾病控制；中位进展时间为 5.1 个月。无 4 级毒性反应发生，而最常见的 3 级毒性反应是虚弱、中性粒细胞减少、食欲下降、腹泻和腹痛。有趣的是，更高的 HER2 胞外域水平与更好的疗效有关。最近的研究发现 HER2 过表达比先前报告的要低，特别是在远端胃癌中。在可切除的胃癌中报告的 HER2 阳性率为 8.1% 和 11.7%，这表明在可切除的胃癌中，HER2 的阳性率可能比晚期胃癌中的低[40, 41]。

ToGA 试验：现代肿瘤学的一座里程碑

III 期 ToGA 试验被视作现代肿瘤学的一座里程碑，该试验使曲妥珠单抗成为第一种在胃癌中被证实有生存获益的生物疗法。ToGA 试验是在 24 个国家进行的多中心、国际化的试验。它评估了曲妥珠单抗联合标准化疗方案（顺铂+卡培他滨或 5-FU）作为一线治疗用于 HER2 阳性的晚期（不可手术的局部晚期、复发或转移）胃癌和单独化疗的区别。入组的患者均接受了 6 周期化疗，其中，实验组的患者继续使用曲妥珠单抗治疗，直到疾病进展。顺铂 80 mg/m^2 静脉注射，第 1 天，卡培他滨 1000 mg/m^2 口服每日 2 次，持续 2 周，休息 1 周，或 5-Fu 800 $mg/m^2/d$ 连续静脉泵入，每周期的第 1~5 天。在第一个周期的第 1 天给予曲妥珠单抗负荷剂量 8mg/kg，之后以 6 mg/kg 维持。这项研究的主要终点是比较两组的 OS，而次要的终点则是比较两组的无进展的生存（PFS）、进展时间、总体应答率、疾病控制、应答持续时间和生存质量。重要的是要强调在这个"历史性"的试验中，在大约 3670 例肿瘤组织标本中有 22% 为 HER2 阳性（34% 的肠型、6% 的弥漫型和 20% 的混合型）。食管贲门癌及胃癌标本中观察到的阳性率最高，分别为 34% 和 20%。研究人员说，在晚期 HER2 阳性的胃癌患者中，曲妥珠单抗联合化疗组的 OS 明显优于相同化疗方案的单纯化疗组（联合治疗组的中位 OS 是 13.8 月，而在单纯化疗组中则是 11.1 个月）。这种效应仅出现在肠型胃癌患者中，但在弥漫型胃癌的患者中却没有观察到。联合曲妥珠单抗治疗后的中位 PFS（6.7 个月 vs. 5 个月）和放疗应答率（47% vs. 35%）也得到了改善。事实上，HER2 表达最强的患者获得了最大

的收益，在联合曲妥珠单抗治疗的患者中平均存活时间为17.9个月，而只接受化疗的患者仅为14个月[14]。

考虑曲妥珠单抗作为辅助药物治疗早期胃癌的可能获益是重要的。为了研究抗HER2治疗，我们进行了一些重要的试验。早发性胃癌(45岁或以下发病)的HER2过表达率比晚发性病例要低，可能有不同的分子遗传途径[14]。

基于这些结果，曲妥珠单抗在美国和欧洲已经获得许可并被批准用于治疗晚期胃癌[14]。

局限性

曲妥珠单抗联合化疗应答率的绝对收益是12.8%，并使OS延长了2.4个月。这些数据表明，即使HER2阳性的患者也会出现对曲妥珠单抗的耐药性。然而，由于可切除的胃癌术后残留的病灶较少，曲妥珠单抗治疗的5年生存率获益可能会比辅助治疗中更大[42]。

然而，由于耐药性及疾病复发或有致死结局的疾病进展率仍然很高，胃癌患者的总体生存获益还是很小。振奋人心的研究集中在耐药性的分子机制上，旨在开发出具有更高临床应答率的新型高效药物[42]。

克服耐药性

分子靶向治疗的耐药性是目前导致治疗失败的主要原因。同样，在ToGA研究中，曲妥珠单抗在HER2阳性的晚期胃癌患者中的绝对额外应答率很小，仅为12.8%。考虑到HER2阳性的患者约占25%，只有3.12%的胃癌患者能从曲妥珠单抗治疗中受益[42]。

曲妥珠单抗-艾坦辛(T-DM1)

曲妥珠单抗-艾坦辛(T-DM1)是一种包含了曲妥珠单抗的HER2靶向抗癌能力和微管抑制药DM1(美坦辛的衍生物)的抗体-药物偶联物(ADC)，抗体和细胞毒性药物稳定连接形成共轭化合物。有趣的是，T-DM1允许针对HER2过表达肿瘤细胞的胞内药物传输，从而改善疗效并尽量减少正常组织细胞暴露于药物中。似乎T-DM1通过与HER2过表达的肿瘤细胞结合而被内化。此外，它是第一个有稳定且独特连接的HER2靶向ADC。T-DM1是一种目前正在进行各种临床试验的ADC。在其发展的早期，进行了专门的研究以确定使曲妥珠单抗与DM1形成共轭的最佳连接。有趣的是，在临床前的研究中，有证据表明，通过一种不可还

原的硫醚将DM1与曲妥珠单抗连接后产生了优越的活性，改善了药物动力学，与通过二硫化物连接到DM1的曲妥珠单抗相比，其毒性更小。此外，T-DM1被证明对HER2阳性细胞有选择性，在体外试验中，与单独使用曲妥珠单抗相比显示出了增强的效能，并在体内外试验中保留了抗曲妥珠单抗耐药性的活性。换句话说，T-DM1是一种通过一个稳定的连接结合一种单克隆抗体和一种细胞毒药物的新型药物。目前正在进行的一项试验对比了T-DM1及标准的紫杉醇疗法用于HER2阳性胃癌患者的有效性和安全性。在这项研究中，患者将被随机分为三组，第一组每3周予以T-DM1 3.6mg/kg，第二组每周予以T-DM1 2.4mg/kg，第三组予以标准的紫杉醇治疗，至少治疗4个周期(12周)。终点包括：OS、PFS、应答持续时间、胃癌的进展时间以及安全性。不久的将来，T-DM1在HER2阳性胃癌治疗手段中的确切角色将得以确定[42, 43]。

抗HER2的酪氨酸激酶抑制药

拉帕替尼(泰克博®，葛兰素史克公司生产)

其他的HER2靶向药物也逐渐被开发出来，其中包括拉帕替尼。拉帕替尼是一种口服的合成药物，其联合卡培他滨被批准用于HER2阳性乳腺癌的治疗。拉帕替尼通过阻断酪氨酸激酶的活性抑制HER2信号。在亚洲，拉帕替尼联合紫杉醇治疗HER2胃癌的研究(TYTAN)中，来自5个亚洲国家的患者被随机分配到拉帕替尼(每日1 500 mg)+紫杉醇组(每周80 mg/m²)或单独紫杉醇组。这项研究的主要终点是OS，研究并没有显示出主要终点的改善。然而，拉帕替尼在IHC 3+亚组中显示出了很强的效能。这些结果表明，HER2阳性胃癌的定义对于开发新型抗HER2药物非常重要。如上所述，拉帕替尼是一种口服的酪氨酸激酶抑制药(tyrosine kinase inhibitors, TKIs)，对EGFR和HER2/neu有活性，已被批准用于治疗HER2阳性的难治乳腺癌。在胃癌中使用该药物至今为止都不是很有希望。拉帕替尼作为一组未经选择的晚期胃癌患者的一线治疗药物被进行了评估，在这项评估研究中(SWOG S041)，部分应答率仅为7%，中位OS为5个月，与标准的细胞毒性化疗相比疗效不佳。一项拉帕替尼单药用于25名以前治疗过的

IHC 或 FISH（仅 HER2）检测中 EGFR 或 HER2 阳性胃癌患者的研究得到的 ORR 为 0，且仅 2 例达到疾病稳定。两项评估拉帕替尼用于 HER2 阳性患者疗效的 Ⅲ 期试验正在进行中：逻辑试验（NCT0068090），对比卡培他滨和奥沙利铂联合或不联合拉帕替尼的疗效；TYTAN 试验，对比二线紫杉醇联合或不联合拉帕替尼的疗效（NCT00486954）[44, 45]。

胃癌的抗血管生成策略

大多数实体肿瘤的生长和转移与血管生成是紧密相关的。血管内皮生长因子（vascular endothelial growth factor，VEGF）通路是血管生成的关键调节因子，这一认识导致了几种 VEGF 靶向药物的开发，包括 VEGF 或其受体（VEGFR）的中和抗体和针对 VEGFR 的 TKIs。新血管生成对肿瘤的生长和转移至关重要。VEGF 是这一过程中最有力的中介。VEGF 与高亲和力受体 VEGFR（1 型和 2 型）结合，导致内皮细胞迁移和增殖以及细胞外基质的变化，从而引起血管渗透性增加和持续的新血管生成。使用单克隆抗体和 TKIs 的抗血管生成策略改善了一些类型肿瘤的 OS，如结肠癌、肾癌、非小细胞肺癌和肝细胞癌，并在很多胃癌患者中进行了评估。据报道，胃癌患者肿瘤和血清 VEGF 水平的增加与预后不良有关[46, 47]。

抗 VEGF 的单克隆抗体治疗

贝伐珠单抗（安维汀®，Genetech 公司生产）

众所周知，贝伐珠单抗是一种人源化的抗 VEGF 单克隆抗体，它被批准用于治疗转移性结肠直肠癌、乳腺癌、肾细胞癌、非小细胞肺癌和胶质母细胞瘤。有很多有前景的Ⅱ期研究评估了贝伐珠单抗联合一线化疗治疗晚期胃癌的疗效，并报告了长达 17 个月的 OS。至于Ⅲ期试验，大型随机Ⅲ期 AVAGAST 试验比较了贝伐珠单抗联合顺铂/氟尿嘧啶用于 780 例接受一线治疗的胃癌患者的疗效，研究结果令人泄气。单纯化疗组和化疗联合贝伐珠单抗组的 OS 分别是 10.1 个月和 12.2 个月（HR0.87；$P = 0.1002$）。PFS 和抗肿瘤应答在包含贝伐珠单抗的组中获得了显著改善，应答率从 37% 增加到 46%，PFS 从 5.3 个月

增加到 7.7 个月[48~53]。

抗血管生成的 TKIs

抗血管生成的 TKIs 在肾细胞和肝细胞癌的治疗中有效，也正逐步尝试用于胃癌的治疗。

舒尼替尼（索坦®，美国纽约，辉瑞制药公司生产）

多靶点 TKI 舒尼替尼对 VEGFR、Raf、血小板源性生长因子受体 β、成纤维细胞生长因子受体和 c-KIT 均具有活性。目前，舒尼替尼单药（50 mg/d）作为二线或三线治疗用于进展期胃癌患者的疗效正在两个非随机Ⅱ期研究中被评估。一项亚洲研究显示，部分应答率为 2.6%，6 周以上疾病稳定率为 32.1%，中位 PFS 为 2.3 个月，中位 OS 为 6.8 个月。在另一项Ⅱ期试验中，舒尼替尼单药用于 52 名化疗耐药的晚期胃癌患者效果较差，中位 OS 仅为 5.8 个月。虽然舒尼替尼在这些患者中耐受良好，但这些研究显示单药治疗临床收效甚微。因此，为了得到舒尼替尼的治疗获益，对比二线化疗联合舒尼替尼与单纯化疗在患者中疗效的随机试验是必要的。一项对比单独 FOLFIRI 方案或联合舒尼替尼用于二线治疗的Ⅱ期试验正在进行（NCT01020630）[54]。

索拉非尼（多吉美®，德国，拜耳制药公司生产）

索拉非尼是一种有效的 Raf 酪氨酸激酶的抑制药，它也可以抑制其他一些与胃癌进展有关的受体酪氨酸激酶，如 VEGFR2 和 VEGFR3。根据肝细胞癌试验的数据，几项研究被设计出来以探讨索拉非尼在晚期胃癌中的作用。在一项针对转移（80%）或局部晚期（20%）的胃癌或食管贲门癌患者的Ⅱ期研究中（$n = 44$），在 21 天的周期内予以索拉非尼（400 mg 每日 2 次口服）联合多西他赛和顺铂，中位 OS 为 13.6 个月，PFS 为 5.8 个月，应答率为 41%。作者认为索拉非尼联合多西他赛和顺铂治疗胃癌是有效且可耐受的。索拉非尼联合多西他赛/顺铂化疗的 ORR 为 41%，31% 的患者达到了疾病稳定，且不良反应可耐受。据报道，中位 OS 为 12.6 个月。一项在 21 名局部晚期或转移性胃癌患者中关于索拉非尼联合顺铂/卡培他滨剂量的研究取得了同样鼓舞人心的结果，其中 ORR 为 62%，中位 PFS 和中值 OS 分别为 10 个月和 14.7 个月[55, 57]。

胃癌中的其他靶点

尽管目前针对 ERBB/HER 家族成员及胃癌中血管生成的药物已备受瞩目,但仍有多个潜在靶点正在研发中。在胃癌中公认上调的 mTOR/PI3K 通路,已在肾细胞癌和神经内分泌肿瘤中成为了成功的靶点。

依维莫司

依维莫司(RAD001)是一种口服的哺乳动物西罗莫司靶蛋白(mammalian target of rapamycin, mTOR)抑制药,它是 Akt 通路的下游。一项包含 53 名既往接受过治疗的晚期胃癌患者的 II 期研究结果显示,疾病控制率(DCR)为 56.0%,中位 PFS 为 2.7 个月。中位随访时间为 9.6 个月,中位总生存率(OS)为 10.1 个月,且耐受良好。在之前日本的一项转移性胃癌的 I 期/II 期研究获得了显著应答后,一项评估依维莫司作为二线或三线药物,治疗 656 名晚期胃癌患者的随机对照研究开始进行。尽管依维莫司组的 PFS 得到了显著改善(1.7 个月对比安慰剂组 1.4 个月;$p < 0.0001$),但该研究的主要终点,OS 并没有显著延长(依维莫司组 5.4 个月对比安慰剂组 4.3 个月;$P = 0.1244$)[58]。

挑战和未来前景

从分子靶向药物的临床发展中获得的新数据,有望转化为晚期胃癌患者的生存获益。最近,ToGA 研究的最终结果表明曲妥珠单抗联合化疗可在 HER2 阳性胃癌患者中获得重要的生存获益。然而,这种获益仅限于 20% 的患者(HER2 阳性的晚期胃癌患者)。因此,急需更有效的靶向药物的研发,以及预测和预后分子标记物的识别,以选择可从特定的化疗方案和靶向治疗中获益最多的患者。近端、远端和弥漫型胃癌的流行病学、病理学和临床表现不尽相同,这一点可由胃癌不同亚型的不同 HER2 表达得以证明。这些差异表现为不同的分子表型,其中不同的基因可能会成为新型疗法的潜在靶点。未来最大的挑战将是多靶点药物的识别,无论是否联合传统的细胞毒化疗[42, 59, 60]。

对未来的展望

所有的研究人员都同意使用新一代测序技术(new generation sequencing, NGS)的 1 000 基因组计划,其标志着个人全基因组分析的新时代。这个国际联盟的设计初衷是为了回答一个重要问题:不同地理区域和不同祖先人群的基因组序列有何不同,以及基因组差异对人类疾病有何影响。来自世界各地 14 个人种 1 092 人的大规模基因组研究首次提供了海量数据:3 800 万单核苷酸多态性,140 万短插入和缺失,大约 14 000 个更大的缺失[61]。这项研究为证明来自不同人群的个体携带着不同情况的变异提供了证据。1 000 基因组计划数据的含义是,对某种特定疾病的个体中罕见变异的解释应该基于当地的地理遗传背景[62]。基于这一资源,新的研究可能会揭示东亚国家和西方国家之间胃癌潜在罕见基因突变的差异,解释了美国及欧洲相较中国、日本及韩国肿瘤侵袭性较高,而存活率较低的原因[7, 10]。

在过去的 20 年里,胃癌和胃肠道瘤的治疗总体上得到了改善。特别是腹腔镜手术改善了短期结果,并通过减轻疼痛,缩短住院时间,减小手术切口提高了生活质量[7, 63, 64]。然而,在治疗晚期疾病和其他治疗失败率高的肿瘤方面几乎没有取得进展。在 1 000 基因组计划之后,DNA 元素百科全书计划使用高通量 NGS 法对人类基因组的功能组件进行了描绘。这两个国际性的大规模计划改变了人类生物学和基因组组成的生物医学研究。这些最新的数据,设定了人类疾病和癌症的基因组基础,为医学铺平了道路,特别是癌症的预防和治疗[65, 66]。一个识别遗传和体细胞点突变及人类基因组更大的结构变化的新纪元已被开启。下一个更加令人兴奋的挑战是揭示基因组规模的遗传和表观遗传畸变如何影响和扰乱癌症的调控网络、分子回路和信号通路[67]。理解人类基因组控制和细胞功能背后的潜在组织原则是最合理的改善胃癌预后和治疗的方法[68]。

从细胞株到血液和组织等生物样本,NGS 的应用为遗传和体细胞突变如何影响 DNA 调节,以及如何影响驱动健康和患病机体中基因表达及细胞控制的转录调控网络提供了至关重要的见解。东西方国家胃癌患者之间的点突变、更大的结构变化和表观基因组畸变都可能有所不同。在这种情况下，管理和治疗方法可能需要根据地域作出调整[69]。

　　未来的目标是开发以个人基因突变情况和转录组结构为基础的高效复方制剂，这是下一代以基因组诊断学为基础的治疗[70, 71]。

　　时下测序技术的重大突破，不仅揭示了蛋白质编码序列识别基因内变异的重要性，还揭示了影响转录和基因表达以确保人类生理和进化生物多样性的非编码调节性自然变异的重要性[72, 75]。全基因组关联研究表明，大多数（约 88%）疾病相关的易感基因位点的变异都在人类基因组的非编码区[76]。因此，使用下一代测序技术的全基因组测序/全外显子测序和 RNA 测序的蛋白质编码和非编码"地图"的绘制可显著提高我们对癌症的理解[77~80]。了解个体间的遗传变异、多样性和异质性作为表型多样性和患者间肿瘤基因和染色体突变异质性的原因，或者编码和非编码 DNA 和 RNA 多样性的原因，对理解、预防和"抗击"癌症至关重要[81]。

　　然而，目前以高通量测序为基础的，对先前克隆突变进化和患者间、肿瘤间多样性/异质性的确认，显著增加了对于如何预测肿瘤应答与为每位患者选择最好的药物和治疗的挑战性。然而，这并不是努力达到完善的个体化治疗途中的唯一问题[82~84]。除了患者的基因突变情况的评估以外，下一个挑战是了解这些异质的基因组畸变是如何影响个体基因组功能、细胞信号网络和基因表达调节的[85]。现在有一个明确的共识，即个性化临床药物治疗比人们最初认为的要复杂得多。了解转录通路，推动基因表达调控是一个困难的挑战，它需要技术和方法的革新。新的研究工作正在探索癌细胞进展和转移背后的，调控基因表达的全基因组分子机制。[86]现在，在后编码时代，高通量测序和排序、活细胞成像技术以及使用生物传感器联合新的精准算法的分子交互可视化等激动人心的突破性技术使分子间相互作用，转录通路及通过细胞内信号网络调节基因表达的研究得以实现[87]。我们现在正从持续了 60 年的标准、线性、简化的单基因转录控制的人类生物学和医学转向一个更加复杂的驱动基因调控的转录网络，基因组网络医学（genome network medicine，GNM）的后编码时代刚刚开始[88]。GNM 的目标是在大规模的国际基因组研究中，对患者来源的标本进行基于生物标本的癌症基因组结构分析[89]。预计这些患者来源的基因组学不仅能够完

善各种癌症类型的基因突变目录，而且还能为突变和表观遗传学的全基因组情况如何影响转录调控网络、基因功能和癌细胞转移能力提供突破性的信息。尽管这一目标似乎过于雄心勃勃，而且很难达到，但这可能是显著改善癌症患者预后的唯一方法[90]。这一合理的基于网络，结合了基因组科学和网络生物学进展的方法，为新型生物标记物的开发提供了很大的可能性，这一强大的生物标记物将用于评估现有药物的敏感性或耐药性，以及开发下一代基于转录调控网络的新药物[91]。

结　论

　　虽然曲妥珠单抗已被确立为晚期或转移性 HER2 阳性胃癌的标准治疗用药，但我们希望达到的在辅助治疗、耐药性疾病复发和疾病进展方面的相似疗效将继续成为主要的临床问题之一。T-DM1 可以进一步提高 HER2 阳性患者的存活率，但在临床使用前应等待Ⅲ期试验的结果。

　　所有现有的靶向药物，包括曲妥珠单抗，都是基于单线转录的传统观点上发展起来的。然而，所有这些药物都被其不长久且"温和"的疗效所限制。

　　在后编码的新时代，我们希望基于转录调控网络的新一代药物被开发出来。

参考文献

1.　Jemal A, Bray F, Center M M, et al. Global cancer statistics. CA Cancer J Clin, 2011, 61(2): 69-90.

2.　Forman D, Pisani P. Gastric cancer in Japan-honing treatment, seeking causes. N Engl J Med, 2008, 359(5): 448-451.

3.　Miao R L, Wu A W. Towards personalized perioperative treatment for advanced gastric cancer. World J Gastroenterol, 2014, 20(33): 11586-11194

4.　Kim C, Mulder K, Spratlin J. How prognostic and predictive biomarkers are transforming our understanding and management of advanced gastric cancer. Oncologist, 2014, 19: 1046-1055.

5.　Kimura Y, Oki E, Yoshida A, et al. Significance of accurate human epidermal growth factor receptor-2 (HER2) evaluation as a new biomarker in gastric cancer. Anticancer Res, 2014, 34(8): 4207-4212.

6.　Sano T. Evaluation of the gastric cancer treatment guidelines of the Japanese Gastric Cancer Association. Gan to Kagaku Ryoho, 2010, 37(4): 582-586.

7. Bali C D, Lianos G D, Roukos D H. Gastric cancer guide-lines and genome differences between Japan and the west. Future Oncol, 2013, 9(8): 1053-1056.

8. Japanese Gastric Cancer Association. Japanese gastric cancer treatment guidelines (ver. 3). Gastric Cancer, 2011, 14(2): 113-123.

9. Sano T, Aiko T. New Japanese classifications and treatment guidelines for gastric cancer: revision concepts and major revised points. Gastric Cancer, 2011, 14 (2): 97-100.

10. NCCN (National Comprehensive Cancer Network). National Comprehensive Cancer Network Guidelines, 2012.

11. Washinqton K. 7th edition of the AJCC cancer staging manual: stomach. Ann Surg Oncol, 2010, 17(12): 3077-3079.

12. Sakuramoto S, Sasako M, Yamaguchi T, et al. Adjuvant chemotherapy for gastric cancer with S-1, an oral fluoropy-rimidine. N Engl J Med, 2007, 357(18): 1810-1820.

13. Cunningham D, Allum W H, Stenning S P, et al. Periop-erative chemotherapy versus surgery alone for resectable gastroesophageal cancer. N Engl J Med, 2006, 355(1): 11-20.

14. Bang Y J, Van Cutsem E, Feyereislova A, et al. Trastu-zumab in combination with chemotherapy versus chemo-therapy alone for treatment of HER2-positive advanced gas-tric or gastro-oesophageal junction cancer (ToGA): a phase III, open-label, randomised controlled trial. Lan-cet, 2010, 376(9742): 687-697.

15. Macdonald J S, Smalley S R, Benedetti J, et al. Chemora-diotherapy after surgery compared with surgery alone for adenocarcinoma of the stomach or gastroesophageal junc-tion. N Engl J Med, 2001, 345(10): 725-730.

16. Katsios C, Baltogiannis G, Roukos D H. Progress, chal-lenges and new genome-based concepts in the multidiscipli-nary treatment of gastric cancer. Expert Rev Anticancer T-her, 2011, 11(4): 503-506.

17. Roukos D H. Targeting gastric cancer with trastuzumab: new clinical practice and innovative developments to over-come resistance. Ann Surg Oncol, 2010, 17(1): 14-17.

18. Shah M A, Khanin R, Tang L H, et al. Molecular classi-fication of gastric cancer: a new paradigm. Clin Cancer Res, 2011, 17(9): 2693-2701.

19. Meza-Junco J, Au H J, Sawyer M B. Trastuzumab for gas-tric cancer. Expert Opin Biol Ther, 2009, 9 (12): 1543-1551.

20. Pinto C, Di Fabio F, Barone C, et al. Phase II study of cetuximab in combination with cisplatin and docetaxel in patients with untreated advanced gastric or gastro-oesophag-eal junction adenocarcinoma (DOCETUX study). Br J Cancer, 2009, 101(8): 1261-1268.

21. Pinto C, Di Fabio F, Siena S, et al. Phase II study of cetuximab in combination with FOLFIRI in patients with untreated advanced gastric or gastroesophageal junction ad-enocarcinoma (FOLCETUX study). Ann Oncol, 2007, 18 (3): 510-517.

22. Moehler M, Mueller A, Trarbach T, et al. Cetuximab with irinotecan, folinic acid and 5-fluorouracil as first-line treat-ment in advanced gastroesophageal cancer: a prospective multi-center biomarker-oriented phase II study. Ann On-col, 2011, 22(6): 1358-1366.

23. Han S W, Oh D Y, Im S A, et al. Phase II studyand bio-marker analysis of cetuximab combined with modified FOL-FOX6 in advanced gastric cancer. Br J Cancer, 2009, 100 (2): 298-304.

24. Kim C, Lee J L, Ryu M H, et al. A prospective Phase II study of cetuximab in combination with XELOX (capecit-abine and oxaliplatin) in patients with metastatic and/or recurrent advanced gastric cancer. Invest New Drugs, 2011, 29(2): 366-373.

25. Rao S, Starling N, Cunningham D, et al. Matuzumab plus epirubicin, cisplatin and capecitabine (ECX) compared with epirubicin, cisplatin and capecitabine alone as first-line treatment in patients with advanced oesophago-gastric cancer: a randomised, multicentre open-label Phase II study. Ann Oncol, 2010, 21(11): 2213-2219.

26. Janmaat M L, Gallegos-Ruiz M I, Rodriguez J A et al. Predictive factors for outcome in a Phase II study of ge-fitinib in second-line treatment of advanced esophageal cancer patients. J Clin Oncol, 2006, 24 (10): 1612-1619.

27. Ilson D H, Kelsen D, Shah M, et al. A Phase II trial of erlotinib in patients with previously treated squamous cell and adenocarcinoma of the esophagus. Cancer, 2011, 117 (7): 1409-1414.

28. Dragovich T, Mccoy S, Fenoglio-Preiser C M, et al. Phase II trial of erlotinib in gastroesophageal junction and gastric adenocarcinomas: SWOG 0127. J Clin Oncol, 2006, 24(30): 4922-4927.

29. Ferry D R, Anderson M, Beddard K, et al. A Phase II study of gefitinib monotherapy in advanced esophageal ade-nocarcinoma: evidence of gene expression, cellular, and clinical response. Clin Cancer Res, 2007, 13(19): 5869-5875.

30. Yan M, Parker B A, Schwab R, et al. HER2 aberrations in cancer: implications for therapy. Cancer Treat Rev, 2014, 40(6): 770-780.

31. Su X, Zhan P, Gavine P R, et al. FGFR2 amplification has prognostic significance in gastric cancer: results from a large international multicentre study. Br J Cancer, 2014, 110(4): 967-975

32. Cidon E U, Ellis S G, Inam Y, et al. Molecular targeted agents for gastric cancer: a step forward towards personalized therapy. Cancers (Basel), 2013, 5(1): 64-91.

33. Ayyappan S, Prabhakar D, Sharma N. Epidermal growth factor receptor (EGFR)-targeted therapies in esophagogastric cancer. Anticancer Res, 2013, 33(10): 4139-4155.

34. Montemurro F, Scaltriti M. Biomarkers of drugs targeting HER-family signalling in cancer. J Pathol, 2014, 232(2): 219-229.

35. Van Cutsem E, Bang Y J, Feng-Yi F, et al. HER2 screening data from ToGA: targeting HER2 in gastric and gastroesophageal junction cancer. Gastric Cancer, 2014, Jul 20 [Epub ahead of Print]

36. Satoh T, Bang Y J, Gotovkin E A, et al. Quality of life in the trastuzumab for gastric cancer trial. Oncologist, 2014, 19(7): 712-719.

37. Gomez-Martín C, Lopez-Rios F, Aparicio J, et al. A critical review of HER2-positive gastric cancer evaluation and treatment: from trastuzumab, and beyond. Cancer Lett, 2014, 351(1): 30-40.

38. Kuo C Y, Chao Y, Li C P. Update on treatment of gastric cancer. J Chin Med Assoc, 2014, 77(7): 345-353.

39. Aprile G, Giampieri R, Bonotto M, et al. The challenge of targeted therapies for gastric cancer patients: the beginning of a long journey. Expert Opin Investig Drugs, 2014, 23(7): 925-942.

40. Grávalos C, Gómez-Martín C, Rivera F, et al. Phase II study of trastuzumab and cisplatin as first-line therapy in patients with HER2-positive advanced gastric or gastroesophageal junction cancer. Clin Transl Oncol, 2011, 13(3): 179-184.

41. Safran H, Dipetrillo T, Akerman P, et al. Phase I/II study of trastuzumab, paclitaxel, cisplatin and radiation for locally advanced, HER2 overexpressing, esophageal adenocarcinoma. Int J Radiat Oncol Biol Phys, 2007, 67(2): 405-409.

42. Roukos D H. Trastuzumab and beyond: sequencing cancer genomes and predicting molecular networks. Pharmacogenomics J, 2011, 11(2): 81-92.

43. Lianos G D, Vlachos K, Zoras O, et al. Potential of antibody-drug conjugates and novel therapeutics in breast cancer management. Onco Targets Ther, 2014, 7: 491-500.

44. Iqbal S, Goldman B, Fenoglio-Preiser C M, et al. Southwest oncology group study S0413: a Phase II trial of lapatinib (GW572016) as first-line therapy in patients with advanced or metastatic gastric cancer. Ann Oncol, 2011, doi: 10.1093/annonc/mdr021 (Epub ahead of print).

45. Hecht J, Urba G, Koehler M, et al. Lapatinib monotherapy in recurrent upper gastrointestinal malignancy: phase II efficacy and biomarker analyses. Proc. GI ASCO 43 (2008) (Abstract 43).

46. Lee W, Patel J H, Lockhart A C. Novel targets in esophageal and gastric cancer: beyond antiangiogenesis. Expert Opin Investig Drugs, 2009, 18(9): 1351-1364.

47. Iwasaki J, Nihira S. Anti-angiogenic therapy against gastrointestinal tract cancers. Jpn J Clin Oncol, 2009, 39(9): 543-551

48. Shah M A, Jhawer M, Ilson D H, et al. Phase II study of modified docetaxel, cisplatin, and fluorouracil with bevacizumab in patients with metastatic gastroesophageal adenocarcinoma. J Clin Oncol, 2011, 29(7): 868-874.

49. Shah M A, Ramanathan R K, Ilson D H, et al. Multicenter phase II study of irinotecan cisplatin, and bevacizumab in patients with metastatic gastric or gastroesophageal junction adenocarcinoma. J Clin Oncol, 2006, 24(33): 5201-5206.

50. El-Rayes B F, Zalupski M, Bekai-Saab T, et al. A Phase II study of bevacizumab, oxaliplatin, and docetaxel in locally advanced and metastatic gastric and gastroesophageal junction cancers. Ann Oncol, 2010, 21(10): 1999-2004.

51. Enzinger P, Ryan D, Regan E. Phase II trial of docetaxel, cisplatin, irinotecan, and bevacizumab in metastatic esophagogastric cancer. J Clin Oncol, 2008, 26(4552), (Abstract 97).

52. Kang Y O A, Van Cutsem E, et al. AVAGAST: a randomized, double-blind, placebo-controlled, Phase III study of first-line capecitabine and cisplatin plus bevacizumab or placebo in patients with Advanced Gastric Cancer (AGC). J Clin Oncol, 2010, 28(18), (Abstract LBA4007).

53. Han K, Jin J, Maia M, et al. Lower exposure and faster clearance of bevacizumab in gastric cancer and the impact of patient variables: analysis of individual data from AVAGAST phase III trial. AAPS J, 2014, 16(5): 1056-1063.

54. Knox J, Wong R, Darling G, et al. Adjuvant sunitinib (Su) for locally advanced esophageal cancer (LAEC): results of a Phase II trial. J Clin Oncol, 2011, 29(Suppl), (Abstract 4091).

55. Sun W, Powell M, O'dwyer P J, et al. Phase II study of sorafenib in combination with docetaxel and cisplatin in the treatment of metastatic or advanced gastric and gastroesophageal junction adenocarcinoma: ECOG 5203. J Clin Oncol, 2010, 28(18): 2947-2951.

56. Kim C, Lee J L, Choi Y, et al. Phase I dose-finding study of sorafenib in combination with capecitabine and cisplatin as a first-line treatment in patients with advanced gastric cancer. Invest New Drugs, 2012, 30(1): 306-315. doi: 10.1007/s10637-010-9531-2 (Epub ahead of print).

57. Ilson D, Janjigian Y, Shah M. Phase II trial of sorafenib in esophageal (E) and gastroesophageal junction (GEJ) cancer: Response observed in adenocarcinoma. J Clin Oncol, 2011, 29(Suppl 4), (Abstract 41).

58. Pazo Cid R A, Antón A. Advanced HER2-positive gastric cancer: current and future targeted therapies. Crit Rev Oncol Hematol, 2013, 85(3): 350-362.

59. Wagner AD, Unverzagt S, Grothe W, et al. Chemotherapy for advanced gastric cancer. Cochrane Database Syst Rev, 2010, 17(3): CD004064.

60. Bang Y J, Kim Y W, Yang H K, et al. Adjuvant capecitabine and oxaliplatin for gastric cancer after D2 gastrectomy (CLASSIC): a phase III open-label randomised controlled trial. Lancet, 2012, 379(9813): 315-321.

61. Abecasis GR, Auton A, Brooks L D, et al. 1000 Genomes Project Consortium. An integrated map of genetic variation from 1,092 human genomes. Nature, 2012, 491(7422): 56-65.

62. Dunham I, Kundaje A, Aldred S F, et al. ENCODE project consortium. An integrated encyclopedia of DNA elements in the human genome. Nature, 2012, 489(7414): 57-74.

63. Maurano M T, Humbert R, Rynes E, et al. Systematic localization of common disease-associated variation in regulatory DNA. Science, 2012, 337(6099): 1190-1195.

64. Gerstein M B, Kundaje A, Hariharan M, et al. Architecture of the human regulatory network derived from ENCODE data. Nature, 2012, 489(7414): 91-100.

65. Neph S, Vierstra J, Stergachis A B, et al. An expansive human regulatory lexicon encoded in transcription factor footprints. Nature, 2012, 489(7414): 83-90.

66. Sanyal A, Lajoie B, Jain G, et al. The long-range interaction landscape of gene promoters. Nature, 2012, 489(7414): 109-113.

67. Yosef N, Shalek A K, Gaublomme J T, et al. Dynamic regulatory network controlling TH17 cell differentiation. Nature, 2013, 496(7446): 461-468.

68. Stamatoyannopoulos J A. What does our genome encode? Genome Res, 2012, 22(9): 1602-1611.

69. Neph S, Stergachis A B, Reynolds A, et al. Circuitry and dynamics of human transcription factor regulatory networks. Cell, 2012, 150(6): 1274-1286.

70. Cheng T M, Gulati S, Agius R, et al. Understanding cancer mechanisms through network dynamics. Brief Funct Genomics, 2012, 11(6): 543-560.

71. Ku C S, Roukos D H. From next-generation sequencing to nanopore sequencing technology: paving the way to personalized genomic medicine. Expert Rev Med Devices, 2013, 10(1): 1-6.

72. Heinz S, Romanoski CE, Benner C, et al. Effect of natural genetic variation on enhancer selection and function. Nature, 2013, 503(7477): 487-492.

73. Hindorff L A, Sethupathy P, Junkins H A, et al. Potential etiologic and functional implications of genome-wide association loci for human diseases and traits. Proc Natl Acad Sci USA, 2009, 106(23): 9362-9367.

74. Roukos D H, Baltogiannis G G, Baltogiannis G. Mapping inherited and somatic variation in regulatory DNA: new roadmap for common disease clinical discoveries. Expert Rev Mol Diagn, 2013, 13(6): 519-522.

75. Maurano M T, Humbert R, Rynes E, et al. Systematic localization of common disease-associated variation in regulatory DNA. Science, 2012, 337(6099): 1190-1195.

76. Roukos D H. Cancer heterogeneity and signaling network-based drug target. Pharmacogenomics, 2013, 14(11): 1243-1246.

77. Gerstein M B, Kundaje A, Hariharan M, et al. Architecture of the human regulatory network derived from ENCODE data. Nature, 2012, 489(7414): 91-100.

78. Neph S, Stergachis A B, Reynolds A, et al. Circuitry and dynamics of human transcription factor regulatory networks. Cell, 2012, 150(6): 1274-1286.

79. ENCODE Project Consortium, Bernstein B E, Birney E, et al. An integrated encyclopedia of DNA elements in the human genome. Nature, 2012, 489(7414): 57-74.

80. Sanyal A, Lajoie B R, Jain G, et al. The long-range interaction landscape of gene promoters. Nature, 2012, 489(7414): 109-113.

81. Cheng T M, Gulati S, Agius R, et al. Understanding cancer mechanisms through network dynamics. Brief Funct Genomics, 2012, 11(6): 543-560.

82. Ball P. DNA: celebrate the unknowns. Nature, 2013, 496(7446): 419-420.

83. Roukos DH. Genome network medicine: new diagnostics and predictive tools. Expert Rev Mol Diagn, 2013, 13(7): 643-646.

84. The Cancer Genome Atlas Research Network. Comprehensive molecular characterization of human colon and rectal cancer. Nature, 2012, 487(7407): 330-337.

85. International Cancer Genome Consortium, Hudson T J, Anderson W, et al. International network of cancer genome projects. Nature, 2010, 464(7291): 993-998

86. Heppner G H. Tumor heterogeneity. Cancer Res, 1984, 44: 2259-2265.

87. Hanahan D, Weinberg R A. The hallmarks of cancer. Cell, 2000, 100: 57-70.

88. Wood L D, Parsons D W, Jones S. The genomic landscapes of human breast and colorectal cancers. Science, 2007, 318(5853): 1108-1113.

89. Jones S, Zhang X, Parsons D W. Core signaling pathways in human pancreatic cancers revealed by global genomic analyses. Science, 2008, 321(5897): 1801-1806.

90. Valid concerns. Nature, 2010; 463: 401-402.

91. Goldstein D B. 2020 visions personalized medicine. Nature, 2010, 463: 27.

索 引

癌协会

LBC（Lobular breast cancer）　小叶乳腺癌

LGD（Low grade dysplasia）　低度不典型增生

MAG（multifocal atrophic gastritis）　多灶性萎缩性胃炎

MAGIC（Medical Research Council Adjuvant Gastric Infusional Chemotherapy Trial）　医学研究委员会辅助胃灌注化疗试验

MAPS（management of gastric precancerous conditions/lesions）　胃癌癌前病变管理

MDCT（multidetector computed tomography）　多排计算机断层扫描（多排螺旋CT）

MLPA（multiplex ligation-dependent probe amplification）　多重连接依赖探针扩增技术

MRI（magnetic resonance imaging）　磁共振成像

MSI（microsatellite instability）　微卫星状不稳定性

M-NBI（magnifcation NBI）　放大窄带成像

NBI（narrow band imaging）　窄带成像

NCCN（National Comprehensive Cancer Network）　美国国家综合癌症网络

NCI（National Cancer Institute）　国立癌症研究所

NGS（next generation sequencing）　第二代测序技术

NiN（noninvasive neoplasia）　非侵袭性瘤变

OLGA（operative link on gastritis assessment）　胃炎评估系统

ORR（overall response rate）　整体反应率

OS（overall survival）　总生存期

OLGIM（operative link of gastric intestinal metaplasia）　胃黏膜肠上皮化生评估系统

PET（positron emission tomography）　正电子放射断层摄影术

P-J S（peutz-Jeghers syndrome）　P-J综合征

RCTs（randomized clinical trials）　随机临床试验

RFS（recurrence-free survival）　无复发生存期

RTOG（Radiation Therapy Oncology Group）　肿瘤放射治疗组

SEER（surveillance, epidemiology and end results）　监察、流行病学和结果

SRC（signet ring cell）　印戒细胞

SRCC（signet ring cell carcinoma）　印戒细胞癌

SSI（surgical site infections）　手术部位感染

TA（thoracoabdominal）　胸腹

TKIs（tyrosine kinase inhibitors）　酪氨酸激酶抑制药

UGI（upper gastrointestinal）　上消化道

UICC（International Union Against Cancer）　国际抗癌联盟

WHO（World Health Organization）　世界卫生组织

WLE（white light endoscopy）　白光内镜